神经系统疾病
理论与实践

主编 亓 超 马晓丽 刘永康 邓传宇
韩廷平 曹丽君 鲍 龙

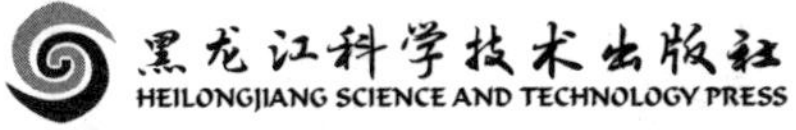

图书在版编目(CIP)数据

神经系统疾病理论与实践 / 亓超等主编. -- 哈尔滨：黑龙江科学技术出版社，2023.4

ISBN 978-7-5719-1884-2

Ⅰ. ①神… Ⅱ. ①亓… Ⅲ. ①神经系统疾病—诊疗 Ⅳ. ①R741

中国国家版本馆CIP数据核字（2023）第065592号

神经系统疾病理论与实践

SHENJING XITONG JIBING LILUN YU SHIJIAN

主　　编　亓　超　马晓丽　刘永康　邓传宇　韩廷平　曹丽君　鲍　龙

责任编辑　陈兆红

封面设计　宗　宁

出　　版　黑龙江科学技术出版社

地址：哈尔滨市南岗区公安街70-2号　邮编：150007

电话：（0451）53642106　传真：（0451）53642143

网址：www.lkcbs.cn

发　　行　全国新华书店

印　　刷　黑龙江龙江传媒有限责任公司

开　　本　787 mm×1092 mm　1/16

印　　张　21.75

字　　数　547千字

版　　次　2023年4月第1版

印　　次　2023年4月第1次印刷

书　　号　ISBN 978-7-5719-1884-2

定　　价　198.00元

编委会

主　编

亓　超　马晓丽　刘永康　邓传宇

韩廷平　曹丽君　鲍　龙

副主编

张　鑫　刘海玉　陈洪年　何　虹

李识昆　李　蕊　张晓宇

编　委（按姓氏笔画排序）

马晓丽（高唐县人民医院）

亓　超（山东中医药大学附属医院）

邓传宇（昌乐县人民医院）

刘永康（淄博世博高新医院）

刘海玉（山东省平度市人民医院）

李　蕊（云南省精神病医院）

李识昆（云南省精神病医院）

何　虹（北京中西医结合医院）

张　鑫（毕节市中医医院）

张晓宇（曲周县医院）

陈洪年（贵州省六盘水市人民医院）

曹丽君（郓城县人民医院）

韩廷平（济南市长清区人民医院）

鲍　龙（锦州医科大学附属第一医院）

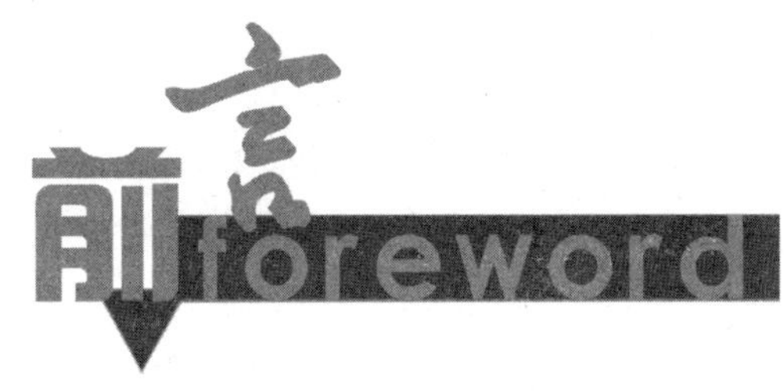

神经系统疾病有着高发病率和高致残率的特点，对人们的生命和社会活动有着不可忽视的影响。随着医学科学，特别是分子生物学、转化医学和电子信息科学在医学领域的应用及发展，诊断与治疗神经系统疾病的新理论、新技术不断涌现。这就要求临床医师不仅需要现代化的辅助诊断检测技术，还需要全面掌握神经系统疾病的基础理论、最新的临床诊疗思维和诊疗技术。基于以上情况，我们组织了一批工作经验丰富的临床医师，在参阅国内外大量文献的基础上，发挥各自专业特长，编写了《神经系统疾病理论与实践》一书。

本书以实用性为原则，先介绍了神经系统的基本结构与基本功能等基础知识；后介绍了头痛、脑血管疾病、脑神经疾病等，阐述了其病因、病理、临床表现、辅助检查、诊断、治疗。本书尽可能反映神经系统疾病诊断与治疗的新理论、新方法，内容丰富、资料翔实、重点突出、通俗易懂、结构合理，集专业性、科学性、先进性、可读性为一体，适合各级医院的神经内科医师参考使用，也可作为医学院校师生的参考用书。

本书在编写过程中，编者在结合自身临床经验的基础上，参阅了大量的文献，尽可能地为读者呈现神经系统疾病治疗的最新成果。然而，由于治疗手段不断更新，加上编者水平有限，编写时间仓促，书中错误或不当之处在所难免，恳请读者在阅读过程中提出宝贵的意见，以期再版时修订完善。

《神经系统疾病理论与实践》编委会

2023年2月

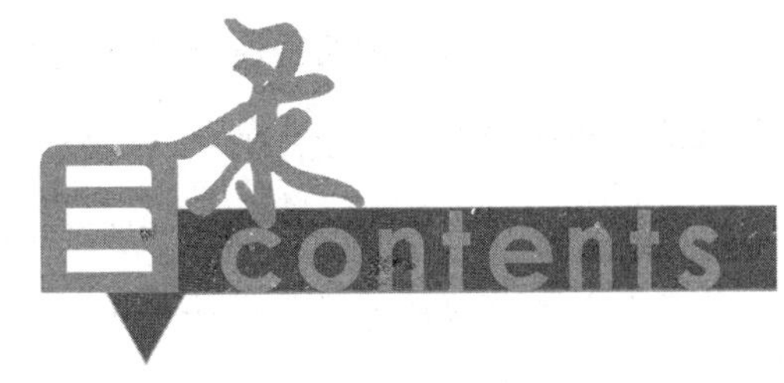
目录
contents

第一章

神经系统的基本结构与基本功能

第一节　神经系统的基本结构

一、神经系统的组成及分类

神经系统是机体的主导系统，由中枢神经系统和周围神经系统组成。中枢神经系统包括位于颅腔内的脑和位于脊柱椎管内的脊髓。周围神经系统由联络于中枢神经系统与周围器官之间的神经和神经节组成。其中与脑相连的部分称脑神经，共12对；与脊髓相连的部分称脊神经，共31对。

根据所支配的周围器官的性质不同，周围神经系统又分为躯体神经系统和内脏神经系统。躯体神经分布于体表、骨、关节和骨骼肌，包含躯体感觉和躯体运动纤维；内脏神经分布于内脏各器官，含有内脏感觉纤维和支配内脏、心血管平滑肌（在心脏为心肌）和腺体的内脏运动纤维。

二、中枢神经系统的结构

（一）脑

脑位于颅腔内，由末脑（延髓）、后脑（脑桥和小脑）、中脑、间脑和端脑5个部分构成。其中，延髓和后脑合称为菱脑，端脑和间脑合称为前脑。一般，又将延髓、脑桥和中脑合称为脑干。端脑、间脑和菱脑的内部中央管扩大，分别形成一对侧脑室和第三脑室、第四脑室。

1.脑干

脑干尾端续于脊髓，前端连于间脑，是前脑、小脑和脊髓之间联系的干道。由脑干发出第Ⅲ～Ⅻ等10对脑神经。脑干内含许多重要的生命中枢，如心血管运动中枢、呼吸中枢等。

2.小脑

小脑位于颅后窝内，其前面与脑干背面共同围成第四脑室，两侧借3对小脑脚与脑干相连。小脑的功能与运动的调节有关。

3.间脑

间脑居于中脑和端脑之间，其组成如下。

（1）背侧丘脑：就是一般所说的丘脑，位于间脑的背侧部，下丘脑的后上方，它是皮质下感觉传入的最后中继站，也是大脑皮质与小脑、纹状体和中脑黑质之间相互联系的枢纽。

(2)后丘脑：位于丘脑后外下方，包括内侧膝状体和外侧膝状体，分别是听觉、视觉传导通路的最后中继站。

(3)上丘脑：位于丘脑的背内侧，有松果体、后连合和缰三角等结构，其中缰三角内的缰核是边缘系与中脑联系的中继站。

(4)底丘脑：又称腹侧丘脑，其背侧邻接丘脑，所含有的底丘脑核是锥体外系的重要结构。

(5)下丘脑：又称丘脑下部，位于丘脑的前下方，它与边缘系皮质、丘脑、脑干、脊髓和垂体存在广泛的联系，是调节内脏活动和内分泌功能的高层次皮质下中枢。

4.端脑

大脑又称端脑，由两侧大脑半球借胼胝体连接形成，是脑的最高级部位。其表面的大脑皮质是机体各种生命活动的最高级中枢。大脑皮质深面的白质称为大脑髓质，主要由联系于皮质各部及皮质与皮质下结构之间的神经纤维组成。在半球底部中央的白质中存在较大的灰质核团称基底核，是重要的皮质下运动整合中枢之一；半球内部的空腔为侧脑室。大脑皮质由神经元胞体层状聚集的灰质构成，所以也称大脑皮质。皮质表面并不光滑，而是存在许多以一定模式分布的沟或裂。沟裂有深有浅，沟裂之间的皮质称为脑回。皮质表面区域分成额叶、颞叶、枕叶、顶叶，以及埋于外侧沟底部的岛叶。

(二)脊髓

脊髓长条形，位于椎管内。其上端在枕骨大孔处与脑的延髓相连续，下端在成人平齐 L_1 下缘。在脊髓的前、后面纵行正中线上分别有前正中裂和后正中沟，使脊髓的结构两侧对称。此外，还有两对纵行的外侧沟，即前外侧沟和后外侧沟，脊神经前根和后根的根丝分别经这些沟出入脊髓。每一脊髓节段的根丝向外方集合成束，形成脊神经的前根和后根。前根和后根在椎间孔处合成脊神经。每一对脊神经前、后根的根丝附于脊髓的范围为脊髓的一个节段。因此，脊髓可分为 31 节，即颈髓 8 节、胸髓 12 节、腰髓5 节、骶髓 5 节及尾髓 1 节。

从脊髓的横截面观察，可见脊髓有神经元胞体聚集的灰质、神经纤维聚集的白质和中央管。中央管位于脊髓的中心部，其头端与脑的第四脑室相通，其周围是横截面呈“H”形的灰质柱。在脊髓的横截面上，灰质柱向前方突出的部分为前角，向后突出的部分为后角。在脊髓的 T_1～L_3 节段，灰质柱向侧方突出的部分称侧角。后角神经元与躯体感觉有关；前角含有躯体运动神经元；侧角则是内脏神经的低级中枢。白质位于灰质的周围，主要由上、下行的神经纤维束构成。

三、神经系统的细微结构

神经系统由神经组织构成。神经组织由神经元和神经胶质细胞组成，它们都是有突起的细胞。神经元是执行神经系统功能的结构单位，数量庞大，在人脑约有 1 000 亿个。神经胶质细胞数量比神经元还多，是其 10 倍，其功能越来越引起人们的重视。在中枢神经系统，胶质细胞有 3 种：星形胶质细胞对神经元起着支持、营养等功能；少突胶质细胞参与有髓神经纤维髓鞘的形成；小胶质细胞具有神经保护作用。

神经系统的结构与功能十分复杂，但并非杂乱无章。事实表明，大脑是由相对简单的成分或元件即神经元，高度有序地设计组成的。神经系统的任何功能活动，从最简单的单突触反射活动到复杂的思维活动，都是由或多或少的相关神经元，组成或简单或复杂的功能环路来完成的。因此，对神经系统的功能活动，从细胞水平研究其基本构件，以揭示其机制，常常是一条重要的思路。

神经元在一般结构上与其他种类的细胞并无不同，其形态特点是有突起。神经元由胞体和突起两部分构成。突起又分树突和轴突。树突多呈树枝状分支，多少、疏密不一；轴突呈细索状，长短不等，粗细均匀，一般一个神经元仅有一条，大部分无分支，邻近终末处分支呈直角发出。神经元是功能十分活跃的细胞，胞质内含丰富的粗面内质网和游离核糖体。神经元内含有丰富的神经原纤维，以支撑、保持其多突起的形态。神经元之间以突触相连接，以完成神经环路内细胞之间的信号转导。突触是一种特殊的细胞连接，由突触前成分、突触间隙、突触后成分组成，突触前成分的特征是含有突触小泡。突触多数为化学性突触，其信号传递过程中的重要事件是前成分内的突触小泡释放化学物质（即神经递质），该递质与突触后膜上的特异性受体相结合，结果或导致膜通道通透性的改变，影响膜电位，或进一步通过胞内第二信使系统，完成复杂的级联信号转导，影响细胞的代谢活动及功能。

四、神经元的分子组成特点

神经元所含有的有机物质与人体内其他细胞一样，也由脂类、糖类、蛋白质和核酸组成。体内其他种类细胞所含有的大多数有机分子，神经元同样含有，但是神经元也含有一些独特的分子，特别表现在膜蛋白的种类上，如各种离子通道蛋白、各种受体蛋白。神经元独特的分子包括信号分子、信号转导分子、识别分子和黏附分子，以及与神经生长分化有关的分子，如各种神经营养因子、神经抑制因子和导向因子等。

神经元信号分子有神经递质、神经调质、神经递质转运蛋白、神经激素和受体。神经调质是指神经元产生的另一类化学物质，它能调节信息传递的效率，增强或削弱递质的效应。它不直接触发所支配细胞的功能效应，只是起到调制经典神经递质的作用。神经递质转运蛋白在控制神经系统递质浓度和分布，决定突触传递的时程和强弱方面起重要作用。

四类基本有机物质在神经元内各有特点。脂肪酸是神经纤维髓鞘所含髓磷脂的重要成分；多糖是胞膜上识别分子的重要成分，可构成糖脂、糖蛋白，参与细胞识别；某些氨基酸和小分子肽可作为神经递质或神经调质，而某些大分子肽和蛋白质可作为受体；在核酸方面，大脑比其他器官所含的基因种类要多一些，其中 3 万个基因仅在脑内表达，许多与神经元功能活动相关的蛋白质要靠多基因表达。

（刘海玉）

第二节　神经系统的基本功能

一、神经元的功能特点

神经元既是神经系统结构的基本构件，又是神经系统功能的基本单位。首先了解神经元的功能特点，将有助于理解整个神经系统的功能特点。

神经元的基本功能是接受刺激、产生和传导神经冲动。神经元的这个特性也称为兴奋性，即感受刺激产生兴奋的能力。引起生物体及组织细胞出现反应的各种环境条件变化统称为刺激；

受刺激后产生生物电反应的过程及其表现称为兴奋。神经元产生和传导的神经冲动也称为动作电位，其产生的基础在于神经元存在静息电位。静息电位是指细胞未受刺激时，存在于细胞膜内外两侧的电位差。由于这一电位差存在于安静细胞膜的两侧，故也称跨膜静息电位，简称静息电位或膜电位。哺乳动物神经细胞的静息电位为−70 mV（即膜内比膜外电位低70 mV）。静息电位的产生与细胞膜内外离子的分布和运动有关，是一种主要因 K^+ 向胞膜外扩散而形成的 K^+ 平衡电位。而动作电位是在细胞受到刺激时，在静息电位的基础上发生的一次快速的、可扩布的、具有“全或无”特点的电位变化，称为动作电位。每个动作电位波形包括一个上升支和一个下降支。上升支是膜电位去极化过程，膜内电位由−70 mV迅速上升至+30 mV；下降支是膜电位的复极化过程，膜电位由+30 mV迅速下降至−70 mV。整个动作电位历时短暂，不超过2毫秒，波形尖锐，故也称为峰电位。动作电位主要由膜 Na^+ 通道开放，Na^+ 快速内流引起。动作电位是神经元兴奋的标志。

神经元除了本身可以产生和传导神经冲动之外，还可以通过突触传递给多个神经元，且本身也可接受多个神经元传递的信息。当神经冲动沿轴突传导至末端，则突触前成分释放神经递质，并与突触后膜的特异受体结合，使离子通道通透性发生改变，进而导致下一个神经元的膜电位发生改变，产生兴奋性或抑制性突触后电位，使信号得以传递过突触。这样通过突触联系，有关的神经元组成功能性环路，进行信息处理和整合，以完成神经系统的特殊功能，这在神经系统内是一种普遍现象。

有的神经元具有内分泌功能，这种细胞称为神经内分泌细胞，如下丘脑室旁核、视上核的神经元。

有些神经元能产生神经营养因子，在神经发育或修复过程中具有促进神经元分化、存活和成熟的作用。支配靶组织（如肌组织）的神经元，通过末梢释放的神经营养因子，持续地调整所支配组织内在的代谢活动，影响其持久的形态结构和生理生化活动。这一作用与神经冲动无关，称为神经元的营养作用。

成年脑的部分区域，神经元仍具有一定的增殖、分化能力。

二、神经系统的功能特点

神经系统是人体最主要的功能调节系统，控制和调节体内其他各系统的活动，使人体适应不断变化着的内外环境。

神经系统具有感觉功能、中枢处理整合功能和运动功能。与之相对应，按功能将神经元分成3种：感觉神经元或传入神经元，感受刺激，将神经冲动传向中枢；运动神经元或传出神经元，将神经冲动传向所支配的肌或腺体，控制其舒缩或分泌；中间神经元，位于前两种神经元之间，参与信息处理与整合。神经系统感觉功能包括躯体感觉、内脏感觉、视觉、听觉、平衡觉、嗅觉和味觉等。痛觉属于躯体感觉中的伤害性感觉。神经系统的运动功能包括躯体运动和内脏运动。

神经系统最主要的调节形式是反射。反射是指在中枢神经系统参与下机体对内外环境刺激的规律性应答反应。反射分非条件反射和条件反射，反射的结构基础是反射弧。反射弧包括5个部分，即感受器、传入神经、神经中枢、传出神经和效应器。在自然条件下，反射活动一般都需经过完整的反射弧来实现。如果反射弧中任何一个环节中断，反射就不能发生。神经中枢的活动在某些情况下也可通过体液的途径作用于效应器：传出神经→内分泌腺→释放激素→效应器。

以上为神经系统的调节功能，除此之外，还有一些对个体生存具有重要意义的功能，如学习与记忆、感知、注意、语言和思维等认知功能，生物节律、睡眠与觉醒、情绪等行为控制功能，以及意识、精神、逻辑、智能和人格等高级功能。神经系统对内分泌系统、免疫系统的调节作用也常常归入神经系统的高级功能。实际上，这都是神经系统的一些极为复杂的高级整合功能。

脑的高级功能的特点是，在时间上可以持续几天、几个月，甚至许多年；在结构上，涉及脑区多而散在，无明确特殊的神经通路，不同功能系统所涉及的脑区或环路可相互重叠，难以定位。对脑的这些高级功能活动，可以进行观察或分类，而要研究其神经基础却比较困难，充满挑战。

随着分子生物学的进展，基因转移、基因敲除、正电子发射体层成像(PET)等技术的出现，对脑高级功能的研究近十多年来已取得一些初步的成果。

（刘海玉）

第二章

神经系统疾病的临床表现

第一节 昏　迷

一、诊断思路

昏迷是脑功能衰竭的突出表现，是由各种病因引起的觉醒状态与意识内容及身体运动均完全丧失的一种极严重的意识障碍，对剧烈的疼痛刺激也不能觉醒。

意识是自己处于觉醒状态，并能认识自己与周围环境。人的意识活动包括“觉醒状态”与“意识内容”两个不同但又相互有关的组成部分。前者是指人脑的一种生理过程，即与睡眠呈周期性交替的清醒状态，属于皮质下激活系统的功能；后者是指人的知觉、思维、情绪、记忆、意志活动等心理过程（精神活动），还有通过言语、听觉、视觉、技巧性运动及复杂反应与外界环境保持联系的机敏力，属于大脑皮质的功能。意识正常状态即意识清醒，表现为对自身与周围环境有正确理解，对内外环境的刺激有正确反应，对问话的注意力、理解程度及定向力和计算力都是正常的。意识障碍就是意识由清醒状态向着昏迷转化，是指觉醒水平、知觉、注意、定向、思维、判断、理解、记忆等许多心理活动一时性或持续性的障碍。尽管痴呆、冷漠、遗忘、失语等，都是意识内容减退的表现，但只要在其他行为功能还能作出充分和适当的反应，就应该认为意识还是存在的。

按照生理与心理学基础可将意识障碍分为觉醒障碍和意识内容障碍两大类。

根据检查时刺激的强度和患者的反应，可将觉醒障碍区分为以下5级：①嗜睡，主要表现为病理性睡眠过深，患者意识存在，对刺激有反应，瞳孔、角膜、吞咽反射存在，唤醒后可做正确回答，但随即入睡，合作欠佳。②昏睡或朦胧，是一种比嗜睡深而又较昏迷稍浅的意识障碍。昏睡时觉醒水平、意识内容及随意运动均减至最低程度。患者不能自动醒转，在持续强烈刺激下能睁眼、呻吟、躲避，意识未完全丧失，对刺激反应时间持续很短，浅反射存在，可回答简单问题，但常不正确。③浅昏迷，仅对剧痛刺激（如压迫眶上神经）稍有防御性反应，呼之偶应，但不能回答问题，深浅反射存在（如吞咽、咳嗽、角膜和瞳孔光反射）。呼吸、血压、脉搏一般无明显改变。④中度昏迷，对强烈刺激可有反应，浅反射消失，深反射减退或亢进，瞳孔光反射迟钝，眼球无转动，呼吸、血压、脉搏已有明显改变，常有尿失禁。⑤深昏迷，对一切刺激均无反应，瞳孔光反射迟钝或消失，四肢张力消失或极度增高，并有尿潴留，呼吸不规则，血压下降。

意识内容障碍有以下 3 种：①意识浑浊，包括觉醒与认识两方面的障碍，为早期觉醒功能低下，并有认识障碍、心烦意乱、思考力下降、记忆力减退等。表现为注意力涣散，感觉迟钝，对刺激的反应不及时，不确切，定向不全。②精神错乱，患者对周围环境的接触程度障碍，认识自己的能力减退，思维、记忆、理解与判断力均减退，言语不连贯并错乱，定向力也减退。常有胡言乱语、兴奋躁动。③谵妄状态，表现为意识内容清晰度降低，伴有睡眠-觉醒周期紊乱和精神运动性行为。除了上述精神错乱以外，尚有明显的幻觉、错觉和妄想。幻觉以视幻觉最为常见，其次为听幻觉。幻觉的内容极为鲜明、生动和逼真，常具有恐怖性质。因而，患者表情恐惧，发生躲避、逃跑或攻击行为，以及运动兴奋等。患者言语可以增多，不连贯，或不易理解，有时则大喊大叫。谵妄或精神错乱状态多在晚间加重，也可具有波动性，发作时意识障碍明显，间歇期可完全清楚，但通常随病情变化而变化，持续时间可数小时、数天甚至数周不等。

（一）病史和检查

任何原因所致的弥漫性大脑皮质和/或脑干网状结构的损害或功能抑制均可造成意识障碍和昏迷。因此，对昏迷的诊断需要详询病史、细致而全面的体检及必要的辅助检查。

病史应着重了解：①发生昏迷的时间、诱因、起病缓急、方式及其演变过程。如突然发生、进行性加剧、持续性昏迷者，常见于急性出血性脑血管病、急性感染中毒、严重颅脑损伤等；缓慢起病、逐渐加重多为颅内占位性病变、代谢性脑病等。②昏迷的伴随症状及相互间的关系。如首先症状为剧烈头痛者要考虑蛛网膜下腔出血、脑出血、脑膜炎；高热、抽搐起病者结合季节考虑乙型脑炎、流行性脑脊髓膜炎；以精神症状开始应考虑脑炎、额叶肿瘤等；老年患者以眩晕起病要考虑小脑出血或椎-基底动脉系的缺血。③昏迷发生前有无服用药物、毒物或外伤史，既往有无类似发作，如有则应了解此次与既往发作的异同。④既往有无癫痫、精神疾病、长期头痛、视力障碍、肢体运动受限、高血压和严重的肝、肾、肺、心脏疾病及内分泌与代谢性疾病等。

体格检查时，应特别注意发现特异性的体征，如呼吸气味（肝臭、尿臭、烂苹果、乙醇、大蒜等）、头面部伤痕、皮肤瘀斑、出血点、蜘蛛痣、黄疸、五官流血、颈部抵抗、心脏杂音、心律失常、肺部哮鸣音、水泡音、肝脾大、腹水征等，以及生命体征的变化。全面的神经系统检查应偏重于神经定位体征和脑干功能的观察：①神经定位体征，肢体瘫痪如为单肢瘫或偏瘫则为大脑半球病变；如为一侧颅神经麻痹（如面瘫）伴对侧偏瘫即交叉性瘫则为脑干病变。双眼球向上或向下凝视，为中脑病变；眼球一上一下，多为小脑病变；双眼球向偏瘫侧凝视，为脑干病变，向偏瘫对侧凝视，为大脑病变；双眼球浮动提示脑干功能尚存，而呈钟摆样活动，提示脑干已有病变（如脑桥出血），双眼球固定则提示脑干功能广泛受累；水平性或旋转性眼球震颤见于小脑或脑干病变，而垂直性眼球震颤见于脑干病变。②脑干功能观察，主要观察某些重要的脑干反射及呼吸障碍类型，以判断昏迷的程度，也有助于病因诊断。双侧瞳孔散大，光反射消失，提示已累及中脑，也见于严重缺氧及颠茄、阿托品、氰化物中毒；一侧瞳孔散大，光反射消失，提示同侧中脑病变或颞叶钩回疝；双侧瞳孔缩小见于安眠药、有机磷、吗啡等中毒及尿毒症，也见于脑桥、脑室出血。垂直性头眼反射（头后仰时两眼球向下移动，头前屈时两眼球向上移动）消失提示已累及中脑；睫毛反射、角膜反射、水平性头眼反射（眼球偏向头转动方向的对侧）消失，提示已累及脑桥。吞咽反射、咳嗽反射消失，提示已累及延髓。呼吸障碍如潮式呼吸提示累及大脑深部及脑干上部，也见于严重心力衰竭；过度呼吸提示已累及脑桥，也见于代谢性酸中毒、低氧血症和呼吸性碱中毒；叹息样抑制性呼吸提示已累及延髓，也见于大剂量安眠药中毒。③其他重要体征包括眼底检查、脑膜刺激征等。实验室检查与特殊检查应根据需要选择进行，但除三大常规外，对于昏迷患者，血液电解质、尿素氮、CO_2CP、血糖等应列为常规检查;对病情不允许者必须先就地抢救,视病情许可后再进行检查。脑电图、头 CT 和 MRI 及脑脊液检查对昏迷的病因鉴别有重要意义。

(二)判断是否为昏迷

临床上可见到特殊类型的意识障碍,呈现意识内容活动丧失而觉醒能力尚存。患者表现为双目睁开,眼睑开闭自如,眼球无目的地活动,似乎给人一种意识清醒的感觉;但其知觉、思维、情感、记忆、意识及语言等活动均完全丧失,对自身及外界环境不能理解,对外界刺激毫无反应,不能说话,不能执行各种动作命令,肢体无自主运动,称为睁眼昏迷或醒状昏迷。常见于以下 3 种情况。

1.去大脑皮质状态

去大脑皮质状态是由大脑双侧皮质发生弥漫性的严重损害所致。特点是皮质与脑干的功能出现分离现象,即大脑皮质功能丧失,对外界刺激无任何意识反应,不言不语;而脑干各部分的功能正常,患者眼睑开闭自如,常睁眼凝视(即醒状昏迷),痛觉灵敏(对疼痛刺激有痛苦表情及逃避反应),角膜与瞳孔对光反射均正常。四肢肌张力增高,双上肢常屈曲,双下肢伸直(去皮质强直),大小便失禁,还可出现吸吮反射及强握反射,甚至伴有手足徐动、震颤、舞蹈样运动等不随意运动,双侧病理征阳性。

2.无动性缄默

无动性缄默或称运动不能性缄默,以不语、肢体无自发运动,但却有眼球运动为特征的一种特殊类型意识障碍。可由于丘脑下部-前额叶的多巴胺通路受损,使双侧前额叶得不到多巴胺神经元的兴奋冲动而引起。但临床上以间脑中央部或中脑的不完全损害,使正常的大脑皮质得不到足够的脑干上行网状激活系统兴奋冲动所致者更为常见。有人把前种原因所致者称无动性缄默Ⅰ型,后者称无动性缄默Ⅱ型。主要表现为缄默不语或偶有单语小声稚答语,安静卧床,四肢运动不能,无表情活动,但有时对疼痛性刺激有躲避反应,也有睁眼若视、吞咽等反射活动,有觉醒-睡眠周期存在或过度睡眠现象。

3.持续性植物状态

严重颅脑损伤后患者长期缺乏高级精神活动的状态,能维持基本生命功能,但无任何意识心理活动。

神经精神疾病所致时有以下几种昏迷状态:①精神抑制状态常见于强烈精神刺激后或癔症性昏睡发作,患者表现出僵卧不语,对刺激常无反应,双眼紧闭,扳开眼睑时有明显抵抗感,并见眼球向上翻动,放开后双眼迅速紧闭,瞳孔大小正常,光反射灵敏,眼脑反射和眼前庭反射正常,无病理反射,脑电图呈现觉醒反应,经适当治疗可迅速复常。癔症性昏睡多数尚有呼吸急促,也有屏气变慢,检查四肢肌张力增高,对被动活动多有抵抗,有时四肢伸直、屈曲或挣扎、乱动。常呈阵发性,多属一过性病程,在暗示治疗后可迅速恢复。②闭锁综合征由于脑桥腹侧的双侧皮质脊髓束和支配第Ⅴ对脑神经以下的皮质延髓束受损所致。患者除尚有部分眼球运动外,呈现四肢瘫,不能说话和吞咽,表情缺乏,就像全身被闭锁,但可理解语言和动作,能以睁眼、闭眼或眼垂直运动示意,说明意识清醒,脑电图多正常。多见于脑桥腹侧的局限性小梗死或出血,也可见于颅脑损伤、脱髓鞘疾病、肿瘤及炎症,少数为急性感染后多发性神经变性、多发性硬化等。③木僵常见于精神分裂症,也可见于癔症和反应性神经疾病。患者不动、不语、不食,对强烈刺激也无反应,貌似昏迷或无动性缄默,实际上能感知周围事物,并无意识障碍,多伴有蜡样弯曲和违拗症等,部分患者有发绀、流涎、体温过低和尿潴留等自主神经功能失调,脑干反射正常。④发作性睡病是一种睡眠障碍性疾病。其特点是患者在正常人不易入睡场合下，如行走、骑自行车、工作、进食、驾车等时均能出现难以控制的睡眠，其性质与生理性睡眠无异，持续数分钟至数小时，但可随时唤醒。⑤昏厥仅为短暂性意识丧失，一般数秒至 1 分钟即可完全恢复；而昏迷的持续时间更长，一般为数分钟至若干小时以上，且通常无先兆，恢复也慢。⑥失语，完全性失语的患者，尤其是伴有四肢瘫痪时，对外界的刺激均失去反应能力，如同时伴有嗜睡，更易误诊为昏迷。但失语患者对给予声光及疼痛刺激时，能睁眼，能以表情来示意其仍可理解和领悟，表明其意识内容存在，或可有喃喃发声，欲语不能。

(三)昏迷程度的评定

目前国内外临床多根据格拉斯哥昏迷评分(Glasgow Coma Scale,GCS)进行昏迷计分(表 2-1)。

表 2-1　GCS 昏迷评分标准

自动睁眼 4 分	正确回答 5 分	按吩咐动作 6 分
呼唤睁眼 3 分	错误回答 4 分	刺痛能定位 5 分
刺痛睁眼 2 分	语无伦次 3 分	刺痛时躲避 4 分
不睁眼 1 分	只能发音 2 分	刺痛时屈曲 3 分
	不能言语 1 分	刺痛时过伸 2 分
		肢体不动 1 分

1.轻型

GCS 13～15 分，意识障碍 20 分钟以内。

2.中型

GCS 9～12 分，意识障碍 20 分钟至 6 小时。

3.重型

QCS 3～8 分，意识障碍至少 6 小时或再次昏迷者。有人将 QCS 3～5 分定为特重型。昏迷的判定以患者不能按吩咐动作，不能说话，不能睁眼为标准。一旦能说话或睁眼视物就是昏迷的结束。除外因醉酒、服大量镇静剂或癫痫发作后所致昏迷。

(四)脑死亡

脑死亡又称不可逆性昏迷，是颅内结构的最严重损伤，一旦发生，即意味着生命的终止。许多国家制定出脑死亡的诊断标准，归纳起来如下：①自主呼吸停止。②深度昏迷，患者的意识完全丧失，对一切刺激全无知觉，也不引起运动反应。③脑干反射消失(眼脑反射、眼前庭反射、光反射、角膜反射和吞咽反射、瞬目和呕吐动作等均消失)。④脑生物电活动消失，脑电图呈电静止，听觉诱发电位和各波消失。如有脑生物活动可否定脑死亡诊断，但中毒性等疾病时，脑电图可呈直线而不一定是脑死亡。上述条件经 6～12 小时观察和重复检查仍无变化，即可确立诊断。

二、病因分类

昏迷的病因诊断极其重要，通常必须依据病史、体征和神经系统检查，以及有关辅助检查，经过综合分析，作出病因诊断。

(一)确定是颅内疾病或全身性疾病

1.颅内疾病

位于颅内的原发性病变，在临床上通常先有大脑或脑干受损的定位症状和体征，较早出现意识障碍和精神症状，伴明显的颅内高压症和脑膜刺激征，提示颅内病变的有关辅助检查如颅脑CT、脑脊液等通常有阳性发现。

2.全身性疾病

全身性疾病又称继发性代谢性脑病。其临床特点为先有颅外器官原发病的症状和体征，以及相应的实验室检查阳性发现，后才出现脑部受损的征象。由于脑部受损为非特异性或仅是弥散性功能障碍，临床上一般无持久和明显的局限性神经体征和脑膜刺激征，主要是多灶性神经功能缺乏的症状和体征，且大都较对称。通常先有精神异常，意识内容减少。一般是注意力减退，记忆和定向障碍，计算和判断力降低，尚有错觉、幻觉，随病程进展，意识障碍加深。脑脊液改变不显著，头CT等检查无特殊改变，不能发现定位病灶。常见病因有急性中毒、内分泌与代谢性疾病、感染性疾病、物理性与缺氧性损害等。

(二)根据脑膜刺激征和脑局灶体征进行鉴别

1.脑膜刺激征(＋)，脑局灶性体征(－)

(1)突发剧烈头痛：蛛网膜下腔出血(脑动脉瘤、脑动静脉畸形破裂等)。

(2)急性发病：以发热在先，如化脓性脑膜炎、乙型脑炎、其他急性脑炎等。

(3)亚急性或慢性发病：真菌性、结核性、癌性脑膜炎。

2.脑膜刺激征(－)，脑局灶性体征(＋)

(1)突然起病者：如脑出血、脑梗死等。

(2)以发热为前驱症状：如脑脓肿、血栓性静脉炎、各种脑炎、急性播散性脑脊髓炎、急性出血性白质脑病等。

(3)与外伤有关：如脑挫伤、硬膜外血肿、硬膜下血肿等。

(4)缓慢起病：颅内压增高、脑肿瘤、慢性硬膜下血肿、脑寄生虫等。

3.脑膜刺激征(－)，脑局灶性体征(－)

(1)有明确中毒原因：如酒精、麻醉药、安眠药、一氧化碳中毒等。

(2)尿检异常：尿毒症、糖尿病、急性尿卟啉症等。

(3)休克状态：低血糖、心肌梗死、肺梗死、大出血等。

(4)有黄疸：肝性脑病等。

(5)有发绀：肺性脑病等。

(6)有高热：重症感染、中暑、甲状腺危象等。

(7)体温过低：休克、酒精中毒、黏液性水肿昏迷等。

(8)头部外伤：脑挫伤等。

(9)癫痫。

根据辅助检查进一步明确鉴别。

三、急诊处理

(一)昏迷的最初处理

1.保持呼吸道通畅

窒息是昏迷患者致死的常见原因之一。通常引起缺氧窒息的原因有头部位置不当、咽气管分泌物填塞、舌后坠及各种原因引起的呼吸麻痹等。有效方法如下：①仰头抬颏法，示指和中指托起下颏，使下颏前移，舌根离开咽喉后壁，气道即可通畅。简单易行，效果好。②仰头抬颈法，一手置于额部使头后仰，另一手抬举后颈，打开气道。③对疑有颈部损伤者，仅托下颏，以免损伤颈髓。④如有异物，需迅速清除，或在其背后猛击一下。如仍无效，则采用 Heimlich 动作。⑤放置口-咽通气道。⑥气管插管或气管切开。⑦清除口腔内异物。⑧鼻导管吸氧或呼吸机辅助呼吸。

2.维持循环功能

脑血灌注不足影响脑对糖和氧等能源物质的摄取与利用，加重脑损害。因此，尽早开放静脉，建立输液通路，以利抢救用药和提供维持生命的能量。

3.使用纳洛酮

纳洛酮是吗啡受体拮抗剂，能有效地拮抗 β-内啡肽对机体产生的不利影响。应用纳洛酮可使昏迷和呼吸抑制减轻。常用剂量：每次 0.4～0.8 mg，静脉注射或肌内注射，无反应可隔 5 分钟重复用药，直达效果。也可用大剂量纳洛酮加入 5%葡萄糖液中缓慢静脉滴注。静脉给药 2～3 分钟(肌内注射15 分钟)起效，持续45～90分钟。

(二)昏迷的基本治疗

1.将患者安置在有抢救设备的重症监护室

原则上应将患者安置在有抢救设备的重症监护室内，以便于严密观察，抢救治疗，加强护理。

2.病因治疗

针对病因采取及时果断措施是抢救成功的关键。

3.对症处理

(1)控制脑水肿、降低颅内压。

(2)维持水电解质和酸碱平衡。

(3)镇静止痉(抽搐、躁动者)。

4.抗生素治疗

预防感染，及时做痰、尿、血培养及药物敏感试验。

5.脑保护剂应用

能减少或抑制自由基的过氧化作用，降低脑代谢从而阻止细胞发生不可逆性改变，形成对脑组织起保护作用。

6.脑代谢活化剂应用

临床上主要用促进脑细胞代谢、改善脑功能的药物，即脑代谢活化剂。

7.改善微循环，增加脑灌注

对无出血倾向，由于脑缺氧或缺血性脑血管病引起的昏迷，可用降低血液黏稠度和扩张脑血管的药物，以改善微循环和增加脑灌注，帮助脑功能恢复。

8.高压氧治疗

提高脑组织与脑脊液的氧分压，纠正脑缺氧，减轻脑水肿，降低颅内压，促进意识的恢复。

9.冬眠低温治疗

使自主神经系统及内分泌系统处于保护性抑制状态，防止机体对致病因子的严重反应，以提高机体的耐受力；同时在低温下，新陈代谢降低，减少耗氧量，提高组织对缺氧的耐受性；且可改善微循环，增加组织血液灌注，从而维护内环境的稳定，以利于机体的恢复。

10.防治并发症

积极防治各种并发症。

(韩廷平)

第二节 抽 搐

抽搐是指全身或局部骨骼肌的不自主收缩。伴有意识丧失的抽搐则称为惊厥。

一、发生机制

抽搐的发生机制极其复杂，依据引起肌肉异常收缩的电兴奋信号的来源不同，基本上可分为两种情况。

(一)大脑功能障碍性抽搐

这是脑内神经元过度同步化放电的结果，当异常的电兴奋信号传至肌肉时，则引起广泛肌群的强烈收缩而形成抽搐。在正常情况下，脑内对神经元的过度放电及由此形成过度同步化，均有一定控制作用，即构成所谓抽搐阈。许多脑部病变或全身性疾病可通过破坏脑的控制作用，使抽搐阈下降，导致抽搐的发生。

1.神经元的兴奋阈下降(即兴奋性增高)

神经元的膜电位取决于膜内外离子的极性分布(细胞内高钾、细胞外高钠)。颅内外许多疾病，可直接引起膜电位降低(如低钠血症、高钾血症)，使神经元更易去极化产生动作电位(兴奋阈下降)；间接通过影响能量代谢(如缺血、缺氧、低血糖、低血镁、洋地黄中毒)或能量缺乏(高热使葡萄糖、三磷酸腺苷等的过度消耗)，导致膜电位下降；神经元膜的通透性增高(各种脑部感染或颅外感染的毒素直接损伤神经元膜，血钙离子降低使细胞对钠离子通透性增高)，使细胞外钠流入细胞内，使细胞内钾外流，而使膜电位及兴奋阈降低。

2.神经介质的改变

中枢神经系统有多种传递介质，某些神经元的轴突于突触点释放抑制性介质，对神经元的过度放电及同步化起控制作用。当兴奋性神经介质过多，如有机磷中毒时，抑制胆碱酯酶的活性，使兴奋性递质的乙酰胆碱积聚过多，即可发生抽搐。抑制性神经递质过少，如维生素 B_6 缺乏时，由于谷氨酸脱羧酶辅酶的缺乏，使谷氨酸转化成抑制性介质的 γ-氨基丁酸减少；或肝性脑病早期，因脑组织对氨的解毒需要谷氨酸，致使以由谷氨酸生成的 γ-氨基丁酸减少，也可导致抽搐。

3.抑制系统通路受阻

脑内有些神经组成广泛抑制系统，有控制神经元过度放电的作用。脑部病变(如出血、肿瘤、挫伤或各种原因所致局部胶质增生和瘢痕形成)，除了直接损害神经元膜或影响脑血液供应外，也可能阻断抑制系统，使神经元容易过度兴奋。

4.网状结构的促去同步化系统功能降低

脑干神经元放电同步化系统与网状结构的促去同化系统之间的平衡，对控制神经元的过度放电及同步化起相当重要的作用。一旦网状结构的促去同化系统功能降低，脑干神经元放电同步化系统就相对亢进，可使较多的神经元同时放电而发生抽搐。

(二)非大脑功能障碍性抽搐

有些引起肌肉异常收缩的电兴奋信号，不是源于大脑，而是源于下运动神经元，主要是脊髓前角的运动神经元。如破伤风杆菌外毒素选择性作用于中枢神经系统(主要是脊髓、脑干的下运

动神经元）的突触，使其肿胀而发生功能障碍。士的宁中毒系引起脊髓前角细胞过度兴奋，发生类似破伤风的抽搐。各种原因（缺钙、维生素D缺乏、碱中毒、甲状旁腺功能低下）引起的低钙血症，除了使神经元膜通透性增高外，也常由于下运动神经元的轴突（周围神经）和肌膜对钠离子的通透性增加而兴奋性升高，引起手足搐搦。

二、诊断

抽搐并不是一种疾病，它常常是疾病严重的临床表现，或是某些疾病（如癫痫、低钙血症）的主要征象。在诊断过程中，应综合分析各方面资料，才能明确其发生的原因。

（一）诊断方法

1.病史

不同疾病所致的抽搐，其临床表现不尽相同，详细收集病史非常重要。

（1）抽搐的类型：由于病因的不同，抽搐的形式也可不一样。临床常见有下列几种。①全身性抽搐：最常见为癫痫大发作，典型者先是全身骨骼肌持续性强直收缩，随即转为阵挛性收缩，每次阵挛后都有一短暂间歇；破伤风则是持续性强直性痉挛，伴肌肉剧烈的疼痛。②局限性抽搐：为躯体某一局部的连续性抽动，大多见于口角、眼睑、手、足等，有时自一处开始，按大脑皮质运动区的排列形式逐渐扩展，如以一侧拇指，渐延及腕、臂、肩部，多见于局灶性癫痫；手足搐搦症则呈间歇性双侧强直性肌痉挛，以上肢手部最显著，典型的呈“助产手”；面肌痉挛为局限于一侧面肌的间歇性抽动。

（2）抽搐的伴随症状：临床上可引起抽搐的疾病颇多，临床表现各有特点，发病规律也并非一致，所伴发的不同症状，对诊断具有相当意义。例如，癫痫大发作常伴意识障碍和大小便失禁；破伤风有角弓反张、苦笑面容、牙关紧闭；急性中毒所致抽搐，有一系列中毒症状；大脑病变常有意识障碍、精神症状、颅内高压症等；心血管、肾脏病变、内分泌及代谢紊乱等均有相应的临床征象。

（3）过去史：既往的病史对诊断有重要参考价值，反复发作常提示癫痫，而外伤、感染，以及内脏器官的疾病情况，有助于寻找引起抽搐的原发病。

2.体征

由于导致抽搐的病因众多，常涉及临床各科，因此详细的体格检查十分重要，通常包括内科和神经系统检查。

（1）内科检查：几乎体内各重要内脏器官的疾病均可引起抽搐，在抽搐发作时必须按系统进行检查。例如，心源性抽搐可有心音及脉搏消失，血压下降或测不到，或心律失常；肾性抽搐则存在尿毒症的临床征象；低钙血症的常见体征有Chvostek征（即面神经征，以指尖或叩诊锤叩击耳颧下方的面神经，同侧上唇及眼睑肌肉迅速收缩）和Trousseau征（即手搐搦征，以血压计袖带包扎上臂，加压使桡动脉搏动暂停2～3分钟后出现手搐搦征）阳性。

（2）神经系统检查：神经系统许多不同性质的病变均可引起抽搐，通过仔细的神经系统检查，有助于判断引起抽搐的病变部位。当存在局灶体征，如偏瘫、偏盲、失语等时，对脑损害的定位更有价值。精神状态的检查，对功能性抽搐的确定有参考作用。

3.实验室检查

根据病史、体格检查所提供的线索，来选择实验室检查项目。

（1）内科方面：当临床上提示抽搐是全身性疾病引发的，应根据提供的线索，选择相应的检查。除了血尿常规外，还有心电图、血液生化（血糖、肝肾功能、电解质等）、血气分析、内分泌检查及毒物分析等。

(2)神经系统方面:一旦怀疑神经系统病变,根据临床提示的病变部位及性质,进行相应的辅助检查,如脑电图、头颅X线片、CT或磁共振成像、脑脊液、肌电图、神经传导速度等,对神经系统损害的部位、性质及可能的原因具有较大的参考价值。

在临床上,面对一个抽搐发作的患者,必须将病史、体格检查及必要的辅助检查资料进行综合分析。首先要鉴别抽搐是大脑功能障碍抑或非大脑功能障碍所致;其次若确定为大脑功能障碍引起的抽搐,则应分清是原发于脑内的疾病,或是继发于颅外的全身性疾病,对前者必须判断抽搐发作是器质性还是功能性(癔症性抽搐);最后才能进一步寻找分析引起抽搐的可能病因。

(二)鉴别诊断

临床常见的抽搐常由不同疾病所致,其临床表现不尽相同,因而认识常见疾病的抽搐特点,有助于鉴别诊断。

1.癫痫

原发性癫痫在儿童期起病,多为全身性发作,脑电图有相应的改变,从病史、体检及辅助检查中均未发现病因。继发性癫痫常见的病因有颅内感染、颅脑外伤、急性脑血管病等,抽搐仅仅是其临床表现之一;同时具有脑部局灶或弥散损害的证据,如头痛、呕吐、精神异常、偏瘫、失语、昏迷,大多数抽搐发作同病变的严重程度平行。随着脑部病变的加剧抽搐可增多,甚至发展为癫痫持续状态,脑电图、脑脊液及神经影像学检查有明显的异常发现。

2.手足搐搦症

手足搐搦症表现为间歇性双侧强直性肌痉挛,上肢重于下肢,尤其是在手部肌肉,最典型的呈"助产士手",即指间关节伸直,拇指对掌内收,掌指关节和腕部屈曲;常有肘伸直和外旋。下肢受累时,呈现足趾和踝部屈曲,膝伸直。严重时可有口和眼轮匝肌的痉挛。发作时意识清楚,Chvostek征和Trousseau征阳性。

3.全身型破伤风

全身型破伤风呈间歇性骨骼肌强直性痉挛,在抽搐间隙,肌肉也难以放松,外界轻微刺激即可诱发,每次历时数秒,伴有剧烈疼痛,常造成角弓反张和苦笑面容,但意识清楚,脑电图无痫性放电,病前有外伤史。

4.晕厥

晕厥是一种暂时性脑缺血,原因很多,一般以血管运动失调性为多见,发作时有头晕、眼花、恶心、呕吐、出汗、面色苍白、脉率加快,血压短暂下降,平卧后即改善,意识可清醒或短暂丧失,无抽搐。

5.热性惊厥

发病多在6个月至6岁,以1～2岁为多见。最常见于上呼吸道感染、扁桃腺炎,少数见于消化道感染或出疹性疾病,约一半患儿有同样发作的家族史,提示与遗传因素有关。惊厥的发生多在体温迅速上升达39℃(多在24小时内),发作形式为全身性强直、阵挛性发作,持续时间在30秒以内,一般不超过10分钟,脑电图常有节律变慢或枕区高幅慢波,在退热后1周内消失。多为单次发作,也可能数次同样发作,及时降温可以预防。但若无脑损害征象,并不导致癫痫。

6.中毒性抽搐

最常见于急性中毒。其发生抽搐的主要机制如下。

(1)直接作用于脑或脊髓、使神经元的兴奋性增高而发生抽搐,大多是药物的过量,如贝美格(美解眠)、戊四氮、二甲弗林(回苏灵)、咖啡因、肾上腺素、肾上腺皮质激素等。

(2)中毒后缺氧或毒物作用,引起脑代谢及血液循环障碍,形成脑水肿,见于各种重金属、有机化合物、某些药物和食物的急性重度中毒,临床多呈全身性肌强直阵挛性发作,少数也可呈局限性抽搐,有的可发展为癫痫持续状态。中毒所导致的抽搐常合并其他中毒症状,如一氧化碳中毒的面色潮红,口唇樱桃红色,多汗、心率快、呼吸促、血压下降等;有机磷中毒的呼吸及呕吐物呈蒜味,尚有毒蕈碱样及烟碱样症状;铅中毒先有神经衰弱症状群、牙龈铅线、腹痛、贫血等;各种严重中毒,抽搐同时有昏迷及颅内高压症等表现。

7.阿-斯综合征

阿-斯综合征是指各种原因引起心排血量锐减或心脏停搏,使脑供血短期内急剧下降所致的突然意识丧失及抽搐。常见于严重心律失常、心排血受阻的心脏病或某些先天性心脏病、心肌缺血、颈动脉窦过敏、直立性低血压等。其抽搐时间更短,一般仅数秒,最多数十秒,先有强直,躯体后仰,双手握拳,随即双上肢至面部阵挛性痉挛,伴有意识丧失、瞳孔散大、流涎,偶有大小便失禁。发作时心音及脉搏消失,血压明显下降或测不到。脑电图在抽搐时呈电位低平,其后为慢波,随意识恢复后逐渐正常。

8.代谢、内分泌异常所致的抽搐

一些代谢、内分泌疾病,除了代谢、内分泌异常的临床表现外,还常因能量供应障碍、水电解质和酸碱平衡紊乱等,干扰了神经细胞膜的稳定性而出现抽搐。

(1)低钙血症常可引起手足搐搦症,严重时可使神经元细胞膜通透性增高,导致膜电位下降,而出现癫痫样发作。

(2)低钠血症、低镁血症、碱中毒也可影响神经元膜的通透性,改变膜内外离子分布,引起抽搐发作。

(3)低血糖常表现为心慌、无力、饥饿感、出冷汗、脉速,甚至昏迷,当血糖降低至 2.8 mmol/L 以下,即可发生抽搐;常见于糖尿病患者使用降糖药物期间未按时进餐,也可见于胰岛β细胞病变(腺瘤、腺癌或增生)、产生类胰岛素物质的胰外肿瘤、垂体前叶或肾上腺皮质功能减退或胰岛素过量等。

(4)在高渗性非酮症性糖尿病昏迷,常先有多饮、多尿,之后逐渐出现意识朦胧、幻觉、定向障碍等,即进入谵妄状态,可伴有抽搐发作。

(5)尿毒症的毒素可能损害细胞膜通透性,阻滞钠离子自细胞内向外释放,使细胞内高钠;同时电解质和酸碱平衡失调也可促使脑病发生,出现尿毒症性抽搐。

(6)甲状腺功能减退(黏液性水肿)、甲状旁腺功能过低、肾上腺危象、子痫、急性卟啉病、肝衰竭等,均可在疾病严重时伴发抽搐。

9.癔症性抽搐

大多在精神刺激下发作,表现为突然倒下,全身僵直、双目紧闭(检查者拨开其眼睑时有违拗现象,可见眼球转动、瞳孔无改变),双手握拳或不规则的手足舞动,常伴有面色潮红、捶胸顿足、哭笑叫骂等情感反应,发作持续数分钟至数小时,有人围观时持续时间更长。肌收缩不符合强直与阵挛的规律,发作时无意识丧失(事后对发作过程可回忆),无舌咬伤、尿失禁及摔伤,暗示或强刺激可以中断其发作。

10.严重呼吸屏息发作

好发在婴幼儿,常在情绪影响下,剧烈哭闹后突然呼吸屏息,继而出现青紫、肢体抽动、角弓反张,脑电图正常。

(韩廷平)

第三节 瘫 痪

一、诊断思路

(一)病史

除详细询问现病史外,尚须收集生育史、生活史及职业等。尤其要注意起病的形式,有无先兆与诱因,伴随症状,以及瘫痪的部位和进展过程等。如血管性及急性炎症性病变,大多数为急骤发病,在短时间内达高峰;而占位性或压迫性、退行性病变,则呈缓慢出现,进行性加重。伴有肌痛者见于肌炎、重症肌无力呈晨轻暮重现象。全身性疾病如高血压、动脉粥样硬化、心脏病、糖尿病、内分泌病、血液病、风湿性疾病等,对神经系统疾病,尤其是脑血管病尤其重要。过去史尤其是治疗史应询问清楚,如长期用激素所致的肌病,鞘内注射的脊髓蛛网膜炎,放射治疗后的脑脊髓病等。出生时产伤史、窒息史、黄疸史等对大脑性瘫痪有重要意义。

(二)体检

1.一般体检

应注意观察一些具有特征性的异常体征,如疱疹病毒性脑炎的单纯或带状疱疹;面部的血管瘤或血管痣;脑囊虫病有皮下结节,神经纤维瘤的咖啡斑或皮下结节;平底颅、颈椎融合畸形的短颈;脊柱裂的臀部皮肤呈涡状凹陷或覆有毛发,或囊性膨出。

2.神经系统检查

应注意意识和精神状态的改变。颅脑神经受损的征象,运动、感觉、反射系统及自主功能的变化,必须反复对比观察,才能发现轻度异常。临床上,准确判断瘫痪的程度,将肌力评定分为6级。①0级:无肌肉收缩。②Ⅰ级:能触及或见到肌肉收缩,但无关节运动。③Ⅱ级:肢体能在床面移动,但不能克服重力,做抬举动作。④Ⅲ级:肢体可克服重力,做抬举动作,但不能克服抵抗力。⑤Ⅳ级:肢体能抗一般阻力,但较正常为差。⑥Ⅴ级:正常肌力。

有时为了判明肢体有无瘫痪而做肢体轻瘫试验。①上肢:双上肢向前平举,瘫肢旋前,缓慢下落,低于健侧。②下肢:患者仰卧,双侧髋、膝关节屈曲并抬起小腿,瘫侧小腿缓慢下落,低于健侧;俯卧时,双小腿抬举约45°角并保持该姿势,瘫侧小腿缓慢下落,低于健侧。在轻微的运动麻痹中,尤其是上运动神经元损害所致者,应仔细观察面部肌力减弱的一侧眼裂变大,鼻唇沟变浅,闭目缓慢和不紧,睫毛征(用力闭眼,短时间后,瘫侧睫毛慢慢显露出来)。

(三)辅助检查

各种辅助检查有助于病变的部位性质和病因的判断,应依据临床的不同情况选择相应的特异方法。如CT、MRI检查对中枢神经系统的病变具有极高的诊断价值;脑脊液的常规、生化及细胞学检查,对出血性、炎症性疾病,有较大价值,对寄生虫病、肿瘤等的判断也有帮助;肌电图主要用于肌病、神经肌肉传递障碍、周围神经病、运动神经元病等;肌肉活检、组织化学分析,则对肌病有特殊意义。

二、病因分类

从发出随意运动冲动的大脑皮质运动区到骨骼肌的整个运动神经传导通路上,任何部位的

病变都可导致瘫痪。根据瘫痪的程度，分为完全性瘫痪和不完全性瘫痪，前者为肌力完全丧失，又称全瘫；后者则呈某种程度的肌力减弱。根据肢体瘫痪的表达式，可分为偏瘫——呈一侧上下的瘫痪；交叉性瘫痪——因一侧颅神经周围性损害，对侧偏瘫；四肢瘫——双侧上下肢的瘫痪，或称双侧偏瘫；截瘫——双下肢的瘫痪；单瘫——为一个肢体或肢体的某一部分瘫痪。按瘫痪肌张力的高低，分为弛缓性瘫痪和痉挛性瘫痪，前者呈肌张力明显低下，被动运动时阻力小，腱反射减弱或消失；后者为肌张力显著增高，被动运动时阻力大，并有僵硬感，腱反射亢进。

依据瘫痪的病变部位和性质，可分为以下两大类。

（一）神经源性瘫痪

神经源性瘫痪是由于运动神经传导通路受损所致。其中，上运动神经元损害出现的瘫痪，称为上运动神经元瘫痪或中枢性瘫痪；下运动神经元损害出现的瘫痪，称为下运动神经元瘫痪或周围性瘫痪。

（二）非神经源性瘫痪

非神经源性瘫痪包括神经肌肉接头处及骨骼肌本身的病变两方面，前者名为神经肌肉接头处瘫痪或神经肌肉传递障碍性瘫痪；后者名为肌肉源性瘫痪。

1.神经肌肉接头处瘫痪

主要是突触间传递功能障碍，典型疾病为重症肌无力。其特征如下：①骨骼肌易于疲劳，不按神经分布范围。②肌肉无萎缩或疼痛。③休息后或给予药物（抗胆碱酯酶药）有一定程度的恢复。④症状可缓解，复发。⑤血清中有抗乙酰胆碱受体抗体。⑥肌电图呈现肌疲劳现象，即在一定时间的强力收缩后，逐渐出现振幅降低现象。

2.肌肉源性瘫痪

由肌肉本身损害所致，常见有进行性肌营养不良和多发性肌炎，特征如下：①肌无力或强直。②肌肉萎缩或有可能假性肥大。③肌肉可有疼痛。④无力、萎缩、疼痛均不按神经分布范围，多以近端损害较严重，常呈对称性。⑤肌张力和腱反射较正常降低，不伴感觉障碍。⑥血清肌酸磷酸酶、天冬氨基转移酶、乳酸脱氢酶、醛缩酶等在疾病进展期明显增高。⑦肌电图呈低电位、多相运动单位。⑧肌肉活检有肌纤维横纹的溶解、肌浆中空泡形成，间质中大量脂肪沉积等。

三、临床特征与急诊处理

（一）上运动神经元瘫痪的定位诊断

1.皮质型

大脑皮质运动区的范围较广，故病变仅损及其中的一部分，引起对侧中枢性单瘫。由于人体在运动区的功能位置是以倒置形状排列，病变在运动区的上部引起对侧下肢瘫痪，病变在下部则引起对侧上肢及面部瘫痪。若病变为刺激性时则出现局限性癫痫，像从大拇指、示指、口角或跗趾之一开始的单肢痉挛发作。如癫痫的兴奋波逐渐扩散，可由某一肢体的局限性癫痫发展为半身或全身性癫痫发作，称杰克逊癫痫。

2.皮质下型（放射冠）

通过放射冠的锥体束纤维向内囊聚集，病损时则出现对侧不完全性偏瘫；如果丘脑皮质束受损害，可伴有对侧半身感觉障碍；若视放射损害，可伴有对侧同向性偏盲。

3.内囊型

内囊区域狭窄，锥体束、丘脑皮质束和视放射的纤维聚集紧凑，病损时出现对侧完全性偏瘫，如同时损害内囊后肢后部的丘脑皮质束及视放射时，可伴有对侧半身感觉障碍和对侧同向性偏盲，称为三偏综合征。

4.脑干型

一侧脑干病变，由于损害同侧颅脑神经核及尚未交叉的皮质脑干束和皮质脊髓束，引起病灶同侧周围性颅神经瘫痪和对侧中枢性瘫痪，称为交叉性瘫痪，是脑干病变的一个特征。

(1)延髓损害：一侧延髓损害主要是引起病灶同侧的舌咽、迷走、副、舌下神经及部分三叉神经受损的征象，对侧肢体的中枢性偏瘫和感觉障碍。

(2)脑桥损害：一侧脑桥下部腹侧损害时，可产生病灶侧面神经、展神经瘫痪及对侧中枢性偏瘫和感觉障碍，称为 Millard-Gubler 综合征。

(3)中脑损害：一侧中脑的大脑脚损害时，可产生病灶侧动眼神经瘫痪，对侧面部、舌及上、下肢中枢性瘫痪和感觉障碍，称为 Weber 综合征。

5.脊髓型

当脊髓半侧病损时，则出现脊髓半切综合征，即病变以下深感觉障碍及中枢性瘫痪，对侧痛觉、温觉障碍；若脊髓横贯性病损时，则出现病变以下感觉障碍、瘫痪(中枢性或周围性)及括约肌功能障碍。

(二)下运动神经元瘫痪的定位诊断

下运动神经元瘫痪的特点是腱反射减弱或消失、肌张力减低及肌萎缩等。各个部位病变的特点如下。

1.前角损害

该部位病变出现节段性、弛缓性瘫痪，肌张力低、肌萎缩、腱反射减弱或消失，可有肌纤维震颤，无感觉障碍。前角细胞对肌肉的支配呈节段性分布，即一定节段的前角细胞有其支配的肌群。前角大部分细胞聚合成分界清楚的细胞群，每群各支配某些功能相关的肌肉，故前角病变产生的弛缓性瘫痪呈节段性。

2.前根损害

前根损害与前角损害相似，但常与后根同时受损害出现根性疼痛和感觉障碍。当前根受刺激时，常出现纤维束性震颤。

3.神经丛损害

神经丛由多条神经干组成，损害时具有多条神经干受损的征象，表现为多组肌群有弛缓性瘫痪、多片(常融合为大片以致一个肢体)感觉障碍及自主神经障碍。

4.周围神经损害

大多数周围神经为混合神经，病变时出现弛缓性瘫痪、疼痛、感觉障碍及自主神经功能障碍，与周围神经的支配区是一致的。多数周围神经末梢受损时，出现对称性四肢远端肌无力、肌肉萎缩，伴有末梢型感觉障碍。

(三)处理原则

1.病因治疗

既要针对病变的不同性质(如血管性、炎性、占位性、退行性变)采取针对性强的相应的措施，更要依据病因进行有效的处理，如细菌、病毒、寄生虫等抗病原的药物治疗，及血管疾病的改善循环、代谢等治疗。

2.防治并发症

瘫痪加上常伴有感觉和自主神经(大小便)障碍,容易有并发症。因此,加强护理,防治并发症是极其重要的。防治内容包括预防压疮、防治肺炎、泌尿系统感染等。

3.对症支持治疗

加强对症支持治疗,维持水、电解质平衡,应用抗生素防治感染,给予大剂量维生素及细胞代谢活化剂如辅酶 A(CoA)、ATP 等。

4.加强瘫痪肢体的功能锻炼

早期注意保持瘫痪肢全位于功能位,适当进行被动活动;恢复期更应强调主动和被动的功能锻炼,配合针灸、理疗等,以防止关节僵硬、肢体挛缩,促进功能早日恢复。

(韩廷平)

第四节　肌肉萎缩

肌肉萎缩是由于肌肉营养不良导致骨骼肌体积的缩小,肌纤维变细或数目减少,是许多神经肌肉疾病的重要症状和体征。两侧肢体相同部位周长相差 1 cm 以上,在排除皮肤和皮下脂肪影响后,可怀疑肌肉萎缩。

一、临床分类及特点

目前肌肉萎缩尚无统一分类,结合病因分类如下。

(一)神经源性肌萎缩

神经源性肌萎缩主要由脊髓和下运动神经元病变引起。前角细胞及脑干运动神经核损害时肌萎缩呈节段性分布,以肢体远端多见,可对称或不对称,伴肌力减低、腱反射减弱和肌束颤动,不伴感觉障碍,肌力和腱反射程度与损害程度有关。延髓运动核病变则可引起延髓麻痹、舌肌萎缩与束颤。肌电图见肌纤维震颤位或高波幅运动单位电位。活检见肌肉萎缩变薄。镜下呈束性萎缩改变。神经根、神经丛、神经干及周围神经病变时,肌萎缩常伴有支配区腱反射消失、感觉障碍,肌电图和神经传导速度出现相应的改变。

(二)肌源性肌萎缩

萎缩不按神经分布,常为近端型骨盆带及肩胛带对称性肌萎缩,少数为远端型。伴肌力减退,无肌纤维震颤和感觉障碍。血清肌酸磷酸激酶、乳酸脱氢酶、天冬氨酸氨基转移酶、磷酸葡萄糖变位酶、醛缩酶等均不同程度升高,肌醛磷酸激酶最为敏感。肌电图特征性改变为出现短时限多相电位。

(三)失用性肌萎缩

上运动神经元病变是由肌肉长期不运动引起,且多为可逆性。其特点为远端明显,上肢突出。全身消耗性疾病如甲状腺功能亢进、恶性肿瘤、自身免疫病等。

(四)其他原因肌萎缩

如恶病质性肌萎缩、交感性肌营养不良等。

二、肌肉萎缩的定位诊断

(一)周围神经病变

周围神经病变时,该神经支配的肌肉出现肌萎缩,但无肌纤维颤动,早期腱反射可以亢进。若肌萎缩历时较久后,肌腱反射可减低或消失。在肌肉萎缩的相应分布区可伴有感觉障碍及其他营养障碍等。见于多发性肌炎、中毒、外伤、肿瘤压迫等病变。

(二)脊髓病变

其特点主要有以下几点。

(1)常在肢体远端产生肌萎缩,近端较轻,可呈对称性或非对称性分布。

(2)有肌纤维颤动,当脊髓前角有病变时可见肌纤维颤动。

(3)肌固有反射与腱反射,脊髓病变时,肌固有反射亢进,肌萎缩严重时则减低或消失。腱反射的改变,主要根据锥体束损害的情况而定,如果以下运动神经元损害为主时,则腱反射减低或消失。脊髓病变可见于急性脊髓前角灰质炎、外伤或脊髓软化等。

(三)脑部病变引起的肌萎缩

一般伴反射亢进或病理反射。可见于脑血管病引起的偏瘫,经长时间偏瘫可出现失用性肌萎缩,顶叶病变时其所支配的部位出现肌萎缩,多呈半身性。见于脑血管病变、肿瘤等。

(四)肌肉本身病变

肌源性肌萎缩一般多分布在四肢近端,肌病引起的肌萎缩无肌纤维颤动,肌固有反射减低或消失,与肌萎缩的程度平行。可见于肌营养不良症、多发性肌炎等。

三、临床意义

(一)急性脊髓前角灰质炎

儿童患病率高,一侧上肢或下肢受累多见。起病时有发热,肌肉瘫痪为阶段性,无感觉障碍,脑脊液蛋白质及细胞均增多。出现肌肉萎缩较快,由于患病者以儿童多见,多伴有骨骼肌发育异常。一般发病后几小时至几天可出现受累肌肉的瘫痪,几天至几周出现肌肉萎缩,萎缩肌肉远端较明显。

(二)肌营养不良症

肌营养不良症是一组由遗传因素所致的肌肉变性疾病。表现为不同程度分布和进行性的骨骼肌无力及萎缩。

1.Duchenne 型

最主要特点为好发于男性,婴幼儿起病,3～6 岁症状明显,逐渐加重,表现为躯干四肢近端无力、跑步、上楼困难、行走鸭步步态,有肌肉萎缩和假性肥大、肌力低下,早期肌肉萎缩明显,假性肥大不明显,数年后才出现假性肥大,以腓肠肌明显,骨盆带肌、椎旁肌和腹肌无力、萎缩明显,行走时骨盆不能固定,双侧摇摆,脊柱前凸,形似鸭步。自仰卧位立起时,必须先转向俯卧位,然后双手支撑着足背依次向上攀扶,才能立起,称 Gowers 征现象。病情逐渐发展上肢肌无力和萎缩,使举臂无力。前锯肌和斜方肌无力和萎缩不能固定肩胛内缘,使两肩胛骨竖起呈翼状肩胛。多数患者腓肠肌有假性肥大,假性肥大也可见于臀肌、股四头肌、冈下肌、三角肌等。假性肥大使肌肉体积肥大而肌力减退,随着病情的发展,病情更加严重,多数在 15～20 岁不能行走,肢体挛缩畸形,呼吸肌受累时出现呼吸困难,脑神经支配的肌肉一般不受影响,部分患者可累及心肌。

常因呼吸衰竭、肺炎、心肌损害而死亡。

2.Becker 型

多在 5～25 岁发病，早期开始出现骨盆带肌和下肢肌的无力和萎缩，走路缓慢，跑步困难，进展缓慢，逐渐累及肩胛带肌和上肢肌群，使上肢活动无力和肌肉萎缩。常在病后 15～20 年不能行走，肢体挛缩和畸形。也常有腓肠肌的肥大。

3.肢带型

各年龄均可发病，以 10～30 岁多见，早期骨盆带肌或肩胛带肌的无力和萎缩，下肢或上肢的活动障碍，双侧常不对称，进展较慢，常至中年才发展到严重程度，少数患者有假性肥大。

4.面-肩-股型

发病年龄儿童至中年不等，青年期多见，面肌无力与萎缩，患者闭眼无力，吹气困难，明显者表现肌病面容，上睑稍下垂，额纹和鼻唇沟消失，表情运动困难。常有口轮匝肌的假性肥大。肩胛带肌、上肢肌的无力与萎缩，出现上肢活动障碍，严重者呈翼状肩胛。胸大肌的无力与萎缩，使胸前平坦，锁骨和第 1 肋骨显得突出。病情发展非常缓慢，常经过很长的时间影响骨盆带肌和下肢肌，多不引起严重的活动障碍，部分患者呈顿挫型，病情并不发展。偶见腓肠肌和三角肌的假性肥大。

(三)运动神经元病

临床表现为中年后起病，男性多于女性，起病缓慢。主要表现为肌萎缩、肌无力、肌束颤动或锥体束受累的表现，而感觉系统正常。引起肌肉萎缩的疾病，有以下 3 种类型。

1.进行性肌萎缩症

主要病理表现为脊髓前角细胞发生变性，临床上首先出现双手小肌肉萎缩无力，以后累及前臂及肩胛部伴有肌束颤动、肌无力及腱反射减低、锥体束征阴性等下位运动神经元受损的特征。

2.肌萎缩侧索硬化

病变侵及脊髓前角及皮质脊髓束，表现为上、下运动神经元同时受损，出现肌萎缩、肌无力、肌束颤动、腱反射亢进、病理征阳性。

3.进行性延髓性麻痹(球麻痹)

发病年龄较晚、病变侵及脑桥与延髓运动神经核。表现为构音不清、饮水发呛、吞咽困难、咀嚼无力、舌肌萎缩伴肌束颤动，唇肌及咽喉肌萎缩，咽反射消失。本病多见于中年后发病，进行性加重，病变限于运动神经元，无感觉障碍等，不难作出诊断。本病应与颈椎病、椎管狭窄、颈髓肿瘤和脊髓空洞症鉴别。

(四)多发性肌炎

该病是一组以骨骼肌弥漫性炎症为特征的疾病，临床主要表现为四肢近端、颈部、咽部的肌肉无力和压痛，随着时间的推移逐渐出现肌肉萎缩，伴有皮肤炎症者称皮肌炎。伴有红斑狼疮、硬皮病、类风湿关节炎等其他免疫性疾病者称多发性肌炎重叠综合征；有的合并恶性肿瘤，如鼻咽癌、支气管肺癌、肝癌、乳腺癌等。主要表现为骨骼肌的疼痛、无力和萎缩。近端受累较重而且较早，如骨盆带肌肉受累，出现起蹲困难，上楼费力；肩胛带受累，两臂上举困难。病变发展可累及全身肌肉，颈部肌肉受累出现抬头费力，咽部肌肉受累出现吞咽困难和构音障碍。少数患者可出现呼吸困难。急性期受累肌肉常有疼痛，晚期常有肌肉萎缩。有的患者可有心律失常和心脏传导阻滞。

(五)低钾性周期性麻痹

20～40岁男性多见,常在饱餐、激动、剧烈运动后、夜间醒后或清晨起床时等情况下发病。出现四肢和躯干肌的无力或瘫痪,一般不影响脑神经支配的肌肉。开始常表现为腰背部和双下肢的近端无力,再向下肢的远端发展,少数可累及上肢。一般1～2小时,少数1～2天达到高峰。检查可见肌张力降低,腱反射减弱或消失,没有感觉障碍,但可有肌肉的疼痛。严重者可有呼吸肌麻痹,或有心律失常,如心动过速、室性期前收缩(早搏)等。发作初期可有多汗、口干少尿、便秘等。每次发作持续的时间为数小时、数天,长则1周左右。发作次数,多者几乎每晚发病,少数一生发作一次。常在20多岁发病,40岁以后逐渐减少。一般不引起肌肉萎缩,发作频繁者,在晚期可有肢体力弱,甚至轻度萎缩。

(六)吉兰-巴雷综合征

病前1～4周有感染史,急性或亚急性起病,四肢对称性弛缓性瘫痪,脑神经损害,脑脊液蛋白-细胞分离现象。一般3～4周后部分患者可逐渐出现不同程度肌肉萎缩。

(马晓丽)

第五节　不自主运动

不自主运动是指患者在意识清醒的状态下骨骼肌出现不能自行控制的收缩,导致身体某些部位姿势和运动的异常。一般睡眠时停止,情绪激动时增强,临床上可见多种表现形式。

一、发生机制

以往认为不自主运动与锥体外系病变有关,而锥体外系涉及锥体系以外所有与运动调节有关的结构和下行通路,它包括基底节、小脑及脑干中诸多核团。但传统上仅将与基底节病变有关的姿势、运动异常称为锥体外系症状。基底节中与运动功能有关的主要结构为纹状体,其组成及病变综合征,如图2-1所示。

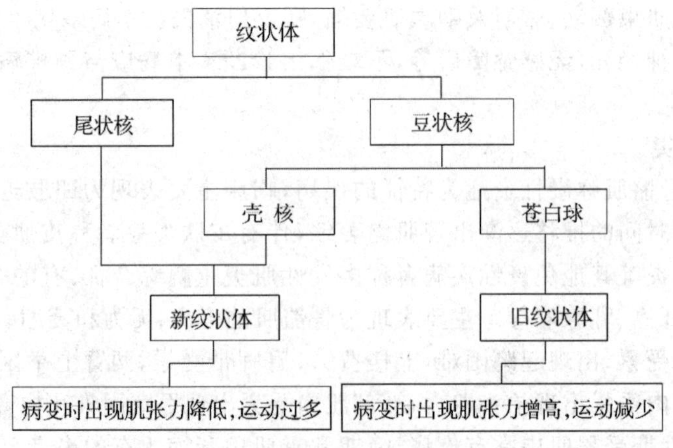

图2-1　纹状体的结构与功能

纹状体与大脑皮质及其他脑区之间通过不同的神经递质(如谷氨酸、γ-氨基丁酸和多巴胺

等)实现相互联系与功能平衡。其纤维联系相当复杂,其中与运动皮质之间的联系环路是基底节实现其运动调节功能的主要结构基础,包括以下几种:①皮质-新纹状体-苍白球(内)-丘脑-皮质回路。②皮质-新纹状体-苍白球(外)-丘脑底核-苍白球(内)-丘脑-皮质回路。③皮质-新纹状体-黑质-丘脑-皮质回路。

二、临床表现

(一)静止性震颤

静止性震颤是由主动肌与拮抗肌交替收缩引起的一种节律性颤动,常见于四肢远端、下颌和颈部,手指的震颤状如搓丸,频率 4～6 Hz。震颤静止时出现,睡眠时消失,紧张时加重,随意运动时减轻,可在意识控制下短暂减弱,放松后可出现更加明显的震颤。这是帕金森病的特征性体征之一。

(二)舞蹈症

舞蹈症是身体迅速、粗大、无节律的不能随便控制的动作。上肢较重,表现为耸肩、上臂甩动、手指抓握等动作;下肢可见步态不稳且不规则,重时可出现从一侧向另一侧快速粗大的跳跃动作(舞蹈样步态);头颈部可有转颈、扮鬼脸动作。随意运动或情绪激动时加重,安静时减轻,睡眠时消失。肢体肌张力低。此症状见于小舞蹈症、Huntington 舞蹈症及药物(如左旋多巴和吩噻嗪类、氟哌啶醇等神经安定剂)诱发的舞蹈症。局限于身体一侧的舞蹈症称为偏侧舞蹈症,常见于累及基底神经节的脑卒中(中风)、肿瘤等。

(三)手足徐动症

手足徐动症指肢体远端游走性的肌张力增高或减低的动作,如先有腕部过屈、手指过伸,之后手指缓慢逐个相继屈曲,继而上肢表现为缓慢的如蚯蚓爬行样的扭转样蠕动。由于过多的自发动作使受累部位不能维持在某一姿势或位置,随意运动严重扭曲,出现奇怪的姿势和动作,可伴有异常舌运动的怪相、发音含糊等。可见于多种神经系统变性疾病,常见为 Huntington 舞蹈症、肝豆状核变性等,也可见于肝性脑病、某些神经安定剂的不良反应;偏侧手足徐动症多见于中风患者。

(四)偏身投掷运动

偏身投掷运动以大幅度的无规律的跨越和投掷样运动为特点,肢体近端受累为主。偏身投掷运动是由对侧丘脑底核及与其联系的苍白球外侧部急性病损,如梗死或小量出血所致。

(五)肌张力障碍

肌张力障碍是肌肉异常收缩引起的缓慢扭转样不自主运动或姿势异常。扭转痉挛又称为扭转性肌张力障碍,是因身体某一部位主动肌和拮抗肌同时收缩造成的特殊姿势,主要表现为以躯干为轴的扭转,可伴手过伸或过屈、足内翻、头侧屈后伸、眼睛紧闭及固定的怪异表情,导致患者难以站立和行走。急性发病者常见于一些神经安定剂加量过快导致的不良反应,也见于原发性遗传性疾病,如早期 Huntington 舞蹈症、肝豆状核变性、Hallervorden-Spatz 病等,或继发于产伤、胆红素脑病(核黄疸)、脑炎等;最严重的一种类型是少见的遗传性变形性肌张力障碍。痉挛性斜颈被认为是扭转性肌张力障碍变异型,或称为局限性肌张力障碍,表现颈部肌肉痉挛性收缩,使头部缓慢的不自主地转动。

（马晓丽）

第六节　步态异常

行走能力是人类一种基本的运动技能，完成行走动作几乎要涉及所有的脊髓节段、全身大部分肌肉及中枢神经系统的许多功能，因此任何这些部位的轻微改变均有可能反映出步态的改变。有些疾病在早期，步态异常可以是唯一表现。任何年龄，步态的变化都可能是神经系统疾病的一种表现。

行走障碍在老年人较常见，也是使其丧失独立生活能力和造成跌倒性损伤的重要原因。临床上，步态和平衡障碍有时难于诊断。它可能涉及多种疾病，特别在老年人，往往是多因素共同造成的。客观地讲，每一个行走困难的患者均有一个可探明的原因。

一、正常行走的解剖生理基础

正常的行走可分解为两个基本动作：①保持平衡，即首先使人体在直立状态下保持平衡。②行走动作，即能启动并维持节律性的步伐。两者为完全不同但又相互有联系。

（一）平衡的维持

1.直立反射

直立是人类完成行走的第一步，它依赖于全身一系列肌肉的协同收缩，带动躯干、肢体的移动，使人体从坐卧爬方式改为垂直站立。直立反射弧传入部分由前庭、触觉系统器官、本体感觉系统及视觉系统共同组成的。

2.支撑反射

一旦直立的姿势建立后，体内与抗重力相关的肌群立即协同工作，以保持直立身体的平衡，同时纠正体内、外的各种非平衡因素。它还依赖灵活的韧带、肌腱、肌肉以维持下肢足、踝、膝、髋关节的稳定性。

3.调整反射

姿势的调整反射是躯体一组多突触类型的反射，当牵拉、抬举站立者的肢体时，会使人体重心发生轻微的偏移，人体会依据感觉系统所感知的重心移动程度及既往经验，调整其躯干及下肢为主的远隔部位肌肉收缩，从而建立新的平衡。

4.挽救性反射

如果上述调整反射失败，人体会启动挽救反射，带动上、下肢体运动来维持平衡。即平衡被打乱后，人体可向不同方向跨出一步或多步，以改变重心，对应外力。而当人体认为迈步不能时（如面临悬崖），则可使用挥动双臂的方法，此反射是随意的。

5.保护性反射

当挽救性反射也失败，人体不能纠正偏差的重心，从而面临跌倒时，保护性反射被启动，以使双手能拉住某物，阻止或减慢人体的倾倒，或在触地之前用肢体保护颜面、头颅等重要部位免受伤害。

总之，平衡是由前庭、本体感觉及视觉传入经支撑反射弧所产生的反射性肌肉收缩，结合既往的经验而共同维持的。

(二)行走的动作

1.行走的启动

在行走前,必须有起步的信号启动肢体及躯干运动。下列一组动作是启动步伐所必须完成的:①重心移向一侧以使另一侧可迈出。②躯体前移使重心移至前方的一足。许多临床步态异常均影响起步及步伐。

2.节律性迈步

启动后行走的进行即依赖于躯干肌及肢体的协同运动产生交替的步伐,走的动作受肢体、躯干的骨、关节、肌肉力量及中枢神经系统行走中枢的调节。

正常步态分析:步行周期从某足跟触地开始,而以该足跟再次触地结束,其中,一侧肢体约60%时间为支撑时间(与地面接触),40%为移动时间(不与地面接触)。而双腿支撑时间(即同时触地)应少于20%,肌电图连续记录可以发现,在移动时间里,主要是屈肌兴奋及收缩,而在支撑时间里,则是伸肌兴奋及收缩为主。

(三)影响行走的解剖结构

1.周围神经系统

周围神经系统包括体感神经、前庭神经及视觉传入及广泛分布的运动神经和肌肉,它们构成了行走的最低级结构。

由于双足直立的人类行走方式与四足动物有很大区别,故行走的生理及解剖学研究很难借助动物实验的结果,只能依靠在四足动物基础上结合临床观察及推测而得。

2.脊髓

游离脊髓是所有脊椎动物的行走基本中枢,在横断脊髓后,猫的四肢均可随转轮转动而产生节律性步伐。此结果说明,离断脊髓虽不能保持体位,但在部分哺乳动物却是动作发生器,但随进化程度越高,行走越依赖于上级中枢的调控。在人类,离断的脊髓除产生一些复杂的防御反射外,既不能保持平衡也不能产生其他行为,患者只能通过人造支撑物,结合损伤部位以上的躯干及肢体的提拉牵动瘫痪肢体的移动。四肢瘫痪者不能保持任何形式的平衡也不能行走,因此,人的脊髓在只是行走的基本中枢之一,完成行走必须有上级中枢的参与和调控。

3.脑干

脑干是维持姿势的所有反射的基本中枢,在去大脑强直的动物,伸肌张力普遍升高,可使动物能尽量保持站立体位。去大脑后,位于脑桥被盖部的直立反射中枢完整保存,当电刺激背侧脑桥被盖区时,可使站立的猫蹲下,然后躺倒。当刺激腹侧脑桥被盖部时,可使躺下的猫站起,并开始行走。脑干结构的排列方式也与损伤后平衡功能障碍的表现形式有关,对于猴,脑干侧面的损伤以锥体束损伤为主,主要是四肢远端肌肉瘫痪,不出现平衡障碍,而脑干中央的损伤可累及网状脊髓束、前庭脊髓束及顶盖脊髓束,运动障碍以躯干及近端肢体肌肉受累较明显,合并严重的平衡障碍。而临床上对神经系统检查时,对运动障碍的检查主要以肢体远端肌肉为主,近端肌力及躯干运动障碍与平衡紊乱常被忽略。

脑干也是行走动作产生的中枢,包括猴在内的哺乳动物,电刺激丘脑底部、中脑尾部或脑桥网状结构等均可诱导动物产生行走动作。最轻度刺激仅导致对侧后肢的短暂轻微运动,最强的刺激可造成动物奔跑。它们对脊髓运动中枢有控制作用,也参与行走的启动。人体这种也应存在调节区域,只是更加依赖于皮质及皮质下的控制。

4.基底节

双侧电损猴苍白球并不影响行走节律，但明显影响姿势及相关的反射。灵长类多巴胺能神经元与起步及姿势的维持有关，严重帕金森病猴多呈现屈曲姿势，姿势反射消失，僵硬。

5.小脑

小脑是一个平衡有关的结构，但其基本原理还不清。去小脑犬可完整保存直立反射、挽救反射和保护性反射。

6.大脑皮质

在动物实验中证实，皮质在平衡维持中只是起调节作用，在随意性行走过程必须依赖丘脑、纹状体，但皮质并非必不可少的，犬的皮质完整但额叶损伤时，可出现非对称性转圈运动。同样猴 brodmann 区 8 区单侧性损伤在早期可造成同侧头和眼的歪斜，一段时间后症状可减轻，但兴奋时可出现向同侧的旋转。皮质对于调节脚的较为精细的活动尤为重要，如过较窄的平衡木等。猴的皮质损伤后，许多平衡及姿势性反射均消失，提示皮质对灵长类的平衡及姿势性反射较猫及犬等有重要的调控作用。

二、病因及分类

临床上，对步态异常的病因及分类常按其损伤部位及临床表现。近年来，随着对行走的解剖基础及生理基础与病理生理的深入了解，逐渐过渡为按受损伤结构水平分析其病因及分类。

三、诊断方法

(一)病史

起病及病情发展的趋势对诊断有重要帮助。绝大多数老年患者步态异常是逐渐发生的，且进展缓慢，病程多为数月或数年，而几天内急性发生的步态异常多为脑脊髓血管性疾病。一般，患者均因为跌倒才意识到平衡障碍的存在。脑及脊髓疾病变患者除步态异常外，常可有头痛、腰背痛、感觉障碍、肌力减退等神经系统其他表现。尿急、排尿不连续提示脑特别是额叶皮质下病变或脊髓病变。应查清患者对乙醇及其他影响平衡运动的药物的使用情况及既往健康状况，有无肝、肾功能障碍及呼吸系统疾病的病史。对跛行者还应注意有无骨、关节疾病与损伤史。如有步态异常家族史者应考虑遗传性肌病、遗传性共济失调等的可能。视力障碍与眩晕发作病史可提示视觉及前庭病变。

(二)神经系统检查

严格的神经系统检查可帮助定位，由于躯干及肢体近端肌力对行走的影响更大，故应成为神经系统检查的重点。

除常规的神经系统检查外，应着重对步态进行分析，必须认真进行下列针对行走异常的检查。

(1)嘱患者从就座的椅子上站立起来。

(2)维持站立姿势。

(3)承受各个方向(向前、向后及向两侧)的推动。

(4)观察起步，有无僵硬、迟疑。

(5)行走的动作，步基的宽度，步幅的长度，双足立地时间长短，抬脚力度，节律，双臂摆动的情况。

(6)转弯。

(7)观察患者在失衡状态下自主性的挽救及保护反射。

通过上述检查可进一步与患者建立良好的沟通,增加对病状的进一步了解,从而提高诊断正确率。

(三)特殊检查

尽早施行MRI检查对诊断有较大的帮助,它可以清晰显示脑干及小脑的病变,MRI检查还可进行屏幕测试以确诊脑积水,对白质异常的表现较为敏感,但应注意,在临床上,T_2相含水增多的表现是非特异性的,应结合其他的表现来诊断白质疏松症等病变。在许多不明原因的老年性行走异常者,MRI检查常可发现脑室旁及半卵圆中心的多发性腔隙性梗死。最后可考虑使用诊断试验包括平台位置图、肌电图连续记录,以进行步态分析。

对步态异常的观察需一定的识别能力,有的颇具特征性如帕金森病的慌张步态,脊髓疾病所致痉挛性下肢轻瘫步态、僵硬、环行运动和触地反弹,小脑病变则躯干向两侧晃动、双足控制不良、特别是当患者在较窄的环境中行走时调节不良尤为明显,而临床上往往见到的是这些特征性表现被许多非特征性代偿及防御性反应所掩盖,如步基加宽、步幅变小、双足同时支撑时间(一般少于20%)延长等。还要注意患者因焦虑和对跌倒的恐惧常使表现变得复杂而多样,应仔细评价。

四、鉴别诊断

(一)"低层次"姿势及步态异常

凡周围神经及骨、关节、肌肉病变所产生的平衡及步态障碍划归此类较容易诊断。如果此时中枢神经系统保持完整,该类步态异常是较容易被适应而逐渐得到改善,如失明、义肢、本体感觉障碍等所造成的行走障碍。

1.感觉性共济失调步态及平衡障碍

平衡是依靠从视觉系统、前庭系统及本体感觉传入中获得的高质量的信息而维持,当此种信息来源受损,则需要其他系统的代偿,但这种代偿又常不完全,则站立平衡系统不能维持而出现步态不稳。故临床上许多患者的慢性进行性平衡障碍是由于感觉传入系统的疾病所致,当患者已察觉到平衡有障碍时必然会试图调整而呈现谨慎步态。或成为感觉性共济失调,步态不稳,因而常易跌倒。体感性共济失调步态与小脑共济失调步态相比其步基更窄,举足过高,踏地过重(跨阈步态),但迈步节律基本正常,其步行的调节更依赖于视力,可反复跌倒,患者不能在狭窄的空间站立,昂伯氏征阳性。典型表现常出现在脊髓痨或亚急性脊髓联合变性患者,也可见于累及大纤维传入的周围神经病,有可能不出现其他感觉障碍而单独累及步态和平衡功能。部分双侧前庭损伤的患者可不出现眩晕,也仅表现为严重的平衡障碍。此类患者确诊需借助平衡功能的检查。

2.神经肌肉病变及肌病性步态异常

神经肌肉病及肌病患者均有不典型的步态异常,周围神经病所致远端肌无力者,常出现抬脚过高以矫正双足下沉,脚跟落地很重,另外这类患者常伴感觉缺失。肌病及肌萎缩导致肢体近端肌无力者,常因不能站起而无法行走,下肢肢带肌无力患者行走时常表现出特殊的骨盆晃动,呈典型的"鸭步"。

(二)"中等层次"步态异常

"中等层次"步态异常往往导致正常体位、步态及协同行为的变形,即中枢神经系统的正常行走及命令在执行中被歪曲,从而表现为步态异常,如小脑性共济失调者虽保存支持及保护反射,可以行走,但其体姿及动作均不协调。"中等层次"行走异常包括痉挛性、共济失调性、肌张力不全性及舞蹈性步态。早期帕金森病步态属于此类,但进展一段时间后则出现平衡失调及起步困难,则属于"高层次"步态异常。

1.痉挛性步态

痉挛性步态是脊髓损害所表现的特殊步态异常,以躯干及双下肢僵硬,下肢触地反弹,划圈样动作及脚步拖曳为特点,在严重时双侧内收肌过度收缩,肌张力升高,形成剪刀步态,痉挛是上运动神经元损伤表现之一,多数源于脊髓,也可由脑部疾病所致。

多数老年人出现这种步态是由于颈关节强直所致,它常被内科及骨科医师所忽略,直到出现神经系统症状,随年龄增长颈关节囊增生,韧带肥厚,造成椎管狭窄,使脊髓受到压迫,同时也挤压了脊髓血管,出现脊髓供血不足,最常见表现为下肢轻瘫,伴站立不稳及膀胱功能障碍(尿急、尿频),常可无颈痛及神经根痛,部分可诉说手麻及活动不灵活,典型时可出现下肢痉挛性共济失调步态,还可因跌伤而加重病情。该病诊断除以临床脊髓压迫的表现外,MRI检查还可发现颈椎增生性改变、椎管狭窄及脊髓早期受压的证据。此病的病程因人而异,多可相对静止,部分可呈进行性加重。

脊髓外伤及脱髓鞘疾病是年轻人痉挛性步态的常见原因,多发性硬化可通过MRI及脑脊液检查而诊断。同时应注意排除脑膜及脊髓血管的先天性异常。

少数痉挛性瘫痪可由于脑部损伤所致及大脑性瘫痪(脑瘫),可波及上肢,并出现失语等症状,成年患者多由于脑血管病及脱髓鞘性疾病,而婴幼儿则与产伤及宫内窒息有关,表现为轻度双侧瘫痪及智能发育迟滞。

2.锥体外系步态

帕金森病是老年常见神经系统疾病,危及15%的65岁人群。具有特征性的前倾姿势和慌张步态。老年患者有时仅表现僵硬和步态异常,并不出现上肢震颤和动作迟缓,近1/4运动迟缓性强直综合征后来被证实为非特发性帕金森病。其诊断包括进行性核上性麻痹、纹状体-黑质变性、皮质-基底节变性等均应考虑到,特别是在患者出现姿势保持困难及对左旋多巴不敏感时更应考虑。

亨廷顿病患者的步态异常主要表现为突发性舞蹈样动作,而肌张力不全及肌肉痉挛患者则表现为肢体僵硬、固定,躯干常呈屈曲(脊柱前凸、侧屈)样,慢性抗神经疾病药物所致步态异常以迟发性运动障碍为主。而部分患者用地西泮后可因损害平衡支撑反射而致频繁跌倒,此现象在停药后数天才可恢复。

3.小脑性步态

小脑性步态是最具特点的行走异常,以步伐缓慢及蹒跚,步基加宽为主,在狭窄的地面行走时其躯干不稳更明显,不能完成足跟接足尖直线行走,但患者平衡代偿反射均完好,故在日常生活中并不常跌倒。

成年患者的慢性进行性小脑性步态异常诊断较困难,应首先排除小脑脱髓鞘病及后颅窝占位病变的可能,各种遗传性及获得性小脑变性也应考虑,如橄榄-脑桥-小脑萎缩症,均发病较迟。而以躯干共济失调伴小脑蚓部变性者多与慢性酒精中毒有关。副肿瘤性小脑变性及苯妥英钠中

毒也可出现小脑性共济失调步态，但后者为急性表现。

4.其他

中毒性及代谢性脑病的运动障碍通常是可以治疗的，近年来发病逐渐增多，有的代谢性脑病患者常表现为不稳定步态，且常向后跌倒，最典型的为尿毒症及肝衰竭，其扑翼样震颤可影响姿势的维持。镇静药物尤其是长效苯二氮䓬类可影响姿势反射，从而增加跌倒的危险。

个别老年患者表现步态异常是因为颅内占位性疾病、原发性中枢神经系统肿瘤及代谢性疾病，症状呈亚急性进展且伴跌倒史的患者应排除慢性硬膜下血肿。

(三)"高层次"平衡及步态异常

"高层次"的感觉、运动中枢与在不同环境下选择行走及维持平衡的方式有关。在排除骨关节疾病及脊髓、小脑及锥体外系病变后，步态及平衡的异常常与大脑皮质对体位、运动的协调出现差错有关。"高层次"平衡及步态异常的分类依据下列特性：①平衡障碍的代偿性反应及其障碍。②表现突出的失衡或姿势控制能力障碍。③有无起步困难及行走的行为过程有无障碍。④伴随症状。

1.谨慎步态

谨慎步态的特点是正常或中度增宽的步基、步幅变小、行走变慢、转弯困难、双足同时立地的时间延长、双上肢的协同运动减少等，但起步不迟疑、步伐无拖曳、不僵硬、基本保持正常的步伐节奏，如果推动患者，可发现轻度的平衡障碍，难于保持单腿支撑的姿势，由于患者已意识到平衡有障碍，故主观上加倍小心迈步以防跌倒。此方式的行走异常属于非特异性，正常人在特殊环境下也可出现，如在冰上行走等，但主要还是见于老年人，既往曾被称作老年步态综合征，后来发现该步态在许多青年患者也可出现，特别是在疾病早期，包括多发性腔隙性脑梗死、正常颅内压脑积水、阿尔茨海默征及许多周围神经病等，在疾病特征性表现还未出现时往往以无特征性谨慎步态为主，如正常颅内压脑积水等。

谨慎步态是多因素造成的：①老年人骨、关节系统的灵活性减弱，对肌肉收缩所产生的反应欠灵敏，关节活动幅度减小。②肌收缩强度减弱。③运动系统的调节精确度下降，这可能是由于本体、平衡、视觉等感觉系统传入的轻度异常。④中枢神经系统对上述感觉传入的分析处理有错误。谨慎步态还应与癔症性谨慎步态鉴别，后者缺乏神经系统症状及体征而对跌倒的恐惧非常突出。

2.额叶性共济失调性步态

(1)皮质下平衡障碍：其特点为明显的平衡失调伴姿势调节反射缺失或无效。表现为逐渐发生的似木桩样的倾倒，患者肌力感觉常保持完整，但站立时常向后或病变对侧倾倒，平衡障碍也影响了行走动作的完成，造成行走困难或行走不能，同时不出现任何姿势调节反射及保护反射(尽管肌电图等显示这些反射均存在)。急性发病者的症状在起病后几天至几周内可更明显。常见的伴随症状为眼肌麻痹(垂直凝视麻痹、瞳孔改变)、构音障碍及锥体外系表现。多见于进行性核上性麻痹及多发性腔隙性脑梗死累及丘脑腹侧核时。另外，一侧壳核、苍白球和中脑损害后也偶然发生皮质下平衡障碍。

(2)额叶性平衡障碍：常指由于额叶占位性病变所造成的严重的平衡障碍，从而使患者无法独立站立或行走。其特点也是以平衡障碍为突出表现，伴姿势反射及动作不当或错位。如患者不能站起(或坐下)、站不稳或根本无法调动躯干及肢体以完成站立的动作。如欲站立时则使躯干向后仰而非正常时的向前倾，在重心以下难以抬起肢体，也根本不能迈动双腿，躯干及肢体运动笨拙、僵硬、可呈类肌强直。伴随症状有智力障碍，额叶释放表现如强握反射、类肌强直、排尿障碍、假性延髓性麻痹、腱反射亢进、病理反射阳性。常见病因有肿瘤、脓肿、梗死或出血及广泛白质病变、脑积水等累及额叶或额叶-脑桥、小脑联系中断。

皮质下平衡障碍与额叶性平衡障碍两者均是以平衡及姿势反射的严重障碍，导致行走动作不能完成，两者的区别在于当患者能够迈出脚步，则倾向于皮质下平衡障碍；相反，当额叶性平衡障碍时，迈腿的运动往往无法完成。许多学者也不同意将额叶性平衡障碍等同于运动不能。首先，额叶性平衡障碍是以平衡及保护反射的倒错、变异为主要表现，运动障碍是次要的。其次，部分坐立运动障碍者可具备正常行走的功能。相反，部分躯干及步态有异常者并无肢体运动不能。

(3)单纯性起步不能：其特点为明显的起步困难，伴动作持续异常(如转身缓慢、僵硬)，患者无明显的平衡异常，无认知障碍、无肢体运动不能或帕金森病。启动行走后初期，步幅短、抬脚低，形成拖曳，然而当行走一段时间后，步幅延长、抬脚正常、双臂摆动也正常，当分散注意力及穿过较窄的通道及较急的转弯时，重新出现拖曳步态，而数步或试图跨过沟渠等方法可改善其起步困难。患者平衡功能正常，姿势反射、步基均正常，极少跌倒。单纯性起步不能也常发生于脑血管病及脑积水等损伤了额叶白质及其联系纤维及基底节部分结构损伤。

由于单纯性起步不能除明显起步及转身障碍外还有拖曳步态、步幅缩短及行进中逐渐好转可与谨慎步态相鉴别。另外，它没有平衡功能障碍，姿势反射及保护反射正常，也无额叶释放的表现，可以鉴别额叶性平衡障碍。

(4)额叶性步态异常：其特点为步基变宽，行走缓慢伴双脚似埋植土中一样难以抬起，故步幅变短、拖曳、起步及转身均迟疑，同时伴有中等程度的平衡障碍。常由于脑血管病造成的双侧额叶白质的多发性病变或双侧半球联系中断所造成的步态异常，如多发性腔隙性脑梗死、脑动脉硬粥样化所致宾斯旺格病及正常颅内压脑积水等。该步态异常常伴认知功能障碍，假性延髓性麻痹性构音障碍、额叶释放症状、锥体束征及排尿障碍。

额叶性步态异常的鉴别诊断：由于存在起步及转身迟疑、僵硬及姿势反射的异常，可与谨慎步态鉴别，但后者是非特异性表现，可随疾病的发展而逐渐转变为前者。另外，由于其平衡障碍较轻，尚能行走，可与额叶性平衡障碍鉴别，但可能由于其平衡障碍的加重而转变为额叶性平衡障碍，而单纯性起步不能则不存在平衡障碍。

额叶性步态异常与进展阶段的帕金森病性步态及其他运动不能性僵硬的鉴别比较困难，由于两者都有起步困难、僵硬、步幅变小，但如果步基变宽，则不支持帕金森病。另外，患者行走时躯干无前倾、上臂摆动正常是与额性步态异常相吻合。慌张步态行走时前倾或后仰伴四肢体僵硬则倾向于帕金森病。

应该注意，许多疾病的表现在不同时期是截然不同的，当进行到一定程度后还会出现互相交叉，最终发展成相似的最后状态，如记忆障碍在早期可明确分为额叶性、顶叶性及皮质下性，但在晚期均出现全面性智能障碍。同样，早期的谨慎步态可进一步发展为额叶性步态异常，继而当平衡障碍加重后则属于额叶性平衡障碍。

3.精神性步态异常

精神性步态异常是神经科最常见的步态异常之一，如无原因的立行不能，症状呈波动性，多见于癔症，暗示治疗常有戏剧性效果。焦虑症患者有跌倒恐惧时呈夸张的谨慎步态，行走如履薄冰或紧扶墙壁，以防止跌倒；忧郁症患者显示精神运动性迟缓，缺乏迈步动力而拒绝行走。

(四)无明确原因步态异常

事实上，临床上所见许多步态异常往往是由多种因素共同形成的，如脑血管病、颅内肿瘤及颅内转移瘤，很难确定其表现的步态异常是属于哪一层次的另外，临床上约有15%的步态异常不能找到明确的原因，尽管它们并非属于同一种疾病，多数学者称为“原发性老年性步态”。

五、治疗

临床已发现20%～25%的老年性慢性进行性步态异常是由可治疗的疾病所致，如帕金森病、脑积水、额叶肿瘤及脓肿等，而绝大多数的精神性步态异常均可在施行适当的心理治疗后痊愈；当原发性疾病不明或治疗效果不佳时，还可借助各种有效的康复手段以促进平衡及运动功能的恢复，如对抗阻力的力量训练可帮助身体虚弱者和甚至是80岁以上的老年人恢复肌力，从而在一定程度上提高步行的速度及稳定性。感觉性平衡重复训练对前庭及本体性感觉障碍所致谨慎步态有特别的疗效，另外对有平衡障碍的患者应采取有效措施防止跌倒及摔伤，居室的墙上应安装扶手，脚步拖曳者应选择穿适当的鞋子，移动时可借助拐杖等辅助设施，还应请教专业人员视察生活及工作环境，以发现及排除可能的危险因素。

(马晓丽)

第七节　感觉障碍

感觉是各种形式的刺激作用于感受器在人脑中的反映，可分为以下两类。

(1)一般感觉：①浅感觉为皮肤、黏膜感觉，如痛觉、温度觉和触觉。②深感觉来自肌肉、肌腱、骨膜和关节的本体感觉，如运动觉、位置觉和振动觉。③皮质感觉(复合感觉)包括定位觉、两点辨别觉、图形觉和实体觉等。

(2)特殊感觉：如视觉、听觉、嗅觉和味觉等。

一、解剖学基础

(一)躯体痛温觉、触觉传导路径

皮肤、黏膜痛温触觉感受器→脊神经→脊神经节(Ⅰ☉)→沿后根进入脊髓并上升2～3个节段→后角细胞(Ⅱ☉)→白质前连合交叉至对侧→痛温觉纤维组成脊髓丘脑侧束，触觉纤维组成脊髓丘脑前束→丘脑腹后外侧核(Ⅲ☉)→丘脑皮质束→内囊后肢后1/3→大脑皮质中央后回上2/3区及顶叶。

(二)头面部痛温觉、触觉传导路径

皮肤黏膜痛、温和触觉周围感觉器(三叉神经眼支、上颌支、下颌支)→三叉神经半月神经节(Ⅰ☉)→三叉神经脊束→三叉神经脊束核(痛温觉纤维终止于此)和感觉主核(触觉纤维)(Ⅱ☉)→交叉到对侧组成三叉丘系上行→经脑干→丘脑腹后内侧核(Ⅲ☉)→丘脑皮质束→内囊后肢→大脑皮质中央后回下1/3区。

(三)分离性感觉障碍的解剖学基础

深浅感觉传导路均由3个向心的感觉神经元相连而成，后根神经节为Ⅰ级神经元，Ⅱ级神经元纤维均交叉，丘脑外侧核为Ⅲ级神经元。痛温觉Ⅱ级神经元为脊髓后角细胞，换神经元后交叉至对侧；深感觉、精细触觉纤维进入脊髓后先在同侧脊髓后索上行至延髓薄束核、楔束核，换神经元后交叉至对侧。深浅感觉传导路径不同是分离性感觉障碍（痛、温觉受损而触觉保留）的解剖学基础（图 2-2）。

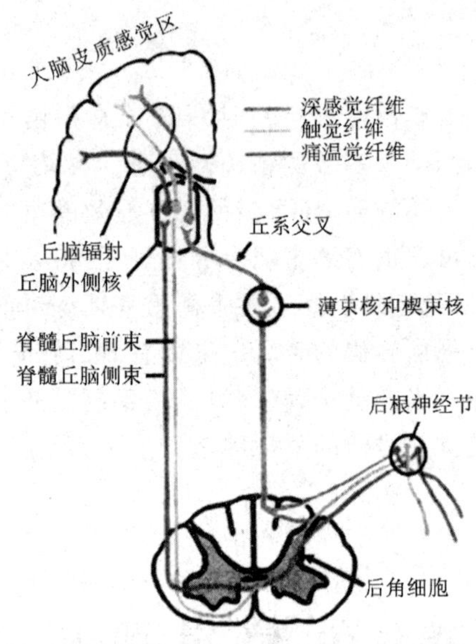

图 2-2　感觉传导径路示意图

（四）脊髓内感觉传导束排列顺序

后索内侧为薄束，是来自躯体下部（腰骶）纤维，外侧为楔束，是来自躯体上部（颈胸）纤维（图 2-3）。脊髓丘脑束与之相反，外侧传导来自下部脊髓节段感觉，内侧传导来自上部脊髓节段感觉，对髓内与髓外病变有定位意义。

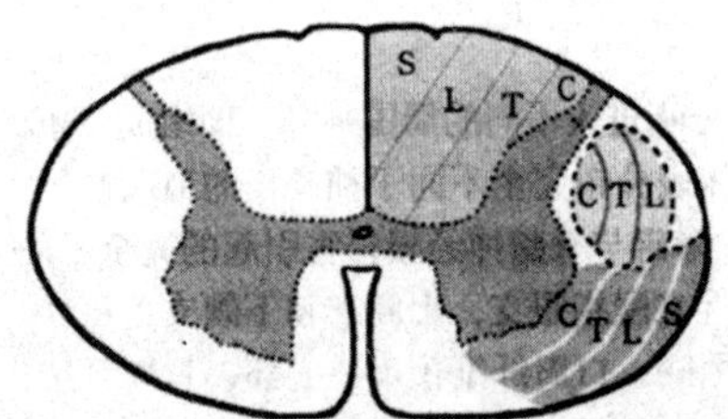

图 2-3　颈髓中白质中感觉、运动纤维排列顺序示意图

（五）感觉的节段性支配

皮节是一个脊髓后根（脊髓节段）支配的皮肤区域。有 31 个皮节，与神经根节段数相同。图 2-4示颈、胸、腰、骶神经的节段性分布。胸部皮节的节段性最明显，体表标志如乳头水平为 T_4，剑突水平为 T_6，肋缘水平为 T_8，平脐为 T_{10}，腹股沟为 T_{12} 和 L_1。每一皮节均由 3 个相邻的神经根重叠支配（图 2-5），因而，脊髓损伤的上界应比感觉障碍平面高 1 个节段。

（六）神经根纤维的重新分配

神经根纤维在形成神经丛时经重新组合分配，分别进入不同的周围神经，即组成一条周围神经的纤维来自不同的神经根，因此，周围神经的体表分布完全不同于神经根的节段性感觉分布（图 2-6）。显然，一条周围神经损害引起的感觉障碍与脊髓神经根损害引起的完全不同。

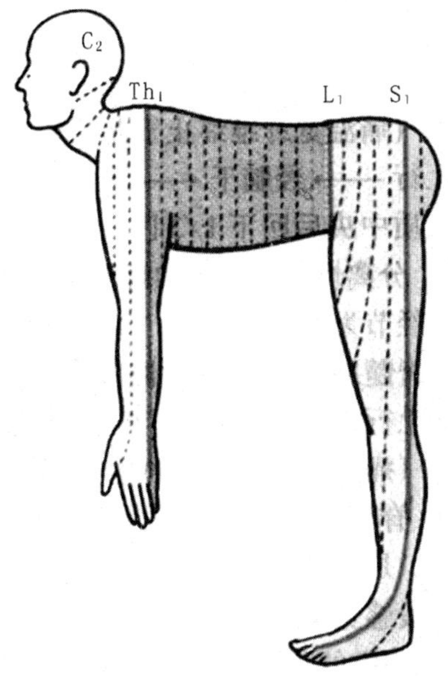

图 2-4　体表节段性感觉分布图

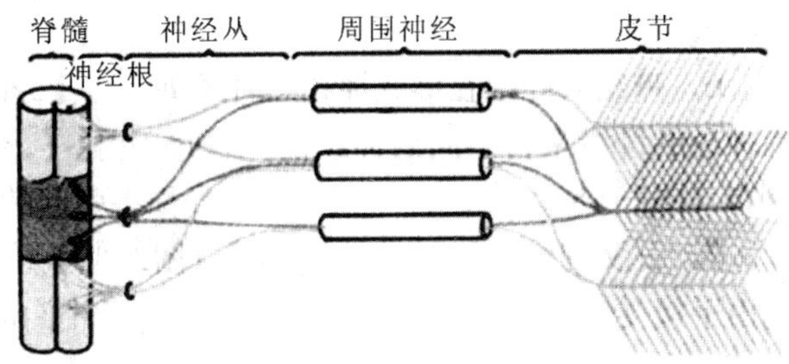

图 2-5　感觉皮节三根支配示意图

(七)三叉神经周围性及核性支配

三叉神经周围性及核性支配见图 2-7,周围性支配指眼支、上颌支和下颌支;核性支配由于接受痛温觉纤维的脊束核接受传入纤维的部位不同,口周纤维止于核上部,耳周纤维止于核下部,脊束核部分损害可产生面部葱皮样分离性感觉障碍。

二、感觉障碍分类

根据病变性质,感觉障碍可分为两类。

(一)刺激性症状

感觉径路刺激性病变可引起感觉过敏(量变),也可引起感觉障碍如感觉倒错、感觉过度,感觉异常及疼痛等(质变)。

1.感觉过敏

感觉过敏指轻微刺激引起强烈感觉,如较强的疼痛感。

2.感觉倒错

感觉倒错指非疼痛性刺激引发疼痛。

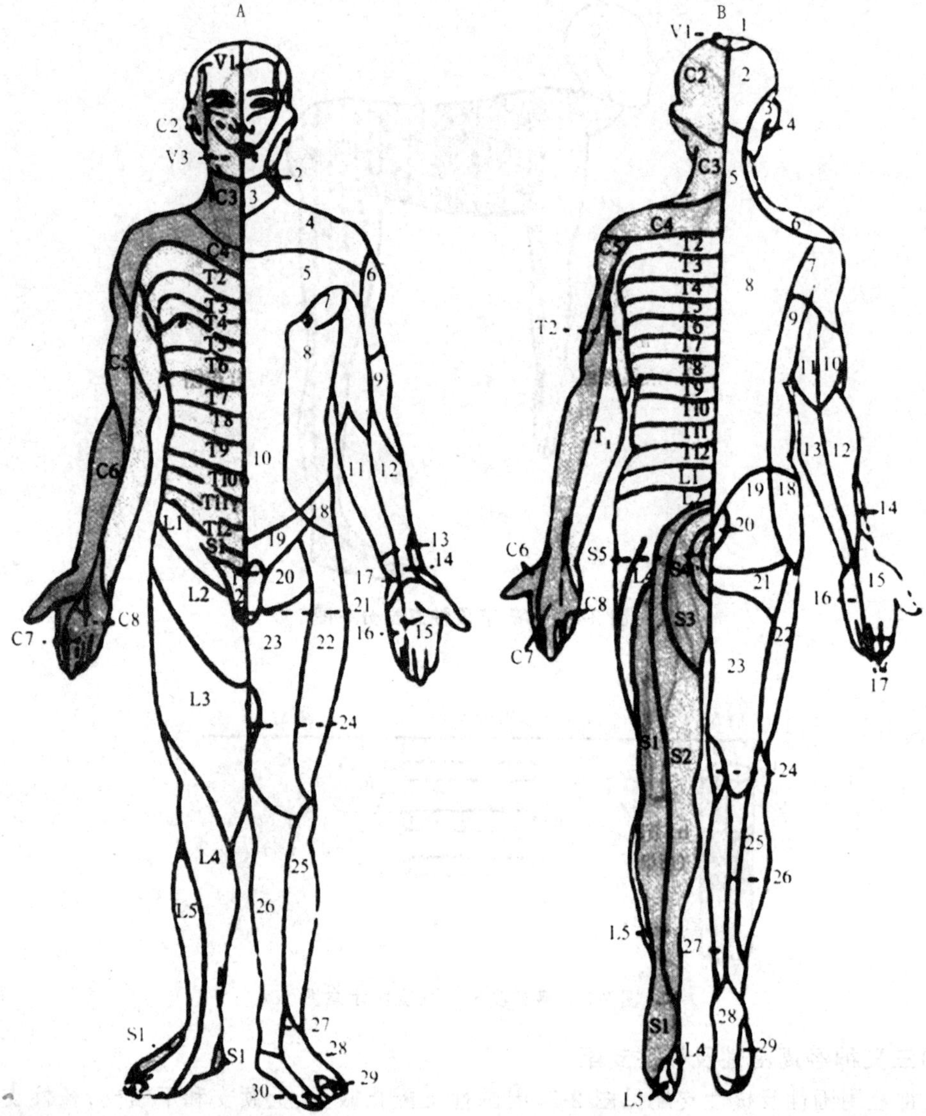

1. 三叉神经
2. 耳大神经
3. 颈皮神经
4. 锁骨上神经
5. 胸神经前皮支
6. 腋神经
7. 臂内侧皮神经
8. 胸神经外侧皮支
9. 臂外侧皮神经
10. 胸神经前皮支
11. 前臂内侧皮神经
12. 前臂外侧皮神经
13. 桡神经浅支
14. 正中神经浅支
15. 正中神经
16. 尺神经
17. 尺神经掌支
18. 髂腹下神经外侧皮支
19. 髂腹下神经前皮支
20. 生殖股神经股支
21. 髂腹股沟神经
22. 股外侧皮神经
23. 股神经前皮支
24. 闭孔神经皮支
25. 小腿外侧皮神经
26. 隐神经
27. 腓浅神经
28. 腓肠神经
29. 腓深神经
30. 胫神经跟支

1. 额神经
2. 枕大神经
3. 枕小神经
4. 耳大神经
5. 颈神经后支
6. 锁骨上神经
7. 臂内侧皮神经
8. 胸神经后皮支
9. 胸神经外侧皮支
10. 臂后侧皮神经
11. 臂内侧皮神经
12. 前臂后侧皮神经
13. 前臂内侧皮神经
14. 前臂外侧皮神经
15. 桡神经浅支
16. 尺神经
17. 正中神经
18. 髂腹下神经
19. 臀上神经
20. 臀中神经
21. 臀下神经
22. 股外侧皮神经
23. 股后侧皮神经
24. 闭孔神经皮支
25. 小腿外侧皮神经
26. 腓肠神经
27. 隐神经
28. 足底内侧皮神经
29. 足底外侧皮神经

图 2-6　**体表阶段性(A)及周围性(B)感觉分布图**

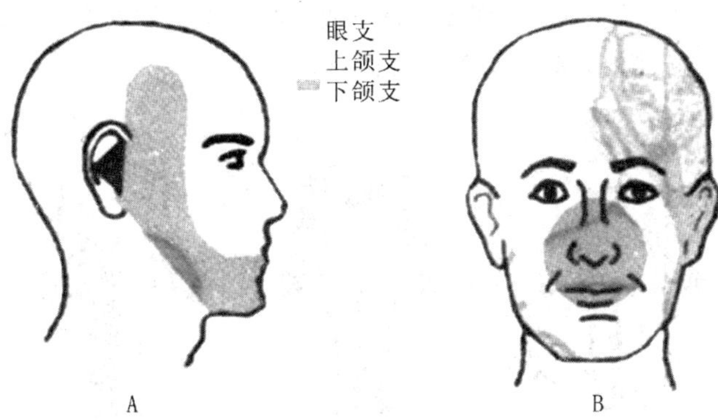

图 2-7　三叉神经周围性(A)及核性(B)感觉支配分布图

3.感觉过度

感觉刺激阈增高，不立即产生疼痛(潜伏期)，达到阈值时可产生一种定位不明确的强烈不适感，持续一段时间才消失(后作用)；见于丘脑和周围神经损害。

4.感觉异常

在无外界刺激情况下出现异常自发性感觉，如烧灼感、麻木感、肿胀感、沉重感、痒感、蚁走感、针刺感、电击感、束带感和冷热感等，也具有定位价值。

5.疼痛

依病变部位及疼痛特点分为以下 4 种疼痛。

(1)局部性疼痛：如神经炎所致的局部神经痛。

(2)放射性疼痛：如神经干、神经根及中枢神经系统刺激性病变时，疼痛由局部扩展到受累感觉神经支配区，如肿瘤或椎间盘突出压迫脊神经根，脊髓空洞症引起痛性麻木等。

(3)扩散性疼痛：疼痛由一个神经分支扩散到另一分支，如手指远端挫伤可扩散至整个上肢疼痛。

(4)牵涉性疼痛：由于内脏与皮肤传入纤维都汇聚到脊髓后角神经元，内脏病变疼痛可扩散到相应体表节段，如心绞痛引起左侧胸及上肢内侧痛，胆囊病变引起右肩痛。

(二)抑制性症状

感觉径路破坏性病变引起感觉减退或缺失。

(1)完全性感觉缺失：同一部位各种感觉均缺失。

(2)分离性感觉障碍：同一部位痛温觉缺失，触觉(及深感觉)保存。

三、分型及临床特点

感觉障碍临床表现多样，可因病变部位各异(图 2-8)。

(一)末梢型

肢体远端对称性完全性感觉缺失，呈手套袜子形分布，伴相应区运动及自主神经功能障碍，如多发性神经病。

(二)周围神经型

周围神经型可表现某一周围神经支配区感觉障碍，如尺神经损伤累及前臂尺侧及 4、5 指；如一肢体多数周围神经各种感觉障碍，为神经干或神经丛损伤；如三叉神经第三(下颌)支受损，下颌(下颌角除外)、舌前 2/3、口腔底、下部牙齿和牙龈、外耳道及鼓膜等皮肤黏膜感觉障碍,伴咀嚼肌瘫痪,张口下颌偏向患侧(运动支与下颌支伴行)。

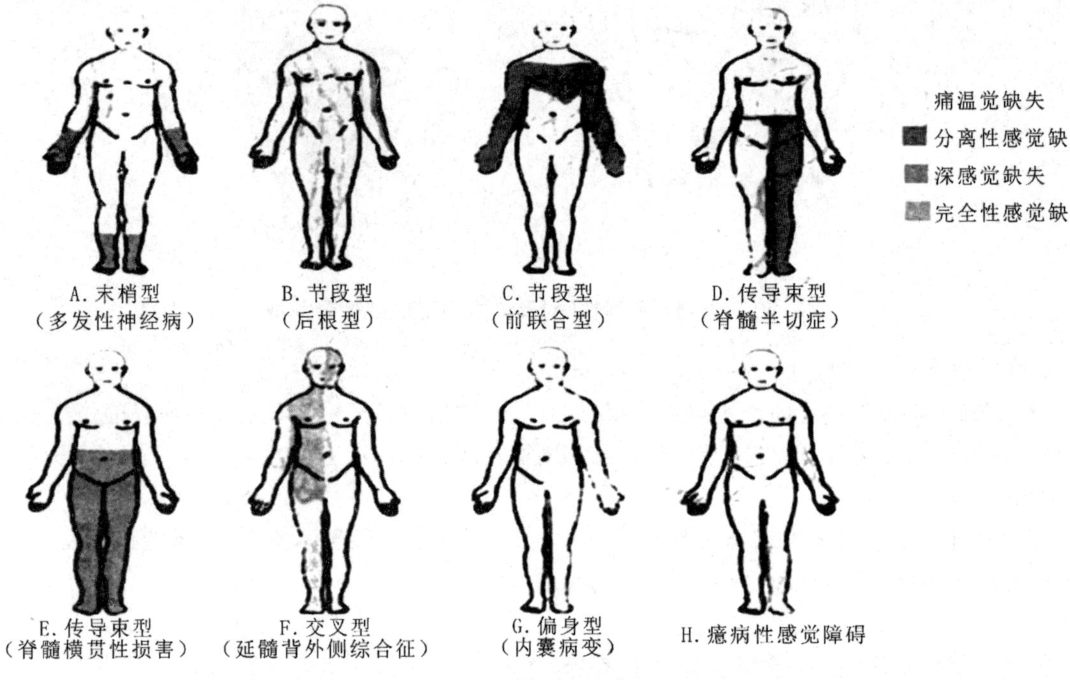

图 2-8　各种类型感觉障碍分布图

A.多发性神经病(手套袜子形感觉障碍);B.后根柄变(单侧节段性完全性感近障碍);C.髓内病变(节段性分离性感觉障碍);D.脊髓半切综合征(右侧痛温觉障碍,左侧深感觉障碍);E.脊髓横贯性损害(病变水平以下完全性感觉障碍);F.左侧延髓背外侧综合征(交叉性感觉障碍);G.内囊病变(偏身感觉障碍);H.癔症性感觉障碍

(三)节段型

1.后根型

单侧节段性完全性感觉障碍,如髓外肿瘤压迫脊神经根,可伴后根放射性疼痛(根性痛)。

2.后角型

单侧节段性分离性感觉障碍,见于一侧后角病变如脊髓空洞症。

3.前连合型

双侧对称性节段性分离性感觉障碍,见于脊髓中央部病变如髓内肿瘤早期、脊髓空洞症等。

(四)传导束型

1.脊髓半切综合征

病变平面以下对侧痛、温觉缺失,同侧深感觉缺失,如髓外肿瘤早期、脊髓外伤。

2.脊髓横贯性损害

病变平面以下完全性传导束性感觉障碍,如急性脊髓炎、脊髓压迫症后期。

(五)交叉型

同侧面部、对侧躯体痛温觉减退或缺失,如延髓背外侧综合征,病变累及三叉神经脊束、脊束核及交叉的脊髓丘脑侧束。

（六）偏身型

对侧偏身（包括面部）感觉减退或缺失，见于脑桥、中脑、丘脑及内囊等处病变，一侧脑桥或中脑病变可出现受损平面同侧脑神经下运动神经元瘫；丘脑病变深感觉障碍较重，远端较重，常伴自发性疼痛和感觉过度，止痛药无效，抗癫痫药可能缓解；内囊受损可引起三偏。

（七）单肢型

对侧上肢或下肢感觉缺失，可伴复合感觉障碍，为大脑皮质感觉区病变。皮质感觉区刺激性病灶可引起对侧局灶性感觉性癫痫发作。

（邓传宇）

第八节　听觉障碍

一、临床分类与特点

（一）耳聋

耳聋指听力的减退或丧失，是由蜗神经的周围部分和听力的感音器官病变引起。

1.传导性耳聋

由外耳道病变引起，表现为听力明显减退或丧失，但高音调听力正常或减弱轻微，因此对低音调的声音听不到，而尖锐的声音却能听到。传导性耳聋不伴前庭功能障碍。

2.神经性耳聋

由蜗神经损害引起，其症状的共同特点是听力减退以高音调为主，对低音调声波感受影响很轻微。由于从蜗神经核向上传导是双侧的，故神经性耳聋主要来自周围神经的病变，而脑干和皮质病变一般不出现听力障碍，或仅出现轻微的听力下降或暂时性听力障碍。

（二）耳鸣

耳鸣指外界并无任何音响的刺激，而患者却听到音响的感觉而言，常与耳聋伴随存在。声音为单调的噪声，分为低音调和高音调。低音调耳鸣表现为嗡嗡之声，与神经系统疾病关系不大；高音调耳鸣表现为吹口哨音或蝉鸣音，多见于神经系统疾病早期，常为单侧，进一步发展则成为耳聋。

二、临床意义

（一）中枢性耳聋

由大脑或脑干病变引起，因蜗神经为双侧投射，故单侧病变一般不出现听力障碍，或仅出现轻微的听力减退，双侧病变引起双侧耳聋，但临床很少见。双侧颞横回病变，引起皮质性耳聋，中岛盖的血管闭塞性病变出现岛盖综合征，表现为皮质性耳聋和假性延髓性麻痹。

（二）听神经瘤

多见于成年人，15 岁以下儿童很少见，男性多于女性，病程长，可达数月至十余年，首发症状几乎都是听神经本身的症状，包括耳鸣、耳聋和眩晕，累及绳状体出现同侧的共济失调，可有颅内压高的表现，如头痛、呕吐、视神经盘水肿，诊断以进行性单侧神经耳聋为主要症状，X 线片可见内听道扩大，岩尖有骨质破坏和吸收，CT 或 MRI 检查可明确诊断。

（三）中毒

某些药物或有害物质引起的耳聋，如链霉素、卡那霉素、庆大霉素、新霉素、水杨酸盐、奎宁、乙醇等均可损害蜗神经，产生耳聋。

（四）循环障碍

内耳有内听动脉供血，该动脉细而长，易发生痉挛与梗死，使内耳供血不足而产生听力障碍。老年人因动脉粥样硬化，血压过高或过低，均可影响内耳功能出现耳鸣、耳聋。

（五）颈性耳鸣

在颈动脉疾病或颈部疾病压迫颈动脉时，可以出现同侧的耳鸣，此种耳鸣的特点是与心脏搏动一致的似纺车叫的持续性耳鸣，多为低音调，随体位变动耳鸣程度可有变化。给患者带来极大烦恼，难以忍受，有时在颞部可听到血管杂音。

（六）其他

如颅内占位性变、感染等。

（韩廷平）

第九节　意识障碍

意识障碍是高级神经功能的活动处于抑制状态的一种临床表现，高度抑制即昏迷。意识清醒状态的维持需要正常的大脑皮质及脑干网状结构不断地将各种内外感觉冲动经丘脑广泛地投射到大脑皮质。一旦疾病致弥漫性大脑或脑干网状结构的损害及功能抑制均可造成意识障碍。意识活动包括以下两方面：①觉醒状态，在病理情况下表现为意识障碍。②意识内容，在病理情况下意识内容减少，表现为记忆减退，失语及痴呆。

一、诊断要点

（一）意识觉醒障碍的临床表现

1.嗜睡

能被各种刺激唤醒，并能勉强配合检查及回答问题，停止刺激后又入睡。

2.昏睡

在持续强烈刺激下能唤醒，可作简单而模糊的回答，但持续时间短，很快又进入昏睡状态。

3.浅昏迷

对疼痛刺激有躲避反应及痛苦表情，但不能被唤醒，各种生理反射均存在，生命体征均无变化。

4.深昏迷

对外界任何刺激均无反应，生理反射（角膜、瞳孔、吞咽、咳嗽及腱反射）均消失，病理反射继续存在或消失，生命体征常有改变。

（二）意识内容障碍常见的临床表现

1.意识浑浊

表现为注意力涣散，感觉迟钝，对刺激反应不及时，不确切，定向力不全。

2.精神错乱

思维、理解、判断力及认识自己的能力均减退，言语不连贯并错乱，定向力减退，常有胡言乱语、兴奋躁动。

3.谵妄状态

精神错乱伴有幻觉、错觉和妄想。

二、鉴别诊断

(一)脑膜刺激征(+)，局限性体征(-)

1.突发剧烈头痛

突发剧烈头痛见于蛛网膜下腔出血。

2.急性起病，发热在前

急性起病，发热在前见于化脓性脑膜炎、病毒性脑膜炎及其他急性脑膜炎等感染性疾病。

3.亚急性或慢性发病

亚急性或慢性发病常见于结核性、真菌性、癌性脑膜炎。

(二)脑膜刺激征(-)，局限性体征(+)

1.突然起病

突然起病常见于脑出血、脑血栓形成、脑栓塞等。

2.与外伤有关

硬膜外血肿、硬膜下血肿、脑挫裂伤、脑实质内血肿。

3.以发热为前驱症状

脑脓肿、血栓性静脉炎、各种脑炎、急性播散性脑脊髓炎、急性出血性白质脑炎。

4.缓慢起病

常见脑肿瘤、慢性硬膜下血肿、脑寄生虫等。

(三)脑膜刺激征(-)，局限性体征(-)

1.尿异常

尿异常常见于尿毒症、糖尿病、急性尿卟啉病等。

2.有中毒原因

酒精、催眠药、一氧化碳、有机磷等中毒。

3.休克

大出血、低血糖、心肌梗死、肺梗死等。

4.黄疸

肝性昏迷。

5.发绀

肺性昏迷。

6.高热

重度感染、中暑、甲亢危象等。

7.体温过低

休克、黏液性水肿、冻伤。

8.短暂昏迷

癫痫、晕厥、脑震荡。

三、治疗

昏迷患者起病急骤,病情危重,应尽快找出引起昏迷的原因,针对病因采取及时果断的措施是治疗昏迷患者的关键。及时处理并发症。病情稳定后,应用适当的中枢苏醒剂等,对改善大脑功能和减少由于昏迷所引起的后遗症至关重要。

(一)病因治疗

针对病因治疗是抢救成功的关键。对病因明确者,应迅速给予有效的病因处理,如颅脑损伤与颅内占位性病变,其根本治疗措施是尽可能早期手术处理;急性中毒者,应争取及早有效清除毒物和采取特殊解毒措施等;低血糖昏迷者,应立即静脉注射50%葡萄糖 80～100 mL 等。

(二)对症处理

1.防止呼吸衰竭

昏迷患者易出现吸入性肺炎,可伴有呼吸衰竭。由各种原因引起的中枢性呼吸衰竭,均有呼吸功能障碍,严重者呼吸停止。应使患者处于侧卧位,防止痰、分泌物及呕吐物阻塞气管出现窒息,应充分给氧。出现感染时应及时应用抗生素,痰多或咳嗽反射减弱者及时做气管切开。对呼吸衰竭者可应用人工呼吸机,对急性呼吸衰竭的昏迷患者,可给呼吸兴奋剂等。

2.维持循环功能及水电解质和酸碱平衡

使血压维持在 13.3 kPa 左右,一般每天静脉补液量为 1 500～2 000 mL,其中 5%葡萄糖盐水 500 mL 左右,同时注意纠正电解质紊乱,如低血钾、高血钾及酸碱平衡失调。

3.控制脑水肿、降低颅内压

除采取保持呼吸道通畅、合理地维持血压、适量的补液及防止高碳酸血症等措施外,尚需要脱水剂,常用 20%甘露醇 250 mL 静脉快速滴汁(30 分钟)6～8 小时 1 次(必要时 4 小时 1 次),呋塞米 20～40 mg 以50%葡萄糖 40～100 mL 稀释静脉注射,每 4～12 小时 1 次;地塞米松每天 10～20 mg 静脉滴注。上述药物常联合或交替使用。

4.抗癫痫治疗

昏迷患者可能有癫痫发作或呈癫痫持续状态,如不及时控制癫痫发作,可加重脑水肿,使昏迷加深。因此,一旦有癫痫发作必须抗癫痫治疗。

5.保护大脑,降低脑代谢,减少脑耗氧量

昏迷的急性期,病势凶猛,有严重的脑水肿和脑缺氧,此时应采取措施,以帮助大脑渡过危急阶段,维持生命和减少后遗症。

(1)头部物理降温:用小冰袋放在头周围(眉及枕后粗隆以上部位),为防止冻伤,应内衬毛巾,有冰帽冰毯降温则更佳。

(2)对高热患者可应用人工冬眠:氯丙嗪 50 mg、异丙嗪 50 mg、哌替啶 100 mg 混合后每次用总量的1/4～1/3,肌内注射,此后 4～6 小时 1 次。呼吸功能障碍者,不用哌替啶,而改为双氢麦角碱 0.6～0.9 mg,血压低于 12.0/8.0 kPa 者,不用氯丙嗪改用乙酰丙嗪 20 mg。在人工冬眠期间必须严格观察体温(维持在33～37 ℃)、脉搏、呼吸和血压。根据病情决定疗程,一般是 1～2 周后渐减量,原则上不超过 3 周。人工冬眠的注意事项:①对原发病的诊断必须明确。②可致排痰困难,需注意呼吸道护理及并发症。③患者若出现寒战反应提示冬眠药物剂量不足,应适当

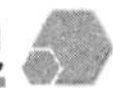

加大剂量。

6.促进脑代谢的治疗

只有改善脑代谢紊乱，才能促进脑功能的恢复，防止或减少脑损害的后遗症。

（1）脑活素：多种氨基酸及肽类，促进脑细胞蛋白质合成。每次 10～30 mL 以氯化钠溶液 250 mL 稀释静脉滴注，1 次/天，10～20 天为 1 个疗程。

（2）胞磷胆碱：通过促进卵磷脂的合成而改善脑功能，又有增强上行网状结构激活系统的功能，增强脑血流，促进大脑物质代谢。0.5～1 g 用 5%～10% 葡萄糖 500 mL 稀释静脉滴注，10～14 天为 1 个疗程。与 ATP 合用可提高疗效。

（3）能量合剂：ATP 20 mg，辅酶 A 50～100 U，细胞色素 C 30 mg用 5%～10% 葡萄糖 250～500 mL稀释静脉滴注，也可同时加胰岛素 4～8 U。

（4）醋谷胺：能帮助恢复智能和记忆力，每次 500～750 mg以 5%～10% 葡萄糖 250～500 mL稀释静脉滴注，1 次/天，连用 10～20 天；γ-氨酪酸及神经生长因子等药物也可应用。

7.苏醒治疗

乙胺硫脲每次 1 g，先用 5～10 mL 等渗液溶解，然后以 5%～10%葡萄糖 500 mL 稀释缓慢静脉滴注，连用 7～10 天，可出现皮疹、静脉炎，冠心病忌用；醒脑静脉注射射液每次4～8 mL，以 25%～50%葡萄糖40 mL稀释后静脉注射，1～2 次/天，或每次 2～4 mL 肌内注射，2 次/天。也可应用纳洛酮、甲氯芬酯等。

8.改善微循环，增加脑灌注量

对无出血倾向、由于脑缺氧或缺血性脑血管病引起的昏迷，可用降血黏度和扩张脑血管的药物，以改善微循环和增加脑灌注量，帮助脑功能的恢复。

（1）右旋糖酐-40：500 mL，静脉滴注1～2 次/天，7～10 天为 1 个疗程。

（2）曲克芦丁：抑制血小板聚集，防止血栓形成，同时对抗 5-羟色胺、缓激肽等对血管的损伤作用。

增加毛细血管的抵抗力，降低毛细血管通透性，故还可防止血管通透性增加所致的脑水肿。400～600 mg用右旋糖酐-40 或 5%葡萄糖 500 mL 稀释静脉滴注，1 次/天，10～14 天为 1 个疗程，口服200 mg，3 次/天；中药可扩张血管，增加脑血流，降低血黏稠度等，丹参注射液8～16 mL 或川芎嗪80～120 mg用葡萄糖液或右旋糖酐-40 500 mL 稀释静脉滴注，7～14 天为 1 个疗程。

9.高压氧疗法

能显著提高脑组织与脑脊液的氧分压，纠正脑缺氧，减外脑水肿，促进意识的恢复，有条件者应尽早使用。

（邓传宇）

第三章

神经系统疾病的相关检查

第一节　脑脊液检查

脑脊液(CSF)主要由脑室内的脉络丛产生,自侧脑室经室间孔进入第三脑室,经中脑导水管流入第四脑室,再从第四脑室的中孔和侧孔流入脑(脊髓)蛛网膜下腔,最后经脑蛛网膜粒进入上矢状窦和血液。

脑脊液充满了脑、脊髓蛛网膜下腔,成为覆盖在整个脑和脊髓表面的一个水垫,具有缓冲外力的作用,因而具有保护脑、脊髓和脑、脊髓神经免受外力冲击的功能;再通过其血管周围的间隙给脑、脊髓及其神经供给营养,维持神经细胞的渗透压、酸碱平衡和运出代谢产物。由于脑脊液最贴近脑、脊髓及其神经,当脑、脊髓及其神经、脑脊膜发生病变时,在脑脊液中会较早地出现相应的病理变化,病理变化因病变性质的不同而有差异。因此,脑脊液检查对神经系统特别是中枢神经系统感染性疾病的诊断、鉴别诊断、指导治疗、疗效观察和预后判断等均具有无法替代的重要意义。

脑脊液常规检查至少应包括下述项目。

一、外观

正常脑脊液应为一种无色透明的液体。若脑脊液为粉红色、红色或血性,则为穿刺损伤或病理性出血所致。如为粉红色,流出的脑脊液颜色先浓后淡,沉淀后上清液应无色透明,镜检红细胞形态基本无变化,不见吞噬细胞,放置后或有凝固;如为红色或血性,流出的脑脊液颜色应先后均匀一致,沉淀后上清液呈微黄或黄色,镜检红细胞皱缩,可见吞噬细胞,放置后无凝固,表示蛛网膜下腔存在血液(如脑或脊髓蛛网膜下腔出血、脑出血、脑室出血、肿瘤出血、颅脑外伤出血)。若脑脊液外观呈黄色则为出血或椎管内有梗阻所致,前者是在颅内出血,红细胞溶解的基础上发生,常见于恢复期;后者多由脑脊液中蛋白含量增多所致,常见于椎管内有炎性粘连或肿物,特别是脊髓低位段马尾部位出现严重梗阻,可使脑脊液蛋白含量显著升高而使脑脊液变黄(黄变症),体外放置片刻后即可自行凝固(弗洛因综合征)。如脑脊液外观呈云雾状浑浊,提示含有大量白细胞、细菌、真菌;如脑脊液呈脓样或米汤样,提示含有大量脓细胞,见于各种化脓性脑膜炎;若将脑脊液搁置后出现薄膜样沉淀物,提示含有大量纤维蛋白,多见于结核性脑膜炎。

二、显微镜检查

(一)白细胞计数

应用血细胞计数器急性检查。正常为$(0\sim5)\times10^6$/L,60%～70%为淋巴细胞,30%～40%为单核细胞。传统的常规检查(旧法)仅能区别其单核细胞和中性粒细胞,如应用脑脊液细胞玻片离心沉淀法等检查(新法)则极易区别和辨认各种类型及形态的细胞。

(二)涂片检查

一般涂片可有助于对细菌,真菌,寄生虫的成虫、幼虫及虫卵等的检查。脑脊液细胞玻片离心沉淀法涂片可大大地提高各种病原体和瘤细胞的检出率。

(三)生化检查

1.蛋白质

蛋白质包括清蛋白及球蛋白,正常情况下的潘氏试验为阴性。蛋白定量在临床上更为重要,正常腰椎穿刺脑脊液蛋白的含量正常值在 0.15～0.45 g/L,脑室脑脊液蛋白在 0.05～0.15 g/L,脑池脑脊液蛋白在 0.10～0.25 g/L。蛋白含量升高多见于神经系统炎症、颅内肿瘤、脊髓压迫症和脱髓鞘性疾病等。68%～80%的脑和脊髓肿瘤的脑脊液蛋白定量升高而细胞计数正常(蛋白-细胞分离),故对脑、脊髓肿瘤的诊断具有重要意义。含血的脑脊液蛋白含量也有升高,为鉴别原来有无蛋白含量升高,可按红细胞 700/mm^3增加蛋白量 1 mg%的比例推算出含血脑脊液的总蛋白含量,减去由红细胞折算出来的蛋白含量,二者之差数即为脑脊液的自身蛋白含量。

2.糖

正常腰椎穿刺脑脊液的糖含量为 2.50～4.44 mmol/L,糖含量降低可见于急性化脓性脑膜炎和颅内恶性肿瘤(如脑膜癌)等,化脓性脑膜炎由病菌致白细胞受损,释放出葡萄糖分解酶而分解葡萄糖所致,颅内恶性肿瘤可能与增殖活跃的瘤细胞加速糖的分解有关,低血糖症患者也可有糖含量降低或很低;糖含量升高可见于糖尿病或在静脉注射葡萄糖之中或之后进行腰椎穿刺的患者,需要时应同时检查血和脑脊液的糖含量或糖化血红蛋白(糖尿病患者升高)以助鉴别。

3.氯化物

正常腰椎穿刺检查到的脑脊液氯化物的含量为 120～130 mmol/L。脑脊液氯化物的含量反映血中氯化物的含量,故凡能使血氯含量降低者均能使脑脊液氯化物的含量降低。脑脊液氯化物的含量降低见于急性化脓性脑膜炎、结核性脑膜炎、肾上腺皮质功能不全和长期呕吐等患者。

(四)病原学检查

疑有感染和必要时,尚需行细菌涂片培养、病毒分离和动物接种,对致病病原的确定具有决定性意义。细菌(如化脓菌和结核杆菌)、隐球菌、弓形体、广州管圆线虫和丝虫等可在脑脊液涂片或脑脊液细胞玻片离心沉淀法检查和动物接种中被发现。

三、脑脊液细胞学检查

由于正常脑脊液中的细胞数量很少,再加上细胞收集器材的缺乏和检查方法上的不足,20 世纪的脑脊液细胞学检查只能用血细胞计数器进行计数和简单分类,远不能满足当今临床上的需要。直至“玻片细胞沉淀法”和“细胞玻片离心沉淀法”发明后,才促进了此项检查的不断改进，并发展成为当今的一门新兴学科——脑脊液细胞学。

应用脑脊液细胞沉淀器一次送检只需 0.5～1.0 mL 脑脊液，即能收集到足够而完整的脑脊液细胞，并可回收脑脊液和避免对周围环境的污染。将收集到的脑脊液细胞经常规 MGG 染色（幽门螺杆菌染色液）后，在 1 000～1 500 倍一般光学显微镜或电视显微镜下即可对脑脊液细胞（正常细胞和异常的炎性细胞、免疫活性细胞、白血病细胞及肿瘤细胞等）进行准确分类、形态学观察和摄像留档，为中枢神经系统疾病的诊断提供客观依据。再通过脑脊液细胞学的动态观察，还可为疾病的治疗提供建议（如抗生素、抗白血病药物的应用），为其疗效和预后的判断提供可靠资料。

（一）脑脊液中常见的正常和异常细胞类型

（1）圆形细胞：小淋巴细胞、大淋巴细胞、激活淋巴细胞、浆细胞。

（2）单核-吞噬细胞：单核细胞、激活单核细胞、吞噬细胞。

（3）巨细胞。

（4）粒细胞：中性粒细胞、嗜酸性粒细胞、嗜碱性粒细胞。

（5）脑脊液腔壁细胞：脉络丛细胞、室管膜细胞、蛛网膜细胞。

（6）肿瘤细胞：中枢神经系统原发性肿瘤细胞、转移性肿瘤细胞、白血病细胞、淋巴瘤细胞。

（7）污染细胞：骨髓细胞、红细胞。

（8）其他细胞：退化细胞、皮肤细胞、裸核细胞、神经元细胞及神经胶质细胞。

正常脑脊液中的细胞多为淋巴细胞及单核细胞，二者之比为 7∶3 或 6∶4。

（二）中枢神经系统感染性疾病的脑脊液细胞病理学

1.化脓性脑膜炎

化脓性脑膜炎又称细菌性脑膜炎。常见致病菌为脑膜炎双球菌、肺炎球菌和流感杆菌等。脑脊液外观早期仍清亮，稍晚即显浑浊或呈脓性。白细胞计数可显著增加（可超过 $1\ 000\times10^6$/L）。脑脊液细胞学特点可分为三期。①渗出期，以中性粒细胞反应为主，中性粒细胞可超过 90%，且以杆状核多见（但很快发育成为分叶中性粒细胞）。此外，可见少量淋巴细胞、浆细胞、嗜酸性粒细胞和单核细胞，嗜碱性粒细胞极少见（且以儿童患者较多见）。在中性粒细胞和单核吞噬细胞的细胞质内可见数量不等的相应致病菌。②增殖期，以单核-吞噬细胞反应为主，在有效的抗生素治疗后，中性粒细胞计数急剧减少，呈退化状态。单核细胞明显增多，可见到吞噬细胞和浆细胞。③修复期，以淋巴细胞和单核细胞为主，两者的计数及其比例日趋正常。中性粒细胞反应完全消失。

化脓性脑膜炎的上述不同病期的脑脊液细胞学改变，与细菌的毒素、患者的免疫力和抗生素的疗效等因素有关。增殖期可出现炎症再次暴发或进入慢性期，前者的脑脊液显示中性粒细胞数量再次增加；后者为单核细胞、淋巴细胞和中性粒细胞的数量大致相等。

2.结核性脑膜炎

脑脊液外观清亮或呈毛玻璃样。白细胞计数升高[可达 $(100\sim1\ 000)\times10^6$/L]。病初中性粒细胞的数量较多，以后呈中性粒细胞、淋巴细胞和激活淋巴细胞、单核细胞和激活单核细胞、浆细胞、嗜酸性粒细胞和嗜碱性粒细胞并存的混合型细胞学反应，且持续时间较长。经有效治疗，脑脊液细胞将日趋转变为以淋巴细胞和单核细胞为主，其比例正常化。

3.病毒性脑膜炎

脑脊液外观为无色透明。细胞计数多为 $(50\sim500)\times10^6$/L，在病发后 24～48 小时间可见明显的中性粒细胞计数增多，因患者一般就诊较迟，故临床中很难见到这种细胞异常反应。病发2天后则出现淋巴细胞、激活淋巴细胞和浆细胞反应。在激活的淋巴细胞和单核细胞胞质中常可见到特征性的包涵体(仅限于单纯疹病毒感染时)。

4.真菌性脑膜炎

脑脊液外观清亮或微浑，白细胞计数多为 $100\times10^6/L$，以激活单核、单核吞噬细胞和中性粒细胞反应为主。在MGG染色的单核吞噬细胞的细胞质内常可见被吞噬的新型隐球菌(很像脂肪吞噬细胞和红细胞吞噬细胞，应注意鉴别)，细胞外可见染成深蓝色和带众多毛刺的特征性成簇新型隐球菌菌体及其芽孢，这在脑脊液细胞学常规检查中极易被发现且很少会被漏诊。当然，对于疑难患者还可用墨汁(印度墨汁或国产碳素墨水)和阿利新蓝染色、培养及动物接种等方法予以验证。

(三)中枢神经系统白血病和淋巴瘤的脑脊液

在脑脊液细胞学检查中，白血病细胞和淋巴瘤细胞的特征与外周原发性白血病细胞和淋巴瘤细胞的特征基本相同，易辨认。

但应注意区别淋巴瘤细胞与激活的淋巴细胞，前者的细胞核不规则，核仁大而明显，细胞质中常见较多空泡，而后者不应有这些恶性细胞征象。一旦在脑脊液中发现白血病细胞或淋巴瘤细胞，可为其诊断提供可靠依据。故本检查对中枢神经系统白血病和淋巴瘤的诊断、复发，判断是否做椎管内化疗及疗效评价等均具有重要实用价值，特别是对那些尚缺乏周围白血病和淋巴瘤症状的中枢神经系统白血病和淋巴瘤的诊疗具有重要意义。在既往传统的脑脊液细胞检查中，由于技术和设备上的原因，常易将白血病细胞误诊为正常的淋巴细胞，造成误诊误治，提示有条件的单位应尽快地开展脑脊液细胞学检查。

1.白血病

在淋巴细胞白血病中，急性淋巴细胞白血病最容易侵犯中枢神经系统。慢性淋巴细胞白血病累及中枢神经系统的较少。应用玻片离心沉淀仪制片的阳性检出率高于一般常规方法。急性淋巴细胞白血病细胞的过氧化酶和苏丹黑染色为阴性，有助于对急性粒细胞白血病的鉴别。

(1)粒细胞白血病：急性粒细胞白细胞患者的细胞以原始和早幼粒细胞为主；慢性粒细胞白细胞患者的细胞以中幼和晚幼粒细胞为主。急性粒细胞白血病细胞的过氧化酶和苏丹黑染色为阳性。

(2)单核细胞白血病：急性单核细胞白细胞患者的细胞以原始和幼稚单核细胞为主。非特异性酯酶染色呈强阳性，过碘酸-希夫反应(PAS)反应阳性率升高。

2.淋巴瘤

脑脊液中常见大量非典型的淋巴细胞及其有丝分裂，细胞核的形态多样化。以B淋巴细胞型淋巴瘤病常见，T淋巴细胞型淋巴瘤少见且预后差。感染所致的激活淋巴细胞中以T淋巴细胞为主，且无淋巴瘤的恶性变特征。

(四)中枢神经系统肿瘤的脑脊液细胞学

脑脊液中的肿瘤细胞，特别是恶性瘤细胞常有胞体、细胞核增大，核(增大)浆(变少)比例失调，着色较深或很深(因瘤细胞内增多的核酸与染色液中的碱性亚甲蓝结合较多)；核和核仁数目增多变大(因细胞代谢和分裂兴旺)和形态不一；细胞有丝分裂活跃，并常呈团、簇或花瓣样，呈腺管状排列，细胞膜界限不清，需要时还可通过荧光等其他特殊染色协助确认。由于解剖和病理上的原因，原发肿瘤(髓母细胞瘤除外)的阳性率较低(<25%、甚至有些患者可呈阴性)，脑转移癌

和脑膜癌病的阳性率可达75%。为中枢神经系统肿瘤的诊断、疗效评估和复发预报等提供了可能，为颅脑影像学检查的病因诊断提供了补充，并把脑转移癌和脑膜癌病的确诊从既往的术后或死后病理诊断提高到术前或生前即能做出临床确诊的新水平。中枢神经系统肿瘤患者的脑脊液糖含量有时可有降低，特别是在无条件进行脑脊液细胞学检查的基层单位，易把癌(瘤)细胞误为一般白细胞，把脑膜癌病误诊为脑膜炎的事例并不少见，这些情况值得注意。

(五)脑寄生虫病的脑脊液细胞学

寄生虫常被视为一种巨大而复杂的糖蛋白复合抗原，因此进入人体中枢神经系统后，即可刺激参与免疫功能的嗜酸性粒细胞增生(参考值为正常人低于1%，小儿可达4%)，脑寄生虫病的脑脊液细胞学特点以嗜酸性粒细胞增多为主，一般为4%～10%，最高可达60%或更高(如服用糖皮质激素等药物可使其下降)。在寄生虫入侵的急性期也可伴有中性粒细胞增多，但一般持续时间不长。故本检查对脑寄生虫的助诊及病情估计、疗效评价和再次感染的预报均有一定意义。特别是对某些原因未明的颅内压增高、偏瘫、失语和癫痫发作患者的病因诊断具有参考价值。如在检查中同时发现弓形体滋养体、广州管圆线虫，还可提供病因诊断。

1.脑囊虫病

脑脊液外观清亮。白细胞计数多在$(4\sim10)\times10^9$/L。急性期嗜酸性粒细胞计数增加(占4%～10%，最高可达95%，正常参考值为0～1%，小儿可达4%)，也可见少量嗜碱性粒细胞和激活淋巴细胞。进入慢性期后，激活单核细胞和浆细胞所占比例较高。恢复期以小淋巴细胞和单核细胞为主。再次感染时嗜酸性粒细胞计数又可升高。

2.弓形体病(或弓浆虫病)

脑脊液清亮。白细胞计数常增多。急性期先有中性粒细胞计数增加，随后可有持续的嗜酸性粒细胞计数增多，伴有不同数量的单核-吞噬细胞和浆细胞。在白细胞胞质内和细胞外可见散在的或成群的弓形体滋养体。虫体外形多似香蕉，也可呈棒状，虫体一头稍粗，在靠近粗头处可见一圆形核。

3.广州管圆线虫病

脑脊液常规及脑脊液细胞学检查大致与弓形体病相同。在白细胞外可见广州管圆线虫。虫体外形呈逗点样短细线状，头部较粗，在靠近粗头处可见一圆形核，尾部逐渐变细和变弯。

4.螨虫

脑脊液常规及脑脊液细胞学检查大致与弓形体病和广州管圆线虫病。在白细胞外可见螨虫的成虫、若虫及虫卵。虫体形态不一，有的形似蜘蛛，有的形似螃蟹或蠕虫，但都具有一个袋状躯体，背上有一块盾板，口器单独成一个体段(腭体)。成虫和若虫有4对足，幼虫有3对足。

(六)血性脑脊液的病因学鉴别

因病理性出血(如脑出血)在出血3天后的脑脊液中方可见到红细胞吞噬细胞，5天后方可见到含铁血黄素吞噬细胞，10天后方可见胆红素吞噬细胞及其共存。如既往从未进行过腰椎穿刺，而在立即送检的新鲜血性脑脊液中出现上述吞噬细胞，则应考虑为病理性出血。无论从时间上讲，还是从病理过程来讲，不可能也来不及形成和出现上述病理性出血性患者那样的吞噬细胞，故对病因鉴别具有重要意义，且较以往临床诊断中所习用的方法更为准确和可靠。如在血性脑脊液标本中同时发现白血病细胞，还可为血性脑脊液提供病因诊断。

四、脑脊液免疫学检查

因为中枢神经系统是机体内的一个特殊免疫系统，脑脊液又紧靠中枢神经系统，所以许多中

枢神经系统疾病的免疫学异常常先从脑脊液免疫学检查中反映出来，提示此项检查具有重要的临床意义。为了提高脑脊液免疫功能检测的应用价值，在临床检查中还应同时进行外周血液的相应免疫功能检查和动态检测，以利于对照。

(一)蛋白质电泳检查

在神经系统疾病的诊断方面也有一定的意义。正常脑脊液的电泳值：前清蛋白为0.020～0.059，清蛋白为0.55～0.66；α_1球蛋白为0.025～0.089，α_2球蛋白为0.06～0.09，β球蛋白为0.10～0.18，γ球蛋白为0.040～0.117。脑脊液中球蛋白与清蛋白的比例(蛋白商)为1/5～1/3。蛋白商降低提示脑脊液清蛋白升高，见于脑膜损害或椎管内压迫症、脑瘤等；蛋白商升高提示球蛋白升高，见于脑实质病变，如多发性硬化、麻痹性痴呆、亚急性硬化性全脑炎。前清蛋白降低见于神经系统炎症、吉兰-巴雷综合征；升高见于脑萎缩和变性疾病等。脑脊液总蛋白量正常或稍高，而γ球蛋白升高则有助于细菌性脑膜炎、恶性脑瘤、亚急性硬化性全脑炎及多发性硬化的诊断。α_1、α_2球蛋白升高主要见于中枢神经系统的急性炎症，如细菌性脑膜炎、脊髓灰质炎。β球蛋白升高见于中枢神经系统萎缩与退行性病变及肌萎缩侧索硬化症等。

(二)免疫球蛋白检查

正常脑脊液中免疫球蛋白(Ig)极少。其中IgG为5～40 mg/L，IgA为0～6 mg/L，IgM为0～13 mg/L，IgE极少(在正常脑脊液中几乎测不到)。IgG升高多见于结核性脑膜炎、化脓性脑膜炎、亚急性硬化性全脑炎、多发性硬化、吉兰-巴雷综合征、病毒性脑炎等中枢神经系统疾病，早期先出现IgM升高，恢复期才有IgG和IgA升高；乙型脑炎急性期的IgG正常，恢复期才有IgG、IgA和IgM的轻度升高。

(三)细胞免疫学检查

1.淋巴细胞的检查

例如，通过改良的非特异性酯酶染色法，在成熟的T淋巴细胞胞质中可见到致密而局限的粒状棕黄色沉淀物者为阳性[正常值为(53.15±10.72)%]，免疫功能亢进或低下者的阳性率也相应升高或下降。B淋巴细胞的酯酶反应极少呈阳性反应；单核细胞虽可呈阳性反应，但其酶反应物色淡、量多而弥散，形态欠清晰。故此项检查可视为识别脑脊液中成熟T淋巴细胞的简易方法，并对中枢神经系统疾病患者的细胞免疫功能的快速检测、免疫调节剂的临床选用及其疗效评价，均具有一定的实用价值。

2.淋巴细胞亚群的检查

如应用混合花环法、单克隆抗体法等方法，进行脑脊液淋巴细胞亚群($CD3^+$、$CD4^+$、$CD8^+$细胞)的检测，对脑脊液细胞免疫功能的进一步了解和分析能提供更多的客观资料。

五、脑脊液特殊生化检查

(一)脑脊液IgG指数

IgG指数是监测鞘内IgG合成的一个重要指标，其中脑脊液Alb/血清Alb为Alb指数，用于表示血-脑屏障的完整性。

(二)24小时免疫球蛋白合成率

脑脊液中免疫球蛋白的增加有两种来源。

1.透过

血-脑屏障的改变致使脑毛细血管的通透性增加，血清免疫球蛋白顺着高浓度差进入脑脊液中。

2.局部合成

由进入中枢神经系统的免疫活性细胞合成免疫球蛋白。在中枢神经系统感染和自身免疫病时,脑脊液中免疫球蛋白的增加是神经系统本身的合成所致,但多种原因导致的血-脑屏障的破坏可掩盖或干扰神经系统本身免疫球蛋白合成,使医师不能合理地去评价中枢神经系统的自身免疫状态。这样就要求有一种方法能人为地减小或消除血-脑屏障破坏所致的血清免疫球蛋白进入脑脊液所造成的影响,这种方法就是鞘内 IgG 合成率计算。

中枢神经系统内 IgG 合成率的计算方法有许多种,通过下述计算公式不但可了解脑脊液中的 IgG 变化,并可计算鞘内 24 小时的 IgG 合成量率。

即{[脑脊液 IgG－(血清 IgG/369)]－[脑脊液 Alb－(血清 Alb/230)]×(血清 IgG/血清 Alb)×0.43}×5

正常人脑脊液中的 IgG 来自血液。血-脑屏障受损时血液中的 IgG 和 Alb 进入脑脊液的量会增多。要测定脑脊液中增加的 IgG 量,首先校正从血液中来的 IgG 量,减去血-脑屏障正常情况下进入脑脊液中的血清 IgG 量,再减去因血-脑屏障受损和渗透压增加而进入脑脊液的 IgG 量。通过上述公式计算出的结果即代表中枢神经系统内部每天的 IgG 合成量。正常值为每天 $<$3.3 mg,$>$5.0 mg则为可疑,$>$10.0 mg 为肯定异常。合成率异常提示异常的脑脊液蛋白是由来源于中枢神经系统的自身合成。

鞘内 IgG 合成的增加提示中枢神经系统内发生了免疫学现象,对某些中枢神经系统感染和免疫性疾病的诊断具有辅助诊断作用。

鞘内 IgG 合成率检查的另一重要作用是能对某些疗效的判定具有监测作用。当鞘内 IgG 合成增加时,提示可使用糖皮质激素或其他免疫抑制剂疗法,鞘内 IgG 合成率随后应有下降;如无变化或反有升高趋势,说明现有免疫疗法效果不佳,故对治疗和提高疗效具有指导作用。

(三)寡克隆带

寡克隆带是电泳方面的词语,是检测鞘内 IgG 合成的一种重要方法。在脑脊液蛋白电泳检测中,异常的 γ 球蛋白区带可分为 3 种类型。①单克隆型:由单一浆细胞克隆分泌,在电泳上呈狭窄的单峰;②多克隆型:由于同时刺激多个不同克隆,免疫球蛋白全面增加;③寡克隆型:两个或多个细胞克隆活化造成不连续的 IgG 带群。

寡克隆带的检测是多发性硬化诊断的重要参考指标,是仅次于 MRI 的权威指标,其阳性率达 95%,但并非多发性硬化患者所特有,因也可见于由病毒、细菌、寄生虫、真菌所致的感染性神经系统疾病,亚急性硬化性全脑炎和吉兰-巴雷综合征患者(阳性率为 28%～72%)。在肿瘤、脑血管病、癫痫、痴呆、帕金森病和肌萎缩侧索硬化等非感染性神经系统疾病中也可检测出寡克隆带,不过阳性率较低(2%～28%)。以上资料说明,寡克隆带对中枢神经系统感染性疾病和多发性硬化等的诊断虽具有极高的敏感性,但缺乏特异性,而只能作为必要时的参考指标。

(四)人髓鞘碱性蛋白检测

人髓鞘碱性蛋白(myelin basic protein,MBP,以下称 MBP)检测是神经组织特别是神经髓鞘所独有的一种蛋白质,占髓鞘蛋白总量的 30%,在神经纤维的绝缘和快速传导中起重要作用。MBP 具有显著的组织和细胞特异性,它只在中枢神经的少突胶质细胞和周围神经的施万细胞内合成。其他非神经组织细胞均不产生这种蛋白质。

MBP 是脑实质性损伤的特异标记。感染、外伤或疾病等引起神经组织细胞的破坏时,MBP

即进入脑脊液，一小部分 MBP 可进入血液；血-脑屏障破坏或通透性改变时 MBP 也会明显增加。因此，脑脊液和血液 MBP 含量的测定，是反映脑、神经组织细胞有无实质性损伤或髓鞘脱失的灵敏而可靠的生化指标；其含量的高低还可反映感染等损伤的范围及其严重程度，故定期连续 MBP 检测能为疾病的发展、预后和疗效的判断提供可靠依据。

此项检查有助于对伴有或疑有神经组织细胞损害者的诊断，故适用于诊断急性脑外伤、脑手术后、急性脑血管病、各种急性脑膜炎、脊髓炎、视神经炎、急性多发性硬化和吉兰-巴雷综合征等。90％的多发性硬化急性期患者有脑脊液和血清 MBP 增多，是活动期的指标。MBP 的含量是否正常，升高的早晚、程度及持续时间，有助于对神经系统损伤的有无、类型、程度、进展、预后和疗效的判断。

(五)S-100 蛋白

S-100 蛋白是一种钙结合蛋白。这种蛋白可溶解在 pH 为 7.0 的饱和硫酸铵溶液中，故命名为 S-100 蛋白(S 代表可溶的，100 代表硫酸铵的饱和度)。它是一种中枢神经系统胶质细胞损害的标志蛋白，可通过补体结合试验、双向免疫扩散、免疫火箭电泳、交叉免疫电泳和放射免疫等多种免疫学检测方法进行测定。脊髓压迫症、缺血性脑血管病、出血性脑血管病、病毒性脑炎和多发性硬化患者的脑脊液 S-100 含量均可有升高。故 S-100 是中枢神经系统损害的可靠指标，其浓度对病程和预后的判定有一定的参考价值。

(亓　超)

第二节　诱发电位检查

一、诱发电位的基本原理

(一)诱发电位的产生和提取

诱发电位(EP)是指中枢神经系统在感受内在或外在刺激过程中产生的生物电活动，是评价神经功能电生理变化的一个重要手段。各种刺激(包括痛、机械、温度、声、光等)作用于机体各种感受器或感觉器官，经过换能作用，转变成传入神经纤维的神经冲动而进入中枢神经系统，结果是可以在各级特定的中枢、包括大脑皮质的一定部位，记录到这种传入神经冲动在时间上和空间上综合的电位变化——诱发电位，对其进行分析可以反映出不同部位的神经功能状态。受刺激的部位除感受器或感觉器官外，也可以是感觉神经或感觉传入通路上的任何一点。

诱发电位应具备如下特征：在特定的部位才能检测出来；有特定的波形和电位分布；诱发电位的潜伏期与刺激之间有较严格的瞬时关系，在给予刺激后几乎立即或在一定时间内瞬时出现。诱发电位的幅度很低，通常掩埋在自发脑电波之中。利用其和刺激有锁时关系的特性，借助叠加平均技术，将其放大，并将其从淹没于肌电波、脑电波的背景中提取出来，才能加以描记。

(二)诱发电位的测量

诱发电位主要是对波形、主波的潜伏期、波峰间期和波幅等进行分析，为临床诊断提供参考。P 表示正方向(波形方向向下)，N 表示负方向(波形方向向上)，时间标在波的下面，例如，P100 为出现在 100 毫秒处的正波。

二、诱发电位的应用

目前临床常用的有视觉诱发电位、脑干听觉诱发电位、体感诱发电位、运动诱发电位和事件相关电位等，可反映视觉通路、内耳、听神经、脑干、外周神经、脊髓后索、感觉皮质及上下运动神经元的各种病变，事件相关电位则用以判断患者的注意力和反应能力等。

(一)视觉诱发电位

视觉诱发电位(VEP)是施以闪光或图形反复视觉刺激，由视网膜接收后经视觉通路传到大脑的枕叶皮质的电活动。临床上最常用黑白棋盘格翻转刺激和闪光刺激。图形翻转刺激视觉诱发电位(PRVEP)正常呈“V”字形的 NPN 三相复合波，分别按各自的平均潜伏期命名为 N75、P100 和 N145。其中，P100 能在几乎所有健康人身上记录到，其正常变异小，稳定可靠，峰潜伏期受注意力水平及视敏度等参数的影响较小，所以临床上把 P100 作为分析 PRVEP 的唯一可靠波成分。根据其潜伏期、振幅及波形的改变可用以诊断及定位视神经径路的病变，如视神经炎、球后神经炎、多发性硬化症。

VEP 的主要临床应用是用于诊断视通路病变，特别是为多发性硬化提供早期视神经损害的客观依据。

(二)脑干听觉诱发电位

脑干听觉诱发电位(B 听觉诱发电位)是用声音刺激诱发听神经反应，经过脑干听觉通路传到大脑听觉皮质的电活动。临床上最常用短声刺激。正常的 B 听觉诱发电位通常有七个波，分别代表听神经到大脑颞叶的听觉通路。一般认为：Ⅰ波起源于听神经，Ⅱ波起源于听神经颅内段和耳蜗核，Ⅲ波起源于上橄榄核，Ⅳ波起源于外侧丘系，Ⅴ波起源于下丘的中央核团区，Ⅵ波起源于内侧膝状体，Ⅶ波起源于丘脑听放射。其中，Ⅰ、Ⅲ、Ⅴ波的潜伏期和波幅具有较高的临床应用价值。Ⅵ～Ⅶ波因个体变异较大，临床常规不用。

B 听觉诱发电位的几个正常值如下。

1.波形完整性

确定Ⅰ、Ⅲ、Ⅴ波完好存在。

2.各波潜伏期

Ⅰ波潜伏期约为 2 毫秒，其余每波均相隔 1 毫秒。

3.波峰间潜伏期

多采用Ⅰ～Ⅲ波、Ⅲ～Ⅴ波和Ⅰ～Ⅴ波的测量，以Ⅰ～Ⅴ波的测量最常用，一般为 4 毫秒，它代表从听神经近端经脑桥直至中脑的神经传导功能。

4.Ⅴ波与Ⅰ波波幅的比值

Ⅴ波与Ⅰ波波幅的比值小于 50%视为异常。

B 听觉诱发电位可用于听神经及脑干病变的定位检查，可提高多发性硬化症的诊断率；客观评价听力和耳聋的定位诊断；脑桥小脑脚肿瘤手术时监护听神经及脑干功能；评估昏迷患者的脑干损伤情况和预后(脑外伤昏迷患者一旦出现Ⅳ/Ⅴ波异常或者缺如，表示预后不佳)；脑干发育的成熟度监测(如早产儿发育监测)等。

(三)体感诱发电位

体感诱发电位(SEP)是刺激肢体感觉神经引发反应，沿着躯体感觉传导通路，经脊髓、脑干、丘脑传到大脑感觉皮质的电活动。短潜伏期体感诱发电位(SLSEP)具有临床应用价值。临床上常用正中神经 SEP、胫后神经 SEP、节段性 SEP 和三叉神经 SEP 等。临床上多采用方波脉冲分别刺激手腕、内踝、皮节或皮神经、三叉神经的一个分支等；记录电极在上肢多置于 Erb 点（记录臂丛神经电位）、C_5或 C_7颈椎棘突及头部相应感觉区；在下肢多置于窝（记录胫后神经电位）、腰骶部（记录马尾神经电位）、T_{12}及头部相应感觉区。

正中神经 SEP：以方波脉冲刺激手腕部正中神经，刺激量以引起大拇指微动为宜，刺激频率为 1～5 Hz。记录电极分别置于 Erb 点、C_7颈椎棘突及对侧感觉皮质区。由此可记录到三个负波，分别发生于 9 毫秒（N9）、13 毫秒（N13）、20 毫秒（N20），还可记录到一个正波（P25）。一般认为 N9 是臂丛神经动作电位，N13 可能为颈髓后突触后电位，N20-P25 复合波可能是感觉传入冲动到达大脑一级感觉皮质后的最早原发反应（S1PR）。

胫后神经 SEP：记录电极置于窝、腰骶部、T_{12}及头部相应感觉区。在头部感觉区可以记录到呈"W"字形的复合波，多选择 P40 作为检测目标。

根据这些波的潜伏期、波幅、波峰间潜伏期即可判断病变位置，其中波峰间潜伏期比各波潜伏期更有诊断价值，因其较少受身高、肢长等周围因素的影响。潜伏期和波峰间潜伏期延长及波幅明显降低反映相应体感传导通路的功能异常。

SEP 可用于周围神经、脊髓、脑干、丘脑或感觉皮质的感觉传导通路的病变，可提高多发性硬化症的诊断率；脊柱、脊髓及颅后窝手术时监护以减少手术后遗症；昏迷患者预后判断和脑死亡诊断等。

（四）运动诱发电位

运动诱发电位（MEP）是运用高强度磁场短时限刺激中枢神经组织，引起相应部位肌肉的动作电位的电信号。检测方法是将磁刺激器置于上肢或下肢对应的大脑运动皮质区，记录电极多置于靶肌肌腹表面。通过测定中枢和周围运动神经通路的波形、传导速度、潜伏期、波幅及中枢运动传导时间（即皮质刺激与周围神经根刺激时的 MEP 潜伏期的差值），以判断运动通路的状态。潜伏期和中枢运动传导时间延长、波幅异常、MEP 波消失或不能引出者视为异常。

MEP 可用以评估由大脑运动皮质经下行传导束至运动神经元再到外周肌肉的整个运动通路的病变，如脊髓病变、脊髓外伤、多发性硬化症、运动神经元病变；还可以用于评估泌尿生殖系运动功能（磁刺激皮质及 T_{12}、L_1，在尿道、肛门、骨盆底肌肉可记录其诱发电位的潜伏期和波幅，对于判断膀胱、直肠及性功能障碍有一定实用价值）。

对于有癫痫病史、装有心脏起搏器及接受神经外科手术后颅内有金属物（如血管瘤夹等）的患者，此检查应列为禁忌，以免磁场干扰而造成危险。

（五）事件相关电位（ERP）

近年来，随着认知神经科学研究的突飞猛进，ERP 受到脑科学界更为广泛的关注。因为 ERP 与认知过程有密切关系，故被认为是"窥视"心理活动的"窗口"。ERP 是与实际刺激或预期刺激（声、光、电）有固定时间关系的脑反应所形成的一系列脑电波。它十分微弱，一般只有 2～10 μV，通常掩埋在脑的自发电位中。但利用其潜伏期恒定和波形恒定的特点、其与诱发电位固定的锁时关系，结合平均叠加技术，就可以从脑电波中提取出 ERP 成分。

ERP 的优势在于具有很高的时间分辨率（ms），还便于与传统的心理测量指标——反应时有机地结合，进行认知过程研究。临床上应用最多的是 P300，另外，CNV、MMN 和 N400 也与心理学研究密切相关。

P300 检测通常使用称为"oddball"的经典实验范式：对同一感觉通道施加两种刺激，一种刺激出现概率很大(如85%),另一种刺激出现概率很小(如15%),两种刺激随机出现,要求被试者只要小概率刺激一出现就尽快做出反应。刺激的形式有视觉(闪光、图形、文字),听觉(纯音、短音、白噪声、语音)及躯体感觉等。除经典的"oddball"实验范式外,还有"Go-Nogo"(标准刺激与偏差刺激等概率出现,各占50%,需要被试者反应的为Go刺激,即靶刺激,不需要被试者反应的为Nogo刺激,即非靶刺激,与oddball相比,它节省时间,但丢掉了概率产生的ERP波形),视觉空间注意和记忆经典范式等。影响P300的因素有物理因素(刺激通道、刺激概率、刺激间隔、刺激强度),心理效应(被试者越注意识别,P300的波峰越大,难度增加,P300潜伏期延长,波幅下降),生理因素(年龄、性别)等。P300在临床上主要用于对各种大脑疾病引起的认知功能障碍的评价,另外,许多学者将其用于脑高级功能(如记忆)及测谎等研究。

伴随性负变化(CNV)被认为主要与期待、意动、朝向反应、觉醒、注意、动机等因素有关。失匹配负波(MMN)反映的是人脑对刺激差异的无意识加工,反映了脑对信息的自动加工过程。N400目前一般认为与长时记忆的语义信息的提取有关。

(亓　超)

第四章

头　　痛

第一节　概　　述

头痛是常见的临床症状，一般指头颅上半部(眉弓、耳郭上部和枕外隆突连线以上)的疼痛。头面部及颅内外组织的痛觉主要由三叉神经、面神经、舌咽神经、迷走神经及颈1～3神经(枕大神经、枕小神经、耳大神经)等支配并沿相应的神经结构传导至中枢。颅外只有部分结构对疼痛敏感，它们包括颅外的骨膜、关节面、帽状腱膜、肌肉、皮下组织、头皮、脑膜中动脉、颞浅动脉、眼、鼻(包括鼻旁窦)、耳(外耳及中耳)、牙和口腔黏膜；而颅内的敏感结构有颅内静脉窦及其大分支、脑底部的硬脑膜、硬脑膜之中的动脉、软脑膜-蛛网膜之中的动脉、大脑镰、小脑幕及上述传导头面部疼痛的神经。颅骨、脑实质、大部分硬脑膜、软脑膜、蛛网膜、室管膜和脉络膜丛对疼痛均不敏感。

产生头痛的主要机制包括以下几种：①颅内外动脉的扩张多见于颅内感染、代谢性疾病、中毒性疾病等；②颅内痛觉敏感组织被牵拉或移位(牵引性头痛)多见于颅内肿瘤、颅内血肿、脑积水和低颅内压等；③颅内外感觉敏感组织炎症(如脑膜刺激性头痛)；④颅外肌肉的收缩(紧张型头痛)；⑤传导痛觉的脑神经和颈神经直接受损或炎症，如三叉神经痛、枕神经痛等；⑥眼、耳、鼻、牙齿病变疼痛的扩散(牵涉性头痛)等；⑦高级神经活动障碍见于神经症和重症神经疾病。在发生上述头痛过程中有致痛的神经介质参与，如P物质、神经激肽A、5-羟色胺(5-HT)、组胺、降钙素基因相关肽(CGRP)、血管活性肠肽(VIP)和前列腺素(PGE)等。

一、分类

头痛分类十分复杂，各国及不同学者分类各异，为此国际头痛学会(IHS)对其分类标准进行了多次修订。2004年1月发表国际头痛疾病分类第二版(ICHD-Ⅱ)，2005年5月又发表了国际头痛疾病分类第二版第一次修订本(ICHD-Ⅱ R1)。

最新的分类标准共分3个部分，14类，病种达250种，概述如下。

(一)原发性头痛

(1)偏头痛。

(2)紧张型头痛。

(3)丛集性头痛和其他三叉自主神经性头痛。

(4)其他原发性头痛。

(二)继发性头痛

(1)头和/或颈部外伤所致的头痛。

(2)头或颈部血管疾病所致的头痛。

(3)非血管性颅内疾病所致的头痛。

(4)物质或其戒断所致的头痛。

(5)感染所致的头痛。

(6)内环境稳态失衡所致的头痛。

(7)头颅、颈部、眼、耳、鼻、鼻旁窦、牙齿、口腔或其他头面部结构疾病所致的头痛或面痛。

(8)精神疾病所致的头痛。

(三)脑神经痛、中枢性和原发性面痛及其他头痛

(1)脑神经痛和中枢性疾病所致的面痛。

(2)其他类头痛、脑神经痛、中枢性或原发性面痛。

二、诊断

头痛诊断时应特别注意以下几点:患者的年龄、头痛的出现时间、部位(让患者指出具体部位)、发生频率、性质、持续时间、使之加重和缓解的因素;有无先兆及伴随症状;怎样才能使疼痛缓解及既往就诊的情况等。

(一)头痛的起病方式

突发性剧烈头痛,首先应怀疑蛛网膜下腔出血和脑出血。其他急性起病的头痛有头部外伤、颅内感染、高血压性头痛、腰椎穿刺后头痛、青光眼和中耳炎等。亚急性头痛多见于脑肿瘤、慢性硬膜下血肿、慢性脑膜炎(真菌性、结核性、癌性脑膜病)、颞动脉炎和鼻旁窦炎等。慢性或反复发作性头痛多见于紧张型头痛、偏头痛、丛集性头痛等。

(二)头痛的部位

头痛按头部的神经和血管分布具有一定的规律性。当某一个或几个分支有了病变或受到损害时,就可以首先出现该部位的头痛,如一侧三叉神经第一支分布区有病变,则疼痛主要位于病变侧的神经分布区。通常由颅外病变引起的头痛与病变侧相一致,或位于病灶附近,常见的眼源性、鼻源性和牙源性头痛,疼痛部位大多与这些器官相连。头痛如果是发作性且为偏侧性,则应首先怀疑偏头痛,但偏头痛中也有左右交替或双侧疼痛者。双侧头痛伴有枕、颈和肩部发生僵硬时,以紧张型头痛的可能性大,但蛛网膜下腔出血、脑膜脑炎和颅内高压也有可能。额部疼痛,必须除外额窦炎、筛窦炎和青光眼。急剧上眼眶痛及眼痛,伴有复视和同侧眼周围感觉减退时,首先要考虑海绵窦动脉瘤或动静脉瘘。另外,动脉瘤也可出现三叉神经第一支分布区的疼痛和感觉障碍、眼球突出和以眼外肌麻痹为特征的眶上裂综合征。青光眼引起的头痛,多位于眼周围或眼睛上部(额眶部)。一侧枕大神经病变时,疼痛主要位于该侧枕颈部。然而,头颅深部病变或颅内病变时,头痛部位与病变部位不一定相符合。小脑幕以上的病变,头痛多位于病变同侧,以额部为主,常向颞部放散。小脑幕以下病变(占位性病变多见),头痛多位于后枕部。垂体瘤或蝶鞍附近的肿瘤所引起的头痛,多发生于双颞部。颅内感染、出血性病变(如蛛网膜下腔出血等)和颅外感染性疾病多为全头痛,呈弥漫性,很少呈放散性。颈肌纤维组织炎时,头痛主要位于枕颈部,且与头颈活动有密切关系。

(三)头痛的病程

头痛若发生快,且呈持续性,既往无类似发作,又伴有部分体征者,常见于动脉瘤或血管畸形等所致的颅内出血;头痛发生快,但持续时间短而无体征,又是反复多次发作者,多为血管性头痛;慢性持续性头痛,以器质性病变引起者居多,往往伴有神经系统局灶性体征,如脑瘤、颅内血肿、颅内压增高等,常呈持续性、进展性头痛,也可伴有可长可短的缓解期。持续数天者,可见于耳源性、鼻(包括鼻旁窦)源性、牙源性头痛,或腰椎穿刺后引流性头痛。头痛的病程长短与病情轻重或预后有一定关系,如紧张型头痛,尽管头痛病程很长,但其后果并不严重,预后良好。蛛网膜下腔出血所致的头痛,尽管头痛发生时间并不长,但病情却较重,预后也相对险恶。

(四)头痛的性质

搏动性疼痛为血管源性头痛的特征,见于偏头痛、丛集性头痛、高血压性头痛、发热、血管扩张药、酒精和一氧化碳中毒等。头重感、戴帽感和头紧箍感等持续性疼痛是紧张型头痛的特征。尖锐针刺样的持续数秒至数十秒的电击样痛是神经痛的特征,见于三叉神经痛和枕神经痛等。脑肿瘤等颅内占位病变伴有的头痛(曾为“牵引性头痛”),具有低头、愤怒和咳嗽等使头痛加重的特点。功能性头痛多为弥漫无固定部位的胀痛或钝痛。

(五)头痛的伴随症状

1.恶心、呕吐

常为颅内压力增高脑膜受刺激的表现,多见于颅内肿瘤或颅内感染,突发头痛伴恶心、呕吐而后头痛缓解者可见于偏头痛。

2.眩晕

多见于颅后窝病变,如小脑炎症、肿瘤及椎-基底动脉供血不足等。

3.体位改变

脑室系统病变和颅后窝病变常有强迫头位,低颅内压性头痛常于卧位时头痛消失,坐位或立位时加重。

4.视力障碍及其他眼部症状

颅内压增高性头痛和青光眼发作可有短暂的视力减退或视力模糊,椎-基底动脉供血不足时也可见短暂的视力减退,偏头痛发作前多有视觉先兆如闪光性暗点和偏盲等。出现复视伴呕吐者应高度怀疑脑肿瘤,如同时伴有发热则应考虑脑膜炎的可能,伴有眼底视盘水肿或出血可为脑肿瘤或高血压性脑病等。

5.精神症状

紧张型头痛和功能性头痛常伴失眠、焦虑和紧张等。病变早期出现淡漠或欣快可能为额叶肿瘤或神经梅毒。

6.自主神经症状

头痛时常伴有面色苍白、多汗、心悸、呕吐及腹泻等症状,多见于偏头痛和不典型梅尼埃病等。

(六)头痛的加重和缓解因素

已知应激及月经等可使各类型头痛加重。紧张型头痛时,家庭、工作单位和学校的应激具有重要意义。在偏头痛中,也有因食用巧克力和冰激凌而诱发的。三叉神经痛及舌咽神经痛是由进食动作和会话等诱发的特有的神经痛,患者本身有时能指出其扳机点。在偏头痛发作时如使室内变暗、压迫颞动脉及冷敷可防止动脉扩张，减轻头痛。紧张型头痛时，休息、入睡前沐浴及按摩能使头痛缓解。一般的镇痛药无效时，应考虑偏头痛（麦角胺和舒马普坦等有效）和神经痛（卡马西平和苯妥英钠等抗癫痫药有效）的可能。

除上述几点注意外，仍需完成全面的内科及神经系统体检（包括眼底检查），有针对性地选用影像学检查（CT、MRI 和 PET）、相关辅助检查（包括三大常规、血液生化免疫检查、病原学检查和脑脊液检查等）、经颅多普勒超声及电生理检查（脑电图、肌电图和视觉诱发电位等）等。

头痛的诊断，首先是区别原发性和继发性头痛。原发性头痛的诊断首先应排除其他原因引起的继发性头痛。应从患者的病史、症状和体征、实验室检查、影像学检查结果等方面逐步缩小鉴别诊断的范围。在鉴别诊断时，对于具备以下特点者尤其需要重视其为继发性头痛的可能性：新发或突发头痛、既往头痛特征（表现、强度、部位、频率和对药物的反应等）改变或恶化、50 岁以上、有肿瘤史、系统性疾病或免疫缺陷史、发热、颈强直、视盘水肿、局灶性体征、妊娠或产后、触发性头痛（体力活动、咳嗽、直立体位等触发）或睡眠中痛醒的患者。

三、治疗原则

首先，应积极预防和治疗各种原发病。对症治疗则可使用除吗啡类以外的止痛药物，如各种解热镇痛剂，可根据病情顿服或短期每天 2～3 次服用，严重者可少量服用可待因、罗通定（颅痛定）或二氢埃托啡等。可酌情加用各种镇静剂或安定剂，对焦虑烦躁者尤宜。有抑郁表现者，加用抗抑郁药物。在治疗上，也可针对头痛发生的机制进行选择。①纠正颅内压：如颅内压高者给予脱水药和利尿剂，低颅内压者应静脉给予低渗液等；②收缩扩张的血管：如偏头痛发作时应及早使用麦角碱类药物，对非偏头痛类血管性头痛则常用含有咖啡因的复方解热止痛药；③松弛收缩的肌肉：适用于肌紧张性头痛，如按摩、热疗和痛点封闭等，也可服用地西泮等镇静药，既有助于松弛肌肉，也有助于解除精神紧张；④封闭神经：用于脑神经痛，如三叉神经痛、枕大神经痛等。

（刘海玉）

第二节 偏 头 痛

偏头痛是反复发作的一侧搏动性原发性头痛。西方国家的患病率为 10%，仅次于紧张性头痛。女性多见。

一、病因与发病机制

主要有 3 种学说。

（一）血管学说

认为颅内血管先收缩产生先兆，继之颅外血管剧烈扩张、血流淤滞而头痛。

（二）神经血管学说

认为下丘脑和边缘系统的功能障碍与偏头痛的前驱症状有关，先兆及头痛的发生均与神经元功能障碍继发血管改变有关。先兆期脑血流量降低从枕叶皮质向前扩散，头痛开始后脑血流量增加，并持续到头痛缓解。中脑的中缝背核可能是偏头痛的发生器，其发作与该区被激活和三叉神经末梢受到刺激有关，三叉神经末端释放化学物质如 P 物质，导致局部炎性反应和血管舒张，激发头痛。

(三)神经递质学说

5-羟色胺(5-HT)在偏头痛的发生中具有重要的作用，中脑 5-HT 神经元受到刺激可以出现脑血流量的增加，偏头痛发作中血浆 5-HT 水平降低，以上均提示 5-HT 与偏头痛有关。儿茶酚胺、组胺、血管活性肽、前列环素和内源性阿片物质等也有可能与偏头痛有关。

二、临床表现

偏头痛分类：①无先兆偏头痛是指患者符合偏头痛的头痛特点；②有先兆偏头痛是指在头痛发作之前，出现先兆症状；③慢性偏头痛；④偏头痛周期性综合征，患者会出现呕吐眩晕等症状，儿童肚子痛较多；⑤偏头痛并发症，包括脑梗死、癫痫等；⑥可能性偏头痛。

大多数偏头痛发生在儿童和青年期，女性∶男性为 4∶1。10%的患者有先兆。临床症状如下。

(1)前驱症状：在偏头痛发作前一天或数天，有些患者会有一些异常现象，如怕光、怕吵、情绪不稳定、困倦等。

(2)先兆症状：主要是视觉症状，如眼前闪光、冒金星、水波纹、城垛形、视野缺损等，持续20～30 分钟。有少许患者只有先兆而不头痛。

(3)头痛症状：在先兆症状消失后出现剧烈头痛，单侧、搏动性，中等或重度搏动性或烧灼性头痛，逐渐蔓及一侧头部或全头，伴恶心、呕吐、畏光、畏声，持续 4～72 小时。患者愿意在黑屋子内休息，睡觉后大多数患者能缓解，日常活动时加重。

(4)头痛后期：发作终止后，患者感到疲劳、无力、烦躁、注意力不集中、食欲差等，但 1 天后就好转。

三、辅助检查

(1)颅多普勒超声检查(transcranial doppler，TCD)：在偏头痛发作期有颅内动脉扩张，血流速度变慢，缓解期正常。

(2)头颅 CT 和/或 MRI：如无结构性异常，所见应正常。

四、诊断

偏头痛的诊断要点如下。

(1)搏动性头痛意味着跳痛，或随心跳变化。

(2)偏头痛在较小的孩子通常为双侧性，青春期或近成人时表现为单侧性。

(3)排除其他疾病导致头痛的可能。

(4)先兆以可逆的局灶神经系统症状为特点，持续时间不超过 60 分钟。

五、鉴别诊断

(一)紧张性头痛

由于过度疲劳、精神紧张、姿势不良等原因引起头部颅顶肌、颞肌和颈肌持续收缩而产生的慢性头痛，多为双侧少为单侧，头痛持续 30 分钟～7 天，轻至中等程度紧缩性或压迫性头痛，颈部牵拉、发僵、酸痛，用力活动不会加重头痛，多不伴有恶心、呕吐、畏光、畏声或畏嗅。

(二)丛集性头痛

头痛持续 15～180 分钟，程度剧烈，位于眶部、眶上部、颞部或这些部位的任意组合，一天发作可以多达 8 次，而且至少伴有以下一项征象，所有症状均发生在同侧：流泪、结膜充血、鼻塞、流涕、面部出汗、眼睑水肿、眼睑下垂或瞳孔缩小，发作时其额动脉突出。

六、治疗

治疗须根据头痛发作的频率及有无并存疾病而定。一般来说，治疗可分预防性、急性期治疗。

(一)预防性治疗

如果患者的偏头痛每周发作超过一次，应该考虑长期预防性用药。应改变生活习惯，减少诱发原因。具体药物的选用主要凭经验，但也受并存疾病的制约。

1.β受体阻滞剂

普萘洛尔每次 10～40 mg，每天 4 次；阿替洛尔 40～240 mg/d。

2.钙通道阻滞剂

二线用药，维拉帕米 80 mg，每天 3 次或 4 次；氟桂利嗪 5～10 mg，每晚口服；尼莫地平 20～40 mg，每天 2 次。

3.抗抑郁剂

阿米替林 50～75 mg/d，每天 3 次。

4.抗惊厥剂

丙戊酸钠 250～750 mg，每天 2 次；苯妥英钠 200～400 mg/d。

5.非甾体消炎药

阿司匹林；布洛芬 400 mg，每天 3 次。

(二)急性治疗

休息，保持安静。

(1)5-羟色胺受体(5-HT 1B/1D 受体)激动剂：舒马曲坦(尤舒)25～50 mg，立即口服或6 mg 皮下注射，皮下注射更易见效。

(2)麦角生物碱衍生物：酒石酸麦角胺 0.25～1.00 mg，肌内注射；麦角胺 0.6～1.0 mg 口服。

(3)非甾体消炎药：阿司匹林 0.6～1.0 mg；布洛芬 0.6～1.2 g；泰诺林 1.3 g，每天 2 次。

(4)甲氧氯普胺与氯丙嗪可能有效。

(5)布桂嗪、吗啡有效但易成瘾，应尽量避免。

七、预后

大多数患者经积极的急性治疗后，能够终止急性发作，经预防治疗后能够减少发作的次数和程度。部分患者随年龄的增长而自行停止发作。

(刘海玉)

第三节　丛集性头痛

丛集性头痛曾称 Horton 头痛、偏头痛样神经痛(睫状神经痛),是原发性神经血管性头痛之一,为较罕见的头痛类型。其特点为密集(群集、丛集)短暂而成串的剧烈锐痛或爆炸样头痛发作,丛集期持续数周至数月。好发于男性。无家族遗传史。

一、发病机制

发病机制仍不清楚,可能与偏头痛相同,也属原发性神经血管性头痛。与偏头痛不同之处为丛集性头痛的病灶位于下丘脑灰质中,因其调控生物钟的神经元功能发生紊乱所致。

二、临床表现

发病年龄为 20～50 岁,平均 30 岁。主要见于男性,男女之比为(4～5)∶1。头痛常突发于凌晨或午睡时,先局限于一侧眶周、球后,可向额、颞、下颌放射,甚至扩展至枕、颈部,呈深部爆炸样剧痛。常伴有同侧眼结合膜充血、流泪、流涕、鼻塞,以及 Horner 综合征,无恶心、呕吐。一次发作持续 15～180 分钟(一般为 30 分钟左右)。发作频度不一,可隔天一次或每天数次。这种成串的头痛发作可连续几周至几个月(一般为 2 周至 3 个月)。在此丛集发作期内,头痛发作十分规律,如每次发作的部位、时间和持续时间几乎固定不变。

在丛集期后,可有较长的间歇期。其复发时间也十分规律,如有的患者好在每年的春季和/或秋季发病。在丛集期,饮酒或血管扩张药可诱发头痛发作。间歇期二者均不会诱发头痛发作。

三、诊断

目前尚无一种仪器或实验室检查可作为诊断丛集性头痛的依据,故其诊断主要根据临床表现。按 2004 年国际头痛学会的头痛分类法,丛集性头痛必须符合下述标准,且须注意与偏头痛等进行鉴别。

(1)至少有以下特点的发作 5 次。

(2)重度单侧眼眶、眶上和/或颞部疼痛,若不治疗可持续 15～180 分钟。

(3)头痛侧至少伴随以下症状之一:结合膜充血、流泪、鼻塞、流涕、前额及面部出汗、瞳孔缩小和/或眼裂变窄、眼睑水肿。

(4)辗转不安或激动(因剧痛)。

(5)发作频度,隔天 1 次至每天 1～8 次。

四、治疗

因本病头痛发作时间十分短暂,一般药物治疗也难以奏效,故多在丛集期之初期就应采用药物进行预防性治疗。一线预防药为盐酸维拉帕米(异搏定)缓释片(60～120 mg 口服,每天 1 次)和碳酸锂(300～900 mg/d,分 2 次口服),二线预防药为丙戊酸钠(500 mg/d,分 2 次服)。在丛集期开始或在发作高峰期,可给予小剂量及短程皮质类固醇治疗,如地塞米松(2～4 mg,每天

1～2 次)、泼尼松(20 mg,每天 1～2 次)等。但均须注意其禁忌证和毒副作用的防治。此外,在间歇期不允许给予预防药物。

(刘海玉)

第四节 慢性每日头痛

慢性每日头痛(chronic daily headache,CDH)是指频繁头痛,凡头痛每天超过 4 小时和每月超过 15 天,持续超过 3 个月者即可诊断为 CDH。CDH 不是单独的头痛病种,而是多种原发性头痛和继发性头痛的变形或混合性头痛。国际头痛协会(IHS)分类不包括混合性头痛,故 CDH 未能列入。在诊断原发性头痛之前必须排除继发性头痛。世界范围人群的 3%～5%患有慢性每日头痛或慢性近每天头痛。频繁头痛的折磨影响患者的生活质量和工作。

CDH 的危险因素有肥胖,频繁头痛历史(>1 次/周),饮用咖啡,过度使用治疗急性头痛的药物,包括一般止痛药、麦角类和曲普坦类制剂。

1/2 以上的 CDH 患者有睡眠紊乱和情绪疾病,如抑郁或焦虑。

一、分类

(一)原发性慢性每日头痛

原发性慢性每日头痛(表 4-1)包括 IHS 定义的下列几种原发性头痛。其中以变异性偏头痛最常见。原发 CDH 又以每次发作的时间长短(>4 小时或<4 小时)再细分为不同的亚型。所有的原发性头痛都可合并止痛药使用过度。

表 4-1 原发性 CDH 的类型

1.慢性紧张性头痛
2.慢性偏头痛(也曾称作变异性头痛伴有或不伴有止痛药反跳)
3.新症每天持续头痛
4.慢性丛集性头痛
5.连续半侧头痛
6.慢性阵发性半侧头痛
7.睡眠头痛
8.自发性刺戳样头痛
9.短暂单侧神经痛样头痛伴结膜充血和流泪(SUNCT)
10.颅神经痛(如三叉神经痛)

(二)继发性慢性每日头痛

所有的继发性 CDH 都可合并用药过度。其病因见表 4-2。

CDH 以变异性偏头痛和用药过度头痛最多见,以下重点讲解这两型 CDH。

表 4-2　继发性 CDH 的病因

1.外伤后头痛(表现可与多种原发性头痛相似)
2.颈源性头痛(特别是 C_2、C_3 上神经根嵌顿)
3.颞下颌关节综合征
4.鼻窦疾病
5.动静脉畸形
6.动脉炎(包括巨细胞动脉炎)
7.硬膜下血肿
8.夹层动脉瘤
9.新生物
10.感染
11.颅内压增高
12.低颅内压

二、临床表现

(一)变异性偏头痛(transformed migraine，TM)

女性多见，原有发作性偏头痛史，多于 10～20 岁起病，多为无先兆的普通型偏头痛。其头痛发作随时间增长，逐月逐年加重，但先兆消失，伴随症状如恶心、畏声、畏光等却变得越来越轻。而月经期加重等诱发因素及单侧头痛和胃肠道症状可持续不变。多数患者由过度滥用止痛药所致，部分患者是共存焦虑和抑郁等疾病所致。

(二)用药过度头痛

女性多见，临床症状如下。

1.一般头痛症状

(1)每天或几乎每天头痛，头痛顽固。

(2)头痛的严重性、类型和定位变化不定。

(3)可预期的经常早晨头痛(2:00～5:00)。

(4)躯体奋力或用脑过度出现头痛的阈值低下。

(5)过量使用止痛药物(每月大于 15 天)。

(6)对止痛药出现耐受性。

(7)使用预防头痛用药无效。

(8)突然中断止痛药时出现戒断症状。

(9)缓慢逐渐停用止痛药，头痛几天内自发改善。

2.伴随症状

(1)头痛伴有乏力、恶心和其他消化道症状。

(2)烦躁，焦虑，易激惹，抑郁。

(3)情绪和认知功能缺陷。

3.特殊症状

麦角制剂过度应用时:①肢体冷和/或无力,感觉异常,心动过速,肠道激惹综合征。②脉搏缓慢,高血压,头痛。③肢体肌肉疼痛,下肢无力。

三、诊断要点

变异性偏头痛和用药过度头痛的诊断标准见表 4-3。

表 4-3　变异性偏头痛和用药过度头痛的诊断标准

变异性偏头痛
A.每天或几乎每天头痛＞1 个月,＞15 天/月
B.平均头痛时间＞4 h/d(若不处理)
C.符合至少下列 1 项
(1)发作性偏头痛病史,符合 IHS 标准
(2)头痛发作频率增加,但偏头痛的严重性和其他表现减轻的病史至少 3 个月
(3)头痛发作时除时间外,其他方面符合 IHS 标准
D.不符合新症每天持续头痛或持续性半颅痛的标准
E.排除其他疾病
用药过度头痛
A.头痛至少 15 天/月
B.特征以过度用药时出现头痛或头痛恶化及停止责任药物后 2 个月头痛消退和恢复到原先头痛的形式
过度用药的定义
(1)规律地过度使用头痛药物＞3 个月
(2)用麦角制剂、曲普坦类制剂、阿片和止痛药复合剂≥10 天/月
(3)用一般止痛药≥15 天/月
(4)所有头痛药物总用量≥15 天/月

注:止痛药的复合制剂多含有阿司匹林、对乙酰氨基酚和咖啡因

四、治疗方案及原则

原发性每天头痛和继发性每天头痛按照各自的具体疾病进行处理。因原发性和继发性 CDH 多合并用药过度,以下只介绍过度用药的处理。

(一)过度用药的处理

持续数月或数年的慢性每日头痛患者治疗困难,更无任何疗法能使患者完全不再头痛。治疗方法是停用正在使用的致病责任药物以阻断恶性循环,采取预防措施(药物和非药物)以减少头痛发作,并于停止过度用药后 1～2 个月对急性头痛发作进行正规的治疗。

1.治疗的第一步是停用致病责任药物

若是简单止痛药可迅速戒断。若责任药含有咖啡因、巴比妥、苯二氮䓬类和麻醉剂则应逐渐戒断,巴比妥突然戒断可出现癫痫发作。阿片类突然戒断可出现恶心、呕吐、激动不安等更严重

的戒断综合征。严格地讲，诊断用药过度头痛要求停止服用所用的药物，并随访 2 个月以观察头痛发作的频率，临床上实际患者的顺应性很差，故几乎很难做到。凡遇此情况时，可于停止用药的同时给予 60 mg 泼尼松 5 天，以减少戒断性头痛和其他症状。

2.治疗反跳性头痛和戒断综合征

停用致病责任药物会造成反跳性头痛和戒断综合征，应同时给予治疗，特别是戒断后第7～10 天。对抗药物应视作用责任药而定，若责任药为麦角胺或其他血管活性物质，可使用非甾体抗炎药或吩噻嗪类药，同时可使用类固醇激素；若责任药为简单止痛药时，可使用双氢麦角碱和西坦类药。

3.预防头痛发作

(1)药物：停用致病责任药物成功后，应给予预防用药。预防用药的选择取决于撤药后复现的头痛类型，若是偏头痛则可选用三环抗抑郁药、肾上腺素能 β 受体阻滞剂、钙通道阻滞剂、丙戊酸钠。三环抗抑郁药，特别是不只有缓解头痛、帮助睡眠且同时有抗抑郁疗效应作首选。常用的是阿米替林 10 mg，睡前服用，逐渐增加量直至头痛发作减少，随访 3 个月逐渐减量或停用。停用原责任药物成功后，若患者仍需用原药物治疗头痛时，必须在停药后 1 个月后才能限制使用，且只能用于急性发作，每周最多用 1～2 天。

(2)枕神经刺激：双侧枕骨下埋藏刺激器治疗变异性偏头痛。

(3)非药物治疗：包括禁用咖啡和浓茶、烟、酒和其他诱发头痛的饮食，生活规律，适当运动，保持心情愉快和自我放松，充足和定时睡眠等。

4.住院治疗

若门诊治疗无效，不安全或戒断症状严重等都应住院治疗。住院治疗除能及时和合理地治疗戒断综合征外，更可静脉给予双氢麦角碱治疗，它可以安全、有效和短时间控制顽固性头痛。双氢麦角碱本身具有抗偏头痛效应，但连续反复使用不会造成慢性头痛和反跳性头痛。此外尚应对非头痛的其他戒断症状给予处理，如应用吩噻嗪等药物治疗。

(二)禁止滥用止痛药和用药过度

慢性头痛患者特别是紧张性头痛和偏头痛患者常过度应用或滥用解热止痛剂、麻醉药、咖啡因、麦角胺、巴比妥类药物。慢性头痛患者因头痛折磨所驱动无限制地服用药物，结果是产生药物依赖性，产生慢性每日头痛。停用止痛药又产生反跳性头痛和戒断综合征，表现为头痛恶化并使预防头痛的药物失效，促使患者使用更多的止痛药，从而形成恶性循环。多数头痛患者多不认识过度频繁服用止痛药的恶果，而一旦出现药物依赖后又多不愿或拒绝承认过度用药史，给诊断和治疗带来困难。能够造成反跳头痛和 CDH 的止痛药的确切剂量和期限难以确定，一般认为单纯止痛药每天 3 次，每周5 天；止痛剂与咖啡因复合制剂每周 3 天；与麻醉药(如可待因)或麦角胺的复合剂每周 2 天；麦角胺和咖啡因合剂最差，每周 2 片足以造成反跳头痛和 CDH。停止服药是唯一有效的治疗手段。停药头 2 周会出现头痛恶化等戒断症状，随后改善，可代以作用机制不同的止痛药，控制使用治疗头痛。精神或躯体依赖严重的患者需住院进行脱毒疗法。

(刘海玉)

第五节　药物过度使用性头痛

药物过度使用性头痛(MOH)仅次于紧张型头痛和偏头痛,是临床第三常见的头痛类型,患病率约1%,常导致头痛慢性迁延(尤其在老年人群中),并常促使原发性头痛由复发性进展为慢性,致残率和疾病负担较高。在ICHD-Ⅱ R1中列在“物质或其戒断所致的头痛”此大类之下。药物过度使用性头痛包括如下的8个亚型:①麦角胺过度使用性头痛;②曲坦类药物过度使用性头痛;③镇痛药过度使用性头痛;④阿片样物质过度使用性头痛;⑤镇痛药复方制剂过度使用性头痛;⑥急性头痛用药联合使用所致的药物过度使用性头痛;⑦其他药物过度使用所致的头痛;⑧可能的药物过度使用性头痛。

所有治疗头痛的急性对症药物,如果使用不当或长期使用几乎都可能使容易头痛的患者发生药物过度使用性头痛。阿司匹林、对乙酰氨基酚、麦角生物碱类药物、曲坦类药物、巴比妥类药物、阿片类药物、镇痛药及各种复方镇痛制剂等药物过度使用会引发药物过度使用性头痛。非甾体抗炎药是否引发药物过度使用性头痛尚存在争议。曲坦类药物较麦角生物碱类药物和镇痛药更易引发药物过度使用性头痛。双氢麦角胺被认为不会导致药物过度使用性头痛。近年来的国外研究显示,引发药物过度使用性头痛的最常见药物,依序是:对乙酰氨基酚、曲坦类药物、巴比妥类药物、阿片类药物等。

一、发病机制

尚不清楚,有各种假说与推测。药物反复刺激痛觉传导通路可能导致中枢性超敏化;细胞适应了过度的镇痛刺激,使得细胞膜转导发生障碍,导致中枢神经系统对治疗不起反应;药物直接抑制了中枢神经系统的痛觉调制能力;药物使患者血液中5-羟色胺水平下降,进而使中枢神经系统5-羟色胺受体上调,从而导致痛觉过敏状态的出现。

二、临床表现

男女患病率之比约为1∶3.5。多见于30岁以上的患者。药物过度使用性头痛的危险因素有:女性、焦虑、抑郁、物质滥用、慢性严重头痛、低教育程度等。患者可有原发性头痛、抑郁、焦虑或药物滥用等家族史。有荟萃分析显示,65%的药物过度使用性头痛患者,其原发性头痛类型为偏头痛,27%为紧张型头痛,8%为偏头痛合并紧张型头痛或其他类型的原发性头痛。原发性头痛平均病程为20.4年,药物过度使用的平均时程为10.3年,出现每天头痛的平均病程为5.9年。药物过度使用性头痛的头痛特征是否与所过度使用的药物有关,目前仍存争议。患者常有慢性头痛史,并长期使用治疗头痛的急性对症药物。头痛每天或几乎每天发生,头痛特征(强度、性质、部位等)可不断变化,每天或几乎每天使用急性对症药物,在过度使用急性对症药物期间预防性药物的疗效不佳,常伴有所过度使用药物的其他不良反应。

三、诊断

诊断完全依靠患者的病史提供,因此开放性提问和详细准确的病史收集至关重要。原发性头痛患者每天或几乎每天头痛，头痛程度、类型和部位不断变化，每天或几乎每天使用治疗头痛的急性对症药物，并且当过度使用急性对症药物并造成所使用的预防性药物疗效不佳时，要考虑药物过度使用性头痛的诊断。每月超过 15 天呈现偏头痛样表现或偏头痛样混合紧张型头痛样表现的患者，最常见的原因是偏头痛的急性对症药物和/或镇痛药的过度使用。ETTH 发展为 CTTH 时，要考虑镇痛药过度使用的可能。既往有原发性头痛史的患者，若其头痛表现形式出现转变或是恶化，均要考虑药物过度使用性头痛的可能。

ICHD-Ⅱ R1 的诊断标准如下：①符合下述第 3～4 项的头痛表现 1≥15 天/月。②规律过度使用 21 种或多种用于头痛急性治疗和/或对症治疗的药物超过 3 个月。③在药物过度使用期间，头痛进展或明显加重。④停用所过度使用的药物之后的 2 个月内，头痛缓解或是重归之前的头痛模式 4。

与药物过度使用相关的头痛，其临床表现多样，常有特征转换的独特模式，甚至在同一天内，可以从偏头痛样表现转换为紧张型头痛样表现。

过度使用是依据用药的持续时程和每周的用药天数来定义的。关键是用药既频繁又规律，即每周使用 2 天或以上。有些患者一段时间内密集用药，又有长时间不用药，这样不太可能导致药物过度使用性头痛，因而不符合第 2 项。

当治疗急性疼痛的药物用于其他适应证时，容易头痛的患者可能发生药物过度使用性头痛。

如果要明确药物过度使用性头痛的诊断，规定停止过度应用治疗急性疼痛药物之后的 2 个月内，头痛必须改善(缓解或是重归之前的头痛模式)。在停药之前，或是停药之后的 2 个月内改善尚未出现之时，则可采用“可能的药物过度使用性头痛”的诊断。如果停药 2 个月之后未出现前述的改善，那么必须放弃此诊断。

四、治疗

药物过度使用性头痛的治疗目标是减缓头痛程度与发作频率、减少急性对症药物的用药量、提高急性对症药物和预防性药物的疗效、减轻残疾和改善生活质量。

药物过度使用性头痛的复发率高，为 40%～60%，1 年之内的复发可能性尤其大。治疗策略应是长程综合性治疗，治疗手段应包括以下几方面：①长程规律随诊至少 1 年，撤去过度使用的急性对症药物之前应向患者说明可能会出现的戒断症状。②预防性药物：尽管其初期疗效不如非药物过度使用性头痛患者，但是应尽早给予。有研究显示，在撤去过度使用的急性对症药物之前给予预防性药物可能比立即撤药效果更好，因为预防性药物要逐渐增量达到治疗剂量和有效的血药浓度可能需要 4～6 周。首选托吡酯或丙戊酸盐，也可考虑加巴喷丁、唑尼沙胺、左乙拉西坦、氯硝西泮等抗惊厥药。患者常因为恐惧头痛复发而过度使用急性对症药物，预防性药物有助于减少头痛发作而缓解患者的焦虑与恐惧，从而减少急性对症药物的使用。③撤去过度使用的急性对症药物：有些药物可以立即撤去，如对乙酰氨基酚。而有些药物需要缓慢撤去，如巴比妥类药物、苯二氮䓬类药物、阿片样物质等。④治疗戒断症状：常见的戒断症状包括恶心、呕吐、焦虑、睡眠障碍、反跳性头痛、低血压、心动过速等。在撤去巴比妥类药物时还可能出现痫性发作或幻觉等少见症状。戒断症状通常持续 2～10 天，平均 3～5 天。持续时间上，一般而言，镇痛药＞麦角生物碱类药物＞曲坦类药物。撤药时住院治疗可能疗效更理想，尤其是过度使用巴比妥类药物、伴有抑郁或焦虑的患者。而自律性高、具有强烈撤药动机、非巴比妥类药物过度使用、过度使用单种药物、不伴精神障碍等患者可选择门诊治疗。戒断症状的治疗方法有静脉补液(尤其是频繁呕吐的患者)、止吐(如甲氧氯普胺)、镇静(如氯丙嗪、苯二氮䓬类)、皮质激素、阿司匹林、肠道外使用双氢麦角胺(尤其是以前未使用过麦角生物碱类药物的偏头痛患者)、皮下注射舒马普坦或口服那拉曲坦或镇痛药(重度反跳性头痛的患者可谨慎使用)、行为治疗、抗焦虑药等。⑤行为治疗:包括生物反馈、松弛训练、压力管理、认知行为治疗等,需要长程进行。⑥长程治疗原发性头痛:原发性头痛,尤其是慢性偏头痛和CTTH,必须得到有效治疗。否则,对于此类患者,单纯撤药疗效不佳。

五、预后

预后不佳的影响因素有病程长、多种镇痛药联合使用、紧张型头痛患者、大剂量使用镇痛药、过度使用巴比妥类药物或阿片样物质等。

(刘海玉)

第五章

脑血管疾病

第一节 壳核出血

一、概述

壳核出血是最常见的脑出血，约占全部脑出血的60%。

壳核是豆状核的一部分，豆状核是基底节的主要核团，与尾状核共同组成纹状体，是锥体外系的重要组成成分。豆状核位于内囊外侧，与内囊前肢、膝部及后肢相邻。豆状核分为内侧的苍白球和外侧的壳核两部分，内侧的苍白球血管稀少，很少出血。

壳核的血管来自大脑中动脉的深穿支——豆纹动脉的外侧组，易发生破裂出血，故又被称为"出血动脉"。

二、病因及发病机制

同一般脑出血。

三、病理

壳核直接或通过苍白球间接与内囊相邻，所以壳核出血多压迫内囊或破坏内囊。壳核出血也可破入脑室，常在尾状核丘脑沟处破入脑室，也可经侧脑室体部外侧壁或三角部破入。

四、临床表现

（一）一般症状

壳核出血时，头痛、呕吐很常见，为颅内压增高及血液破入脑室后刺激脑膜所致。血液直接或间接进入蛛网膜下腔时可出现脑膜刺激征。出血量大时，患者可出现意识障碍，优势半球壳核出血可出现各种不同程度的失语。

（二）"三偏"征

壳核出血常出现典型的"三偏"征，即病灶对侧偏身瘫痪、偏身感觉障碍及对侧同向性偏盲。

这是由于壳核出血破坏或压迫内囊后肢而造成的。有时壳核出血也可只表现为"二偏"，这是内囊后肢受到不完全损害所致。

(三)壳核出血的临床分型

壳核出血临床上可简单地分为前型、后型和混合型。①前型壳核出血临床症状较轻,除头痛、呕吐外,常有共同偏视及对侧中枢性面、舌瘫,肢体瘫痪轻或无。优势侧前型壳核出血因为破坏了壳核前部、累及了内囊前肢和尾状核头部常可出现失语。②后型壳核出血常出现典型的"三偏"征,共同偏视,可有构音障碍,失语少见。③混合型壳核出血临床症状较重,除兼有上述两型的症状外,常出现意识障碍。

各型壳核出血破入脑室后,可出现脑膜刺激征。

五、实验室检查及特殊检查

头部 CT 是诊断壳核出血的最好方法,表现为壳核部位高密度影(图 5-1)。可根据头部 CT 确定壳核出血的量、扩展方向、是否破入脑室及分型。

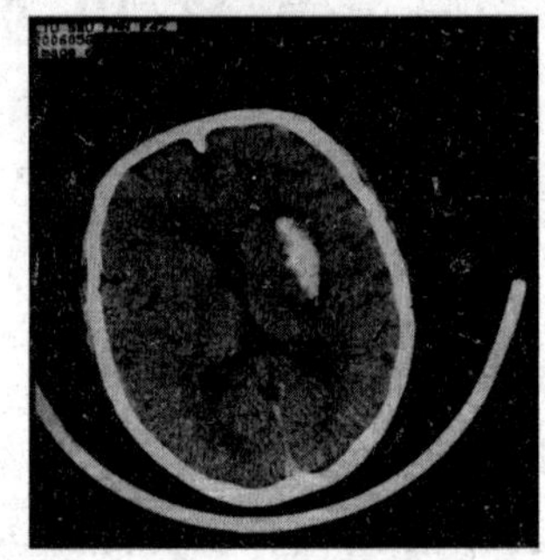

图 5-1 壳核出血

六、诊断

高血压患者,突然出现头痛、呕吐,典型的"三偏"征,应考虑壳核出血的可能,检查头部 CT 即可确诊。

七、治疗

壳核出血量小于 30 mL 时,应内科保守治疗。出血量在 30～50 mL,经内科治疗后症状逐渐加重,出现意识障碍或脑疝时,应考虑手术治疗。出血量超过 50 mL 时,应手术治疗。

八、预后

壳核出血的预后除年龄及并发症外,主要取决于出血量的大小。

九、预防

积极预防和治疗高血压病、动脉硬化。

(张晓宇)

第二节　尾状核出血

一、概述

尾状核属于基底神经节的一个核团，与豆状核共同构成纹状体。尾状核形如蝌蚪，头端膨大为尾状核头，位于额叶内，向内侧突出于侧脑室前角，构成侧脑室前角的外侧壁。尾状核中间部较窄，称为尾状核体，位于顶叶内，为侧脑室底部外侧的一部分。尾状核后端逐渐细小，称为尾状核尾，沿侧脑室下角走行，进入颞叶，终于杏仁核。尾状核头长约 3 cm，体长约 3 cm，尾长 4～5 cm，头部宽 1.5～2.0 cm，尾部宽仅数毫米。尾状核与侧脑室、内囊、额叶、顶叶及颞叶相邻。尾状核的头部由大脑前动脉的返回动脉和中央短动脉供血，体部由大脑中动脉的前外侧中动脉供血，尾部主要由脉络膜前动脉和脉络膜后动脉供血。

CT 问世前，尾状核出血只是在死后尸检时发现少数几例，而且生前多诊断为蛛网膜下腔出血或其他部位的脑出血。CT 应用于临床后，尾状核出血才被逐渐重视起来。白求恩医大资料统计尾状核出血约占同期脑出血的 7%。

二、病因

尾状核出血的原因与一般脑出血一样，多为高血压病所致，约占 62%。此外，动脉硬化、动脉瘤、脑血管畸形及血液病等也是尾状核出血的原因。但张海鸥报告 14 例尾状核头部出血，其中只有 5 例有高血压病史，可能说明尾状核出血的原因相对复杂一些。

三、病理

尾状核出血绝大部分发生在尾状核的头部，极少发生在尾状核体部，目前尚未见尾状核尾部出血的报道。白求恩医大收治的 50 例尾状核出血资料中，尾状核头部出血 48 例，占 96%，尾状核体部出血 2 例，占 4%。因尾状核与侧脑室紧密相邻，出血后极易破入脑室，本组资料中，有 34 例破入脑室，占 68%。如血液阻塞中脑导水管或第四脑室时，可出现脑室扩张。血肿向前发展可波及额叶，向上发展可波及顶叶，向下发展可波及颞叶，向外发展可波及内囊和壳核，向后发展可波及丘脑。

四、临床表现

尾状核出血好发于 50 岁以上，有高血压病史的患者。多在动态下发病。起病突然，出现头痛、呕吐。根据血肿发展方向的不同，可出现下列不同症状。

（一）局限性尾状核出血

尾状核出血量比较小时，可局限在尾状核，临床上除头痛、呕吐外，可出现锥体外系症状，多表现为对侧肢体肌张力降低、多动。一部分患者也可表现出肢体肌张力增高，呈齿轮样肌张力增高。局限性尾状核出血并不多见。

(二)尾状核出血破入脑室

尾状核紧邻侧脑室,出血后极易破入脑室,约占尾状核出血的68%。临床上除头痛、呕吐外,出现脑膜刺激征。当出血量较大时,脑室积血较多或血块阻塞中脑导水管或第四脑室出口,引起急性梗阻性脑积水时,可出现意识障碍,严重时可出现四肢肌张力增高,双侧病理反射阳性等脑干受压症状。由于影响了后联合及导水管附近的动眼神经核团,一些患者可出现瞳孔及眼位改变。

(三)尾状核出血向外扩展压迫内囊

尾状核头部紧邻内囊前肢和内囊膝部,出血量较大时,可累及内囊,多表现为中枢性面舌瘫及上肢轻瘫,也可累及下肢,严重时也可出现"三偏"征,即对侧偏瘫、偏身感觉障碍、偏盲。部分患者可出现共同偏视。

(四)尾状核出血波及额叶、顶叶及颞叶

尾状核出血波及额叶、顶叶、颞叶临床上少见。波及额叶时可出现运动性失语、共同偏视、精神症状及肢体瘫痪。波及顶叶时可出现失用、皮质型感觉障碍。波及颞叶时可出现感觉性失语及精神症状。

五、实验室检查及特殊检查

(一)头部CT

尾状核出血96%发生在尾状核头部,所以CT片上多在侧脑室前角外侧尾状核头部处见高密度影(图5-2)。

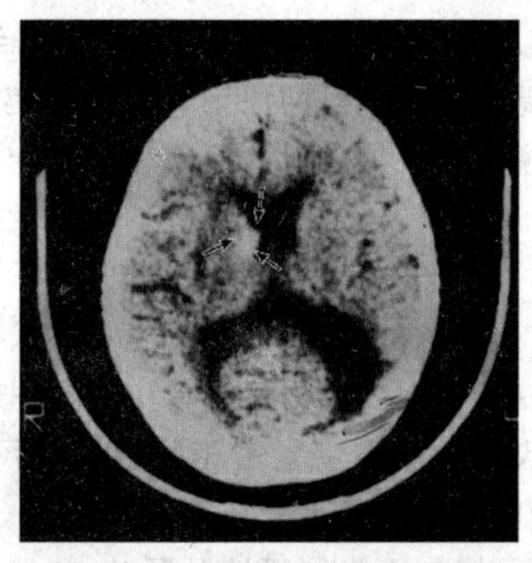

图5-2　尾状核头部出血

大部分尾状核出血破入脑室,可见同侧侧脑室或双侧侧脑室内高密度影。有时出血量较大,可充满双侧侧脑室,称之为"脑室铸型"。血液也可进入第三脑室和第四脑室,如果血块阻塞中脑导水管或第四脑室出口处,形成急性梗阻性脑积水,则可见侧脑室、第三脑室和第四脑室扩张。尾状核出血可压迫内囊前肢、膝部和后肢,也可侵入额叶、顶叶及颞叶,CT上可见高密度影波及上述部位。

(二)脑脊液检查

腰穿不应作为尾状核出血的常规检查方法,且腰穿为血性脑脊液时,并不能确定为尾状核出血。半数以上尾状核出血的患者腰穿时颅内压增高,脑脊液为血性。

六、诊断及鉴别诊断

（一）诊断

尾状核出血的诊断依靠患者高血压病史，动态发病、突然头痛、呕吐，有脑膜刺激征，定位体征较轻，头部 CT 在尾状核头部或体部发现高密度影。后者是诊断尾状核出血的最可靠方法。

（二）鉴别诊断

与内科疾病引起的意识障碍或精神症状相鉴别时，主要鉴别的方法是头部 CT。

(1)尾状核出血以头痛、呕吐及脑膜刺激征为主要表现时，需与蛛网膜下腔出血相鉴别。

(2)尾状核出血以偏瘫为主要表现时，需与壳核出血相鉴别。

(3)尾状核出血以各脑叶症状为主要表现时，需与各脑叶出血相鉴别。

虽然一些临床症状和体征有一定鉴别意义，但 CT 仍是最好和最可靠的鉴别方法。

七、治疗

尾状核出血的治疗与一般脑出血的治疗大致相同。

因为大部分尾状核出血破入脑室、进入蛛网膜下腔，所以患者头痛、呕吐的症状较其他脑实质出血突出。血液进入脑室后，刺激脉络丛过量分泌脑脊液，有时凝血块还可阻塞脑脊液流通，形成急性梗阻性脑积水，这两种情况都可引起颅内压增高。因此，尾状核出血破入脑室的患者，脱水药的剂量可稍大，并同时应用止痛和镇静药物，减轻患者的痛苦。

尾状核出血破入脑室形成铸型或阻塞中脑导水管、第四脑室形成急性梗阻性脑积水者，并因此出现意识障碍时，应根据情况考虑作侧脑室引流，或在引流的同时作腰穿放脑脊液。如脑室内血液凝固，引流不畅时，可向脑室内注射尿激酶，促进凝血块溶解。这些措施可引流出部分血液和脑脊液，减轻脑室内压力，缓解其对下丘脑和脑干的压迫。有时还可解除中脑导水管及第四脑室处的梗阻，恢复脑脊液的正常循环，减轻脑室扩张，促进脑室内血液的吸收。

少数尾状核出血量较大，扩展至脑叶或壳核，引起中线结构移位并出现意识障碍，条件允许时，可考虑手术清除血肿。

八、预后

尾状核出血患者，多数出血量不大，肢体瘫痪较轻，所以尾状核出血患者的死亡率及致残率均明显低于其他部位脑出血，预后较好。

九、预防

主要是预防和治疗高血压病及动脉硬化。

（李　蕊）

第三节 带状核出血

一、概述

带状核又称屏状核，是基底核区的一个神经核团，呈带状，位于壳核的外侧，两者之间有外囊相隔。带状核的外侧为最外囊。带状核的功能目前还不清楚，可能是纹状体的一部分。带状核出血过去多被称为外囊出血，因其发生率较低，又无特征性临床症状，在CT问世前罕有报道，CT问世后国内外陆续有少量报道。

二、病因

带状核出血的病因与一般脑出血相同，主要是高血压病所致。

三、病理

带状核出血量较大时，可向内扩展，破坏壳核并累及内囊。也可向外扩展，破入外侧裂进入蛛网膜下腔或影响颞叶及顶叶。

四、临床表现

(1)发病年龄多在50岁以上，有高血压病史，动态发病。

(2)带状核出血的患者主要表现为头痛、呕吐，部分患者可有脑膜刺激征。多数患者仅有头痛、呕吐而无其他症状和体征。

(3)带状核出血量较大时，累及内囊，可出现肢体轻瘫及痛觉减退。个别患者表现为一过性肢体轻瘫，类似TIA发作。

(4)带状核出血的患者很少有意识障碍。

五、诊断及鉴别诊断

(一)诊断

带状核出血临床并无特征性症状，有高血压病史，突然出现头痛、呕吐，头部CT发现带状核处有高密度影即可确诊。

(二)鉴别诊断

主要是与其他引起头痛、呕吐的疾病相鉴别，头部CT是最好的方法。

六、治疗

与一般脑出血的治疗相同。因其位置表浅，血肿量超过30 mL时，应考虑手术治疗。

七、预后

因带状核远离中线及重要的脑组织结构，本身又无重要的功能，所以带状核出血一般预后较其他部位脑出血要好。

八、预防

积极治疗高血压病和动脉硬化。

（李识昆）

第四节　脑 干 出 血

一、概述

脑干包括中脑、脑桥和延髓。脑干是脑神经核集中的地方，也是除嗅觉和视觉外所有感觉和运动传导束通过的地方，脑干网状结构也在脑干内，它是维持清醒状态的重要结构。当脑干受到损伤时，可出现脑神经麻痹、肢体瘫痪、感觉障碍和意识障碍等。

脑干出血是指非外伤性的中脑、脑桥和延髓出血。脑干出血约占全部脑出血的10％，其中脑桥出血最多见，中脑和延髓出血则较少。据统计，1984－1999年《中风与神经疾病杂志》共报道脑干出血274例，其中脑桥出血217例（79％），中脑出血48例（18％），延髓出血9例（3％）。

脑干的主要结构有以下三部分。

（一）中脑

（1）神经核：动眼神经核、滑车神经核、红核、黑质及位于上丘内的双眼垂直注视中枢等。

（2）传导束：皮质脊髓束、皮质延髓束、内侧纵束、脊髓丘脑束等。

（3）网状结构。

（4）供应动脉：旁中央动脉（来自后交通动脉、基底动脉及大脑后动脉）、短旋动脉（来自脚间丛、大脑后动脉及小脑上动脉）、长旋动脉（来自大脑后动脉）共三组。

（二）脑桥

（1）神经核：面神经核、展神经核、前庭蜗神经核、三叉神经核及旁外展核（脑桥双眼侧视运动中枢）等。

（2）传导束：皮质脊髓束、皮质延髓束、脊髓丘脑束、内侧纵束等。

（3）网状结构。

（4）供应动脉：来自基底动脉的分支旁中央动脉、短旋动脉及长旋动脉，共三组。

（三）延髓

（1）神经核：疑核、迷走背神经核、三叉神经脊束核、舌下神经核、薄束核及楔束核等。

（2）传导束：皮质脊髓束、脊髓丘脑束等。

（3）网状结构。

（4）供应动脉：延髓的动脉来自脊前动脉、脊后动脉、椎动脉和小脑后下动脉，也可分为旁中央动脉、短旋动脉、长旋动脉三组。

二、病因

(一)高血压病

高血压病是脑干出血的主要原因。有学者统计《中风与神经疾病杂志》1984－1999年报道的脑干出血274例中,高血压病占81.8%。

(二)血管畸形

一般认为,延髓出血多为血管畸形所致。动脉瘤、动脉炎及血液病等也可是脑干出血的原因,但均少见。

三、病理

(一)中脑

1.出血动脉

其主要为位于大脑脚内侧的动眼动脉起始部动脉破裂出血。

2.出血部位

多位于中脑腹侧尾端靠近中线的部位,也可位于被盖部。

3.血肿扩展

其包括以下几种:①向背侧破入大脑导水管。②向上破入丘脑和第三脑室。③向腹侧破入脚间池。④向下波及脑桥。⑤向对侧扩展。

4.血肿大小

有学者统计48例中脑出血,血肿量最小0.29 mL,血肿量最大10 mL。

(二)脑桥

1.出血动脉

供应脑桥的动脉中,旁中央动脉最易破裂出血,原因是旁中央动脉自基底动脉发出后,其管腔突然变细,且血流方向与基底动脉相反,使血管壁易受损害而形成微动脉瘤,而且血管内的压力也最易受基底动脉血压的影响,在血压突然升高时破裂出血。因此,有人也把旁中央动脉称为脑桥的出血动脉。

2.出血部位

按血肿所在位置分为被盖部、基底部和被盖基底部(血肿同时累及被盖部和基底部),以基底部和被盖基底部多见。

3.血肿扩展

脑桥出血可向上波及中脑甚至丘脑,但很少向下侵及延髓。脑桥出血经常破入第四脑室,但很少破入蛛网膜下腔。

4.血肿大小

有学者统计214例脑桥出血,血肿量最小0.16 mL,最大17.80 mL。国外有学者报告被盖基底部出血可达20 mL,累及中脑者可达40 mL。但出血量多在10 mL以下,以2～5 mL多见。

(三)延髓

延髓出血临床非常少见,病理资料也很少。血肿多位于延髓的腹侧,有时可波及脑桥下部,但很少破入第四脑室。血肿大小为直径1～2 cm。

四、临床表现

(一)中脑出血

1.轻症中脑出血

中脑出血量较小时，表现出中脑局限性损害的症状，意识障碍轻，预后好。

(1)Weber 综合征：一侧中脑腹侧出血时，可损害同侧的动眼神经和大脑脚，出现同侧动眼神经麻痹及对侧肢体瘫痪。

(2)垂直注视麻痹：当中脑出血累及上丘时，可以出现双眼上下视不能或受限。

(3)不完全性动眼神经麻痹或核性眼肌麻痹：当出血量很小时，血肿没有波及大脑脚和上丘，所以临床上可无肢体瘫痪和垂直注视麻痹。

(4)嗜睡：因为中脑出血多累及中脑被盖部的网状结构，所以多数中脑出血的患者出现嗜睡。

2.重症中脑出血

中脑出血量较大时，出现昏迷、去脑强直，很快死亡。

(1)昏迷：大量出血破坏了中脑网状结构，患者发病后很快出现昏迷。

(2)瞳孔：双侧瞳孔中度散大，是由双侧缩瞳核损害所致，也可表现出瞳孔不等大。

(3)四肢瘫或去脑强直：双侧大脑脚损害可出现四肢瘫，中脑破坏严重时可出现去脑强直。

(二)脑桥出血

脑桥出血临床并不少见，约占全部脑出血的10%。过去曾经认为昏迷、针尖样瞳孔、高热及四肢瘫是典型脑桥出血的表现，但近年来随着 CT 的普及和 MRI 的临床应用，发现上述临床表现仅是少部分重症脑桥出血的症状，大部分脑桥出血的出血量不大，并没有上述的典型表现，而仅表现出脑桥局部损害的一些症状，如交叉瘫和脑桥的一些综合征。临床上发现，如果脑桥出血的血量大于 5 mL 时，患者的病情多较重，出现上述所谓的“典型症状”；而出血量低于 5 mL 时，则仅出现脑桥局部损害的症状，所以，我们把出血量 5 mL 以上的脑桥出血又称为重症脑桥出血，把出血量 5 mL 以下的脑桥出血又称为轻症脑桥出血，现分述如下。

1.重症脑桥出血

(1)昏迷：由于大量出血破坏了位于脑桥被盖部的脑干网状结构，患者发病后很快出现昏迷，且多为深昏迷。出现深昏迷者，预后不良，多数死亡。

(2)瞳孔缩小：重症脑桥出血患者的瞳孔常极度缩小，呈针尖样，是脑桥内下行的交感神经纤维损伤所致。

(3)高热：由于损伤了联系下丘脑体温调节中枢的交感神经纤维，临床上出现高热，有时可达到40 ℃。早期出现高热者，预后不良。

(4)四肢瘫痪：重症脑桥出血多出现四肢瘫痪，双侧病理反射。少数患者可出现去脑强直，预后不良。

(5)其他：部分患者可出现上消化道出血，呕吐咖啡样物、黑便。累及脑桥呼吸中枢时，出现中枢性呼吸衰竭。

2.轻症脑桥出血

(1)头痛、头晕，恶心、呕吐。

(2)意识障碍轻或无，或为一过性，多为嗜睡，少数患者可有昏睡。

(3)交叉性症状：即同侧的脑神经麻痹(同侧的面神经麻痹、展神经麻痹或同侧的面部感觉障碍)伴对侧肢体瘫痪、感觉障碍。

(4)出血量很小时,也可只表现为单一的脑神经麻痹或单纯肢体瘫痪。

(5)偶有患者表现为同侧的中枢性面、舌瘫和肢体瘫,是由于血肿位于脑桥上部腹侧,损伤了皮质脊髓束的同时,损伤了还没交叉到对侧的皮质脑干束。此时需与大脑半球出血相鉴别。

(6)眼部症状:共同偏视(凝视瘫痪肢体)、霍纳征、眼震。

(7)脑桥综合征。①一个半综合征:表现为双眼做水平运动时,出血侧眼球不能内收和外展(一个),对侧眼球不能内收、但能外展(半个),并伴水平眼震。血肿位于一侧脑桥下部被盖部,损害了同侧的内侧纵束和旁外展核所致。②内侧纵束综合征:又称为前核间性眼肌麻痹,表现为双眼做水平运动时,出血侧眼球不能内收,同时对侧眼球外展时出现水平眼震,是由出血侧内侧纵束损伤所致。③共济失调-轻偏瘫综合征:由于出血侧额桥束和部分锥体束受损害,表现为对侧肢体轻偏瘫伴共济失调。④脑桥外侧综合征:表现为同侧的面神经与展神经麻痹,对侧的肢体瘫痪。血肿位于脑桥腹外侧,影响了同侧的展神经核与面神经核或其神经根,同时损害了锥体束。⑤脑桥内侧综合征:表现为双眼向病灶对侧凝视,对侧肢体瘫痪。血肿影响了旁外展核及锥体束。

(三)延髓出血

延髓出血临床非常少见,国内文献报道不足 20 例。发病年龄较轻,平均年龄 39 岁。病因中以血管畸形多见。

延髓出血多以眩晕、呕吐、头痛起病,伴有眼震、吞咽困难、交叉性感觉障碍、偏瘫或四肢瘫。

部分患者也可表现出 Wallenberg 综合征:①眩晕、呕吐、眼震。②声音嘶哑、吞咽困难。③患侧共济失调。④患侧霍纳征。⑤患侧面部和对侧肢体痛觉减退。

延髓出血量较大时,患者发病后即刻昏迷,很快死亡。

五、实验室检查及特殊检查

(一)CT

头部 CT 是诊断脑干出血最常用的方法,分辨率好的 CT 能发现绝大部分的脑干出血。当出血量很小或出血时间长时,尤其是延髓出血时,CT 可漏诊。

(二)MRI

MRI 不作为脑干出血的常规检查,只有当出血量很小或出血时间较长时,尤其临床疑为延髓出血,CT 不能确定诊断时,MRI 可明确诊断。

六、诊断

高血压患者,突然出现头痛、呕吐,有脑干损害的症状,应考虑脑干出血的可能,检查头部 CT 或 MRI 即可确诊。

七、治疗

脑干出血因脑干细小而结构复杂,又有呼吸、循环中枢存在,故手术难度极大,虽有脑干出血手术治疗成功的报道,但国内开展不多。所以,脑干出血仍以内科保守治疗为主,与其他脑出血相同。

八、预后

脑干出血与其他脑出血相比，死亡率高，预后差。

九、预防

同其他脑出血。

（刘永康）

第五节 脑叶出血

一、概述

脑叶出血即皮质下白质出血，是一种自 CT 问世以来才被人们逐渐重视和重新认识的一种脑出血。过去一直认为脑叶出血的发病率较低，国内报道为 3.8%，国外报道为 5%～10%。CT 应用于临床后，发现脑叶出血并不少见，有人报道其发病率占所有脑出血的 15%～34%，仅次于壳核出血。

二、病因

（一）高血压动脉硬化

高血压动脉硬化仍是脑叶出血的主要原因。白求恩医大报告 88 例脑叶出血，其中 50%的患者有高血压病史，而且年龄在 45 岁以上。英勇报告 32 例脑叶出血，58%的患者有高血压病史。高血压性脑叶出血的患者，年龄一般偏大，多在 50 岁以上，顶叶出血较多。

（二）脑血管畸形

脑血管畸形是非高血压性脑叶出血的主要原因，占所有脑叶出血的 8%～20%。吉林大学第一医院神经科报道的 88 例脑叶出血中，经脑血管造影及病理证实的脑血管畸形 17 例，占 20.5%。有关学者报道的 27 例脑叶出血中，脑血管畸形者占 27.6%。脑血管畸形包括动静脉畸形、海绵样血管畸形、静脉瘤、静脉曲张和毛细血管扩等，而以动静脉畸形最多见。脑血管畸形致脑叶出血者，青年人多见，好发部位依次为顶叶、额叶、颞叶，枕叶少见。

（三）脑淀粉样血管病

脑淀粉样血管病也是引起脑叶出血的一个原因，约占脑叶出血的 10%。它是以淀粉样物质沉积在大脑中、小动脉的内膜和外膜为特征，受累动脉常位于大脑实质的表浅部分，尤其是顶叶及枕叶。目前，脑淀粉样血管病被认为是除高血压动脉硬化以外，最易引起老年人发生脑叶出血的原因。脑淀粉样血管病引起的脑出血多发生在 60 岁以上的老年人。遇有血压正常、伴有痴呆的老年脑出血患者，应注意脑淀粉样血管病的可能，但确诊需病理证实。

（四）脑肿瘤

脑肿瘤可引起脑叶出血，尤以脑转移瘤多见，占脑叶出血的 4%～14%。因脑转移瘤多位于皮质及皮质下，血供丰富，且脑转移瘤生长快，容易造成坏死、出血。

(五)血液病

各种血液病均可引起脑出血,且以脑叶出血多见,约占所有脑叶出血的5%。部位以额叶多见。血液病中以早幼粒细胞性白血病及急性粒细胞性白血病多见。

(六)其他原因

烟雾病、肝硬化及滥用药物(苯丙胺、麻黄碱类)也可引起脑叶出血。

三、病理

(一)部位分布

脑叶出血中,顶叶出血最常见,其次为颞叶出血。白求恩医大报告88例脑叶出血中,顶叶占28%、颞叶占15.7%、枕叶占9%、额叶占5.6%,跨叶出血占40.4%(颞、顶叶为主)。

(二)病理变化

脑叶出血以局限性损害为主,很少累及内囊和中线结构。但因脑叶出血位于皮质下白质,位置表浅,所以容易破入蛛网膜下腔。

脑叶出血因病因不同而有不同的病理所见。高血压性脑叶出血,可见粟粒样动脉瘤的病理特征;脑血管畸形者,可发现各种类型脑血管畸形的病理特点;脑淀粉样血管病者,可在光镜下见到淀粉样物质沉积于血管壁的中膜和外膜,并可见弹力层断裂等现象。

四、临床表现

(一)脑叶出血的临床特点

部分脑叶出血的患者年龄在45岁以下,一些患者没有高血压病史。癫痫的发生率较高。

(1)占全部脑叶出血的15%~20%,可表现为大发作或局限性发作。

(2)约25%的脑叶出血患者主要表现为头痛、呕吐、脑膜刺激征及血性脑脊液,而无肢体瘫痪及感觉障碍。仔细检查时,有些患者可有偏盲或象限盲、轻度的语言障碍及精神症状。少部分患者仅有头痛、呕吐而无其他症状和体征,容易误诊。

(3)约63%的脑叶出血患者出现偏瘫和感觉障碍。可表现为单纯的中枢性面瘫和中枢性舌下瘫,而没有明显的肢体瘫痪;有的患者表现为单肢的瘫痪;有的患者仅有瘫痪而无感觉障碍;有的患者只有感觉障碍而没有肢体瘫痪。

(4)10%的患者发病后即有意识障碍,主要表现为昏迷,可通过压眶等检查来确定是否有肢体瘫痪。

(二)顶叶出血

顶叶出血可以出现各种感觉障碍,除一般的深浅感觉障碍外,有明显的复合感觉障碍,如两点辨别觉、图形觉、实体觉及定位觉等感觉障碍。上述症状是中央后回受损害所致。

顶叶出血可以出现对侧肢体瘫痪或单瘫,多较轻,且下肢多重于上肢。是由于血肿或水肿波及中央前回而产生。

顶叶出血可有体象障碍,表现为偏瘫不识症,患者对自己的偏瘫全然否认,甚至否认是自己的肢体。可出现幻肢现象,认为自己的手脚丢失,或认为自己的肢体多了一两个。身体左右定向障碍。手指失认症,患者分不清自己的拇指、示指中指及小指,且可出现手指使用混乱。

顶叶出血的患者还可出现结构失用症,患者对物体的排列、建筑、绘画、图案等涉及空间的关系不能进行排列组合,不能理解彼此正常的排列关系。如患者画一所房子时,把门或窗户画在房子外边。

少数顶叶出血的患者可出现偏盲或对侧下 1/4 象限盲，这是由于出血损害了顶叶内通过的视觉纤维。

(三)颞叶出血

1.失语

优势半球颞叶出血时，常有感觉性失语。病情严重者，与外界完全不能沟通，患者烦躁、冲动，偶有被误诊为神经疾病而送到神经疾病院者。这是由于血肿损伤了颞叶的感觉性语言中枢。优势侧颞叶出血向上扩展累及额叶运动性语言中枢时，也可出现运动性失语。一些颞叶出血患者可有混合性失语。

2.精神症状

因为人类的情绪和心理活动与颞叶有密切的联系，所以，颞叶出血时可以出现精神症状，如兴奋、失礼、烦躁，甚至自杀。一部分患者可出现颞叶癫痫。

视野缺失在颞叶出血时较为常见，但多被失语及精神症状所掩盖。视野缺失以上 1/4 象限盲多见，偏盲也较常见。

颞叶出血很少有肢体瘫痪，当血肿波及额叶中央前回时，可出现肢体瘫痪，多较轻微，以面及上肢为主。

(四)额叶出血

额叶与人类高级精神活动密切相关，因此，额叶出血时常可见到精神症状和行为异常，如摸索、强握现象，表情呆板，反应迟钝和答非所问。

额叶出血的患者可有凝视麻痹，表现为双眼向病灶侧注视。额叶出血引起的凝视麻痹一般持续的时间较短，多为数小时至 3 天。

额叶出血患者出现瘫痪较多，以上肢瘫痪较重，而下肢及面部瘫痪较轻，有时，仅有下肢瘫痪。如血肿向后扩展波及顶叶的中央后回，可出现感觉障碍。

一部分额叶出血的患者可出现运动性失语。

(五)枕叶出血

枕叶出血的患者均有视野缺失，多为偏盲。象限盲也很常见，多为下 1/4 象限盲。枕叶出血引起的中枢性偏盲为完全性，左右视野改变一致，与颞叶、顶叶引起的偏盲不同，后两者为不完全性偏盲。少数枕叶出血的患者有视觉失认及视幻觉。

单纯枕叶出血的患者不出现肢体瘫痪和感觉障碍。

五、实验室检查及特殊检查

(一)头部 CT

头部 CT 是诊断脑叶出血的首选方法。脑叶出血位于皮质下，在 CT 上呈圆形或椭圆形高密度影，边缘清楚，少数呈不规则形。可破入蛛网膜下腔和脑室内。一般无明显中线结构移位(图 5-3)。

(二)脑脊液检查

因为脑叶出血位置表浅，破入蛛网膜下腔的机会多，再加上破入脑室者，约 60%的患者脑脊液呈血性，约 50%的患者颅内压增高。但腰穿不应作为脑叶出血的常规检查。

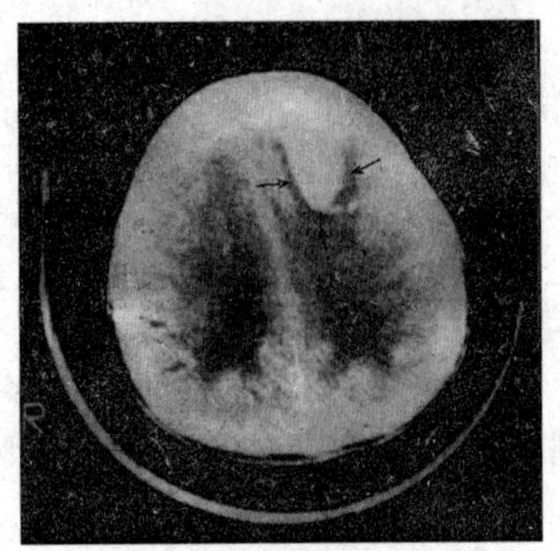

图 5-3　额叶出血

(三)脑血管造影

50 岁以下,非高血压性脑叶出血的患者,有条件时应作脑血管造影,如发现脑血管畸形或动脉瘤时,可考虑手术治疗。

六、诊断及鉴别诊断

(一)诊断

突然发生头痛、呕吐、脑膜刺激征,伴有神经系统定位体征,头部 CT 可见脑叶内有高密度影时,可确诊为脑叶出血。如无 CT 时,可参照下列诊断指标。

(1)突然头痛、呕吐、项强的患者,伴有下列情况之一者,首先考虑脑叶出血:①感觉或命名性失语,伴有或不伴有偏瘫。②运动性失语或混合性失语,不伴偏瘫。③单纯偏盲或偏盲伴失语,不伴偏瘫。

(2)突然头痛、呕吐、项强的患者,伴有下列情况之一者,考虑脑叶出血可能性大:①癫痫,有偏侧体征但不甚明显。②偏盲,伴有偏瘫,但没有偏身感觉障碍。③运动性失语,有偏瘫但无共同偏视。④混合性失语,有偏瘫但无偏身感觉障碍。

最后确诊仍需头部 CT 证实。

(二)鉴别诊断

起病后无肢体瘫痪及感觉障碍的脑叶出血,需与蛛网膜下腔出血相鉴别。视野缺失在除额叶出血外的其他脑叶出血中非常多见,在枕叶出血时表现为偏盲,在颞叶出血时表现为上 1/4 象限盲,在顶叶出血时表现为下 1/4 象限盲。蛛网膜下腔出血的患者很少出现视野缺失。失语症也常见于脑叶出血,额叶出血时可有运动性失语,脑叶出血时可有感觉性失语或命名性失语,跨叶出血时可出现混合性失语。蛛网膜下腔出血时几乎无失语症。

起病后有偏瘫和感觉障碍的脑叶出血,需与壳核出血和丘脑出血相鉴别。壳核出血及丘脑出血均可破坏或压迫内囊后肢,临床上出现偏身运动障碍、偏身感觉障碍及对侧同向性偏盲,称为“三偏”征,或出现偏身运动障碍及偏身感觉障碍的“二偏”征,是由于传导运动、感觉及视觉的纤维在内囊后肢非常集中、靠近的结果。而脑叶出血位于皮质下白质,这里各种传导束比较分散,所以,这个部位的出血几乎不可能使全部传导束受损,因此临床上常单独出现运动障碍,甚至单瘫,或单独出现感觉障碍,或单独出现视野缺失。壳核出血及丘脑出血时出现凝视麻痹,发生率远较脑叶出血多,且丘脑出血时有特殊的眼位异常,如上视不能,内斜视和内下斜视。

七、治疗

脑叶出血如疑为动脉瘤破裂所致者，有人主张用止血药，常用者为6-氨基己酸(EACA)，每天12～24 g，溶于生理盐水或5%～10%葡萄糖液体500 mL中，静脉点滴7～10天后改为口服，一般用3周以上。主要目的是防止再出血。

脑叶出血因位置表浅，手术相对容易，损伤较小，故出血量大于30 mL时，可考虑手术治疗，清除血肿，尤其是非优势半球脑叶出血。如脑血管造影发现动脉瘤应争取做动脉瘤切除术或动脉瘤栓塞术。

其他治疗同一般脑出血。

八、预后

脑叶出血因出血量一般较小，位置远离中线，脑干受压少或轻等原因，一般预后较好，死亡率为11%～32%，明显低于脑桥出血(95%)和壳核出血(37%)。

九、预防

同一般脑出血。

(刘永康)

第六节 脑室出血

一、概述

脑室出血分为原发性脑室出血和继发性脑室出血两种。继发性脑室出血是指脑实质出血破入脑室系统，原发性脑室出血是指脉络丛血管破裂出血和距脑室管膜1.5 cm内脑组织出血破入脑室(不包括丘脑出血及尾状核出血)。本节仅讨论原发性脑室出血。

CT问世前，脑室出血临床很难确诊，因此一直认为脑室出血很少见。CT应用于临床后，脑室出血的诊断率明显提高。目前的临床资料证实，脑室出血占全部脑出血的3%～5%。

二、病因

脑室出血的病因有Moyamoya病、高血压病、室管膜下腔隙性脑梗死、脉络丛血管畸形、肿瘤、脑室内动脉瘤、各种血液病等。某医院报道40例脑室出血，其中Moyamoya病22例，高血压病12例，血管畸形1例，其余5例未查明原因。

三、发病机制

(一)梗死性出血

脑室周围的动脉是终末动脉，又细又长，而且脑室旁又有很多分水岭区，如脉络膜前、后动脉间的分水岭区和大脑前、中、后动脉深穿支间的分水岭区，这些地方容易产生缺血，并出现梗死性出血，尤其是Moyamoya病及高血压动脉硬化血管狭窄或闭塞时更易发生。

(二)畸形血管或 Moyamoya 病血管破裂出血

这两种疾病在脑室壁上可见到管壁菲薄、管腔增大的异常血管，这些血管容易破裂出血。

(三)粟粒状动脉瘤破裂出血

高血压病及 Moyamoya 病时可见到粟粒状动脉瘤，位于脑室壁的粟粒状动脉瘤破裂时产生脑室出血。

四、病理

脑室出血可见于各脑室，可从一个脑室进入其他脑室，出血量不大时，血液可局限于一或两个脑室内；出血量大时，血液可充满整个脑室系统，形成脑室铸型；如果血块阻碍脑脊液流通时，产生急性梗阻性脑积水，脑室扩张。后两种情况均可挤压和损伤下丘脑和脑干，并产生脑疝。

五、临床表现

过去曾认为脑室出血临床症状重，多数昏迷、高热、四肢瘫或去脑强直、瞳孔缩小，预后不良。其实，这种传统意义上的脑室出血仅是脑室出血的一部分，是重型脑室出血。近年来，经大量临床与 CT 观察发现，55%的脑室出血患者的出血量小，临床症状轻，预后好，为轻型脑室出血，现分述如下。

(一)轻型脑室出血

患者突然头痛、恶心、呕吐，意识清楚或有轻度一过性意识障碍，颈强直，克氏征阳性。一般无偏侧体征。腰穿为均匀血性脑脊液，临床酷似蛛网膜下腔出血。

(二)重型脑室出血

脑室出血量很大，形成脑室铸型或出现急性梗阻性脑积水时，患者在突然头痛、呕吐后，很快出现昏迷，或以昏迷起病。瞳孔极度缩小，常被描述为"针尖样瞳孔"。两眼分离斜视或眼球浮动。四肢弛缓性瘫痪，可有去脑强直，也可表现为四肢肌张力增高。双侧病理反射阳性。部分患者出现大汗、面色潮红，呼吸深，鼾声明显。严重者可出现中枢性高热，有应激性溃疡时可呕吐咖啡样物。

六、实验室检查及特殊检查

(一)CT

CT 检查是诊断脑室出血的最可靠方法。脑室出血 CT 表现为脑室内高密度影。出血量少时，局限在脑室局部。侧脑室出血时，有时由于血液重力关系，血液可沉积在侧脑室后角和侧脑室三角部，在此处形成带有水平面的高密度影。出血量大时，可在脑室内形成铸型。如出现急性梗阻脑积水时，可见脑室对称性扩张。

(二)血管造影

疑有 Moyamoya 病或血管畸形时，应做磁共振血管成像或 CT 血管成像。但数字减影血管造影仍是最可靠的血管造影方法。

(三)脑脊液检查

脑室出血的患者腰穿可发现压力增高，均匀一致的血性脑脊液。但因为不能与继发性脑室出血、蛛网膜下腔出血鉴别，脑脊液检查不能作为脑室出血的诊断依据。

七、诊断与鉴别诊断

(一)诊断

突然头痛、呕吐,查体有脑膜刺激征的患者,应考虑有脑室出血的可能,CT 检查发现脑室内有高密度影并排除继发性脑室出血即可诊断。

(二)鉴别诊断

需与临床上同样表现为头痛、呕吐、脑膜刺激征的继发性脑室出血和蛛网膜下腔出血相鉴别,作 CT 检查可明确诊断。

八、治疗

(一)内科治疗

中等量以下脑室出血可采取内科治疗,给予甘露醇和甘油脱水降颅内压。脑室出血患者头痛一般多较重,高颅内压明显,脱水剂的用量可适当增加。另外,可应用镇痛及镇静药物。疑有动脉瘤破裂出血时,可应用止血药,如 6-氨基己酸等。

(二)外科治疗

脑室出血量较大形成脑室铸型或出现急性梗阻性脑积水时,应进行手术治疗。手术治疗包括脑室引流术和开颅脑室内血肿清除术,前者应用较多,并可同时做脑室清洗和脑脊液置换。

九、预后

轻型脑室出血预后好,重型脑室出血如能早期进行脑室引流术治疗也可取得满意的疗效。

十、预防

同一般脑出血。

(刘永康)

第七节　小脑出血

一、概述

小脑出血的发病率约占全部脑出血的 10%。小脑出血发病突然,症状不典型,常累及脑干和/或阻塞第四脑室,易出现枕大孔疝导致死亡。临床医师应对本病有充分认识,及时利用 CT 等检查手段,以提高诊治水平。

二、病因

小脑出血的病因仍以高血压动脉硬化为主,统计国内报告的 438 例小脑出血中,有高血压病者286 例,占 65.29%,合并糖尿病者占 11.6%。年龄较长者以高血压动脉硬化为主,儿童及青少年以脑血管畸形多见,其他少见的病因有血管瘤、血液病等。

三、病理

小脑出血的部位:70%～80%位于半球,20%～30%位于蚓部。小脑半球出血一般均位于齿状核处,外观见出血侧半球肿胀,切面见蚓部向对侧移位。血肿可穿破第四脑室顶流入第四脑室,血量较多时可经导水管流入第三脑室及侧脑室,致导水管及脑室扩张积血,严重时可使导水管的直径扩张至 0.8 cm,全部脑室扩张。血液也可穿破皮质进入蛛网膜下腔。有的血肿虽未穿破脑室,但出血肿胀的小脑可挤压第四脑室使其变窄,影响脑脊液循环,也可挤压脑干、特别是脑桥的被盖部,有时小脑中脚也可被出血破坏。小脑半球出血时,有的可出现小脑上疝,致中脑顶盖部受压变形。小脑出血使颅后窝压力明显增高,易出现枕大孔疝引起死亡。

四、临床特征

文献报告本病的发病年龄为 9～83 岁,平均 60.2 岁,以 60 岁以上为多,统计 328 例小脑出血患者,60 岁以上者 198 例(60.3%)。大部分患者有高血压病史。大约 75%的患者于活动或精神紧张时发病,个别患者也可在睡眠中发病。发病突然,常出现头痛、头晕、眩晕、频繁呕吐、眼震及肢体共济失调,40%的患者有不同程度意识障碍。其临床症状大致可分为 3 组。

(一)小脑症状

患者可出现眩晕(54%)、眼震(33%)、肌张力降低(51%)、共济失调(40%)及言语障碍。意识清楚者可以查出上述体征,特别是蚓部或前庭小脑纤维受损者眼震明显,眼震多为水平性,偶见垂直性。半球出血者同侧肢体肌张力降低,出现共济失调;蚓部出血出现躯干性共济失调。病情严重发病后很快昏迷者,上述症状及体征常被脑干受损等继发症状所掩盖,难以查出,故易被误诊。

(二)脑干受损症状

小脑位于脑桥、延髓的背部,出血肿胀的小脑挤压脑干使之移位,或血肿破坏小脑脚侵及脑干,或血肿破入第四脑室,使第四脑室、导水管扩张积血、其周围灰质受压水肿和/或血液由破坏的室管膜直接渗入脑干均可出现脑干症状,常见的症状如下。

1.瞳孔缩小

据文献报道可见于 11%～30%的患者。

2.眼位异常

可出现共同偏视、眼球浮动或中央固定。

3.脑神经麻痹

最常见的是周围性面瘫(23.7%～36.8%),面瘫程度一般不重,少数患者可见外直肌力弱。

4.其他

如病理反射(+)等。

(三)高颅内压及脑膜刺激征

头痛、呕吐及脑膜刺激征都是小脑出血常见的症状。小脑出血时呕吐较一般颅内出血更为严重,往往为频繁呕吐,其原因除高颅内压外,更重要的是脑干受侵特别是第四脑室底受累,因此频繁呕吐是小脑出血时较重要的症状。小脑出血时高颅内压症状明显的原因除出血占位外,血液破入脑室扩张积血或凝血块或肿胀的小脑阻塞脑脊液循环引起梗阻性脑积水进一步使颅内压增高,极易发生枕大孔疝引起死亡。曾有意识尚清的小脑出血患者,在门诊送往 CT 室检查过程中即发生枕大孔疝死亡。因此，疑诊为小脑出血的患者，即使意识清楚，也应警惕有发生枕大孔疝的可能。

由于小脑出血的出血量不同、是否穿破脑室、有无脑干受压等情况不同，临床症状轻重不等，大致可分为四型。

1.重型

出血量多，血肿穿破脑室，很快昏迷，脉搏减慢，眼球浮动或分离斜视等脑干受压症状，预后不良，常于短期内死亡。

2.轻型

出血量少，未破入脑室，血肿可被吸收，多治愈。

3.假瘤型

起病较缓慢，头痛、呕吐，有明显小脑体征，颅内压增高，适于手术治疗。

4.脑膜型

主要出现项强及脑膜刺激征，预后较好。

五、辅助检查

(一)CT 检查

自 CT 应用于临床以后，小脑出血才得以在生前明确诊断，因此 CT 检查是本病的首选检查项目。它不仅可以确定出血部位、范围、出血量，并可确定有无穿破脑室及脑室内积血情况，对诊断和治疗均十分必要。统计文献报告的 328 例小脑出血，出血量为 15～54 mL，以 8～21 mL多见，＞15 mL 者占36.9％；约 25％显示第四脑室受压，有的可见环池及四叠体池消失。此外，尚可观察第三脑室与侧脑室是否有积血或扩大。有时小脑出血量很少，颅后窝伪影较多，必要时可行颅后窝薄扫以助诊断。

(二)其他检查

疑为脑血管畸形、血管瘤等病因引起的小脑出血，应做 MRI、磁共振血管成像或数字减影血管造影等检查以明确病因。

六、诊断及鉴别诊断

由于小脑出血缺乏特异性症状，因此凡是突然眩晕、头痛(特别是后枕部疼痛)、频繁呕吐、瞳孔缩小、肢体共济失调、意识障碍迅速加重者，应高度怀疑小脑出血，立即护送进行头部 CT 检查以明确诊断。在未做头部 CT 以前，要注意与蛛网膜下腔出血、脑干出血或梗死、椎-基底动脉供血不足、大脑半球出血相鉴别，要仔细查体，注意有无眼震、瞳孔大小及眼位、肢体肌张力及共济运动情况。某些患者还可出现强迫头位，对疑似患者可依据 CT 结果以资鉴别。

七、治疗

(一)内科治疗

适用于出血量＜15 mL、意识清楚、临床及 CT 所见无脑干受压症状、血肿未破入脑室系统者。可用脱水降颅内压及脑保护治疗，与一般脑出血相同，但应密切观察病情，一旦症状加重，应复查头部 CT，以进一步了解血肿及其周围水肿变化情况，以决定是否需要手术治疗。

(二)手术治疗

血肿≥15 mL 或血肿直径>3 cm 者,可考虑手术治疗;出血量≥20 mL、有脑干受压征或血肿破入脑室系统并出现梗阻性脑积水者,应紧急手术清除血肿,否则可能随时发生脑疝死亡;如小脑出血由血管畸形或血管瘤破裂所致,可手术治疗。

八、预后

由于目前诊断和治疗及时,小脑出血的死亡率已降至 10%~20%,存活者多数恢复良好,生活可自理,甚至恢复工作。

(刘永康)

第八节　丘脑出血

一、概述

丘脑出血是由于高血压动脉硬化等原因所致的丘脑膝状动脉或丘脑穿通动脉破裂出血。约占全部脑出血的 24%。

1936 年 Lhi mitt 首次报告丘脑出血。其后,Fisher 于 1959 年对丘脑出血的临床及病理进行了较系统的研究,提出了丘脑出血的 3 个临床特点:①感觉障碍重于运动障碍。②眼球运动障碍,尤其是垂直注视麻痹。③主侧丘脑出血可引起失语。

1970 年以来,CT 应用于临床后,提高了丘脑出血的诊断率,并且能够确定血肿的部位、大小、血肿量、扩展方向及是否穿破脑室等,使我们对丘脑出血有了更深的认识。

丘脑是一对卵圆形的灰质团块,每个长约 38 mm,宽约 14 mm,斜卧于中脑前端。中间有一 Y 形内髓板,把丘脑大致分成内、外二大核群,内侧核群与网状结构及边缘系统有重要关系,外侧核群与身体的各种感觉及语言功能密切相关。丘脑膝状动脉位于丘脑外侧,丘脑穿通动脉位于丘脑内侧。

二、病因

丘脑出血的病因与一般脑出血相同,主要为高血压动脉硬化。

三、病理

丘脑出血量不大时,可仅局限于丘脑内或主要在丘脑。丘脑内侧出血为丘脑穿通动脉破裂所致,多向内扩展破入脑室,可形成第三脑室和第四脑室铸型,也可逆流入双侧侧脑室。丘脑外侧出血是丘脑膝状动脉破裂所致,常向外发展破坏内囊甚至苍白球和壳核,也常于侧脑室三角部和体部处破入侧脑室。丘脑出血也可向下发展,挤压和破坏下丘脑,甚至延及中脑,严重时可形成中心疝。

四、临床表现

(一)头痛、呕吐、脑膜刺激征

同其他脑出血一样，丘脑出血后的高颅内压及血液破入脑室，使临床上出现头痛、呕吐、脑膜刺激征。

(二)眼部症状

约31%的患者出现双眼上视不能。约15%的患者出现双眼内下斜视，有人描述为盯视自己的鼻尖，曾被认为是丘脑出血的特征性症状。上述临床症状是丘脑出血向后、向下发展影响了后联合区和中脑上丘所致。8%的患者可出现出血侧的霍纳征，即睑裂变窄、瞳孔缩小及同侧面部少汗，是由于交感神经中枢受影响所致。13%的患者可出现共同偏视，是由于影响了在内囊中行走的额叶侧视中枢的下行纤维所致。

(三)意识障碍

43%的患者出现不同程度的意识障碍。丘脑本身为网状结构中非特异性上行激活系统的最上端，因此丘脑出血时常常影响网状结构的功能，产生各种意识障碍。这是丘脑出血比壳核出血及脑叶出血等更易出现意识障碍的原因。

(四)精神症状

13%的患者可出现精神症状，表现为定向力、计算力、记忆力减退，还可有情感障碍，表现为淡漠、无欲或欣快。多见于丘脑内侧出血破坏了丘脑与边缘系统及额叶皮质之间的相互联系，扰乱了边缘系统及大脑皮质的正常精神活动所致。丘脑出血所致的精神症状一般持续2～3周。

(五)语言障碍

丘脑出血的患者可出现语言障碍，包括构音障碍和失语。两侧丘脑出血均可出现构音障碍，而失语仅见于优势侧丘脑出血。表现为音量减小，严重者近似耳语，语言流量减少，无自发性语言，运动性失语，常伴有听觉及阅读理解障碍。丘脑性失语属于皮质下失语，多数学者认为与丘脑腹外侧核的损害有关。1968年Bell对50例帕金森病患者进行丘脑腹外侧核低温冷冻治疗，观察到34例患者出现构音障碍，17例患者出现语音减低，10例患者出现失语。丘脑腹外侧核有大量纤维投射到Broca区，据认为对皮质语言中枢起着特殊的“唤起”作用。也有人认为丘脑腹前核或丘脑枕核在丘脑性失语中起重要作用。语言障碍多见于丘脑外侧出血，多于3周内恢复或明显减轻。

(六)运动障碍

丘脑出血出现肢体瘫及中枢性面舌瘫是由于血肿压迫和破坏内囊所致。约24%的患者肢体瘫痪表现为下肢瘫痪重于上肢，上肢瘫痪近端重于远端。国外学者把这种现象称之为丘脑性不全瘫，国内崔得华称之为丘脑性分离性瘫痪，是丘脑出血的特有症状，被认为与内囊内的纤维排列顺序有关。

有报道丘脑出血时可出现感觉性共济失调和不自主运动，但临床上很少见到。

(七)感觉障碍

丘脑是感觉的中继站，约72%的患者出现感觉减退或消失，且恢复较慢。丘脑损害时，感觉障碍的特点是上肢重于下肢，肢体远端重于近端，深感觉重于浅感觉。但在丘脑出血时这种现象并不十分明显。丘脑出血时感觉障碍一是破坏了丘脑腹后外侧核和内侧核，二是影响了内囊后肢中的感觉传导纤维。

丘脑出血时可出现丘脑痛，是病灶对侧肢体的深在或表浅性的疼痛，性质难以形容，可为撕裂性、牵扯性、烧灼性,也可为酸胀感。疼痛呈发作性,难以忍受,常伴有情绪及性格改变,一般止痛药无效,抗癫痫药如苯妥英钠和卡马西平常可收到明显效果。现在认为丘脑痛的发病机制与癫痫相似,多见于丘脑的血管病,常在发病后半年至一年才出现,丘脑出血急性期并不多见。我们对 35 例丘脑出血的患者进行了 3 年的随访观察,其中 10 例患者出现了丘脑痛,约占 28.5%。2 例病后即出现丘脑痛,2 例病后 1 年出现,3 例病后 2 年时出现,3 例病后 2 年半时才出现。

(八)尿失禁

很多意识清醒的丘脑出血患者出现尿失禁,多见于出血损伤丘脑内侧部的患者,一般可持续 2～3 周。丘脑的背内侧核被认为是内脏感觉冲动的整合中枢,它把整合后的复合感觉冲动传到前额区。丘脑出血时损害了背内侧核的整合功能,导致内脏感觉减退,使额叶排尿中枢对膀胱控制减弱而出现尿失禁。

(九)其他症状

丘脑出血时,患者可出现睡眠障碍,表现为睡眠周期的紊乱、昼夜颠倒,部分患者有睡眠减少,可能与网状结构受影响有关。

有报道丘脑出血时可出现丘脑手,表现为掌指关节屈曲,指间关节过度伸直,伴有手的徐动。有人认为是手的深感觉障碍所致,也有人认为是肌张力异常引起的。

(十)丘脑出血的临床分型

丘脑出血在临床上并没有一个广为接受的分型,为了便于了解病变部位与症状的关系,可简单分为三型。

1.内侧型

血肿局限在丘脑内侧或以内侧为主。临床主要表现为精神症状、尿失禁、睡眠障碍,而感觉障碍、运动障碍、语言障碍均较轻或无。

2.外侧型

血肿局限在丘脑外侧或以外侧为主。临床上以偏瘫、偏侧感觉障碍为主,伴有偏盲时,可为典型的“三偏”征,常伴有语言障碍。

3.混合型

血肿破坏整个丘脑,可表现上述两型的症状。上述三型破入脑室时,可出现脑膜刺激征。

五、实验室检查及特殊检查

头部 CT 是诊断丘脑出血的最佳方法,可直观地显示血肿的位置,大小及扩展情况(图 5-4)。

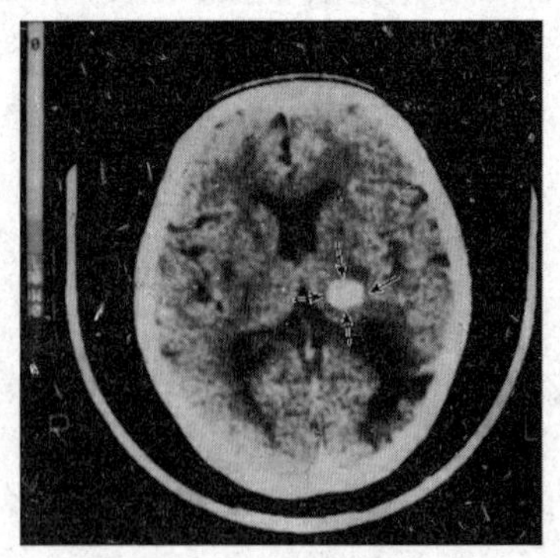

图 5-4　丘脑出血

六、诊断

有高血压病史，突然出现头痛、呕吐，并有下列症状之一者：双眼上视受限、双眼内下斜视、霍纳征、丘脑性分离性瘫痪，应考虑有丘脑出血的可能。头部 CT 发现有高密度影即可确诊。

七、治疗

丘脑出血因其位置较深，手术损伤大，术后常有严重的后遗症，临床上多主张保守治疗。

当出现以下两种情况时，可考虑手术治疗：血肿量超过 10 mL，临床症状进行性加重或出现脑疝时，可考虑做血肿清除术，一般认为以施行血肿部分清除术为好，尽量少做血肿完全清除术；丘脑出血破入脑室引起急性梗阻性脑积水时，可考虑施行脑室引流术。

八、预后

(一)急性期预后

头部 CT 扫描有下列情况者预后较差：血肿直径大于 3.5 cm 或血肿量超过 13 mL，伴发急性梗阻性脑积水，中线结构向对侧移位超过 3 mm，环池、四叠体池受压消失或缩小。

(二)恢复期预后

内侧型丘脑出血预后较好，出现的精神症状，睡眠障碍及尿失禁多在一个月内消失，少数患者可不遗留任何症状。

外侧型丘脑出血预后较差，出现的感觉障碍持续时间较长，部分患者不能恢复，少部分患者还可出现丘脑痛；外侧型出血波及内囊而引起的肢体瘫痪也可持续很长时间，多数患者难以完全恢复。

九、预防

积极预防和治疗高血压病及动脉硬化。

(刘永康)

第九节 蛛网膜下腔出血

一、蛛网膜下腔出血的病因病理

(一)危险因素

SAH 可干预的主要危险因素包括高血压、吸烟和过量饮酒，不可干预的重要危险因素是家族对 SAH 的易感性。国外资料统计：一级亲属患相同疾病的危险性增高 2～6 倍。

(二)病因

比较明确及常见病因有以下几种。

1.动脉瘤

动脉瘤包括先天性和动脉硬化性两类。①先天性：最常见，多中年(40 岁)以后发病，占

50%～80%。②动脉硬化性：老年人最常见，占13%～15%。

2.脑动静血管畸形(AVM)

青少年多见，占2%左右。

3.烟雾病(moyamoya病或称脑底异常血管网)

患者多较年轻，约占1%。

4.静脉出血

约占10%。该组患者的血液主要见于环池或仅见于四叠体池，出血不会蔓延到大脑外侧裂或大脑纵裂前部，侧脑室后角也可沉积一些血液。这种疾病仅根据CT所见出血部位的特征性分布，结合无动脉瘤即可诊断。临床上多表现为非动脉瘤性中脑周围出血，很难与动脉瘤性出血区分，预后良好。

5.其他

少数患者用目前的检查手段未发现明确病因，占14%～16%，预后较好；还有各种感染引起的动脉炎、血液病、结缔组织病、肿瘤破坏血管、动脉夹层分离、硬膜动静脉瘘等所引起者，约占1%。

(三)发病机制

1.先天性颅内动脉瘤

先天性颅内动脉瘤多见于脑底动脉环分叉处，约80%在该动脉环的前部。动脉瘤发生率的部位按以下顺序依次递减：大脑前交通动脉＞大脑前动脉＞颈内动脉、大脑中动脉＞大脑后交通动脉。

动脉瘤发生部位多因动脉内弹力层和肌层先天性缺陷，在血液湍流的冲击下渐渐向外突出，到成年后出现囊状扩张(莓果样)形成动脉瘤。患者在40～50岁发病。大多数为单发，20%左右为多发，可以在同一侧，也可左右两侧均发生。

2.动脉硬化性动脉瘤

动脉硬化性动脉瘤多见于脑底部较大的动脉主干。脑动脉硬化时，脑动脉中的纤维组织代替了肌层，内弹力层变性、断裂，胆固醇沉积于内膜，破坏管壁，在血流的冲击下，逐渐扩张形成与血管纵轴平行的梭形动脉瘤。

3.脑动静血管畸形

脑动静血管畸形多发生在脑内的小动脉、静脉或毛细血管处，相对靠近皮质。该处血管壁常先天发育不全，变性，厚薄不一。

4.烟雾病

其异常血管网多位于基底池，也可波及室管膜下，脑室壁及其周围(包括基底核)。是由颈内动脉末端、大脑中、前动脉起始部，因变态反应性炎症致内膜明显增生，管腔狭窄或闭塞，导致代偿性血管增生，形成异常血管网，这些异常血管网血管有的管壁菲薄、管腔大，易破裂出血；也可由于血流动力学改变形成囊性或粟粒性动脉瘤，导致出血。

在上述四种病理变化基础上(均有管壁菲薄)可引起脑血管自发破裂，或在血压突然增高时被冲破而导致出血。

(四)病理

1.大体所见

(1)出血后血液主要流入蛛网膜下腔，诸脑沟、脑池、脑底等处可见凝血块及血液积聚。

(2)动脉瘤裂口正向着脑组织时,可继发脑内血肿。

(3)个别患者血液可直接破入或逆流入脑室,形成脑室内积血。前交通支动脉瘤破裂,血液可穿破终板进入脑室,特别是第五脑室有积血时,基本上可考虑由该处动脉瘤破裂引起。

(4)部分患者(急性期约为70%)可见不同程度的脑室扩张、积水、积血。

(5)血管异常:可发现动脉瘤(直径多>0.4 cm)、动静脉畸形、烟雾病等。

2.光镜下所见

脑膜轻度的炎性反应及脑水肿(无特异性)。

3.电镜下所见

蛛网膜纤维化改变,轻者蛛网膜轻度增厚,血管周围可见纤维组织;中度蛛网膜明显增厚,蛛网膜下腔纤维化;重者蛛网膜下腔严重阻塞至完全阻塞,没有CSF循环的空隙。

二、蛛网膜下腔出血的诊断与鉴别

(一)临床表现

1.一般情况

(1)年龄:各年龄组均可发病。但发病的年龄多与病因有关。先天性动脉瘤多在40～50岁发病,动脉硬化性动脉瘤多大于60岁发病,脑血管畸形、烟雾病相对年龄较轻,多在10～40岁发病。SAH发病的平均年龄在48～50岁。

(2)性别:差异不大。男性略多于女性,男∶女约为1.5∶1.0。

(3)起病方式:急骤,多在数分至数十分钟内达高峰。多在活动中发病。它是四大脑血管病中发病较快的一种。

(4)诱因:多在突然用力(如排便、抬重物、剧烈运动、性交等)或情绪波动较大(如兴奋、生气、吵架等)时发生。

(5)前驱症状:大多数患者无明显的前驱症状,个别患者有轻度头痛、脑神经麻痹(最常见的为动眼神经瘫,由动脉瘤突然扩大或轻度血液外渗压迫动眼神经所致)等,但发生率很低。

2.症状

(1)头痛:突然剧烈头痛,难以忍受。发生率在98%左右。

(2)呕吐:恶心、呕吐,多为喷射状。发生率在88%左右。

(3)抽搐:发病早期出现一过性局部或全身性抽搐。发生率在20%左右。

(4)精神症状:个别患者可以精神症状为首发症状,也可在发病早期或经过中出现。因前交通动脉瘤或大脑中动脉第二分支处动脉瘤(位于外侧裂)破裂后影响额叶、颞叶所致。发生率为2%～5%。

3.体征

(1)脑膜刺激征:86%左右颈强直阳性;63%左右克氏征阳性。

(2)眼底玻璃膜下、视网膜前出血:呈斑、片状,多分布在视盘周围。这种出血在发病1小时内即可出现。这一体征对SAH具有诊断意义。发生率为15%～25%。

(3)动眼神经瘫:后交通动脉瘤所致,动眼神经走行在小脑上动脉与大脑后动脉之间,大脑后动脉与后交通动脉相靠很近,所以后交通动脉瘤的扩张极易压迫动眼神经,产生动眼神经麻痹(包括瞳孔散大)。

(4)意识障碍:占50%～60%。轻重程度不等,包括一过性意识障碍(多在30分钟内恢复)、嗜睡、浅、深昏迷,甚至去脑强直。

(5)局灶体征:轻偏瘫、单瘫、失语、一侧病理反射阳性等,出现上述体征的可能原因如下。①早期因动脉瘤破裂时出血量较大,在局部形成血肿,压迫脑实质或附近的动脉;蛛网膜下腔出血的血液,沿神经纤维流入脑实质内,在脑叶中形成血肿。②浅层血管畸形破裂出血,破坏局部的脑组织。③晚期因动脉瘤破裂出血周围的动脉发生痉挛,引起局部脑组织的缺血、软化,出现部位症状。④由于动脉破裂处有血栓形成,脱落后引起栓塞。

(6)吸收热:出血后 2～3 天出现,一般体温不超过 38.5 ℃。

4.临床分级

(1)Hunt-Hess 法:根据病情程度进行临床分级的方式有许多种,从便于临床应用的角度看,目前采用较多的是将 Hunt 和 Hess 分别在 1968 年提出的临床分级法相结合,即 Hunt-Hess 法,共分为五级。①1 级:轻微头痛及项强(或无症状)。多见于非动脉瘤性中脑周围出血。多无体征,无再发和迟发性脑缺血,可有脑室增大,预后良好,恢复期短,远期生活质量高,起病时有癫痫发作者可排除此病。②2 级:中度至重度头痛及脑膜刺激征(+),无神经系统定位体征及脑神经麻痹。即经典型 SAH。③3 级:轻度意识障碍。嗜睡、谵妄或伴有轻度神经系统定位体征(包括脑神经损伤)。④4 级:不同程度的昏迷。中度到重度;神经系统定位体征;出现早期去脑强直表现,自主神经功能损伤。⑤5 级:深昏迷,去脑强直,濒死状态。

(2)昏迷评分、分级:格拉斯哥昏迷评分(Glasgow Coma Scale,GCS)和世界神经外科联盟(WFNS)分级。

分别见表 5-1、表 5-2,WFNS 分级是根据有无运动障碍制定的,也广泛应用于临床。

表 5-1 格拉斯哥昏迷评分(Glasgow Coma Scale,GCS)

项目	指定内容反应情况	积分	项目	指定内容反应情况	积分
睁眼	自动睁眼	4		无语言	1
	呼之能睁眼	3	运动反应	按指示运动	6
	疼痛刺激睁眼	2		痛刺激时能拨开医师的手	5
	任何刺激不睁眼	1		对疼痛能逃避	4
语言回答	回答正确	5		刺激后四肢屈曲	3
	对话含糊	4		刺激后四肢强直	2
	能理解,不连贯	3		对刺激无反应	1
	难以理解	2			

表 5-2 WFNS 分级法(1988 年)

分级	GCS	运动障碍	分级	GCS	运动障碍
Ⅰ级	15 分	无	Ⅳ级	12～7 分	有或无局灶症状
Ⅱ级	14～13 分	无	Ⅴ级	6～3 分	有或无局灶症状
Ⅲ级	14～13 分	有局灶症状			

评分标准:15 分,正常;低于 3 分,脑死亡;13～14 分,轻度昏迷;9～12 分,中度昏迷;<8 分,重度昏迷。

5.再发

(1)再发时间:SAH 容易再发,急性存活者约 30%再发,易再发的时间从病后 1～4 周为高峰期,至少15%的患者在首次出血后数小时内可发生早期再出血,目前这种早期再出血的发生是SAH死亡的主要原因,内、外科干预能够防止早期和后期再发性出血。

第2~3周会出现第2个再发高峰。4周至6个月后再发率下降。其诱因与第一次发病相同,但更敏感,有时查体过程中也可再发。再发的临床表现为病情稳定的患者,症状突然明显加重,如剧烈头痛、呕吐、脑膜刺激征明显等,多伴有意识障碍或抽搐。

(2)诊断再发的根据:原症状、体征突然加重。玻璃下出血,脑神经损伤,局部定位体征。脑室较前扩大,诸脑沟、脑池、脑裂血量增多。CSF含血量增多。

(3)再发的机制:目前认为当动脉瘤破裂后,将启动体内的凝血机制,在血管破裂处形成凝血块。在发病初期,为了止血,凝血功能较溶血功能活跃,随后,机体又将增强溶血功能,以维持溶血及凝血之间的动态平衡。一般情况下,2周左右,血管破裂处的凝血块被溶解,但这时的血管修复过程尚未完全完成,因此,动脉瘤易破裂再发。

为预防再发,第一次出血后应尽早作血管造影,查明病因,发现动脉瘤者,及早介入栓塞或手术治疗,以防止再发,降低死亡率。

6.特殊类型的SAH

特殊类型的SAH即中脑周围非动脉瘤性蛛网膜下腔出血,是1980年荷兰神经病学家Van Gijn和放射学家Van Dongen首先报道的,此型SAH出血仅限于中脑周围脑池,且脑血管造影阴性。以后又有类似的相关报道。1985年他们提出了这一临床表现平稳,放射学独特的SAH类型——中脑周围非动脉瘤性蛛网膜下腔出血。目前,PNSH已被广大神经病学者认同并重视。正确诊断PNSH可以缩短住院时间,减少重复脑血管造影及开颅手术探查。节省医疗资源,减轻患者思想负担,具有良好的社会效益和经济效益。

(1)PNSH的病因:不清,可能为颅内静脉出血(Rosenthal基底静脉及其分支撕裂、脑桥前纵静脉、后交通静脉或脚间窝静脉出血)、动脉穿通支破裂、基底动脉壁的低压力出血等。

(2)临床特点:头痛相对轻,可伴呕吐,多无意识障碍、抽搐及神经系统局灶体征。临床Hunt和Hess分级均为Ⅰ~Ⅱ级。

(3)影像学特点:头部CT显示PNSH的出血部位位于环池周围、中脑前方,不进入外侧裂或大脑前纵裂。四叠体池出血也是PNSH的一种。脑血管造影绝大部分为阴性。目前比较一致地认为,初次脑血管造影正常者,如出血局限于中脑周围池中,不必重复造影。

(4)治疗:与动脉瘤性SAH的治疗不同,PNSH患者不需强制性卧床和限制活动,不需要过分控制血压,不用钙通道阻滞剂,住普通病房,一般对症治疗即可。

(5)预后:PNSH患者一般无复发,无并发症,无后遗症,预后良好。

7.SAH的特殊表现

以下几种情况临床极易引起误诊,首次接诊患者时需特别注意。

(1)老年人头痛、呕吐、脑膜刺激征等均可不出现或不典型,或仅出现精神症状,易漏诊。

(2)极重型患者发病后很快进入深昏迷,并伴有去脑强直和/或脑疝,很快导致死亡,易误诊为脑出血。

(3)视盘水肿:发生率约为10%,个别患者伴有视力下降,或有三叉神经、展神经、面神经功能障碍。易误诊为高颅内压或颅内占位性病变。

(二)辅助检查

1.CT 扫描

目前已将 CT 列为 SAH 必须做的首选方法,CT 显示蛛网膜下腔内高密度影可以确诊 SAH。动态 CT 检查还有助于了解出血的吸收情况,有无再出血、继发脑梗死、脑积水及其程度等。

(1)必要性:有学者曾统计过 250 例临床和腰穿诊断为 SAH 的患者,全部经 CT 检查后发现仅 134 例(53.6%)符合 SAH 的改变,其余 116 例(46.4%)为无明显部位体征的脑出血,分别为脑叶出血(51 例,占 43.9%)、脑室出血(34 例,占 28.9%)、小脑出血(8 例,占 7.3%)、丘脑出血(11 例,占 9.7%)、尾核头出血(10 例,占8.5%)、壳核出血(2 例,占 1.7%),总误诊率高达46.4%。由此可见头部 CT 在诊断 SAH 中的重要作用。

(2)CT 扫描的时间:CT 扫描时间是越早越好,但在发病当时到 1 个月内均有意义。存在广泛的脑水肿时,无论是否存在脑死亡,CT 扫描都有可能出现 SAH 假阳性诊断。广泛的脑水肿可引起蛛网膜下腔内静脉淤血,酷似 SAH。应仔细观察 CT 扫描,蛛网膜下腔内少量的血液容易被忽略。

(3)血液分布及 CT 分型:可概括为 6 种情况,即相应地分为六型。

1)正常型:颅内各部位均未见出血。多见于出血量少,吸收好,发病 1 周以后做 CT 的患者,CT 检查阴性率高,即使是在出血后 12 小时内进行 CT 检查,采用先进的 CT 机,SAH 患者仍有约 2%的阴性率,这时做腰穿有绝对的诊断意义,此型约占 17%(图 5-5)。

2)经典型:血液主要分布在诸脑沟、脑池、脑裂中,为典型的蛛网膜下腔出血 CT 所见,表现为此型的患者几乎均在病后 1 周内做 CT,约占 38%(图 5-6)。

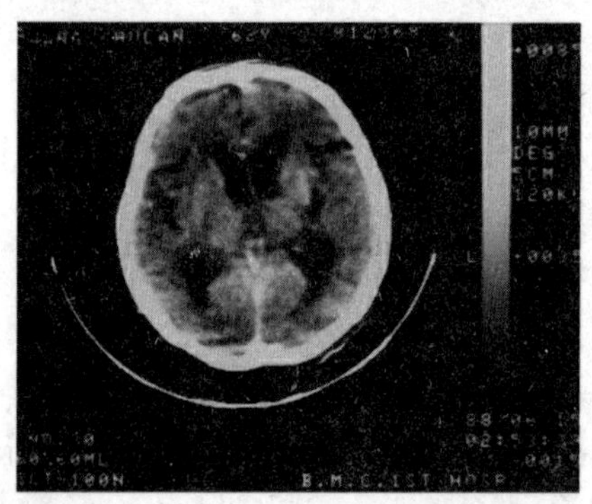

图 5-5　头 CT 示蛛网膜下腔出血正常型

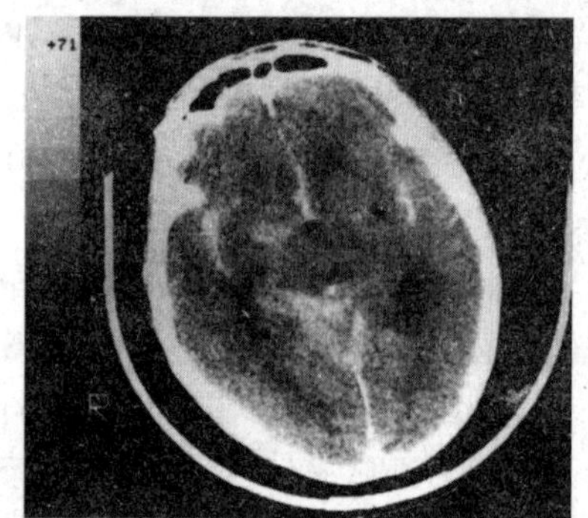

图 5-6　头 CT 示蛛网膜下腔出血经典型

3)脑室积血型:除蛛网膜下腔有血外,脑室内也有积血,可波及一个至全部脑室,但均为部分脑室积血,不形成脑室铸型,流入侧脑室的血多可形成液平面,这两点可与原发性脑室出血相鉴别,此型约占 21%(图 5-7)。

4)血肿型:除蛛网膜下腔有血外,在脑实质中或某一脑裂内形成血肿。主要表现在额叶、颞叶、前纵裂及外侧裂等部位血肿形成。这是因为 SAH 的主要病因是动脉瘤,并多发生在大脑前动脉与前交通动脉或大脑中动脉与颈内动脉的分叉处,所以血肿形成也易在其附近。但顶叶、枕叶及小脑半球除外,如果上述部分发生血肿,基本上不能诊断原发性 SAH。此型约占 11%。根据这一特点可与脑叶出血、小脑出血相鉴别(图 5-8)。

5)混合型:为经典型、脑室积血型和血肿型三者同时并存在一个患者中,为最重的一型,约占

13%(图 5-9)。

6)非动脉瘤性中脑周围出血:出血部位位于环池周围、中脑前方,不进入外侧裂或大脑前纵裂(图 5-10)。

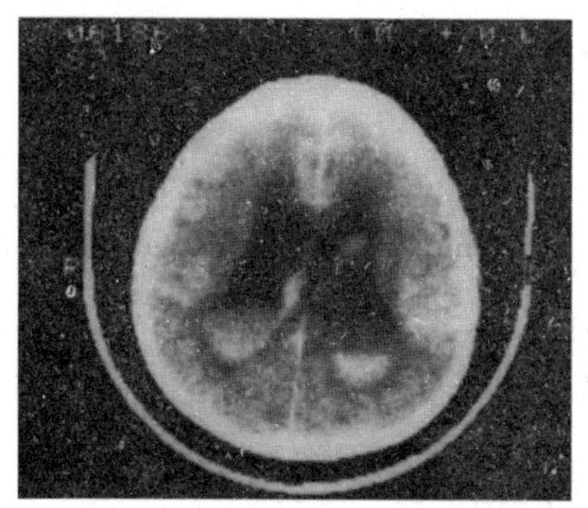

图 5-7　头 CT 示蛛网膜下腔出血脑室积血型

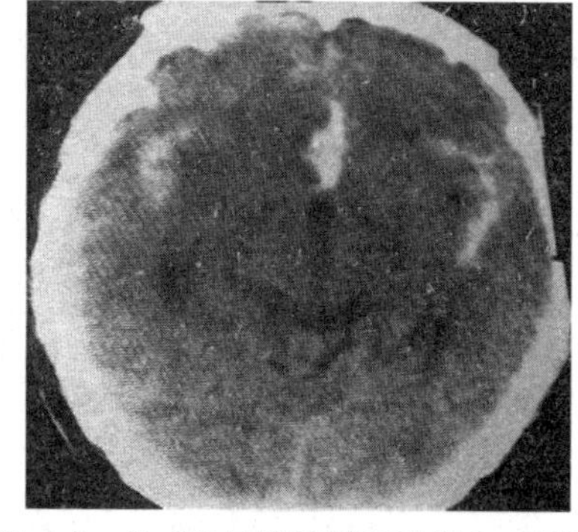

图 5-8　头 CT 示蛛网膜下腔出血血肿型

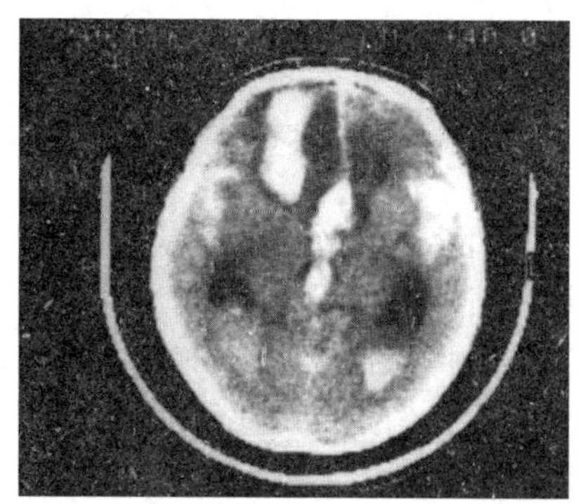

图 5-9　头 CT 示蛛网膜下腔出血混合型

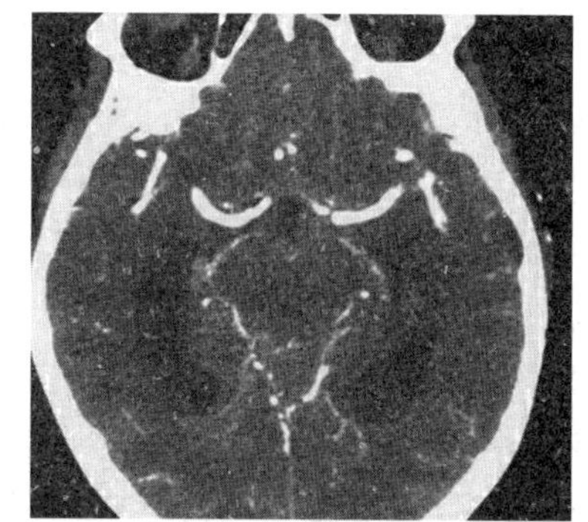

图 5-10　头 CT 示非动脉瘤性中脑周围出血

(4)颅内积血分型的临床意义:血肿的分布类型对诊断动脉瘤的存在具特异性。①脑室积血通常与前交通支动脉瘤或颈内动脉与大脑前、中动脉分叉处动脉瘤有关。②蛛网膜下腔与脑池中血液集聚最多的部位通常距动脉瘤的位置最近。③CT 显示正常型或经典型的患者,临床分级多在Ⅱ级以下;脑室积血型、血肿型及混合型患者,临床分级多在Ⅲ级以上。

(5)脑室积血:SAH 时,常发现脑室内有积血,血液流入脑室的通道有以下几种。①通过第四脑室的正中孔、侧孔逆流而入:其特点是第四脑室是血最多或唯一有血的脑室。②经胼胝体嘴破入:血液以第五脑室或第三脑室最多。特别值得一提的是血液主要在第五脑室时,多为前交通支动脉瘤引起,对诊断很有意义,具有定位及明确病因的作用。③血液直接从前角破入:脑室内积血多偏于一侧。④血液直接从下角破入:脑室内积血多偏于一侧。⑤胼胝体压部破入:少见。

(6)脑室扩张:根据文献报道 SAH 时急性期有 35%～70%可出现脑室扩张,部分学者的临床资料表明发生率约占 70%。①早期(急性期):指出血当时至 2 周以内发生者,最早的发病当天就发现有脑室扩张,其中约有 45%可持续 2 周以上;②晚期(慢性期):发生率为 3%～5%,指出血后 2～6 周发生者。全部脑室扩张积水中 16%左右可能形成正常颅内压脑积水。

脑室扩张的判断标准及扩张程度:关于脑室扩张的判断标准有很多种,目前采用较多、简便易行、适合于临床的是 John Vassilouthis 于 1979 年提出的数值与方法。具体数值与测量方法如下。

在CT上分别测量室间孔平面的脑室宽度(X)和同一平面颅骨内板间的宽度(Y),取两者之比判定有无脑室扩张及扩张程度(图5-11)。

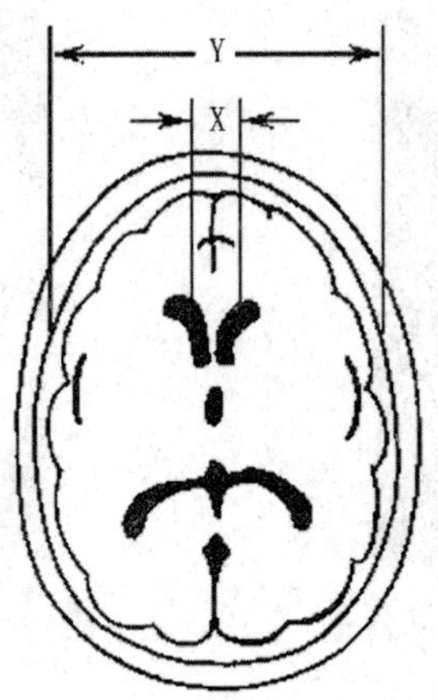

图5-11 头CT测量室间孔平面的脑室宽度

正常X∶Y<1∶6.4。

轻度扩张X∶Y=1∶(5~6)。

中度扩张X∶Y=1∶(4~5)。

重度扩张X∶Y>1∶4。

脑室扩张的发病机制:早期脑室扩张是由于血液破入蛛网膜下腔后,主要集中在基底池、第四脑室诸孔附近,影响了脑室内外的CSF循环,或血液随着CSF循环,大量红细胞集聚于蛛网膜表面,形成凝血块,导致CSF吸收障碍,从而导致早期脑室扩张。晚期脑室扩张是在SAH 2周后,部分患者可出现蛛网膜下腔纤维组织增生,形成不同程度的蛛网膜增厚,影响了CSF的循环与吸收,导致晚期脑室扩张。

(7)CT在诊断、鉴别诊断:SAH及对其病因、预后等判断方面的意义。

1)诊断:在以往的诊断标准中,缺乏更确切的指标,CT是目前较普及、患者容易接受的可靠的诊断方法,应列为首选检查,尽早进行,不论其腰穿及血管造影结果如何,CT检查均应列为诊断SAH的必备项目之一。

2)鉴别诊断:大部分脑叶、脑室、尾状核头出血及少数丘脑、小脑半球,少量壳核出血在症状、体征及腰穿结果上均与SAH十分相似,临床上几乎难以鉴别,致使临床未经CT诊断的SAH患者中出现高达40%~50%的误诊率。CT可使这些部位的出血一目了然,有利于指导以后的治疗、护理及对预后进行估计。

对于SAH后3~4周来诊的患者,CT也可鉴别脑叶等其他部位的出血,因上述部位的出血吸收速度较蛛网膜下腔血液吸收速度慢得多,一般在一个月内仍可见到原出血部位的痕迹。CT还有助于区分原发性SAH和脑外伤。外伤性SAH的血液通常局限于脑凸面的浅沟内,且邻近骨折或脑挫伤处。

3)判断病因:CT显示并发脑室积血或颅内血肿者,多提示有动脉瘤存在,血肿的部位不同揭示动脉瘤的部位不同,相对具有特异性。颅内血肿的形成说明动脉瘤破裂时出血量大,压力高,病情多较凶险。SAH形成血肿一般都不发生在顶叶、基底节、丘脑、小脑、枕叶部位。SAH

致成的颞叶、额叶血肿在形状上也与原发的脑叶出血有所区别。前纵裂，第五脑室，外侧裂等部位的血肿多是动脉瘤破裂所致积血的特异部位。

4)判断动脉瘤的位置：蛛网膜下腔及脑池中的血液分布与动脉瘤的关系没有统计学意义，但有一种倾向，即血液集聚最多的部位通常表明其距动脉瘤位置最近。根据 CT 结果可以初步判断或提示颅内动脉瘤的位置。①前交通动脉瘤：额叶前中部或一侧额叶的中间部，呈火焰样血肿。也可位于前纵裂、鞍上池或形成脑室内积血，特别是第五脑室内积血，多为前交通动脉瘤引起，对前交通动脉瘤破裂具有诊断意义。②大脑中动脉分支动脉瘤：大多为颞叶或外侧裂血肿，少数形成额叶血肿。③颈内动脉与大脑前、中动脉分叉处动脉瘤：颞叶，额叶血肿，或脑室内积血。④颈内动脉段动脉瘤常出现鞍上池不对称积血。⑤后交通动脉瘤：形成血肿的机会较少，多位于颞叶。而出血在脚间池和环池，一般无动脉瘤。

以上现象有助于选择脑血管造影的部位及方法。

5)判断病情程度：根据 CT 分型，估计临床分级情况。①CT 正常型：临床表现多为 1 级或 2 级；②CT经典型：临床表现大部分为 2 级或 3 级；③CT 血肿型、颅内积血型、混合型：临床表现多在 3～5 级。

反之，也可根据临床分级估计 CT 所见：临床表现为 1 级、2 级者，CT 多为正常型、经典型；临床分级在 4 级或 5 级者，CT 多显示为血肿型、颅内积血型、混合型；临床分级为 3 级者，CT 各型均可见到，情况最为复杂。

以上五种情况综合判断，有利于指导治疗及估计预后。

6)判断预后：可根据 CT 的多项指标进行综合判断。①根据 CT 分型：正常型或经典型并且发病1～2 周后血液全部吸收者，如果短期内(1～2 个月)不再发或合并其他系统致命性并发症，预后较好，死亡率及致残率极低。②无脑室扩张者：临床分级多为 1 级或 2 级，CT 片上很少见到颅内积血，死亡率明显低于有脑室扩张者。③有脑室扩张者：需进行连续观察，半数以上(54.8%)的患者脑室可逐渐回缩，病情也随之好转，这说明早期脑室扩张大部分是可逆性改变，随着颅内积血的吸收，红细胞减少，脑室扩张改变可逆转。部分患者(45.2%)的脑室逐渐扩大，这些患者中半数为 SAH 再发，颅内出血再次增加；16%形成正常颅内压脑积水(NPH)，导致永久性脑室扩张；它们的共同点是颅内积血吸收不良，同时伴有病情恶化，这与年龄大，脑组织损害范围广(脑梗死或脑实质内出血)有关。总之，脑室扩张程度是预测生存率的敏感指标之一。

CT 扫描还可发现一些有价值的所见，如以下几点。①发现较大的脑血管畸形：CT 增强扫描时，可显示较大的血管畸形：表现为斑状不规则的高密度区、点状出血、钙化、附壁血栓等。②发现较大的动脉瘤：CT 加强扫描后大动脉瘤呈均质高密度(血栓与钙化)影像。③继发性脑梗死或脑水肿所致的低密度区。

CT 扫描对 SAH 的诊断十分重要，但需搬动患者故下列情况应慎重考虑。①再发高峰期：病后5～11 天，尽量减少搬动及各种刺激。②临床分级为 5 级的患者，因活动中比较危险，需与家属讲清利害关系，征得家属同意后方可以进行。③复发后持续昏迷不醒的患者也应减少刺激。

2.腰穿

腰穿是常规检查项目之一，但不是唯一手段，也不是最后的诊断手段。对 CT 检查为正常型者的诊断有决定意义。要注意 CSF 的外观颜色、颅内压力、细胞数量及种类、蛋白含量，一般情况下糖及氯化物正常。有时还需进行 CSF 细胞学检查。

由于腰穿时间不同,CSF 改变也不相同。可有 5 个时间段的改变。

(1)病后 1～2 小时:CSF 可完全正常,最长可在 6 小时以内均为正常 CSF。

(2)病后 6～24 小时:CSF 外观呈均匀一致血性,色较深,出血量大者可类似静脉血的外观,颅内压力升高,程度不等,最高可至 3.9 kPa(400 mmH_2O)以上。常规检查:新鲜红细胞满视野,白细胞数量略增高;红细胞∶白细胞约为 700∶1,与血中相似;蛋白量多数正常。

(3)病后 1～7 天:CSF 外观粉红色,压力正常或升高,红细胞于 4 小时后开始溶解,离心后上清液呈黄色,并可见部分皱缩红细胞,白细胞反应性增生,蛋白量增高,约溶解 1 000 个红细胞,蛋白升高 1 mg/L。

(4)病后 1～2 周后:CSF 外观黄色,压力正常或升高,红细胞基本消失,白细胞计数增多,蛋白量增高,此时易与结脑混淆。

(5)发病 3 周后:CSF 外观黄变基本消失,白细胞计数正常或轻度升高,蛋白量正常或轻度升高,细胞学检查可见到较多的含铁血黄素吞噬细胞,该细胞持续存在 2 个月左右,有利于支持出血性疾病的诊断。

CSF 血性与误穿的鉴别方法:①误穿时因流出的是血液,所以很快出现凝固。②误穿时上清液无色透明,隐血试验阴性,红细胞形态完整且都是新鲜红细胞。③误穿时三管试验:逐渐变浅;而血性 CSF 则各管颜色均匀一致。④误穿时滴一滴流出液于纱布上,其向外扩展的印迹也逐渐变浅;而血性 CSF 则呈均匀一致性印迹。

3.磁共振成像(MRI)和磁共振血管成像

MRI 与 CT 在显示 SAH 方面各有所长,在分析 SAH 的 MRI 征象时必须考虑 CSF 内水中氢质子与红细胞内含铁血红蛋白之间的相互作用。出血数小时后红细胞溶解,释放游离稀释的氧合血红蛋白(Oxy Hb)、还原血红蛋白(Det Hb)及高铁血红蛋白(Met Hb)。

SAH 后 24 小时内以Oxy Hb为主,2～7 天内以 Det Hb 为主,8～30 天内以 Met Hb 为主。Oxy Hb和 Det Hb 的 T_1 值近似,在红细胞溶解后 10%浓度的 CSF 中,Met Hb 的 T_1 值明显短于Oxy Hb与Det Hb。因此在出血急性期的 T_1 缩短效应主要由 Met Hb 所致,而与 Det Hb 与 Oxy Hb关系不大,因它们没有明显的质子增强效应。

(1)急性期 SAH(7 天以内):在 CT 上可清晰显示脑沟、脑裂或脑池、脑室的高密度铸型;而 MRI 远不如 CT 敏感,这是因为小量出血被 CSF 稀释,加上氧分压与 pH 较高,以致不能形成 Det Hb;在 CSF 中 Det Hb 失去了顺磁性效应;CSF 搏动引起流动现象。所以,少量 SAH 在 MRI 上难以显影。大量出血形成局部凝血块,而氧分压与 pH 又相当低,可以形成 Det Hb,那么在高场强 T_2 加权像上会因 Det Hb 的 T_2 质子增强效应而显示短 T_2 低信号。

(2)亚急性期 SAH(7 天至 1 个月):在 CT 上的高密度影已经消失,红细胞溶解后放出游离稀释的 Met Hb,Met Hb 在所有成像序列中均呈高信号。所以,MRI 在显示超过 1 周至 40 天的 SAH 方面明显优于 CT,这种 Met Hb 高信号可持续数月之久,使之成为确定 CT 扫描阴性而腰穿阳性患者出血部位的唯一方法。

(3)磁共振血管成像检测动脉瘤:安全,但不适合用于急性期。其检测动脉瘤的敏感度和特异度都很高(敏感度为 69%～99%,特异度为 100%)。缺点是有局限性,磁共振血管成像检查的时间远远长于 CT 血管成像检查,不适于危重患者的检查。优点是具有无创性。磁共振血管成像不需要对比剂即可对颅内血管进行成像,尤适于肾功能受损的患者。主要用于有动脉瘤家族史或破裂先兆者的筛查,动脉瘤患者的随访及急性期不能耐受数字减影血管造影检查的患者。

但是磁共振血管成像检出颅内动脉瘤的与CT血管成像一样，对于直径<3 mm的小动脉瘤磁共振血管成像的敏感度较低，为38%。

4.CT血管成像

CT血管成像是以螺旋CT技术为基础的，需造影剂可立即获得图像，并可据此作出初步诊断。对某一限定的感兴趣容积的最大密度投射(MIP)影像可在计算机屏幕上以各个不同的角度进行旋转和研究，这明显优于常规血管移动造影的视野限制。由于CT血管成像成像速度快，创伤小，可与首次CT同期进行，通过三维脑血管影像可以评价脑和颅底骨的血管结构，便于制订手术计划，CT血管成像越来越多地应用于临床，其检出动脉瘤的敏感性可与磁共振血管成像媲美。研究显示，CT血管成像对于大动脉瘤的检出甚至优于常规血管造影。CT血管成像检出颅内动脉瘤的敏感度为77%～97%，特异度为87%～100%。但是对于小于3 mm的动脉瘤，CT血管成像的敏感度为40%～91%。因为CT血管成像需要的对比剂剂量较大，肾功能受损的患者使用时需慎重。对于临床症状轻、CT上出血仅限于中脑周围、怀疑静脉性中脑周围出血的患者宜先行CT血管成像，如果CT血管成像阴性，那么可避免做动脉导管血管造影。目前一些学者认为CT血管成像评判动脉瘤的效果或等于常规血管造影。

5.脑血管造影

(1)颈动脉穿刺术：该方法只用于检查一侧颈动脉系统病变和颅内静脉病变。该方法简单、快捷、经济。目前较少应用。

(2)椎动脉穿刺术：主要用于检查一侧椎动脉、基底动脉及其分支的病变。该方法较难，目前基本不用。

(3)经皮股动脉插管术：即数字减影血管造影。是诊断颅内动脉瘤最有价值的方法，阳性率达95%，可以清楚显示动脉瘤的位置、大小、与载瘤动脉的关系、有无血管痉挛等。条件具备、病情许可时应争取尽早行全脑数字减影血管造影检查以确定出血原因和决定治疗方法、判断预后。

但由于血管造影可加重神经功能损害，如脑缺血、动脉瘤再次破裂出血等，因此造影时机宜避开脑血管痉挛和再出血的高峰期，即出血3天内或3周后进行为宜。该方法可随意选择不同的动脉，一次插管成功后可同时反复多次进行多条动脉的造影，同时随着现代介入神经放射学的发展，使大多数颅内动脉瘤都能经血管内治疗痊愈，从而免除开颅手术。但要求有一定的技术和设备，且价格较昂贵。

脑血管造影的目的是为了明确SAH的病因，发现动脉瘤者可同时进行介入栓塞治疗或为下一步的治疗奠定基础。

明确病因：该手段是诊断动脉瘤、脑血管畸形、Moyamoya病最可靠的方法。

为诊断和介入或手术治疗提供重要依据：通过该方法可了解动脉瘤的大小、部位、形状、单发或多发；了解脑血管畸形及其供血动脉和引流静脉的情况及侧支循环情况。以判断是否适合介入或手术治疗。

诊断主要并发症血管痉挛：这是目前诊断脑血管痉挛最可靠的手段。在SAH过程中是否有脑血管痉挛发生，对患者的病程及预后均有很大的影响。

估计预后：脑血管造影的统计结果显示，16%的患者无异常发现，这可能是由于病变小，血块填塞了动脉瘤等原因引起，该类患者复发率低，死亡率低。

由血管畸形或Moyamoya病所致的SAH，其预后也较好，复发率，死亡率低。造影发现动脉瘤者，其复发率，死亡率均相当高，目前唯一的解决方法是尽早进行动脉瘤的介入栓塞或手术治疗。

脑血管造影的禁忌证包括以下几方面。①碘剂过敏者:绝对禁忌。②老年人且患严重高血压,动脉硬化,不适合手术者。③有出血倾向或出血性疾病者。④有严重心,肝,肾功能不全者。⑤脑疝,脑干功能障碍,或休克者。⑥有局部皮肤感染或血管有炎症者。

6.其他

经颅超声多普勒(TCD)可动态检测颅内主要动脉流速是及时发现脑血管痉挛(CVS)倾向和痉挛程度的最灵敏的方法;局部脑血流测定用以检测局部脑组织血流量的变化,可用于继发脑缺血的检测。

(三)诊断依据

(1)根据以下条件,多可明确诊断。

(2)活动中突然发病,数分钟内病情达高峰。

(3)剧烈头痛、呕吐,发病初期不伴有发热。

(4)项强、克氏征阳性。无其他神经系统定位体征。

(5)头部 CT 检查所见:脑沟、脑池、脑裂呈高密度影像,并可排除其他部位的脑实质或脑室出血。

(6)腰穿 CSF 呈均匀一致的血性。

眼底可见玻璃膜下出血。

在上述诊断标准中,第(2)～(4)条是诊断 SAH 的必备条件。

(四)鉴别诊断

1.脑膜炎

起病时,发热在前,头痛在后。腰穿可见:CSF 非血性改变;常规、生化检查呈炎性改变;特别是当 SAH 患者的 CSF 处于黄变期时,更需要注意与结核性脑膜炎鉴别。这时检查 CSF 细胞学,如发现含铁血黄素细胞具有明确的鉴别意义。

2.脑叶出血

在 CT 应用于临床以前,临床几乎很少能够诊断脑叶出血。因为脑叶出血多位于神经功能的盲区,临床无特异的症状、体征。尽管某些部位的脑叶出血可以有特征性体征,如枕叶出血可表现为同向偏盲、象限盲、突然视觉障碍等;顶叶出血可表现为单纯性失语,特别是命名性失语等。但终因这些体征较轻,经常被临床忽略,而导致误诊为 SAH。由此可见,头部 CT 检查在鉴别诊断中具有重要意义。

3.脑室出血

轻者与 SAH 的临床表现完全相似,而重症的 SAH 又易误诊成脑室或脑干出血。CT 检查是两者进行鉴别的最好方法。

4.外伤性 SAH

因外伤性 SAH 的病因、治疗及预后均与原发性 SAH 有极大的区别,所以两者的鉴别在临床上是十分有意义的。主要通过仔细询问病史来鉴别。

5.继发性 SAH

小脑出血、尾状核头出血、丘脑出血及基底节出血均可引起继发性 SAH,易被误诊成 SAH。所以 CT 检查是十分必要的。

三、蛛网膜下腔出血的并发症

并发症最常见的有脑血管痉挛(CVS)及正常颅内压脑积水(NPH),其次为下丘脑损伤、脑心综合征等。

(一)脑血管痉挛(CVS)

SAH有33%～66%出现CVS,CVS的发生与出血次数、出血量及脑沟、脑池的积血量多少有关。痉挛的血管以大脑前中动脉多见,位于破裂动脉瘤附近,偶见于椎基底动脉。CVS可分为局限性、多节段性、广泛性(高颅内压)等。血管管径减少60%时,患者症状明显。

CVS的诱因多与应激状态有关,如突然血压下降、各种原因所致的血容量不足、手术操作(脑血管造影)等。

1.CVS的发病机制

(1)机械因素:血管壁破裂,血液直接刺激管壁,凝血块压迫,围绕血管壁的肌纤维受牵拉,引起血管痉挛。

(2)神经因素:颅内血管丰富,血管中层平滑肌细胞间形成的神经肌肉接头(由颈交感神经发出纤维),产生若干收缩因子,导致血管痉挛。

(3)化学因素:血液分解后,产生了一系列血管收缩因子:如花生四烯酸、神经肽Y、内皮素、一氧化氮(NO)、肾上腺素、去甲肾上腺素、血管紧张素、氧合血红蛋白、前列腺素、5-羟色胺、血栓素A_2等均有收缩血管的作用。其中氧合血红蛋白和NO是作用最明显的因子。①血红蛋白:SAH后红细胞破裂释放大量血红蛋白,根据出血时间的不同,主要存在3种形式:氧合血红蛋白(Oxy Hb)、还原血红蛋白(Det Hb)及高铁血红蛋白(Met Hb)。现已发现,Oxy Hb缩血管能力最强,而Met Hb几乎无缩血管活性。②Oxy Hb:能收缩游离平滑肌细胞和不同动物的脑动脉,引起培养的血管内皮细胞释放内皮素,并在自体氧化过程中产生毒性氧自由基和超氧化阴离子,催化脂质过氧化反应,损伤生物膜,影响K^+-Na^+-ATP酶活性,导致膜流动性和通透性异常,内膜和平滑肌细胞增生。Oxy Hb对Ca^{2+}激活的钾通道开放有较强的作用,并在培养平滑肌细胞上能引起最大强度的Ca^{2+}内流。③NO:SAH时红细胞裂解产生大量血红蛋白,特异性地与NO结合,阻断其介导的舒血管机制,使血管舒张、收缩平衡破坏,导致血管痉挛。在生理情况下,NO抑制血小板聚集对维持正常血液流动起重要作用。但在SAH时血小板聚集功能亢进,黏附于血管内皮细胞上,并释放5-羟色胺,血栓素A_2等血管活性物质,引起血管痉挛。有人推测SAH时血小板聚集功能亢进与NO功能减弱有关,故考虑SAH时NO功能减弱与脑血管痉挛有密切关系。

2.CVS分期

由于CVS出现的时期不同,可分为三期。

(1)超早期:病后24小时内发生者。

(2)早期:病后2周以内发生者。一般4～7天为高峰期。

(3)晚期:病后3～4周发生者。

3.辅助检查

(1)数字减影血管造影:脑血管造影(数字减影血管造影)不仅是动脉瘤和脑血管畸形诊断的金标准,对脑血管痉挛的阳性检出率也很高,也是诊断血管痉挛的金标准,可清晰显示脑血管各级分支,血管造影可观察到血管内径相对减小。其缺点是不便在SAH后多次重复检查。在有条件的情况下，对怀疑有血管痉挛者可考虑行血管造影。病情允许，患者配合的情况下，也可行氙 CT(Xe-CT)检查。

(2)经颅多普勒超声(TCD)血流检测：TCD 是目前检测脑血管痉挛的一种常用方法。其主要优点是无创伤，可连续多次重复检测，可用于动态检测血管痉挛的病程及评价治疗效果。需要注意的是，TCD 检测的特异性较高，敏感性较低，其测得数值的准确性与负责检测的医师的经验和技术有关，而且由于颅骨厚度的限制，一般只能测定某些特定的颅内血管节段。

(3)操作方法及程序：动态观察双侧半球动脉和颅外段颈内动脉血流速度变化，TCD 检测 1～2 次/天，视患者病情采用连续或间断血流速度检测或监测。动态观察血管搏动指数及 MCA 与颅外段 ICA 血流速比值的变化。

(4)诊断标准：前循环多以大脑中动脉(M1 段——主干，深度 50～65 mm)为准，平均血流速度大于140 cm/s时可以诊断血管痉挛。

后循环动脉的探测主要集中在椎基底动脉，血管痉挛的诊断速度低限分别是平均血流速 80 cm/s和 95 cm/s。

在没有全脑充血的情况下，每天大脑中动脉平均血流速度增加 25～50 cm/s 可视为异常。④Linde-gaard 指数(血管痉挛指数)，即颅内大脑中动脉平均血流速与颅外段颈内动脉平均血流速比值(V Mmca/V Meica)，正常人为 1.7±0.4。Lindegaard 指数常用来作为辅助参考指标来判断血流速度增快是血管痉挛还是全脑充血。当 Lindegaard 指数＞3 时，常认为发生了血管痉挛；而≤3 则认为是全脑充血状态血流动力学改变。

4.CVS 的临床表现

(1)普遍脑循环障碍：定向力、注意力障碍、精神错乱或进行性意识障碍或由昏迷转清醒后再转昏迷，这种意识障碍的动态变化为脑血管痉挛的特点。超早期和早期发生者可以表现为突然发生的一过性症状；晚期发生者可以逐渐发生，持续时间较长，2～3 周恢复。

(2)局部脑循环障碍：失语、单瘫、偏瘫、头痛加重或无欲等。

(3)颅内压增高：头痛、呕吐、视盘水肿、血压升高等，可导致脑疝死亡。颅内压持续超过 3.3 kPa(340 mmH_2O)时，提示预后不良。

(4)偶见脑膜刺激征加重者需与 SAH 再发鉴别。

5.CVS 的治疗

(1)钙通道阻滞剂：以口服尼莫地平为主。尼莫地平可通过抑制钙离子进入细胞内，而抑制血管平滑肌的收缩，其对脑血管的作用比对身体任何其他部位的血管作用要强得多。尼莫地平有很高的亲脂性，易通过血-脑屏障。尼莫地平应在 SAH 出血后的 96 小时内开始应用，持续服用 21 天。口服剂量为每次60 mg，每 4 小时一次。

(2)纠正低血容量和降低血液黏度：输清蛋白、血浆、右旋糖酐-40 及丹参等。

(3)保持颅内压力正常，改善脑循环和代谢：适当脱水、吸氧、应用肾上腺皮质激素等。

(4)血压的管理：SAH 患者的高血压治疗是一个难题，特别是当血压升高超过 26.7/14.7 kPa (200/110 mmHg)时，脑血流自动调节上下限间的范围变窄，使得脑灌注更加依赖于动脉血压。所以，对血压积极的冲击治疗必然会使自动调节丧失，导致一定的缺血危险。

因此，理性的态度是不要治疗动脉瘤破裂后的高血压，而避免应用降血压药的同时增加液体摄入可能会降低脑梗死的危险性。对血压极度升高和诊断为终末器官功能迅速进行性恶化的患者，如新发现视网膜病、心力衰竭、肌酐水平升高、蛋白尿或少尿等，应选用降血压药。

(5)保持水电解质平衡:低钠血症和液体限制或血容量下降可以大大增加脑缺血的危险性。因此,除心力衰竭患者外,每天可给予生理盐水 2.5 L 左右,发热患者更应适当增加液体的摄入。

3 周以内脑血管痉挛恢复者,预后较好,很少留有后遗症,恢复的越早,预后越好。3 周后脑血管痉挛症状缓解不明显者,多数可形成永久性管腔狭窄或关闭,同时留有相应的体征。严重者患者可因产生大面积脑梗死、高度脑水肿、脑疝及继发性脑干损害而导致死亡。其死亡率明显高于不伴有脑血管痉挛的患者。

(二)正常颅内压脑积水(NPH)

NPH 是一种临床综合征。最常见于 SAH,其次为脑膜炎(结脑)、头外伤、脑部手术等。另外有相当一部分患者原因不明。约有 16%的 SAH 患者出现 NPH。

SAH 后,血液吸收不良造成不同程度的蛛网膜纤维化粘连,影响了蛛网膜颗粒对脑脊液的吸收,导致早期颅内压增高,以后则由于脑脊液生成与吸收调整至平衡状态,颅内压趋于正常,形成 NPH。

1.NPH 的临床表现主要有以下三大主征

(1)定向力、注意力障碍、痴呆:出现频率较高。

(2)步态不稳:如醉酒样,出现时间最早。

(3)尿便障碍:早期为尿淋漓、尿失禁,便失禁较少见。

以上三主症同时出现的患者较少见。

NPH 患者腰穿:颅内压力正常,CSF 生化、常规检查基本正常。

CT 显示脑室轻度至重度扩张,大多数为中度至重度扩张。NPH 脑室扩张的特点是前角明显变大、变圆;扩张脑室的周边,特别是额角可见透光区,其密度高于脑室、低于白质,这是由于脑室壁室管膜对 CSF 的不正常性吸收,导致 CSF 渗入脑室周围白质所致;一般脑室扩张不伴有脑沟增宽,除非症状十分严重者。

2.NPH 的脑室扩张应与脑萎缩的鉴别

(1)脑萎缩时脑室也可扩大,但脑室形状正常。

(2)脑萎缩时脑室扩大的前角周围无透光区。

(3)脑萎缩时脑沟增宽的程度较脑室扩大明显。

NPH 的治疗:目前内科保守治疗无特效方法,应以外科分流手术治疗为主。

(三)其他

1.全脑缺血

动脉瘤破裂后可能即刻发生不可逆性脑损伤。最可能的解释是由于出血时颅内压增高至动脉压水平长达数分钟,导致了长时间的全脑缺血。这显然不同于迟发性缺血,迟发性缺血为局灶性或多灶性。

2.下丘脑损伤

下丘脑损伤表现为高热、大汗、应激性上消化道出血、血糖升高及心电图异常等。

3.脑心综合征

部分患者伴发心电图改变,影响预后,个别患者可伴发急性心肌梗死,甚至导致突然死亡。

4.继发感染

以肺部继发炎症多见。

四、蛛网膜下腔出血的治疗

(一)一般处理及对症治疗

1.保持生命体征稳定

SAH 确诊后有条件应争取监护治疗,密切监测生命体征和神经系统体征的变化;保持气道通畅,维持稳定的呼吸、循环系统功能。检查和搬动患者时,动作尽量轻。

2.降低颅内压

适当限制液体入量、防治低钠血症、过度换气等都有助于降低颅内压。临床上主要是用脱水剂,常用的有甘露醇、呋塞米、甘油果糖,也可以酌情选用清蛋白。若伴发的脑内血肿体积较大时,应尽早手术清除血肿,降低颅内压以抢救生命。

3.纠正水、电解质平衡紊乱

注意液体出入量平衡。适当补液补钠、调整饮食和静脉补液中晶体胶体的比例可以有效预防低钠血症。低钾血症也较常见,及时纠正可以避免引起或加重心律失常。

4.对症治疗

烦躁者予镇静药,头痛予镇痛药,通便,止咳等。注意慎用阿司匹林等可能影响凝血功能的非甾体类消炎镇痛药物或吗啡、哌替啶等可能影响呼吸功能的药物。痫性发作时可以短期采用抗癫痫药物如地西泮、卡马西平或者丙戊酸钠。

5.加强护理

就地诊治,卧床休息,减少探视,给予高纤维、高能量饮食,保持尿便通畅。意识障碍者可予鼻胃管,但动作应轻柔,慎防窒息和吸入性肺炎;尿潴留者留置导尿管,注意预防尿路感染,采取勤翻身、肢体被动活动、气垫床等措施预防压疮、肺不张和深静脉血栓形成等并发症。如果数字减影血管造影检查证实不是颅内动脉瘤引起的,或者颅内动脉瘤已行手术夹闭或介入栓塞术,没有再出血危险的可以适当缩短卧床时间。

6.预防感染

有无意识障碍均应应用。因该类患者卧床时间长,易导致坠积性肺炎。

(二)防治再出血

1.安静休息

绝对卧床 4～6 周,镇静、镇痛,避免一切可以引起情绪变化的因素,如生气、烦躁、兴奋、疲劳等。避免一切可引起高血压、高颅内压的因素,如输液反应、突然用力、便秘、剧咳、声光刺激等。

2.调控血压

去除疼痛等诱因后,如果平均动脉压＞16.7 kPa(125 mmHg)或收缩压＞24.0 kPa(180 mmHg),可在血压监测下使用短效降压药物使血压下降,保持血压稳定在正常或者起病前水平。可选用钙通道阻滞剂、β 受体阻滞剂或血管紧张素转化酶抑制剂类等。

3.抗纤溶药物

为了防止动脉瘤周围的血块溶解引起再度出血,可用抗纤维蛋白溶解剂。常用 6-氨基己酸(EACA),初次剂量 4～6 g 溶于 100 mL 生理盐水或者 5%葡萄糖中静脉滴注(15～30 分钟)后一般维持静脉滴注1 g/h,12～24 g/d,使用 2～3 周或到手术前,也可用氨甲苯酸(PA MBA)或氨甲环酸。抗纤溶治疗可以降低再出血的发生率,但同时也增加 CVS 和脑梗死的发生率,建议与钙通道阻滞剂同时使用。

4.预防血管痉挛

主要是钙通道阻滞剂:尼莫地平、尼达尔等,可口服或静脉给药,持续4周左右。

(三)防治脑动脉痉挛及脑缺血

1.维持正常血压和血容量

血压偏高给予降压治疗;在动脉瘤处理后,血压偏低者,首先应去除诱因如减或停脱水和降压药物;予以胶体溶液(清蛋白、血浆等)扩容升压;必要时使用升压药物如多巴胺静脉滴注。

2.早期使用尼莫地平

其常用剂量为10～20 mg/d,静脉滴注1 mg/h,共10～14天,注意其低血压的不良反应。

3.腰穿放CSF或CSF置换术

其目的是为了缓解头痛,促进脑室扩张的恢复,促进血液吸收,减少脑血管痉挛。多年来即有人临床应用此法,但缺乏多中心、随机、对照研究。在早期(起病后1～3天)行脑脊液置换可能利于预防脑血管痉挛,减轻后遗症状。剧烈头痛、烦躁等严重脑膜刺激征的患者,可考虑酌情选用,适当放CSF或CSF置换治疗。注意有诱发颅内感染、再出血及脑疝的危险。

(1)适应证:蛛网膜下腔出血患者发病3周以内,且越早越好。蛛网膜下腔出血患者临床分级4级以下者,包括4级。第四脑室有积血者应首选。急性期CT显示脑室呈中等程度以上扩张者。

(2)禁忌证:蛛网膜下腔出血患者临床分级5级者应慎重。蛛网膜下腔出血患者CT分型为颅内血肿型及混合型的,血肿>3.0 cm×3.0 cm者。有慢性枕大孔疝先兆者。

(3)注意事项:首次放液量不超过3.0 mL。根据前一次腰穿测压结果及CSF外观颜色确定下一次腰穿间隔时间(1～7天)及放液量(4～16 mL)。一律选用高颅内压腰穿法。

(四)防治脑积水

1.药物治疗

轻度的急、慢性脑积水都应先行药物治疗,给予乙酰唑胺等药物减少CSF分泌,酌情选用甘露醇、呋塞米等。

2.脑室穿刺CSF外引流术

CSF外引流术适用于SAH后脑室积血扩张或形成铸型出现急性脑积水经内科治疗后症状仍进行性加剧,有意识障碍者;或患者年老、心、肺、肾等内脏严重功能障碍,不能耐受开颅手术者。紧急脑室穿刺外引流术可以降低颅内压、改善脑脊液循环,减少梗阻性脑积水和脑血管痉挛的发生,可使50%～80%的患者临床症状改善,引流术后尽快夹闭动脉瘤。CSF外引流术可与CSF置换术联合应用。

3.CSF分流术

慢性脑积水多数经内科治疗可逆转,如内科治疗无效或脑室CSF外引流效果不佳,CT或MRI见脑室明显扩大者,要及时行脑室-心房或脑室-腹腔分流术,以防加重脑损害。

(五)病变血管的处理

1.血管内介入治疗

介入治疗不需要开颅和全身麻醉,对循环影响小,近年来已经广泛应用于颅内动脉瘤治疗。术前须控制血压,使用尼莫地平预防血管痉挛,动脉瘤性SAH,Hunt和Hess分级≤Ⅲ级时,多早期行数字减影血管造影检查确定动脉瘤部位及大小形态,选择栓塞材料行瘤体栓塞或者载瘤动脉的闭塞术。颅内动静脉畸形(AVM)有适应证者也可以采用介入治疗闭塞病变动脉。

2.外科手术

(1)颅内动脉瘤:需要综合考虑动脉瘤的复杂性、手术难易程度、患者临床情况的分级等以决定手术时机。动脉瘤性 SAH 倾向于早期外科治疗;一般 Hunt 和 Hess 分级≤Ⅲ级时多主张早期(3 天内)手术行夹闭动脉瘤或者介入栓塞术。Ⅳ、Ⅴ级患者经药物保守治疗情况好转后可行延迟性手术(10～14 天)。外科治疗对于防止动脉瘤再发,减少并发症,降低死亡率具有十分重要的意义,是彻底治疗 SAH 的有效方法。

(2)脑血管畸形。①根据形态分类:动静脉畸形,海绵状血管瘤,静脉畸形,毛细血管扩张症,后三种于血管造影片中多不显影,故有人称隐匿性血管畸形。手术治疗的目的是防止出血和改善神经功能。②根据畸形大小:小型,最大径<2 cm,中型 2～4 cm,大型 4～6 cm,巨型>6 cm。③根据血流动力学:高血流量,如动静脉畸形;低血流量,如海绵状血管瘤、静脉畸形、毛细血管扩张症。

(3)立体定向放射治疗(γ 刀治疗):主要用于小型 AVM 及栓塞或手术治疗后残余病灶的治疗。

《中国脑血管病防治指南(2005 年版)》对 SAH 诊治的建议如下。

有条件的医疗单位,SAH 患者应由神经外科医师首诊,并收住院诊治;如为神经内科首诊者,也应请神经外科会诊,尽早查明病因,进行治疗。

SAH 的诊断检查首选颅脑 CT,动态观察有助了解出血吸收、再出血、继发脑损害等。

临床表现典型,而 CT 无出血征象,可谨慎腰穿 CSF 检查,以获得确诊。

条件具备的医院应争取做脑血管影像学检查,怀疑动脉瘤时须尽早行数字减影血管造影检查,如患者不愿做数字减影血管造影时也可先行磁共振血管成像或 CT 血管成像。

积极的内科治疗有助于稳定病情和功能恢复。为防再出血、继发出血等,可考虑抗纤溶药与钙通道阻滞剂合用。

(刘永康)

第十节　缺血性脑血管病

脑血管病是一种常见病,其致残率和病死率很高,居人口死亡原因中的前 3 位。各种原因的脑血管疾病在急性发作之前为一慢性发展过程,一旦急性发作即称为卒中或中风。卒中包括出血性卒中和缺血性卒中两大类,其中缺血性卒中占 75%～90%。

一、病理生理

脑的功能和代谢的维持依赖于足够的供氧。正常人脑只占全身体重的 2%,却接受心排血量 15%的血液,占全身耗氧量的 20%,足见脑对供血和供氧的需求量之大。正常体温下,脑的能量消耗为33.6 J/(100 g・min)(1 cal≈4.2 J)。如果完全阻断脑血流,脑内储存的能量只有 84 J/100 g,仅能维持正常功能 3 分钟。为了节省能量消耗,脑皮质即停止活动,即便如此,能量将在 5 分钟内耗尽。在麻醉条件下脑的氧耗量稍低,但也只能维持功能 10 分钟。脑由 4 条动脉供血,即两侧颈动脉和两侧椎动脉,这 4 条动脉进入颅内后组成大脑动脉环(Willis 环),互相沟通组成丰富的侧支循环网。颈动脉供应全部脑灌注的80%，两条椎动脉供应20%。立即完全阻断脑血流后，意识将在10秒之内丧失。

为了维持脑的正常功能，必须保持稳定的血液供应。正常成年人在休息状态下脑血流量为每分钟每100 g脑50～55 mL[50～55 mL/(100 g·min)]。脑的各个区域血流量并不均匀，脑白质的血流量为25 mL/(100 g·min)，而灰质的血流量为75 mL/(100 g·min)。某一区域的血流量称为该区域的局部脑血流量(regional cerebral blood flow，rCBF)。全脑和局部脑血流量可以在一定的范围内波动，低于这一范围并持续一定时间将会引起不同的脑功能障碍，甚至发生梗死。

影响脑血流量稳定的因素有全身血压的变动、动脉血中的二氧化碳分压($PaCO_2$)和氧分压(PaO_2)、代谢状态和神经因素等。

(一)血压的影响

在一定范围内的血压波动不影响脑血流量的稳定，但超过这种特定范围，则脑血流量随全身血压的升降而增高或减少。这种在一定限度的血压波动时能将脑血流量调节在正常水平的生理功能称为脑血管的自动调节功能。当全身动脉压升高时，脑血管即发生收缩而使血管阻力增加；反之，当血压下降时脑血管即扩张，使血管阻力减小，最终结果是保持脑血流量稳定，这种脑血管舒缩调节脑血流量的现象称为裴立斯效应。脑血管自动调节功能有一定限度，其上限为20.0～21.3 kPa(150～160 mmHg)，下限为8.0～9.3 kPa(60～70 mmHg)。当全身平均动脉压的变动超出此一限度，脑血管的舒缩能力超出极限，脑血流量即随血压的升降而增减。很多病理情况都可影响脑血管的自动调节功能的上限和下限，如慢性高血压症、脑血管痉挛、脑损伤、脑水肿、脑缺氧、麻醉和高碳酸血症等都可影响脑血流量的自动调节。有的病理情况下，平均动脉压只降低30%，也可引起脑血流量减少。

(二)$PaCO_2$ 的影响

$PaCO_2$ 增高可使血管扩张，脑血管阻力减小，脑血流量即增加，反之，脑血流量即减少。当$PaCO_2$ 在3.3～8.0 kPa(25～60 mmHg)时，$PaCO_2$ 每变化0.1 kPa(1 mmHg)，脑血流量即变化4%。当$PaCO_2$ 超过或低于时即不再随之而发生变化。严重的$PaCO_2$ 降低可导致脑缺血。

(三)代谢的调节

局部脑血流量受局部神经活动的影响。在局部神经活动兴奋时代谢率增加，其代谢需求和代谢产物积聚，改变了血管外环境，增加局部脑血流量。

(四)神经的调节

脑的大血管同时受交感神经和副交感神经支配，受刺激时，交感神经释放去甲肾上腺素，使血管收缩，而副交感神经兴奋时释放乙酰胆碱，使血管扩张。刺激交感神经虽可使血管收缩，但对脑血流量无明显影响，刺激副交感神经影响则更为微弱。

决定缺血后果有两个关键因素：一是缺血的程度，二是缺血持续时间。在脑血流量降低到18 mL/(100 g·min)以下，经过一定的时间即可发生不可逆转的脑梗死，脑血流量水平越低，脑梗死发生越快，在脑血流量为12 mL/(100 g·min)时，仍可维持2小时以上不致发生梗死。在25 mL/(100 g·min)时，虽然神经功能不良，但仍可长时间不致发生梗死。在缺血性梗死中心的周边地带，由于邻近侧支循环的灌注，存在一个虽无神经功能但神经细胞仍然存活的缺血区，称为缺血半暗区，如果在一定的时限内提高此区的脑血流量，则有可能使神经功能恢复。

二、病因

脑缺血的病因可归纳为以下几类：①颅内、外动脉狭窄或闭塞。②脑动脉栓塞。③血流动力学因素。④血液学因素等。⑤脑血管痉挛。

(一)脑动脉狭窄或闭塞

脑由4条动脉供血，并在颅底形成 Willis 环，当动脉发生狭窄或闭塞，侧支循环不良，影响脑血流量，导致局部或全脑的脑血流量减少到发生脑缺血的临界水平，即18～20 mL/(100 g·min)以下时，就会产生脑缺血症状。一般认为动脉内径狭窄超过其原有管径的50%，相当于管腔面积缩窄75%时，将会使血流量减少。认为此时才具有外科手术意义。

多条脑动脉狭窄或闭塞可使全脑血流量处于缺血的边缘状态，即脑血流量为31 mL/(100 g·min)时，此时如有全身性血压波动，即可引发脑缺血。造成脑动脉狭窄或闭塞的主要原因是动脉粥样硬化，而且绝大多数(93%)累及颅外段大动脉和颅内的中等动脉，其中以颈内动脉和椎动脉起始部受累的机会最多。

(二)脑动脉栓塞

动脉粥样硬化斑块除可造成动脉管腔狭窄以外，在斑块上的溃疡面上常附有血小板凝块、附壁血栓和胆固醇碎片。这些附着物被血流冲刷脱落后形成栓子，被血流带入颅内动脉，堵塞远侧动脉造成脑栓塞，使供血区缺血。最常见的栓子来源是颈内动脉起始部的动脉粥样硬化斑块，被认为是引起短暂性脑缺血发作最常见的原因。大多数(3/4)颈内动脉内的栓子随血液的主流进入并堵塞大脑中动脉的分支，引起相应的临床症状。另一个常见原因是心源性栓子。多见于患有风湿性心脏瓣膜病、亚急性细菌性心内膜炎、先天性心脏病等患者。少见的栓子如脓毒性栓子、脂肪栓子、空气栓子等。

(三)血流动力学因素

短暂的低血压可引发脑缺血，如果已有脑血管的严重狭窄或多条脑动脉狭窄，使脑血流处于少血状态时，轻度的血压降低即可引发脑缺血。如心肌梗死、严重心律失常、休克、颈动脉窦过敏、直立性低血压、锁骨下动脉盗血综合征等。

(四)血液学因素

口服避孕药物、妊娠、产妇、手术后或血小板增多症引起的血液高凝状态；红细胞增多症、镰状细胞贫血、巨球蛋白血症引起的血黏稠度增高均可发生脑缺血。

(五)脑血管痉挛

蛛网膜下腔出血、开颅手术、脑血管造影等均可引起血管痉挛，造成脑缺血。

三、类型和临床表现

根据脑缺血后脑损害的程度，其临床表现可分为短暂性脑缺血发作(transient ischemic attack，TIA)、可逆性缺血性神经功能缺失(reversible ischemic neurological deficit，RIND)(又称可逆性脑缺血发作)、进行性卒中(progressive stroke，PS)和完全性卒中(complete stoke，CS)。

(一)短暂性脑缺血发作(TIA)

TIA 为缺血引起的短暂性神经功能缺失，在24小时内完全恢复。TIA 一般是突然发作，持续时间超过10～15分钟，有的可持续数小时，90%的 TIA 持续时间不超过6小时。引起 TIA 的主要原因是动脉狭窄和微栓塞。

1.颈动脉系统 TIA

表现为颈动脉供血区神经功能缺失。患者突然发作一侧肢体无力或瘫痪、感觉障碍，可伴有失语和偏盲，有的发生一过性黑蒙，表现为突然单眼失明，持续 2～3 分钟，很少超过 5 分钟，然后视力恢复。黑蒙有时单独发生，有时伴有对侧肢体运动和感觉障碍。

2.椎-基底动脉系统 TIA

眩晕是最常见的症状，但当眩晕单独发生时，必须与其他原因引起的眩晕相鉴别。此外，可出现复视、同向偏盲、皮质性失明、构音困难、吞咽困难、共济失调、两侧交替出现的偏瘫和感觉障碍、面部麻木等。有的患者还可发生"跌倒发作"，表现为没有任何先兆的突然跌倒，但无意识丧失，患者可很快自行站起来，是脑干短暂性缺血所致。跌倒发作也见于椎动脉型颈椎病患者，但后者常于特定头位时发作，转离该头位后，脑干恢复供血，症状消失。

（二）可逆性缺血性神经功能缺失（RIND）

RIND 又称为可逆性脑缺血发作，是一种局限性神经功能缺失，持续时间超过 24 小时，但在 3 周内完全恢复，神经系统检查可发现阳性局灶性神经缺失体征。RIND 患者可能有小范围的脑梗死存在。

（三）进行性卒中（PS）

脑缺血症状逐渐发展和加重，超过 6 小时才达到高峰，有的在 1～2 天才完成其发展过程，脑内有梗死灶存在。进行性卒中较多地发生于椎-基底动脉系统。

（四）完全性卒中（CS）

脑缺血症状发展迅速，在发病后数分钟至 1 小时内达到高峰，至迟不超过 6 小时。

区分 TIA 和 RIND 的时间界限为 24 小时，在此时限之前恢复者为 TIA，在此时限以后恢复者为 RIND，在文献中大体趋于一致。但对 PS 和 CS 发展到高峰的时间界限则不一致，有人定为 2 小时，但更常用的时限为 6 小时。

四、检查和诊断分析

（一）脑血管造影

直接穿刺颈总动脉造影对颈总动脉分叉部显影清晰，简单易行，但直接穿刺有病变的动脉有危险性。穿刺处应距分叉部稍远，操作力求轻柔，以免造成栓子脱落。经股动脉插管选择性脑血管造影可进行 4 条脑动脉造影，是最常用的造影方法，但当股动脉和主动脉弓有狭窄时插管困难，颈总动脉或椎动脉起始处有病变时，插管也较困难并有一定危险性。经腋动脉选择性脑血管造影较少采用，腋动脉较少发生粥样硬化，且管径较粗并有较丰富的侧支循环，不像肱动脉那样容易造成上臂缺血，但穿刺时易伤及臂丛神经。经右侧腋动脉插管时不能显示左颈总动脉、左锁骨下动脉和左椎动脉，遇此情况不得不辅以其他途径的造影。经股动脉或腋动脉插管到主动脉弓，用高压注射大剂量造影剂，可显示从主动脉弓分出的所有脑动脉的全程，但清晰度不及选择性插管或直接穿刺造影。

脑血管造影可显示动脉的狭窄程度、粥样斑块和溃疡。如管径狭窄程度达到 50%，表示管腔横截面积减少 75%，管径狭窄程度达到 75%，管腔面积已减少 90%。如狭窄处呈现"细线征"，则管腔面积已减少 90%～99%。在造影片上溃疡的形态可表现如下：①动脉壁上有边缘锐利的下陷。②突出的斑块中有基底不规则的凹陷。③当造影剂流空后在不规则的基底中有造影剂残留。但有时相邻两个斑块中的凹陷可误认为是溃疡，也有时溃疡被血栓填满而被忽略。

脑动脉粥样硬化病变可发生于脑血管系统的多个部位，但最多见于从主动脉弓发出的头一臂动脉和脑动脉的起始部，在脑动脉中则多见于颈内动脉和椎动脉的起始部。有时在一条动脉上可发生多处病变，例如在颈内动脉起始部和虹吸部都有病变，称为串列病变。故为了全面了解病情，应进行尽可能充分的脑血管造影。脑血管造影目前仍然是诊断脑血管病变的最佳方法，但可能造成栓子脱落形成栓塞，这种危险虽然并不多见，但后果严重。

(二)超声检查

超声检查是一种非侵袭性检查方法。B型超声二维成像可观察管腔是否有狭窄、斑块和溃疡；波段脉冲多普勒超声探测可测定颈部动脉内的峰值频率和血流速度，可借以判断颈内动脉狭窄的程度。残余管腔越小其峰值频率越高，血流速度也越快。经颅多普勒超声（transcranial Dopplerultrasonography，TCD）可探测颅内动脉的狭窄，如颈内动脉颅内段、大脑中动脉、大脑前动脉和大脑后动脉主干的狭窄。

多普勒超声还可探测眶上动脉血流的方向，借以判断颈内动脉的狭窄程度或闭塞。眶上动脉和滑车上动脉是从颈内动脉的分支眼动脉分出的，正常时其血流方向是向上的，当颈内动脉狭窄或闭塞时，眶上动脉和滑车上动脉的血流可明显减低或消失。如眼动脉发出点近侧的颈内动脉闭塞时，颈外动脉的血可通过这两条动脉逆流入眼动脉，供应闭塞处远侧的颈内动脉，用方向性多普勒探测此两条动脉的血流方向，可判断颈内动脉的狭窄或闭塞。但这种方法假阴性很多，因此只能作为参考。

(三)磁共振血管造影

磁共振血管成像也是一种非侵袭性检查方法。可显示颅内外脑血管影像，根据“北美症状性颈动脉内膜切除试验研究”（North American symptomatic carotid end-arterectomy trial，NASCET）的分级标准，管腔狭窄10%～69%者为轻度和中度狭窄，此时磁共振血管成像片上显示动脉管腔虽然缩小，但血流柱的连续性依然存在。管腔狭窄70%～95%者为重度狭窄，血流柱的信号有局限性中断，称为“跳跃征”。管腔狭窄95%～99%者为极度狭窄，在信号局限性中断以上，血流柱很纤细甚至不能显示，称为“纤细征”。目前在磁共振血管成像像中尚难可靠地区分极度狭窄和闭塞，磁共振血管成像的另一缺点是难以显示粥样硬化的溃疡。

文献报道磁共振血管成像在诊断颈总动脉分叉部重度狭窄（>70%）的可靠性为85%～92%。与脑血管造影相比，磁共振血管成像对狭窄的严重性常估计过度，由于有这样的缺点，故最好与超声探测结合起来分析，这样与脑血管造影的符合率可大为提高。如果磁共振血管成像与超声探测的结果不相符，则应行脑血管造影。

(四)CT血管成像

静脉注入100～150 mL含碘造影剂，然后用螺旋CT扫描和三维重建，可用以检查颈动脉的病变，与常规脑血管造影的诊断符合率可达89%。其缺点是难以区分血管腔内的造影剂与血管壁的钙化，因而对狭窄程度的估计不够准确。

(五)眼球气体体积扫描法

眼球气体体积扫描法（oculopneumoplethysmography，OPE-Gee）是一种间接测量眼动脉收缩压的技术。眼动脉的收缩压反映颈内动脉远侧段的血压。当眼动脉发出点近侧的颈内动脉管径狭窄程度达到75%时，其远侧颈内动脉血压即下降，而该侧的眼动脉压也随之下降。同时测量双侧的眼动脉压可以发现病侧颈内动脉的严重狭窄。如果两侧眼动脉压相差在0.7 kPa（5 mmHg）以上，表示病侧眼动脉压已有下降。

（六）局部脑血流量测定

测定 rCBF 的方法有吸入法、静脉法和动脉内注入法，以颈内动脉注入法较为准确。将 2 mCi（$1Ci=3.7\times10^{10}Bq$）的^{133}氙（^{133}Xe）溶于 3～5 mL 生理盐水内，直接注入颈内动脉，然后用 16 个闪烁计数器探头放在注射侧的头部不同部位，每 5 分钟记录 1 次，根据测得的数据，就可计算出各部位的局部脑血流量。吸入法和静脉注入法因核素“污染”颅外组织而影响其准确性。

rCBF 检查可提供两方面的资料：①可确定脑的低灌注区的精确部位，有助于选择供应该区的动脉作为颅外-颅内动脉吻合术的受血动脉。②测定低灌注区的 rCBF 水平，可以估计该区的脑组织功能是否可以通过提高 rCBF 而得以改善。有助于选择可行血管重建术的患者和估计手术的效果。

五、治疗要领

治疗脑动脉闭塞性疾病的外科方法很多，包括球囊血管成形术、狭窄处补片管腔扩大术、动脉内膜切除术、头-臂动脉架桥术、颅外-颅内动脉吻合术、大网膜移植术及几种方法的联合等。现就其主要方法作简要介绍。

（一）头-臂动脉架桥术

适合颈胸部大动脉的狭窄或闭塞引起的脑缺血。架桥的方式有多种，应根据动脉闭塞的不同部位来设计。常用术式包括颈总-颈内动脉架桥、锁骨下-颈内动脉架桥、主动脉-颈总动脉架桥、椎动脉-颈总动脉架桥、主动脉-颈内和锁骨下动脉架桥、主动脉-颈总和颈内动脉架桥、锁骨下-颈总动脉架桥、锁骨下-锁骨下动脉架桥等。架桥所用的材料为涤纶或聚四氟乙烯制成的人造血管，较小的动脉之间也可用大隐静脉架桥。

（二）颈动脉内膜切除术

动脉内膜切除术可切除粥样硬化斑块而扩大管腔，同时可消除产生栓子的来源，经多年的考验，证明是治疗脑缺血疾病有效的外科方法，其预防意义大于治疗意义。1986 年 Quest 估计，美国每年约进行 85 000 例颈动脉内膜切除术。但我国文献中关于颈动脉内膜切除术的资料很少，可能与对此病的认识不足与检查不够充分有关。颈部动脉内膜切除术适用于治疗颅外手术“可以达到”的病变，包括乳突-下颌线（从乳突尖端到下颌角的连线）以下的各条脑动脉，其中主要为颈总动脉分叉部。

1.适应证

手术对象的选择应结合血管病变和临床情况。血管病变：①症状性颈动脉粥样硬化性狭窄大于 70%。②对有卒中高危因素的患者，有症状者狭窄大于 50%，无症状者狭窄大于 60%的应积极行 CEA。③检查发现颈动脉分叉部粥样硬化斑不规则或有溃疡者。

临床情况：①有 TIA 发作，犹近期内多次发作者。②完全性卒中患者伴有轻度神经功能缺失者，为改善症状和防止再次卒中。③慢性脑缺血患者，为改善脑缺血和防止发生卒中。④患者有较重的颈动脉狭窄但无症状，因其他疾病须行胸、腹部大手术，为防止术中发生低血压引发脑缺血，术前可行预防性颈内动脉内膜切除术。⑤无症状性血管杂音患者，经检查证明颈内动脉管腔狭窄严重（>80%），而手术医师如能做到将手术死亡率＋致残率保持在 3%以下，则应行内膜切除术。正常颈动脉管径为 5～6 mm，狭窄超过 50%时即可出现血管杂音，超过 85%或直径<1 mm时杂音消失。杂音突然消失提示管径极度狭窄。颈内动脉高度狭窄而又不产生症状，有赖于对侧颈动脉和椎动脉的侧支循环，该类患者虽无症状但卒中的危险性却很大。

2.多发性病变的处理原则

多发性病变指一条动脉有两处以上的病变，或两条以上的动脉上都有病变。多发性病变存在手术指征时，应遵循以下原则：①双侧颈动脉狭窄，仅一侧发生 TIA，不管该侧颈动脉狭窄程度如何，先行该侧手术。②双侧颈动脉狭窄，而 TIA 发作无定侧症状，一般归因于后循环供血不足；如一侧颈动脉狭窄＞50%，先行该侧手术，以便通过 Willis 环增加椎-基底动脉的供血，如一侧手术后仍有 TIA 发作，再考虑对侧手术，两次手术至少间隔 4 周。③一侧颈动脉狭窄，对侧闭塞者，TIA 往往与狭窄侧有关，只做狭窄侧手术。④颈内动脉颅内、颅外段均狭窄，先处理近侧的病变，若术后症状持续存在，或颅内段狭窄严重，可考虑颅内-颅外架桥。⑤颈动脉、椎动脉均有狭窄，先处理颈动脉的病变，若术后无效，再考虑做椎动脉内膜切除术，或其他改善椎动脉供血的手术。⑥双侧颈动脉狭窄，先处理狭窄较重侧，视脑供血改善情况决定是否处理对侧。⑦两侧颈动脉狭窄程度相等时，先“非主侧”，后“主侧”。“主侧”血流量大，可通过前交通动脉供应对侧。先做非优势半球侧，可增加优势半球的侧支供血，以便下次做优势半球侧时增加阻断血流的安全性。两侧手术应分期进行，相隔时间至少 1 周。⑧颈内动脉闭塞同时有颈外动脉狭窄，疏通颈外动脉后可通过眼动脉增加颈内动脉颅内段的供血。当颈外动脉狭窄超过 50%时，即有手术指征。

3.手术禁忌证

(1)脑梗死的急性期，因重建血流后可加重脑水肿，甚至发生脑内出血。

(2)慢性颈内动脉完全闭塞超过 2 周者，手术使血管再通的成功率和长期通畅率很低。

(3)严重全身性疾病不能耐受手术者，如心脏病、严重肺部疾病、糖尿病、肾脏病、感染、恶性肿瘤和估计手术后寿命不长者。

4.手术并发症及防治

(1)心血管并发症：颈动脉狭窄患者多为高龄患者，常合并有冠心病、高血压等心血管疾病。术前应严格筛选，术后严格监测血压、心电图，发现问题，及时处理。

(2)神经系统并发症：术后近期卒中的原因多见于术中术后的微小动脉粥样硬化斑块栓子栓塞、术中阻断颈动脉或术后颈 动脉血栓形成而致脑缺血，最严重的为术后脑出血。因而术后应严密观察血压等生命征变化，如有神经症状发生，应立即进行 CT 扫描或脑血管造影，如果是脑内出血或颈动脉 闭塞须立即进行手术处理。绝大多数(＞ 80%)神经系统并发症发生于手术后的 1～7 天，多因脑栓塞或脑缺血所致。如脑血管造影显示手术部位有阻塞或大的充盈缺损，需再次手术加以清除。如动脉基本正常，则多因脑栓塞所致，应给予抗凝治疗。

(3)切口部血肿：出血来源有软组织渗血及动脉切口缝合不严密漏血，大的血肿可压迫气管，须立即进行止血，紧急情况下可在床边打开切口以减压。

(4)脑神经损伤：手术入路中可能损伤喉上神经、舌下神经、迷走神经、喉返神经或面神经的下颌支，特别是当颈动脉分叉部较高位时，损伤交感神经链可发生霍纳综合征；手术前应熟悉解剖，手术中分离、电凝、牵拉时应注意避免损伤神经。

(5)补片破裂：多发生于术后 2～7 天，突然颈部肿胀、呼吸困难。破裂的补片多取自下肢踝前的大隐静脉，而取自大腿或腹股沟部的静脉补片则很少破裂。静脉补片不宜过宽，在未牵张状态 下其宽度不要超过 4 mm。

(6)高灌注综合征：长期缺血使脑血管极度扩张，内膜切除后血流量突然增加而脑血管的自动调节功能尚未恢复，以致 rCBF 和血流速度急骤增高，可出现各种神经症状，少数发生脑内血肿,多见于颈动脉严重狭窄的患者,发生率约为12%。对高度狭窄的患者应行术后TCD或rCBF监测,如发现高灌注状态,应适当降低血压。

(三)颅外颅内动脉吻合术

颅外颅内动脉吻合术(extracranial-intracranial arterialbypass,EIAB)的理论根据是,当颈内动脉或椎-基底动脉发生狭窄或闭塞而致脑的血流量减少时,运用颅外-颅内动脉吻合技术,使较少发生狭窄或闭塞的颅外动脉(颈外动脉系统)直接向脑内供血,使处于脑梗死灶周围的缺血半暗区和处于所谓艰难灌注区的脑组织得到额外的供血,从而可以改善神经功能,增强脑血管的储备能力,可以增强对再次发生脑栓塞的耐受力。

1.EIAB的手术适应证

(1)血流动力学因素引起的脑缺血:颈动脉狭窄或闭塞患者,有15%的病变位于颅外手术不可到达的部位,即位于乳突尖端与下颌角的连线以上的部位,这样的病变不能行颈动脉内膜切除术,但可以造成脑的低灌注状态。此外,多发性动脉狭窄或闭塞也是低灌注状态的原因。低灌注状态经内科治疗无效者是EIAB的手术指征。

(2)颅底肿瘤累及颈内动脉,切除肿瘤时不得不牺牲动脉以求完全切除肿瘤者,可在术前或术中行动脉架桥术以免发生脑缺血。

(3)梭形或巨大动脉瘤不能夹闭,须行载瘤动脉结扎或动脉瘤孤立术者。

2.EIAB的手术方式

常用的手术方式有颞浅动脉-大脑中动脉吻合术(STA-MCA)和脑膜中动脉-大脑中动脉吻合术(MMA-MCA)等。

(刘永康)

第十一节 脑底异常血管网病

脑底异常血管网病是颈内动脉虹吸部及大脑前、中动脉起始部进行性狭窄或闭塞及颅底软脑膜、穿通动脉形成细小密集的吻合血管网为特征的脑血管疾病。脑血管造影显示密集成堆的小血管影像,酷似吸烟时吐出的烟雾,故又称烟雾病,最初在日本报道。

一、病因及发病机制

本病病因不清,可能是一种先天性血管畸形某些患者有家族史,母子或同胞中有类似患病者;有些患者与其他先天性疾病并存;也可能是多种后天性炎症、外伤等因素引起,多数患者发病前有上呼吸道感染或扁桃腺炎、系统性红斑狼疮、钩端螺旋体感染史,我国学者报道的半数患者与钩端螺旋体感染有关。本病呈阶梯式进展,当某一支血管发生闭塞时,由于血流中断而出现临床事件,侧支循环形成代偿后又得以恢复,这种过程可反复发生。脑底异常血管网形成后可并发动脉瘤,一旦破裂出血可导致反复发生的脑实质内出血和/或蛛网膜下腔出血。

二、病理

脑底部和半球深部有许多畸形增生和扩张的血管网,管壁薄,偶见动脉瘤形成。在疾病各阶段均可见脑梗死、脑出血或蛛网膜下腔出血等病理改变。主要病理改变是受累动脉内膜明显增厚、内弹力纤维层高度迂曲断裂、中层萎缩变薄、外膜改变较少，通常无炎症性改变，偶见淋巴细胞浸润。

三、临床表现

(1)约半数患者在10岁以前发病，11～40岁发病约占40%，以儿童和青年多见。TIA、脑卒中、头痛、癫痫发作和智能减退等是本病常见的临床表现，并有年龄差异。

(2)儿童患者以缺血性脑卒中或TIA为主，常见偏瘫、偏身感觉障碍和/或偏盲，优势半球受损可有失语，非优势半球受损多有失用或忽视。两侧肢体可交替出现轻偏瘫或反复发作，单独出现的TIA可为急性脑梗死的先兆，部分患者有智能减退和抽搐发作；头痛也较常见，与脑底异常血管网的舒缩有关。约10%的患者出现脑出血或SAH，个别患者可有不自主运动。

(3)成年患者多见出血性卒中，SAH多于脑出血；约20%为缺血性脑卒中，部分患者表现为反复的晕厥发作。与囊状动脉瘤所致的SAH相比，本病患者神经系统局灶症状如偏瘫、偏身感觉障碍、视盘水肿等发生率较高；脑出血虽发病时较重，但大多数恢复较好，有复发倾向。

四、诊断

如果儿童和青壮年患者反复出现不明原因的TIA、急性脑梗死、脑出血和蛛网膜下腔出血，又无高血压及动脉硬化证据时，应想到本病的可能。本病确诊依赖于以下辅助检查。

(1)数字减影血管造影时，常可发现一侧或双侧颈内动脉虹吸段、大脑中动脉及前动脉起始部狭窄或闭塞，脑底部及大脑半球深部的异常血管网，动脉间侧支循环吻合网及部分代偿性增粗的血管；在疾病的不同时期患儿的血管影像改变可不同。

(2)MRI可显示脑梗死、脑出血和蛛网膜下腔出血，磁共振血管成像可见狭窄或闭塞的血管部位和脑底的异常血管网，正常血管的流空现象消失等。

(3)CT可显示脑梗死、脑出血或蛛网膜下腔出血部位和病灶范围，脑梗死病灶多位于皮层和皮层下，特别是额、顶、颞叶和基底节区；脑出血多见于额叶，病灶形态多不规则。

(4)TCD、PET、单电子发射计算机断层成像术(SPECT)、体感诱发电位、局部脑血流测定等不能提供直接诊断证据。

(5)血沉、抗链“O”、黏蛋白、C反应蛋白、类风湿因子、抗核抗体、抗磷脂抗体浓度、钩体免疫试验、血小板黏附和聚集性试验等，对确定结缔组织病、钩端螺旋体感染等是必要的。

五、治疗

可依据患者的个体情况选择治疗方法。

(1)针对病因治疗。如与钩端螺旋体、梅毒螺旋体、结核和病毒感染有关，应针对病因治疗；合并结缔组织病者可给予皮质类固醇和其他免疫抑制剂治疗。

(2)TIA、脑梗死、脑出血或SAH可依据一般的治疗原则和方法。

(3)对原因不明者可试用血管扩张剂、钙通道阻滞剂、抗血小板聚集剂和中药(丹参、川芎、葛根)等治疗一般不用皮质类固醇。

(4)手术治疗。对发作频繁、颅内动脉狭窄或严重闭塞者，特别是儿童患者，可考虑旁路手术。如颞浅动脉与大脑中动脉皮层支、硬脑膜动脉的多血管吻合、颞肌移植或大网膜移植等，促进侧支循环的形成，改善脑供血。

六、预后

本病预后较好，死亡率为4.8%～9.8%。临床症状可反复发作，发作间期为数天至数年。儿童患者在一定时间内多呈进行性发展，但进展较缓慢，成年患者病情趋于稳定。

（鲍　龙）

第六章

脑神经疾病

第一节 面肌痉挛

一、概述

面肌痉挛又称面肌抽搐，以一侧面肌阵发性不自主抽动为表现。发病率约为 64/10 万。

二、病因与病理生理

病因未明。多数认为是面神经行程的某一部位受到刺激或压迫导致异位兴奋或为突触传导所致，邻近血管压迫较多见。

三、诊断步骤

（一）病史采集要点

1.起病情况

慢性起病，多见于中老年人，女性多见。

2.主要临床表现

从眼轮匝肌的轻微间歇性抽动开始，逐渐扩散至口角、一侧面肌，严重时可累及同侧颈阔肌。疲劳、精神紧张可诱发症状加剧，入睡后抽搐停止。

3.既往病史

少数患者曾有面神经炎病史。

（二）体格检查要点

（1）一般情况：好。

（2）神经系统检查：可见一侧面肌阵发性不自主抽搐，无其他阳性体征。

（三）门诊资料分析

根据典型的临床表现和无其他阳性体征，可以做出诊断。

（四）进一步检查项目

在必要时可行下列检查。

(1)肌电图:可见肌纤维震颤和肌束震颤波。

(2)脑电图检查:结果正常。

(3)极少数患者的颅脑 MRI 可以发现小血管对面神经的压迫。

四、诊断对策

(一)诊断要点

一侧面肌阵发性抽动、无神经系统阳性体征可以诊断。

(二)鉴别诊断要点

1.继发性面肌痉挛

炎症、肿瘤、血管性疾病、外伤等均可出现面肌痉挛,但常常伴有其他神经系统阳性体征,不难鉴别,颅脑 CT/MRI 检查可以帮助明确诊断。

2.部分运动性发作癫痫

面肌抽搐幅度较大,多伴有头颈、肢体的抽搐。脑电图可有癫痫波发放,颅脑 CT/MRI 可有阳性发现。

3.睑痉挛-口下颌肌张力障碍综合征(Meige 综合征)

多见于老年女性,双侧眼睑痉挛,伴有口舌、面肌、下颌和颈部的肌张力障碍。

4.舞蹈病

可出现双侧性面肌抽动,伴有躯干、四肢的不自主运动。

5.习惯性面肌抽搐

多见于儿童和青少年,为短暂的面肌收缩,常为双侧,可由意志力短时控制,发病和精神因素有关。肌电图和脑电图正常。

6.功能性眼睑痉挛

多见于中年以上女性,局限于双侧的眼睑,不累及下半面部。

五、治疗对策

(一)治疗原则

消除痉挛,病因治疗。

(二)治疗计划

1.药物治疗

药物治疗可用抗癫痫药或镇静药,如卡马西平开始每次 0.1 g,每天 2～3 次,口服,逐渐增加剂量,最大量不能超过 1.2 g/d;巴氯芬开始每次 5 mg,每天 2～3 次,口服,以后逐渐增加剂量至 30～40 mg/d,最大量不超过 80 mg/d;氯硝西泮,0.5～6.0 mg/d,维生素 B_{12},每次 500 μg,每天 3 次,口服,可酌情选用。

2.A 型肉毒毒素(BTXA)注射治疗

本法是目前最安全有效的治疗方法。BTXA 作用于局部胆碱能神经末梢的突触前膜,抑制乙酰胆碱囊泡的释放,减弱肌肉收缩力,缓解肌肉痉挛。根据受累的肌肉可注射于眼轮匝肌、颊肌、颧肌、口轮匝肌、颏肌等,不良反应有注射侧面瘫、视蒙、暴露性角膜炎等。疗效可维持 3～6 个月,复发可重复注射。

3.面神经梳理术

通过手术对茎乳孔内的面神经主干进行梳理，可缓解症状，但有不同程度的面瘫，数月后可能复发。

4.面神经阻滞

可用酒精、维生素 B_{12} 等对面神经主干或分支注射以缓解症状。伴有面瘫，复发后可重复治疗。

5.微血管减压术

通过手术将面神经和相接触的微血管隔开以解除症状，并发症有面瘫、听力下降等。

(三)治疗方案的选择

对于早期症状轻的患者可先予药物治疗，效果欠佳可用 BTXA 局部注射治疗，无禁忌也可考虑手术治疗。

六、病程观察及处理

定期复诊，记录治疗前后的痉挛强度分级的评分(0 级无痉挛；1 级外部刺激引起瞬目增多；2 级轻度，眼睑面肌轻微颤动，无功能障碍；3 级中度，痉挛明显，有轻微功能障碍；4 级重度，严重痉挛和功能障碍，如行走困难、不能阅读等)变化，评估疗效。

七、预后评估

本症一般不会自愈，积极治疗疗效满意，如 BTXA 注射治疗的有效率高达 95%。

(邓传宇)

第二节　三叉神经痛

一、概述

三叉神经痛是指原因未明的三叉神经分布范围内的突发性、短暂性、反复性及刻板性的剧烈的疼痛。

三叉神经痛常见于中年女性。该病的发病率为(5.7～8.1)/10.0 万。患病率 45.1/10.0 万。

二、病因及发病机制

三叉神经痛的病因及发病机制目前还不清楚。

(一)周围病变学说

有的学者根据手术、尸体解剖或磁共振血管成像检查的资料，发现很多三叉神经痛的患者在三叉神经入脑桥的地方有异常的血管网压迫，刺激三叉神经根，从而产生疼痛。

(二)中枢性学说

根据患者的发作具有癫痫发作的特点，学者认为患者的病变是在中枢神经系统，是与面部疼痛有关的丘脑-皮质-三叉神经脊束核的刺激性病变所致。

(三)短路学说

三叉神经进入脑桥有一段无髓鞘区,由于受血管压迫等因素的作用,可以造成无髓鞘的神经纤维紧密的结合,在这些神经纤维之间形成假性"突触",相邻神经纤维之间的传入、传出冲动之间发生"短路"(传入、传出的冲动由于"短路",而都可以成为传入的信号)冲动的叠加,容易达到神经元的痛阈,诱发疼痛。

三、病理

有关三叉神经痛的病理报道很少。有的研究发现,患者的三叉神经节细胞有变性,轴突有增生,其髓鞘有节段性的脱失等。

四、临床表现

(一)发病情况

常见于50岁左右的女性患者,男女患者的比例为1∶3。

(二)疼痛部位

三叉神经一侧的下颌支疼痛最为常见,其次是上颌支、眼支。有部分患者可以累及两支(多为下颌支和上颌支)甚至三支(有的学者提出,如果疼痛区域在三叉神经第一支,尤其是单独影响三叉神经第一支的,诊断三叉神经痛要特别慎重!)。

(三)疼痛特点

疼痛具有突发性、短暂性、反复性及刻板性的特点。发作前没有先兆,突然发作,发作常常持续数秒,很少超过2分钟,每次发作的疼痛性质及部位固定,疼痛的程度剧烈,患者难以忍受,疼痛的性质常常为电击样、刀割样。

(四)伴随症状

疼痛发作时可伴有面部潮红、流泪、结膜充血。

(五)疼痛的扳机点

患者疼痛的发作常常可以由触摸、刺激(如说话、咀嚼、洗脸、刷牙)以下部位诱发:口角、面颊、鼻翼。

(六)诱发因素

因吞咽动作能诱发疼痛,所以可摄取流食。与舌咽神经痛不同,因睡眠中吞咽动作不能诱发疼痛,故睡眠中不出现疼痛发作。温暖时不易疼痛发作,故入浴可预防疼痛发作,也有的患者愿在洗浴中进食。

(七)体征

神经系统检查没有异常的神经系统体征(除刺激"扳机点"诱发疼痛)。

五、诊断及鉴别诊断

(一)诊断

三叉神经痛的诊断根据患者的临床表现,尤其是其发作特点,诊断并不困难。但是要与继发性的三叉神经痛鉴别。继发性三叉神经痛有以下特点:①疼痛的程度常常不如原发性三叉神经痛剧烈,尤其是在起病的初期。②疼痛往往为持续性隐痛、阵痛,阵发性加剧。③有神经系统的阳性体征(尤其是角膜反射的改变、同侧面部的感觉障碍及三叉神经运动支的功能障碍)。常见的继发性三叉神经痛的病因有：鼻咽癌颅内转移、听神经瘤、胆脂瘤及多发性硬化等（表 6-1）。

表 6-1 原发性三叉神经痛与继发性三叉神经痛的鉴别

鉴别要点	原发性三叉神经痛	继发性三叉神经痛
病因	不明	鼻咽癌颅内转移、听神经瘤、胆脂瘤等
疼痛程度	剧烈	较轻，常为钝痛
疼痛的范围	局限	常累及整个半侧面部
疼痛的持续时间	短暂	持续性痛
扳机点	有	没有
神经系统体征	无	有

(二)鉴别诊断

三叉神经痛还应与以下几种疾病鉴别。

1.颞下颌关节综合征

常常为一侧面部的疼痛，以颞下颌关节处为甚，颞下颌关节活动可以诱发、加重疼痛。患者张口受限，颞下颌关节有压痛。

2.牙痛

很多三叉神经痛的患者被误诊为牙痛，有的甚至拔了多颗牙。牙痛常常为持续性，进食冷、热食品可以诱发、加重疼痛。

3.舌咽神经痛

该病的发作特点及疼痛的性质与三叉神经痛极其相似，但是疼痛的部位有很大的不同。舌咽神经痛的疼痛部位在舌后部及咽部，说话、吞咽及刺激咽部可以诱发疼痛，所以，常有睡眠中疼痛发作。

4.颞动脉炎

常常见于老年男性，疼痛为一侧颞部的持续性跳痛、胀痛，常常伴有低热、乏力、精神差等全身症状。查体可见患侧颞动脉僵硬，呈“竹筷”样改变。经激素治疗症状可以缓解、消失。

5.偏头痛

此病的发病率远较三叉神经痛的发病率高：常常见于青年女性，疼痛发作前常常有前驱症状，主要表现为乏力、注意力不集中、精神差等。约 65%的患者有先兆症状，主要有视觉的先兆，表现为闪光、暗点、视野的改变等。疼痛表现为一侧头部的跳痛，发作以后，疼痛的程度渐进加重，持续数小时到 72 小时。发作时患者常常有自主神经功能障碍的表现。

六、治疗

(一)药物治疗

目前，三叉神经痛还没有有效的治疗方法。药物治疗控制疼痛的程度及发作的频率仍为首选的治疗方法。药物治疗的原则为个体化原则，从小剂量开始用药，尽量单一用药并适时注意药物的不良反应。

常用的药物有以下几种。

1.卡马西平

由于卡马西平的半衰期为 12～35 小时，故理论上可以每天只服 2 次。常常从小剂量开始：

0.10 g,2 次/天,3～5 天后根据患者症状控制的程度来决定加量。每次加 0.10 g(早、晚各 0.05 g),直到疼痛控制为止。卡马西平每天的用量不要超过 1.20 g。

卡马西平常见的不良反应有:头昏、共济运动障碍,尤其是女性发生率更高。长期用药要注意检测血常规及肝功能的变化。此外,卡马西平可以引起过敏,导致剥脱性坏死性皮炎,所以,用药的初期一定要观察有无皮疹。孕妇忌用。

卡马西平是目前报道的治疗三叉神经痛的有效率最高的药物,其有效率据国内外的报道可 70%～80%。

2.苯妥英钠

苯妥英钠也可以作为治疗三叉神经痛的药物,但是有效率远较卡马西平低。根据国内外文献报道,其有效率为 20%～64%。剂量为 0.10 g,口服,3 次/天。效果不佳时可增加剂量,通常每天增加 0.05 g。最大剂量不超过 0.60 g。

苯妥英钠的常见不良反应有头昏、共济运动障碍、肝功能损害及牙龈增生等。

3.托吡酯(妥泰)

托吡酯为一种多重机制的新型抗癫痫药物。近年来,国内外有文献报道,在用以上两种经典的治疗三叉神经痛的药物治疗无效时,可以选用该药。通常可以从 50 mg,2 次/天开始,3～5 天症状控制不明显可以加量,每天加 25 mg,观察 3～5 天,直到症状控制为止。每天的最大剂量不要超过 250～300 mg。

托吡酯的不良反应极少。常见的不良反应有头昏、食欲下降及体重减轻。国内外还有报道,有的患者用药以后出现出汗障碍。

4.氯硝西泮(氯硝安定)

通常作为备选用的药物。4～6 mg/d。常见的不良反应为头昏、嗜睡、共济运动障碍,尤其在用药的前几天。

5.氯甲酰氮䓬

300 mg/d,分 3 次餐前 30 分钟口服,无效时可增加到 600 mg。该药不良反应发生率高,常见的不良反应有困倦、蹒跚、药疹和粒细胞减少等。有时可见肝功能损害。应用该药治疗应每 2 个月进行 1 次血液检查。

6.中(成)药

如野木瓜片(七叶莲),3 片,4 次/天。根据临床观察,该药单独使用治疗三叉神经痛的有效率不高,但是可以作为以上药物治疗的辅助治疗药物。此外,还有痛宁片,4 片,3 次/天。

7.常用的方剂

(1)麻黄附子细辛汤加味:麻黄、川芎、附子各 20～30 g,细辛、荆芥、蔓荆子、菊花、桃仁、石膏、白芷各 12 g,全虫 10 g。

(2)面痛化解汤:珍珠母 30 g,丹参 15 g,川芎、当归、赤芍、秦艽、钩藤各 12 g,僵蚕、白芷各 10 g,红花、羌活各 9 g,防风 6 g,甘草 5 g,细辛 3 g。

(二)非药物治疗

三叉神经痛的“标准(经典)”治疗为药物治疗,但有以下情况时可以考虑非药物治疗:①经应用各种药物正规的治疗(足量、足疗程)无效;②患者不能耐受药物的不良反应;③患者坚决要求不用药物治疗。非药物治疗的方法有很多,主要原理是破坏三叉神经的传导。常用的方法有以下几种。

1.神经阻滞(封闭)治疗

该方法是用一些药物(如无水乙醇、甘油、酚等),选择地注入三叉神经的某一支或三叉神经半月神经节内。现在由于影像技术的发展,在放射诱导下,可以较准确地将药物注射到三叉神经半月节,达到治疗的作用。由于甘油注射维持时间较长,故目前多采用甘油半月神经节治疗。神经阻滞(封闭)治疗的方法,患者面部的感觉通常能保留,没有明显的并发症。但是复发率较高,尤其是1年以后。

2.其他方法的三叉神经半月神经节毁坏术

如用射频热凝、伽马刀治疗等。这些方法的远期疗效目前尚未肯定。

3.手术治疗

(1)周围支切除术:通常只适用于三叉神经第一支疼痛的患者。

(2)显微的三叉神经血管减压术:这是目前正在被大家接受的一种手术治疗方法。该方法具有创伤小、安全、并发症少(尤其是对触觉及运动功能的保留)及有效率高的特点。

(3)三叉神经感觉神经根切断:该方法止痛疗效确切。

(4)三叉神经脊束切断术:目前射线(X刀、伽马刀等)治疗在三叉神经痛的治疗中以其微创、安全、疗效好越来越受到大家的重视。

4.经皮穿刺微球囊压迫(percutaneous microballoon compression,PMC)

自Mullan等1983年首次报道使用经皮穿刺微球囊压迫治疗三叉神经痛的技术以来,至今已有大量学者报道他们采用该手段所取得的临床结果。一般认为,PMC方法与当代使用的微血管减压手术及射频热凝神经根切断术在成功率、并发症及复发率方面都有明显的可比性。其优点是操作简单、安全性高,尤其对于高龄或伴有严重疾病不能耐受较大手术者更是首选方法。其简要的方法:丙芬诱导气管内插管全身麻醉。在整个治疗过程中监测血压和心率。患者取仰卧位,使用14号穿刺针进行穿刺,皮肤进入点为口角外侧2.0 cm及上方0.5 cm。在荧光屏指引下调正方向直至进入卵圆孔。应避免穿透卵圆孔。撤除针芯,放入带细不锈钢针芯的4号Fogarty Catheter直至其尖端超过穿刺针尖12~14 cm。去除针芯,在侧位X线下用Omnipaque造影剂充盈球囊直至凸向颅后窝。参考周围的骨性标志(斜坡、蝶鞍、岩骨)检查和判断球囊的形状及位置;必要时排空球囊并重新调整导管位置,直至获得乳头凸向颅后窝的理想的梨形出现。球囊充盈容量为0.4~1.0 mL,压迫神经节3分钟后,排空球囊,撤除导管,手压穿刺点5分钟。该法具有疗效确切、方法简单及不良反应少等优点。

(亓　超)

第三节　舌咽神经痛

舌咽神经痛是一种出现于舌咽神经分布区的阵发性剧烈疼痛,疼痛的性质与三叉神经痛相似。本病远较三叉神经痛少见,为1∶(70~85)。

一、病因及发病机制

原发性舌咽神经痛的病因,迄今不明。可能为舌咽及迷走神经的脱髓鞘性病变引起舌咽神

经的传入冲动与迷走神经之间发生“短路”所致。以致轻微的触觉刺激即可通过短路传入中枢，中枢传出的脉冲也可通过短路再传入中枢，这些脉冲达到一定总和时，即可激发上神经节及岩神经节、神经根而产生剧烈疼痛。近年来神经血管减压术的开展，发现舌咽神经痛患者椎动脉或小脑后下动脉压迫于舌咽及迷走神经上，解除压迫后症状缓解，这些患者的舌咽神经痛可能与血管压迫有关。造成舌咽神经根部受压的原因可能有多种情况，除血管因素外，还与脑桥小脑脚周围的慢性炎症刺激，致蛛网膜炎性改变逐渐增厚，使血管与神经根相互紧靠，促成神经受压的过程。因为神经根部受增厚蛛网膜的粘连，动脉血管也受其粘连发生异位而固定于神经根部敏感区，致使神经受压而缺乏缓冲余地，引起神经的脱髓鞘改变。

继发性原因可能是脑桥小脑脚或咽喉部肿瘤，颈部外伤，茎突过长、茎突舌骨韧带骨化等压迫刺激舌咽神经而诱发。

二、临床表现

舌咽神经痛多于中年起病，男女发病率无明显区别，左侧发病高于右侧，偶有双侧发病者。表现为发作性一侧咽部、扁桃体区及舌根部针刺样剧痛，突然开始，持续数秒至数十秒，发作期短，但疼痛难忍，可反射到同侧舌面或外耳深部，伴有唾液分泌增多。说话、反复吞咽、舌部运动、触摸患侧咽壁、扁桃体、舌根及下颌角均可引起发作。2%丁卡因麻醉咽部，可暂时减轻或止住疼痛。按疼痛的部位一般可分为两型。

(一)口咽型

疼痛区始于咽侧壁、扁桃体、软腭及舌后 1/3，而后放射到耳区，此型最为多见。

(二)耳型

疼痛区始于外耳、外耳道及乳突，或介于下颌角与乳突之间，很少放射到咽侧，此型少见。疼痛程度轻重不一，有如电击、刀割、针刺，发作短暂，间歇期由数分钟到数月不等，少数甚至长达 2～3 年。一般发作期越来越短，痛的时间也越来越长。严重时可放射到头顶和枕背部。个别患者发生昏厥，可能由于颈动脉窦神经过敏引起心脏停搏所致。

神经系统检查无阳性体征。

三、诊断

根据疼痛发作的性质和特点不难做出本病的临床诊断。有时为了进一步明确诊断，可刺激扁桃体窝的“扳机点”，能否诱发疼痛；或用 1%丁卡因喷雾咽后壁、扁桃体窝等处，如能遏止发作，则可以证实诊断。如果经喷雾上述药物后，舌咽处的疼痛虽然消失，但耳痛却仍然保留，则可封闭颈静静脉孔，若能收效，说明不仅为舌咽神经痛，而且有迷走神经的耳后支参与。

临床表现呈持续性疼痛或有神经系统阳性体征的患者，应当考虑为继发性舌咽神经痛，需要进一步检查明确病因。

四、鉴别诊断

临床上应与三叉神经痛、喉上神经痛、蝶腭神经痛及颅底、鼻咽部和脑桥小脑脚肿瘤等病变引起的继发性舌咽神经痛相鉴别。

(一)三叉神经痛

两者的疼痛性质与发作情况完全相似，部位也与其毗邻，三叉神经第三支疼痛时易与舌咽神经痛相混淆。二者的鉴别点为三叉神经痛位于三叉神经分布区、疼痛较浅表,"扳机点"在睑、唇或鼻翼;说话、洗脸、刮胡须可诱发疼痛发作。舌咽神经痛位于舌咽神经分布区,疼痛较深在,"扳机点"多在咽后壁、扁桃体窝、舌根;咀嚼、吞咽等动作常诱发疼痛发作。

(二)喉上神经痛

喉深部、舌根及喉上区间歇性疼痛,可放射到耳区和牙龈,说话和吞咽动作可以诱发,在舌骨大角间有压痛点。用1%丁卡因涂抹梨状窝区及舌骨大角处,或用2%普鲁卡因神经封闭,均能完全抑制疼痛等特点可与舌咽神经痛相鉴别。

(三)蝶腭神经节痛

此病的临床表现主要是在鼻根、眼眶周围、牙齿、颜面下部及颞部阵发性剧烈疼痛,其性质似刀割、烧灼及针刺样,并向颌、枕及耳部等放射。每天发作数次至数十次,每次持续数分钟至数小时不等。疼痛发作时多伴有流泪、流涕、畏光、眩晕和鼻塞等,有时伴有舌前1/3味觉减退。疼痛发作无明显诱因,也无"扳机点"。用1%丁卡因麻醉中鼻甲后上蝶腭神经节处,5分钟后疼痛即可消失为本病特点。

(四)继发性舌咽神经痛

颅底、鼻咽部及脑桥小脑脚肿物或炎症等病变均可引起舌咽神经痛,但多呈持续性痛伴有其他颅神经障碍及神经系统局灶体征。X线颅底拍片,头颅CT扫描及MRI等影像学检查有助于寻找病因。

五、治疗

(一)药物治疗

卡马西平为最常用的药物,苯妥英钠也常用来治疗舌咽神经痛,其他的镇静止痛药物(安定、曲马朵)及传统中药对该病也有一定的疗效。有研究发现NMDA受体在舌咽神经痛的发病机制中起一定作用,所以NMDA受体阻滞剂可有效地减轻疼痛,如氯胺酮。也有学者报道加巴喷丁可升高中枢神经系统5-HT水平,抑制痛觉,同时参与NMDA受体的调制,在神经病理性疼痛中发挥作用。这些药物为舌咽神经痛的药物治疗开辟了一个新领域。

(二)封闭疗法

维生素B_{12}和地塞米松等周围神经封闭偶有良效。有人用95%酒精或5%酚甘油于颈静脉孔处行舌咽神经封闭。但舌咽神经与颈内动脉、静脉、迷走神经、副神经等相邻,封闭时易损伤周围神经血管,故应慎用。

(三)手术治疗

对发作频繁或疼痛剧烈者,若保守治疗无效可考虑手术治疗。常用的手术方式有以下几种。

1.微血管减压术(MVD)

国内外学者行血管减压术治疗本病收到了良好的效果,因此有学者认为采用神经血管减压术是最佳治疗方案。可保留神经功能,避免了神经切断术所致的病侧咽部干燥、感觉消失和复发的弊端。

2.经颅外入路舌咽神经切断术

术后复发率较高,建议对不能耐受开颅的患者可试用这种方法。

3.经颅舌咽神经切断术

如术中探查没有明显的血管压迫神经,则可选用舌咽神经切断术。

4.经皮穿刺射频热凝术

在CT引导下可大大减少其并发症的发生。另外舌咽神经传入纤维在脑桥处加入了三叉神经的下支，开颅在此毁损可阻止舌咽神经痛的传导通路。

六、预后

舌咽神经痛如不给予治疗，一般不会自然好转，疼痛发作次数频繁，持续时间越来越少，严重影响患者的生活及工作。

（何　虹）

第四节　前庭蜗神经疾病

前庭蜗神经包括蜗神经和前庭神经，两者通常一起讨论。

一、蜗神经疾病

（一）病因

各种急、慢性迷路炎，药物中毒（如链霉素、新霉素、庆大霉素等），颞骨，内耳外伤，噪声，听神经炎，脑膜炎，蛛网膜炎，脑桥小脑脚肿瘤，脑桥病变，动脉硬化症，神经衰弱，遗传因素和全身性疾病（贫血和高血压等）等。

（二）临床表现

最常见的症状是耳鸣、听觉过敏和耳聋（听力减退或丧失）。根据耳鸣和耳聋的特点可鉴别传导性和神经性。低音调耳鸣（轰轰、嗡嗡似雷声、飞机声）通常是传导器的病变。高音调耳鸣（吱吱声、蝉鸣声、鸟叫声）常为感音器的病变。神经性耳聋听力障碍的共同特点是以高音频率为主，气导大于骨导，Weber试验偏向健侧。

（三）治疗

首先是病因治疗。其他对症治疗包括应用B族维生素、扩张血管药物及能量合剂等。还可行针灸治疗，严重者的听力障碍应佩戴助听器。

二、前庭神经疾病

前庭神经的功能是调节机体平衡和对各种加速度的反应。当前庭功能受到异常刺激和功能障碍时，可出现一系列的症状和体征。

（一）病因

迷路炎、内耳眩晕病、迷路动脉血液供应障碍及药物中毒；脑桥小脑脚肿瘤和脑桥小脑脚蛛网膜炎；听神经炎和前庭神经元炎；各种原因所致的脑干病变；心血管系统的病变等。

（二）临床表现

1.眩晕

患者感觉自身或外界物体旋转或晃动（或称为运动幻觉）常伴有眼球震颤和共济失调，以及迷走神经的刺激症状如面色苍白、恶心和呕吐、出汗及血压脉搏的变化，严重时可出现晕厥。

2.眼球震颤

通常为自发性眼球震颤，由快相和慢相组成，快相代表眼球震颤的方向。前庭周围性眼球震颤多为水平性，而且伴有明显的眩晕，闭眼后症状并不能减轻。

3.自发性肢体偏斜

表现为站立不稳或向一侧倾倒。肢体偏斜的方向与前庭周围神经病变侧和眼球震颤的慢相是一致的。而前庭中枢性损害三者的方向是不定的。

(三)诊断和鉴别诊断

首先应确定病变是否位于前庭神经，前庭神经损害的部分患者通常伴有听力障碍。其次是根据眩晕的性质和伴发症状、自发性眼球震颤的特点、肢体倾倒的方向及各种前庭功能试验的结果鉴别是前庭周围性病变还是中枢性病变。最后结合以上临床特点和借助于各种辅助检测手段对病变进行进一步的定性诊断或病因诊断。

(四)治疗

1.病因治疗

根据不同的病因采取针对性的治疗，如肿瘤行手术切除；炎症进行抗感染；缺血性病变用扩张血管药物等。

2.对症治疗

(1)常规剂量的各种安定剂和镇静剂。

(2)常规剂量的抗组胺类药物，如盐酸苯海拉明、氯苯那敏、异丙嗪等。

(3)伴有严重呕吐的患者可肌内注射东莨菪碱 0.3 mg，或阿托品 0.5 mg。

(4)维生素、谷维素等。

(亓　超)

第五节　前庭神经元炎

前庭神经元炎也称为病毒性迷路炎、流行性神经迷路炎或急性迷路炎。常发生于上呼吸道感染后数天之内，临床特征为急性起病的眩晕、恶心、呕吐、眼球震颤和姿势不平衡。炎症仅限局于前庭系统，耳蜗和中枢神经系统均属正常，是一种不伴有听力障碍的眩晕病。

一、病因及发病机制

病因目前仍不明确，通常认为，前庭神经元炎患者发病前常有感染病史。Shimizu 等在57 例前庭神经元炎患者中测定血清各种病毒抗体水平，26 例显示病毒抗体效价升高达 4 倍，故推断此病与病毒感染有直接关系。Chen 等研究认为前庭神经元炎主要影响前庭神经上部，其支配水平半规管和前垂直半规管，而后垂直半规管和球囊的功能受前庭神经下部支配而不受影响。Goebel 等以解剖标本作研究认为，前庭神经上部的骨道相对较长，其和小动脉通过相对狭窄的通道，使前庭神经上部更易受到侵袭和可能起迷路缺血性损害。

另外，也有报道认为，前庭神经遭受血管压迫或蛛网膜粘连，甚至可因内听道狭窄引起前庭神经缺氧变性而发病。Schuknecht 等认为，糖尿病可引起前庭神经元变性萎缩，导致眩晕反复发作。

二、病理生理

病理学研究显示，一些前庭神经元炎患者前庭神经切断后，可发现前庭神经有孤立或散在的退行性变和再生现象，神经纤维减少，节细胞空泡形成，神经内胶原沉积物增加。

三、临床表现

(1)本病多发生于中年人，两性发病率无明显差异。

(2)起病突然，病前有发热、上感或泌尿道感染病史，多为腮腺炎、麻疹及带状疱疹病毒引起。

(3)临床表现以眩晕最突出，头部转动时眩晕加剧，多于晚上睡醒时突然发作眩晕，数小时达到高峰，伴有恶心、呕吐，可持续数天或数周，多无耳鸣、耳聋，也有报道约30%患者有耳蜗症状；严重者倾倒、恶心、呕吐、面色苍白。可以一家数人患病，也有集体发病呈小流行现象。该病一般可以自愈，可能为仅有一次的发作，或在过了12个月后有几次后续发作；每次后续发作都不太严重，持续时间较短。

(4)病初有明显的自发性眼震，多为水平性和旋转性，快相向健侧。

(5)前庭功能检查显示单侧或双侧反应减弱，部分患者痊愈后前庭功能恢复正常。

四、辅助检查

(1)眼震电图(ENG)可以客观记录一侧前庭功能丧失的情况，但ENG并非必要，因在急性期自发性眼震等客观体征有助于病变定位，患者也难于耐受检查。

(2)可行听力检查排除听力损害。

(3)头颅MRI，特别要注意内听道检查以排除其他诊断的可能性，如脑桥小脑脚肿瘤，脑干出血或梗死。必要时行增强扫描。

五、诊断

根据感染后突然起病，剧烈眩晕，站立不稳，头部活动时加重，不伴耳鸣、耳聋。前庭功能检查显示单侧或双侧反应减弱，无耳蜗功能障碍；无其他神经系异常症状、体征；预后良好可诊断。

六、鉴别诊断

(一)内耳眩晕病

内耳眩晕病又称梅尼埃病，本病为一突然发作的非炎性迷路病变，具有眩晕、耳聋、耳鸣及眼震等临床特点，有时有患侧耳内闷胀感等症状。多为单耳发病，男女发病率无明显差异，患者多为青壮年，60岁以上老人发病罕见，近年来也有儿童患者报道。眩晕有明显的发作期和间歇期。发作时患者常不敢睁眼、恶心、呕吐、面色苍白、出汗，甚至腹泻、血压多数偏低等一系列症状。本病病因学说甚多，如变态反应、内分泌障碍、维生素缺乏及精神神经因素等引起自主神经功能紊乱，因之使血管神经功能失调，毛细血管渗透性增加，导致膜迷路积水，蜗管及球囊膨大，刺激耳蜗及前庭感受器时，引起耳鸣、耳聋、眩晕等一系列临床症状。梅尼埃病的间歇期长短不一，从数月到数年，每次发作和程度也不一样。而听力随着发作次数的增加而逐渐减退，最后导致耳聋。

(二)位置性眩晕

眩晕发作常与特定的头位有关,无耳鸣、耳聋。中枢性位置性眩晕,常伴有特定头位的垂直性眼震,且常无潜伏期,反复试验可反复出现,呈相对无疲劳现象。外周性位置性眩晕,又称良性阵发性位置性眩晕,为常见的前庭末梢器官病变;也称为管石症或耳石症;多数患者发病并无明显诱因,而可能的诱因则多见于外伤;眼震常有一定的潜伏期,呈水平旋转型,多次检查可消失或逐渐减轻,属疲劳性。预后良好,能够自愈。

(三)颈源性眩晕

由颈部疾病所致的眩晕。其特征是既有颈部疾病的表现,又有前庭及耳蜗系统受累的表现,冷热试验此类患者一般均为正常。其病因可能为颈椎病、颈部外伤、枕大孔畸形、后颈部交感神经综合征。颈椎病是椎动脉颅外段血流受阻的主要原因。由于颈椎骨刺及退行性关节炎、椎间盘病变,使椎动脉受压,转颈时更易受压。若动脉本身已有粥样硬化,而对侧椎动脉无法代偿时即出现症状。眩晕与头颈转动有关,可伴有枕部头痛、猝倒、视觉闪光、视野缺失及上肢麻痛。颈椎核磁共振成像检查可以协助诊断。

(四)药物中毒性眩晕

以链霉素最常见。其他有新霉素、卡那霉素、庆大霉素、万古霉素、多黏菌素 B、奎宁、磺胺类等药物。有些药物性损害主要影响前庭部分,但多数对前庭与耳蜗均有影响。链霉素中毒引起的眩晕通常于疗程第四周出现,也有短至 4 天者。在行走、头部转动或转身时眩晕更为明显。于静止、头部不动时症状明显好转或消失。前庭功能检查多无自发性眼震,闭目难立征阳性。变温试验显示双侧前庭功能均减退或消失。如伴耳蜗损害,尚有双侧感音性耳聋。眩晕消失缓慢,需数月甚或 1～2 年,前庭功能更难恢复。

(五)脑桥小脑脚肿瘤

特别是听神经瘤,早期可出现轻度眩晕、耳鸣、耳聋。病变进一步发展可出现邻近颅神经受损的体征,如病侧角膜反射减退、面部麻木、复视、周围性面瘫、眼震、同侧肢体共济失调。至病程后期,还可出现颅内压增高症状。诊断依据单侧听力渐进性减退、耳鸣;听力检查为感音性耳聋;伴同侧前庭功能早期消失;邻近脑神经(第Ⅴ、Ⅶ、Ⅷ对)中有一支受累应怀疑为听神经瘤。头颅核磁共振成像检查可以协助诊断。

七、治疗

临床治疗原则是急性期的对症治疗、皮质激素治疗和尽早地前庭康复治疗。一项小规模的对照研究发现治疗前庭神经炎,皮质激素比安慰剂更有效。最近的一项临床研究比较了甲泼尼龙、阿昔洛韦和甲泼尼龙＋阿昔洛韦三种治疗方法的疗效,结果表明,甲泼尼龙可明显改善前庭神经炎的症状,抗病毒药物无效,两者联合无助于提高疗效。

临床常用治疗方法如下。

(1)一般治疗:卧床休息,避免头、颈部活动和声光刺激。

(2)对症处理:对于前庭损害而产生的眩晕症状应给予镇静、安定剂,眩晕、呕吐剧烈者可肌内注射盐酸异丙嗪(12.5～25.0 mg)或地西泮(10～20 mg)每 4～6 小时 1 次。症状缓解不明显者,可酌情重复上述治疗。对长时间呕吐者,必要时行静脉补液和电解质以作补充和支持治疗。

(3)类固醇皮质激素,可用地塞米松 10～15 mg/d,7～10 天;或服泼尼松 1 mg/(kg·d),顿服或分2 次口服,连续 5 天,以后 7～10 天逐渐减量。注意补钾、补钙、保护胃黏膜。

(4)维生素 B_1 100 mg,肌内注射,每天 1 次,维生素 B_{12} 500 μg,肌内注射,每天 1 次。治疗 2 周后改为口服。

(5)前庭康复治疗:前庭神经炎的恢复往往需要数周的时间,患者越早开始前庭康复锻炼,功能恢复就越快、越完全。前庭康复锻炼的目的是加速前庭康复的进程,并改善最终的康复水平。前庭康复计划一般包括前庭-眼反射的眼动训练和前庭-脊髓反射的平衡训练。早期眼震存在,患者应尝试抑制各方向的凝视眼震。眼震消失后,开始头-眼协调练习。患者应尝试平衡练习和步态练习。症状好转后应加运动中的头动练习,开始慢,逐渐加快。前庭康复锻炼每天至少 2 次,每次数分钟,只要患者能够耐受,应尽可能多进行锻炼,并少用抗晕药物。

(何　虹)

第六节　特发性面神经麻痹

一、概述

特发性面神经麻痹是指原因未明的、茎乳突孔内面神经非化脓性炎症引起的、急性发病的面神经麻痹。发病率为 20.0/10.0 万～42.5/10.0 万,患病率为 258/10 万。

二、病因与病理生理

病因未明。可能因受到风寒、病毒感染或自主神经功能障碍,局部血管痉挛致骨性面神经管内的面神经缺血、水肿、受压而发病。

三、诊断步骤

(一)病史采集要点

1.起病情况

急性起病,数小时至 3～4 天达到高峰。

2.主要临床表现

多数患者在洗漱时感到一侧面颊活动不灵活,口角漏水、面部㖞斜,部分患者病前有同侧耳后或乳突区疼痛。

3.既往病史

病前常有受凉或感冒、疲劳的病史。

(二)体格检查要点

(1)一般情况好。

(2)查体可见一侧周围性面瘫的表现:病侧额纹变浅或消失,不能皱额或蹙眉,眼裂变大,闭眼不全或不能,试闭目时眼球转向外上方,露出白色巩膜称贝耳现象;鼻唇沟变浅,口角下垂,示齿时口角歪向健侧,鼓腮漏气,吹口哨不能,食物常滞留于齿颊之间。

(3)鼓索神经近端病变,可有舌前 2/3 味觉减退或消失,唾液减少。

(4)镫骨肌神经病变,出现舌前 2/3 味觉减退或消失与听觉过敏。

(5)膝状神经节病变,除上述表现外还有乳突部疼痛,耳郭和外耳道感觉减退,外耳道或鼓膜出现疱疹,见于带状疱疹引起的膝状神经节炎,称 Hunt 综合征。

(三)门诊资料分析

根据急性起病,典型的周围性面瘫症状和体征,可以做出诊断。但是必须排除中枢性面神经麻痹、耳源性面神经麻痹、脑桥病变、吉兰-巴雷综合征等。

(四)进一步检查项目

(1)如果疾病演变过程或体征不符合特发性面神经麻痹时,可行颅脑 CT/MRI、腰穿脑脊液检查,以利于鉴别诊断。

(2)病程中的电生理检查可对预后做出估计。

四、诊断对策

(一)诊断要点

急性起病,出现一侧周围性面瘫的症状和体征可以诊断。

(二)鉴别诊断要点

1.中枢性面神经瘫

局限于下面部的表情肌瘫痪,而上面部的表情肌运动如闭目、皱眉等动作正常,且常伴有肢体瘫痪等症状,不难鉴别。

2.吉兰-巴雷综合征

可有周围性面瘫,但多为双侧性,可以很快出现其他颅神经损害,有对称性四肢弛缓性瘫痪、感觉和自主神经功能障碍,脑脊液呈蛋白-细胞分离。

3.耳源性面神经麻痹

多并发中耳炎、乳突炎、迷路炎等,有原发病的症状和体征,头颅或耳部 CT 或 X 线片有助于鉴别。

4.颅后窝病变

如肿瘤、感染、血管性疾病等,起病相对较慢,有其他脑神经损害和原发病的表现,颅脑 MRI 对明确诊断有帮助。

5.莱姆病

莱姆病是由蜱传播的螺旋体感染性疾病,可有面神经和其他脑神经损害,可单侧或双侧,伴有多系统损害表现,如皮肤红斑、血管炎、心肌炎、脾大等。

6.其他

如结缔组织病、各种血管炎、多发性硬化、局灶性结核性脑膜炎等,可有面神经损害,伴有原发病的表现,要注意鉴别。

五、治疗对策

(一)治疗原则

减轻面神经水肿和压迫,改善局部循环,促进功能恢复。

(二)治疗计划

1.药物治疗

(1)类固醇皮质激素:起病早期 1~2 周应用,有助于减轻水肿。泼尼松 30~60 mg/d,连用

5～7 天后逐渐减量。地塞米松 10～15 mg/d,静脉滴注,1 周后改口服渐减量。

(2)神经营养药:维生素 B_{12}(每次 500 μg,隔天 1 次,肌内注射)、维生素 B_1(每次 100 mg,每天 1 次,肌内注射)、地巴唑(30 mg/d,口服)等可酌情选用。

(3)抗病毒治疗:对疑似病毒感染所致的面神经麻痹,应尽早使用阿昔洛韦(1～2 g/d),连用 10～14 天。

2.辅助疗法

(1)保护眼睛:采用消炎性眼药水或眼药膏点眼,带眼罩等预防暴露性角膜炎。

(2)物理治疗:如红外线照射、超短波透热等治疗。

(3)运动治疗:可采用增强肌力训练、自我按摩等治疗。

(4)针灸和低脉冲电疗:一般在发病 2 周后应用,以促进神经功能恢复。

3.手术治疗

病后半年或 1 年以上仍不能恢复者,可酌情施行面-舌下神经或面-副神经吻合术。

(三)治疗方案的选择

对于药物治疗和辅助疗法,可以数种联用,以期促进神经功能恢复,针灸和低脉冲电疗应在水肿消退后再行选用。恢复不佳者可考虑手术治疗。

六、病程观察及处理

治疗期间定期复诊,记录体征的变化,调整激素等药物的使用。鼓励患者自我按摩,配合治疗,早日康复。

七、预后评估

70%的患者在 1～2 个月可完全恢复,20%的患者基本恢复,10%的患者恢复不佳,再发者约占0.5%。少数患者可遗留有面肌痉挛、面肌联合运动、耳颞综合征和鳄泪综合征等后遗症状。

(韩廷平)

第七节　多发脑神经损害

一、概述

多发脑神经损害是指单侧或双侧、同时或先后两条以上脑神经受损而出现功能障碍。解剖部位的关系和病变部位的不同组合成多发脑神经损害的综合征。

二、病因与病理生理

病因是多种多样的,炎症性疾病、感染后免疫功能障碍、脱髓鞘疾病、肿瘤、中毒、外伤、代谢性疾病等。

三、诊断步骤

(一)病史采集要点

1.起病情况

不同的病因,起病的急缓是不同的,炎症、外伤或血管病起病急,肿瘤的起病较慢,渐进发展。

2.既往病史

注意有无感染、肿瘤、化学物接触、代谢性疾病等,以期发现病因。

(二)主要临床表现和体格检查要点

受损脑神经的不同组合形成不同的综合征,将分别描述。

1.福斯特-肯尼迪综合征

嗅、视神经受损。表现为病侧嗅觉丧失、视神经萎缩,对侧视盘水肿。多见于嗅沟脑膜瘤或额叶底部肿瘤。

2.海绵窦综合征

动眼、滑车、展神经和三叉神经眼支受损。表现为病侧眼球固定、眼睑下垂、瞳孔散大、直间接对光反射和调节反射消失,眼和额部麻木疼痛、角膜反射减弱或消失,眼睑和球结膜水肿及眼球突出。见于感染、海绵窦血栓形成、海绵窦肉芽肿、动静脉瘘或动脉瘤等。

3.眶上裂综合征

动眼、滑车、展神经和三叉神经眼支受损。表现为病侧眼球固定、上睑下垂、瞳孔散大、光反射和调节反射消失,眼裂以上皮肤感觉减退、角膜反射减弱或消失,眼球突出。见于眶上裂骨折、骨膜炎或邻近肿瘤等。

4.眶尖综合征

视、动眼、滑车、展神经和三叉神经眼支受损。表现为眶上裂综合征+视力障碍。见于眶尖骨折、炎症或肿瘤等。

5.岩骨尖综合征

三叉神经和展神经受损。表现为病侧眼球外展不能、复视,颜面部疼痛;见于乳突炎、中耳炎、肿瘤或外伤等。

6.脑桥小脑脚综合征

三叉、外展、面、听神经受损,病变大时可以累及脑干、小脑或后组脑神经。表现为病侧颜面部感觉减退、角膜反射减弱或消失,周围性面瘫,听力下降、眼震、眩晕和平衡障碍,小脑性共济失调。最多见于听神经瘤,还可见于炎症、血管瘤等。

7.Avellis 综合征

迷走神经和副神经受损。表现为声音嘶哑、吞咽困难、病侧咽反射消失,向对侧转颈无力、病侧耸肩无力;见于局部肿瘤、炎症、血管病或外伤等。

8.Jackson 综合征

迷走、副和舌下神经受损。表现为声音嘶哑、吞咽困难、病侧咽反射消失,向对侧转颈无力、病侧耸肩无力,病侧舌肌瘫痪、伸舌偏向病侧。见于局部肿瘤、炎症、血管病或外伤等。

9.Tapia 综合征

迷走和舌下神经(结状神经节以下的末梢)受损。表现为声音嘶哑,病侧舌肌瘫痪、伸舌偏向病侧。多见于局部外伤。

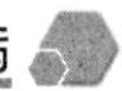

10.颈静脉孔综合征

舌咽、迷走和副神经受损。表现为病侧声带和咽部肌肉麻痹出现声嘶、吞咽困难、咽反射消失，向对侧转颈无力、病侧耸肩无力。见于局部肿瘤、炎症等。

11.枕髁-颈静脉综合征

舌咽、迷走、副和舌下神经受损。表现为病侧 Vernet 综合征＋舌肌瘫痪和萎缩。见于颅底枪弹伤、局部炎症、肿瘤等。

12.腮腺后间隙综合征

舌咽、迷走、副和舌下神经受损。表现同 Collet-Sicard 综合征，可有同侧 Horner 征。见于局部肿瘤、炎症、外伤等。

（三）门诊资料分析

详细的病史询问和认真的体检，有助于明确病变范围和可能的原因。

（四）进一步检查项目

局部 X 线摄片、颅脑 CT/MRI 检查，必要时脑脊液检查，有助于了解病变部位、范围、性质和病因。

四、诊断对策

根据临床症状和体征，明确受损的脑神经范围，结合病史和相应的检查以做出诊断，并尽量进行病因诊断。

五、治疗对策

针对病因治疗：感染要抗感染治疗，肿瘤、外伤或血管瘤可以选择手术治疗，脱髓鞘性疾病可予糖皮质激素治疗，代谢性疾病要重视原发病的治疗。

六、预后评估

不同的病因可以有不同的预后。

（何　虹）

第七章

周围神经疾病

第一节 多发性周围神经病

多发性周围神经病旧称末梢性神经炎，是肢体远端的多发性神经损害，主要表现为四肢末端对称性的感觉、运动和自主神经障碍。

一、病因

引起周围神经病的病因有很多。

(一)感染性

病毒、细菌、螺旋体感染等。

(二)营养缺乏和代谢障碍

各种营养缺乏，如慢性酒精中毒、B族维生素缺乏、营养不良等；各种代谢障碍，如糖尿病、肝病、尿毒症、淀粉样变性、血卟啉病等。

(三)毒物

如工业毒物、重金属中毒、药物等。

(四)感染后或变态反应

血清注射或疫苗接种后。

(五)结缔组织病

如系统性红斑狼疮、结节性多动脉炎、巨细胞性动脉炎、硬皮病、类风湿关节炎等。

(六)癌性

如淋巴瘤、肺癌、多发性骨髓瘤等。

二、病理

周围神经炎的主要病理过程是轴突变性和节段性髓鞘脱失。轴突变性可原发于轴突或细胞体的损害，并可引起继发的髓鞘崩解；恢复缓慢，常需数月至1年或更久。节段性髓鞘脱失可见于急性感染性多发性神经炎、白喉、铅中毒等，其原发损害神经膜细胞使髓鞘呈节段性破坏。恢复迅速，使原先裸露的轴突恢复功能。

三、诊断步骤

(一)病史采集要点

1.起病情况

根据病因的不同,病程可有急性、亚急性、慢性、复发性等,可发生于任何年龄。多数患者呈数周至数月的进展病程,进展时由肢体远端向近端发展,缓解时由近端向远端发展。

2.主要临床表现

大致相同,出现肢体远端对称性的感觉、运动和自主神经功能障碍。

3.既往病史

注意询问是否有可能致病的病因,如感染、营养缺乏、代谢性疾病、化学物质接触史、肿瘤病史、家族史等。

(二)体格检查要点

一般情况尚可,可能有原发病的体征,如发热、多汗、消瘦等。高级神经活动无异常。

1.感觉障碍

四肢远端对称性深浅感觉障碍。肢体远端有感觉异常,如刺痛、蚁走感、灼热感、触痛等。检查可发现四肢末梢有手套-袜套型的深浅感觉障碍,病变区皮肤可有触痛。

2.运动障碍

四肢远端对称性下运动神经元性瘫痪。肢体远端对称性无力,其程度可从轻瘫至全瘫,可有垂腕、垂足的表现。受累肢体肌张力减低,病程久可出现肌萎缩。上肢以骨间肌、蚓状肌、大小鱼际肌为明显,下肢以胫前肌、腓骨肌为明显。

3.反射异常

上下肢的腱反射常见减低或消失。

4.自主神经功能障碍

自主神经功能障碍呈对称性异常,肢体末梢的皮肤菲薄、干燥、变冷、苍白或发绀,少汗或多汗,指(趾)甲粗糙、松脆等。

(三)门诊资料分析

从症状和体征即末梢型感觉障碍、下运动神经元性瘫痪和自主神经功能障碍等临床特点,可诊断为多发性周围神经病。

根据详细的病史询问,了解相关的病因、病程、特殊症状等,以利于综合判断。

1.药物性

呋喃类(如呋喃妥因)和异烟肼最常见,均为感觉-运动型。呋喃类可引起感觉、运动和自主神经联合受损,疼痛明显。大剂量或长期服用异烟肼干扰了维生素 B_6 代谢而致病,常见双下肢远端感觉异常或减退,浅感觉可达胸部,深感觉以震动觉改变最常见,合用维生素 B_6(剂量为异烟肼的 1/10)可以预防。

2.中毒性

如群体发病应考虑重金属或化学品中毒,需检测血、尿、头发、指甲等的重金属含量。

3.糖尿病性

表现为感觉、运动、自主神经或混合型,以混合型最常见,通常感觉障碍较重,早期出现主观感觉异常,损害主要累及小感觉神经纤维,以疼痛为主,夜间尤甚;累及大感觉纤维可引起感觉性共济失调,可发生无痛性溃疡和神经源性骨关节病。某些患者以自主神经损害为主,部分患者出现近端肌肉非对称性肌萎缩。

4.尿毒症性

该类型约占透析患者的半数,典型症状与远端性轴索病相同,大多数为感觉-运动型,初期多表现感觉障碍,下肢较上肢出现早且严重,夜间发生感觉异常及疼痛加重,透析后可好转。

5.营养缺乏性

如贫血、烟酸、维生素 B_1 缺乏等,见于慢性酒精中毒、慢性胃肠道疾病、妊娠和手术后等。

6.癌肿

可以是感觉型或感觉-运动型,前者以四肢末端开始、上升性、自觉强烈不适及疼痛,伴深浅感觉减退或消失,运动障碍较轻;后者呈亚急性经过,恶化和缓解反复出现,可在癌原发症状前期或后期发病,约半数脑脊液蛋白增高。

7.感染后

如 Guillain-Barre 综合征、疫苗接种后多发性神经病可能为变态反应。白喉性多发性神经病是白喉外毒素作用于血神经屏障较差的后根神经节和脊神经根,见于病后 8～12 周,为感觉-运动性,数天或数周可恢复。麻风性多发性神经病潜伏期长,起病缓慢,周围神经增粗并可触及,可发生大疱、溃烂和指骨坏死等营养障碍。

8.POEMS 综合征

POEMS 综合征是一种累及周围神经的多系统病变,多中年以后起病,男性较多见,起病隐袭、进展慢。依照症状、体征可有如下表现,也是病名组成。

(1)多发性神经病:呈慢性进行性感觉-运动性多神经病,脑脊液蛋白质含量增高。

(2)脏器肿大:肝脾大,周围淋巴结肿大。

(3)内分泌病:男性出现勃起功能障碍、女性化乳房,女性出现闭经、痛性乳房增大和溢乳,可合并糖尿病。

(4)M 蛋白:血清蛋白电泳出现 M 蛋白,尿检可有本周蛋白。

(5)皮肤损害:因色素沉着变黑,并有皮肤增厚与多毛。

(6)水肿:视盘水肿、胸腔积液、腹水、下肢指凹性水肿。

(7)骨骼改变:可在脊柱、骨盆、肋骨和肢体近端发现骨硬化性改变,为本病的影像学特征,也可有溶骨性病变,骨髓检查可见浆细胞增多或骨髓瘤。

9.遗传性疾病

如遗传性运动感觉性神经病(HMSN)、遗传性共济失调性多发性神经病(Refsum 病)、遗传性淀粉样变性神经病等,起病隐袭,进展缓慢,周围神经对称性、进行性变性导致四肢无力,下肢重于上肢。远端重于近端,常出现运动和感觉障碍。

10.其他

某些疾病如动脉硬化、肢端动脉痉挛症、系统性红斑狼疮、结节性多动脉炎、硬皮病、风湿病等,可致神经营养血管闭塞,为感觉-运动性表现,有时早期可有主观感觉异常。代谢性疾病如血卟啉病、巨球蛋白血症也影响周围神经,多为感觉-运动性,血卟啉病以运动损害为主,双侧对称性近端为重的四肢瘫痪。1/3～1/2 伴有末梢型感觉障碍。

(四)进一步检查项目

1.神经传导速度和肌电图

如果仅有轻度轴突变性,传导速度尚可正常;当有严重轴突变性及继发性髓鞘脱失时传导速度变慢,肌电图呈去神经性改变;节段性髓鞘脱失而轴突变性不显著时,传导速度变慢,肌电图可正常。

2.血生化检查

根据病情,可检测血糖水平、维生素 B_{12} 水平、尿素氮、肌酐、甲状腺功能、肝功能等。

3.免疫学检查

对疑有免疫疾病者,可做免疫球蛋白、类风湿因子、抗核抗体、抗磷脂抗体等检测。

4.可疑中毒者

对可疑中毒者,可根据病史做相关毒物或重金属、药物的血液浓度检测。

5.脑脊液检查

大多数无异常发现,少数患者可见脑脊液蛋白增高。

6.神经活检

对不能明确诊断或疑为遗传性的患者,可行腓神经活检。

四、诊断对策

(一)诊断要点

根据患者临床表现的特点,即以四肢远端为主的对称性下运动神经元性瘫痪、末梢型感觉障碍和自主神经功能障碍,可以临床诊断。注意临床工作时要认真询问病史,掌握不同病因所致的多发性周围神经病的特殊临床表现,有助于病因的诊断。肌电生理检查和神经肌肉活检对诊断很有帮助;神经传导速度测定,有助于亚临床型的早期诊断,并可区别轴索变性和节段性脱髓鞘改变。

(二)鉴别诊断要点

1.亚急性联合变性

早期表现类似于多发性周围神经病,随着病情进展逐渐出现双下肢软弱无力、步态不稳,双手动作笨拙;肌张力增高、腱反射亢进、锥体束征阳性和感觉性共济失调是其与多发性周围神经病的主要鉴别点。

2.周期性瘫痪

周期性瘫痪为周期性发作的短时期的肢体近端弛缓性瘫痪,无感觉障碍,发作时血清钾低于3.5 mmol/L,心电图呈低钾改变,补钾后症状改善,不难鉴别。

3.脊髓灰质炎

肌力降低常为不对称性,多数仅累及一侧下肢的一至数个肌群,呈节段性分布,无感觉障碍,肌萎缩出现早;肌电图可明了损害部位。

五、治疗对策

(一)治疗原则

去除病因,积极治疗原发病,改善周围神经的营养代谢,对症处理。

(二)治疗计划

1.去除病因

根据不同的病因采取针对性强的措施，以消除或阻止其病理性损害。重金属和化学品中毒应立即脱离中毒环境，避免继续接触有关毒物；急性中毒可大量补液，促使利尿、排汗和通便等，加速排出毒物。重金属如铅、汞、锑、砷中毒，可用二巯丙醇（BAL）、依地酸钙钠等结合剂；如砷中毒可用二巯丙醇3 mg/kg肌内注射，4～6 小时 1 次，2 天后改为每天 2 次，连用 10 天；铅中毒用二巯丁二酸钠 1 g/d，加入 5%葡萄糖液 500 mL 静脉滴注，5～7 天为 1 个疗程，可重复 2～3 个疗程；或用依地酸钙钠 1 g，稀释后静脉滴注，3～4 天为 1 个疗程，停用 2 天后重复应用，一般用 3～4 个疗程。

对各种疾病所致的多发性周围神经病，要积极治疗原发病。如糖尿病控制好血糖；尿毒症行血液透析或肾移植；黏液水肿用甲状腺素；结缔组织病、硬皮病、类风湿关节病、血清注射或疫苗接种后、感染后神经病，可应用皮质类固醇治疗；麻风病用砜类药；肿瘤行手术切除，也可使多发性神经病缓解。

2.改善神经的营养代谢

营养缺乏和代谢障碍可能是病因，或在其发病机制中起重要作用，在治疗中必须予以重视并纠正。应用大剂量 B 族维生素有利于神经损伤的修复和再生，地巴唑、加兰他敏也有促进神经功能恢复的作用，还可使用神经生长因子、神经节苷脂等。

3.对症处理

急性期应卧床休息，疼痛可用止痛剂、卡马西平、苯妥英钠等；恢复期可用针灸、理疗和康复治疗，以促进肢体功能恢复；重症患者护理时要定期翻身，保持肢体功能位，防止挛缩和畸形。

（马晓丽）

第二节　多灶性运动神经病

多灶性运动神经病为仅累及运动神经的脱髓鞘性神经病，是一种免疫介导的、以肢体远端为主的、非对称性的、慢性进展的、以运动障碍为主要表现的慢性多发性单神经病，电生理特点为持续性、节段性、非对称性运动神经传导阻滞，免疫球蛋白及环磷酰胺治疗有效。

一、病因及病理

一般认为本病为自身免疫病，20%～84%的患者血中有抗神经节苷脂抗体（GM_1），并且抗体的滴度与临床表现平行，病情进展与复发时升高，使用免疫抑制剂后，随该抗体的下降病情即好转。神经节苷脂抗体，选择性地破坏运动神经的体磷脂，导致运动神经的脱髓鞘改变，继之以施万细胞的再生，使病变部的周围神经呈“洋葱球”样改变，无炎症细胞浸润及水肿，严重的伴轴突变性。病变呈灶性分布，可发生于脊神经根，多条周围神经干，同一神经干上多个部位，有的有脊髓前角神经元的脱失和尼氏小体的溶解，甚至有皮质脊髓束的损坏。

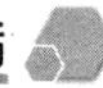

二、临床表现

本病多见于20～50岁的男性，儿童及老年人也可见到，男女比例为4∶1。大多数慢性起病，病情缓慢进展，中间可有不同时段的“缓解”，在缓解期病情相对稳定，病程可达几年或几十年，少数人也可急性或亚急性起病，病情进展较快，但很快又进入慢性病程。临床表现以运动障碍为主，主要临床特点如下。

(一)运动障碍

呈进行性缓慢加重的肌肉无力，并且无力的肌肉，大多数伴有肌束颤动和肌肉痉挛，晚期出现肌萎缩。肌无力多从上肢远端开始，逐渐累及下肢，肌无力分布与周围神经干或其分支的支配范围一致，正中神经、桡神经、尺神经支配的肌肉最易受累；脑神经支配的肌肉及呼吸肌一般不受累。

(二)腱反射

受累的肌肉腱反射减弱，一部分正常，个别甚至亢进，无锥体束征。

(三)感觉障碍不明显

受损的神经干分布区可出现一过性疼痛或感觉异常，客观检查无感觉减退。

三、辅助检查

(一)血清学检查

血清肌酸磷酸激酶轻度增高，20%～84%的患者抗 GM_1 抗体阳性。

(二)脑脊液检查

一般正常，极少数患者蛋白有轻微的一过性升高。

(三)神经电生理检查

运动神经传导速度测定表现如下：节段性、非对称性、持续性的传导阻滞，复合肌肉动作电位，近端较远端波幅及面积下降50%以上，时限增加<30%，感觉神经传导速度正常。

(四)神经活检

病变段神经脱髓鞘复髓鞘、“洋葱球”样形成，施万细胞增殖，无炎症细胞浸润。

(五)MRI检查

可发现传导阻滞段的周围神经呈灶性肿大。

四、诊断

主要根据临床特点(典型的肌无力特征、感觉大致正常)及典型的神经电生理特征(节段性、非对称性和持续性的传导阻滞等)做出诊断，抗 GM_1 抗体滴度升高，神经活检的特征性改变有助于确定诊断。

五、鉴别诊断

(一)慢性吉兰-巴雷综合征(CIDP)

本病有客观的持久的感觉障碍，肌无力的同时不伴有肌束震颤及肌肉痉挛，腱反射减弱或消失，脑脊液蛋白明显升高，可持续12周，免疫激素治疗效果良好。血中无抗 GM_1 抗体。

(二)运动神经元病

该病影响脊髓前角运动细胞和锥体束,临床表现为肌无力及肌萎缩,可累及脑神经,无感觉障碍,腱反射亢进,锥体束征阳性。而 MMN 无锥体束征,病灶与周围神经支配区一致,血中可出现抗 GM_1 抗体,运动神经传导阻滞特点可以鉴别。

六、治疗

(一)静脉注射免疫球蛋白

用量 0.4 g/(kg·d)(具体用法见 GBS 的治疗),连用 5 天为 1 个疗程,用药数小时至 7 天即开始见效,90%的患者肌力在用药 2 周内明显提高,运动神经传导速度明显好转,疗效可维持 3～6 周,症状即复发,因此,需要根据病情复发的规律,定期维持治疗。免疫球蛋白不能使抗 GM_1 抗体滴度降低。

(二)环磷酰胺

可先给大剂量治疗,而后以 1～3 mg/(kg·d)的剂量维持治疗,85%的患者症状改善,血清抗 GM_1 抗体滴度下降。

以上两种方法同时使用,可减少静脉免疫球蛋白的用量,减少复发,但明显萎缩的肌肉对治疗反应差。因部分患者经上述治疗后,原有症状好转的同时仍有新病灶的产生,所以目前认为,上述治疗只是改善症状,不能阻止新病灶的产生,病情仍处于缓慢进展状态。

(三)糖皮质激素及血浆置换

基本无效,糖皮质激素甚至可加重病情。

七、预后

本病为缓慢进行性病程,病程可达几十年,94%的患者始终能够保持工作能力。

(马晓丽)

第三节　吉兰-巴雷综合征

吉兰-巴雷综合征(Guillain-Barrésyndrome,GBS)是一种由多种因素诱发,通过免疫介导而引起的自身免疫性脱髓鞘性周围神经病,原称格林-巴利综合征。1916 年,Guillain、Barré、Strohl 报道了 2 例急性瘫痪的士兵,表现运动障碍、腱反射消失、肌肉压痛、感觉异常,无客观感觉障碍,并首次提出该病会出现脑脊液蛋白-细胞分离现象,经病理检查发现与 1859 年 Landry 报道的“急性上升性瘫痪”的病理改变非常相似。因此,被称为兰兑-吉兰-巴雷-斯特尔综合征。

急性炎性脱髓鞘性多发性神经病(acute inflammatory demyelinating polyneuropathy, AIDP)是最早被认识的经典 GBS,也是当今世界多数国家最常见的一种类型,又称急性炎性脱髓鞘性多发性神经根神经炎、急性感染性多发性神经根神经炎、急性感染性多发性神经病、急性特发性多发性神经根神经炎、急性炎性多发性神经根炎。病理特点是周围神经炎症细胞浸润、节段性脱髓鞘。临床主要表现为对称性弛缓性四肢瘫痪,可累及呼吸肌致呼吸肌麻痹而危及生命;脑脊液呈蛋白-细胞分离现象等。

该病在世界各地均有发病，其发病率在多数国家是(0.4～2.0)/10.0 万。1984 年，我国 21 省农村 24 万人口调查中，GBS 的年发病率为 0.8/10.0 万。1993 年，北京郊区两县 98 万人口采用设立监测点进行前瞻性监测，其年发病率为 1.4/10.0 万。多数学者报道 GBS 发病无季节倾向，但我国河北省石家庄地区多发生于夏、秋季，并有数年 1 次流行趋势，或出现丛集发病。

一、病因与发病机制

有关 GBS 的病因及发病机制目前仍不十分明确，但经研究已取得较大进展。

(一)病因

1.感染因素

流行病学资料提示发病前的前驱非特异性感染，是促发 GBS 的重要因素。如 Hutwitz 报道 1 034 例 GBS，约有 70%的患者在发病前 8 周内有前驱感染因素，其中呼吸道感染占 58%，胃肠道感染占 22%，二者同时感染占 10%。前驱感染的主要病原体如下：①空肠弯曲菌(*Campylobacter jejuni*，CJ)。Rhodes 首先注意到 GBS 与 CJ 感染有关。Hughes 提出 CJ 感染常与急性运动轴索性神经病有关。在我国和日本，42%～76%的 GBS 患者血清中 CJ 特异性抗体增高。CJ 是革兰阴性微需氧弯曲菌，是引起人类腹泻的常见致病菌之一，感染潜伏期为 24～72 小时，腹泻开始为水样便，以后出现脓血便，高峰期为 24～48 小时，1 周左右恢复。GBS 患者常在腹泻停止后发病。②巨细胞病毒(cytomegalovirus，CMV)是欧洲和北美洲地区 GBS 的主要前驱感染病原体。研究证明 CMV 感染与严重感觉型 GBS 有关，发病症状严重，常出现呼吸肌麻痹，脑神经及感觉神经受累多见。③其他病毒，如 EB 病毒(Epstein-Barr virus，EBV)、肺炎支原体(Mycoplasma pneumonia，MP)、乙型肝炎病毒(HBV)、带状疱疹病毒(varicella zoster virus，VZV)、单纯疱疹病毒(human herpes virus，HHV)、麻疹病毒、流行性感冒病毒、腮腺炎病毒、柯萨奇病毒、甲型肝炎病毒等。新近研究又发现屡有流感嗜血杆菌、幽门螺杆菌等感染与 GBS 发病有关。还有人类免疫缺陷病毒(human immunodeficiency virus，HIV)与 GBS 的关系也越来越受到关注。但是，研究发现人群中经历过相同病原体前驱感染，仅有少数人发生 GBS，又如流行病学调查发现，许多人即使感染了 CJ 也不患 GBS，提示感染因素不是唯一的病因，可能还与存在遗传易感性个体差异有关。

2.遗传因素

目前认为 GBS 的发生是具有某种易感基因的人群感染后引起的自身免疫病。国外学者报道 GBS 与人类白细胞抗原(HLA)基因分型(如 HLA-DR3、DR2、DQBI、B35)相关联；李春岩等对 31 例 AIDS、33 例急性运动轴索型神经病(AMAN)患者易感性与人白细胞抗原(HLA)-A、B 基因分型关系的研究，发现 HLA-A33 与 AIDP 易患性相关联；HLA-B15、B35 与 AMAN 易患性相关联；郭力等发现 HLA-DR16 和 DQ5 与 GBS 易患性相关，而且不同 GBS 亚型 HLA 等位基因分布不同。还发现在GBS 患者携带 *TNF*2 等位基因频率、*TNF*1/2 和 *TNF*2/2 的基因频率都显著高于健康对照组，说明携带 *TNF*2 等位基因的个体较不携带者发生 GBS 的危险性增加，编码 *TAFa* 基因位于人类 6 号染色体短臂上(6p21 区)，HLA-Ⅲ类基因区内，因 TAFa 基因多个位点具有多态性，转录起始位点为上游第 308 位(－308 位点)，故提示 *TAFa* 基因启动子－308G－A 的多态性与 GBS 的遗传易感性相关。所以，患者遗传素质可能决定个体对 GBS 的易感性。

3.其他因素

有报道患者发病前有疫苗接种史、外伤史、手术史等,还有人报道因其他疾病用免疫抑制剂治疗发生 GBS;也有患有其他自身免疫病者合并 GBS 的报道。

(二)发病机制

目前主要针对其自身免疫机制进行了较深入研究。

1.分子模拟学说

如果感染的微生物或寄生虫等生物性因子的某些抗原成分的结构与宿主自身组织的表位相似或相同,便可通过交叉反应启动自身免疫病的发生,这种机制在免疫学称为“分子模拟”。该学说是目前解释 GBS 与感染因子之间关系的主要理论依据。机体感染细菌或病毒后,由于它们与机体神经组织有相同的表位,针对感染原的免疫应答的同时,发生错误的免疫识别,通过抗原抗体交叉反应导致自身神经组织的免疫损伤,则引起 GBS 的发生。如空肠弯曲菌(CJ)的菌体外膜上脂多糖(LPS)结构与人类周围神经神经节苷脂的结构相似,当易患宿主感染空肠弯曲菌后,产生保护性免疫反应消除感染的同时,也发生错误的免疫识别,激活了免疫细胞产生抗神经结苷脂自身抗体,攻击有共同表位的周围神经组织,导致周围神经纤维髓鞘脱失,干扰神经传导,而形成 GBS 的临床表现。又如研究发现,乙型肝炎表面抗原(HBsAg)分子的氨基酸序列中有一段多肽与人类及某些实验动物的周围神经髓鞘碱性蛋白分子的氨基酸序列中某段多肽完全相同,以此段多肽来免疫动物,可引起实验动物的周围神经病;某些个体感染了 HBV,HBsAg 分子中的某段多肽,刺激机体免疫系统产生细胞免疫及体液免疫应答,以攻击、排斥此段多肽;因人的周围神经髓鞘碱性蛋白分子中有与此段多肽完全相同的多肽段,于是机体发生错误的免疫识别,也启动攻击周围神经髓鞘碱性蛋白分子中的此段多肽的自身免疫,导致周围神经髓鞘脱失而发生 GBS。

2.实验性自身免疫性神经炎(experimental autoimmune neuritis,EAN)动物模型研究

通过注射、口服或吸入抗原致敏,以及免疫细胞被动转移诱发等造成 EAN。如用牛 P2 蛋白免疫 Lewis 大鼠可诱发典型 EAN。其病理表现为周围神经、神经根节段性脱髓鞘及炎症反应,在神经根的周围可见到单核细胞及巨噬细胞浸润,自主神经受累,严重者可累及轴索。把 EAN 大鼠抗原特异性细胞被动转移给健康 Lewis 大鼠,经 4～5 天潜伏期后可发生 EAN。EAN 与 GBS 两者的临床表现及病理改变相似。均提示 GBS 是一种主要以细胞免疫为介导的疾病。但研究发现,将 P2 抗体(EAN 动物的血清)直接注射到健康动物的周围神经也可引起神经传导阻滞及脱髓鞘,提示体液因子也参与免疫病理过程。

3.细胞因子与 GBS 发病的研究

(1)细胞因子在 GBS 发病中起至关重要的作用。

1)干扰素-γ(IFN-γ)是主要由 Th_1 细胞分泌的一种多效性细胞因子,能显著增加抗原呈递细胞表达等作用,与神经脱髓鞘有关。因病毒感染,伴随产生的干扰素-γ,引起血管内皮细胞、巨噬细胞、施万细胞的 MHC-Ⅱ型抗原表达。活化的巨噬细胞可直接吞噬或通过分泌炎症介质引起髓鞘脱失,是致病的关键性因子。

2)肿瘤坏死因子-α(TNF-α)是由巨噬细胞和抗原激活的 T 细胞分泌,是引起炎症、自身免疫性组织损伤及选择性损害周围神经髓鞘的介质。GBS 患者急性期血清 TNF-α 质量浓度增高,且增高的程度与病变的严重程度相关,当患者康复时血清 TNF-α 质量浓度也恢复正常。

3)白细胞介素-2(IL-2)是由活化的 T 细胞分泌,能刺激 T 细胞增殖分化,激活 T 细胞合成

更多的 IL-2 及 IFN-γ、TNF-α等细胞因子,促发炎症反应。

4)白细胞介素-12(IL-12)是由活化的单核/巨噬细胞、B 细胞等产生,IL-12 诱导 $CD4^+$ T 细胞分化为 Th1 细胞并使其增殖、合成 IFN-γ、TNF-α、IL-2 等,使促炎细胞因子合成增加;同时 IL-12 抑制 $CD4^+$ T 细胞分化为 Th2 细胞而合成 IL-4、IL-10,使 IL-4、IL-10免疫下调因子合成减少。IL-12 在 GBS 中的致病作用可能是使IFN-γ、TNF-α、IL-2 等炎细胞因子合成增加,使IL-4、IL-10 免疫下调因子合成减少,最终促使神经脱髓鞘、轴索变性而发病。

5)白细胞介素-6(IL-6)是由 T 细胞或非 T 细胞产生的一种多功能的细胞因子。IL-6的一个主要的生物学功能是促使 B 细胞增殖、分化并产生抗体。IL-6 对正常状态的 B 细胞无增殖活性,但可促进病毒感染的 B 细胞增殖,促进抗体产生。IL-6 在 GBS 发病中通过激发 B 细胞产生致病的抗体而发病。

6)白细胞介素-18 (IL-18)主要由单核巨噬细胞产生,启动免疫级联反应,使各种炎症细胞、细胞因子及其炎症介质释放,进入周围神经组织中引起一系列免疫病理反应,导致髓鞘脱失。总之,这一类细胞因子(TNF-α、IFN-γ、IL-2、IL-6、IL-12、IL-18 等)是促炎因子,与 GBS 发病及病情加重有关。

(2)另一类细胞因子对 GBS 具有调节免疫、减轻炎症性损害、终止免疫病理反应、促进髓鞘修复等作用。

1)白细胞介素-4(IL-4)是由 Th_2 分泌的一种 B 细胞生长因子和免疫调节剂,可下调 Th_1 细胞的活性,在疾病的发展中起免疫调节作用,可抑制 GBS 的发生。

2)白细胞介素-10(IL-10)是由 Th_2 分泌,能抑制Th_1 细胞、单核/巨噬细胞合成 TNF-a、TNF-γ、IL-2 等致炎因子,是一种免疫抑制因子,有助于脱髓鞘的修复,则 GBS 患者症状减轻。

3)白细胞介素-13(IL-13)是由活化的 Th_2 细胞分泌的,具有免疫抑制和免疫调节作用,能抑制单核巨噬细胞产生多种致炎因子和趋化因子,从而具有显著抗炎作用。

4)干扰素-β(IFN-β)是由成纤维细胞产生,具有抗病毒、抗细胞增殖和免疫调节作用,能减轻组织损伤,有利于疾病的恢复。故细胞因子 IL-4、IL-10、IL-13、TGF-β 等是抑炎细胞因子,与 GBS 临床症状缓解有关。

总之,细胞因子在 GBS 的发病过程中起至关重要的作用,促炎症细胞因子如 TNF-α、IFN-γ、IL-2、IL-6、IL-12、IL-18 等与 GBS 发病及病情加重有关,对 GBS 的发病起促进作用;抑炎症细胞因子IL-4、IL-10、IL-13、TGF-β 等可下调炎症反应,有利于机体的恢复。促炎症细胞因子和抑炎症细胞因子两者在人体内的平衡情况影响着 GBS 的发生、发展和转归。

目前研究较公认的 GBS 发生是因某些易感基因的人群感染(如空肠弯曲菌)后,经过一段潜伏期,机体产生抗抗原成分(抗空肠弯曲菌)的抗体后发生交叉反应,抗体作用于靶位导致神经组织脱髓鞘和功能改变而致病。李海峰报道 IgM 型 CM1 抗体与 CJ 近期感染有关,CJ 感染后可通过 CM1 样结构发生交叉反应导致神经组织结构和功能的改变。李松岩报道 CM1IgG 抗体与 AMAN 及 AIDP 均相关。该抗体的产生机制可能为病原菌 CJ 及其脂多糖具有与人类神经节苷脂类似的结构,因而针对细菌的免疫反应产生了自身抗体,抗体攻击神经组织髓鞘,致使髓鞘破坏而引起发病。研究发现,在髓鞘裂解处及神经膜上有 IgG、IgM 和 C_3 的沉积物,而血清中补体减少。补体 C_3 降低提示补体参与免疫过程,该抗原抗体反应同时在补体参与及细胞因子的协同作用下发生 GBS。

综上所述,GBS 的发病,感染为始动因素,细胞免疫介导、细胞因子网络之间的调节紊乱和体液免疫等共同参与导致免疫功能障碍,促使周围神经髓鞘脱失而发生自身免疫病。

二、临床表现

约半数以上的患者在发病前数天或数周曾有感染史,以上呼吸道及胃肠道感染较为常见,或有其他病毒感染性疾病发生,或有疫苗接种史、手术史等。多以急性或亚急性起病。一年四季均可发病,但以夏秋季(6～10 月约占 75.4%)为多发;男女均可发病,男女之比 1.4∶1.0;任何年龄均可发病,但以 30 岁以下者最多。国内报道儿童和青少年为 GBS 发病的两个高峰。

(一)症状与体征

1.运动障碍

首发症状常为双下肢无力,从远端开始逐渐向上发展,四肢呈对称性弛缓性瘫痪,下肢重于上肢,近端重于远端,也有远端重于近端者。轻者尚可行走,重者四肢完全性瘫痪,肌张力低,腱反射减弱或消失,部分患者有轻度肌萎缩。长期卧床可出现失用性肌萎缩。GBS 患者呈单相病程,发病 4 周后肌力开始恢复,一般无复发-缓解。急性重症患者对称性肢体无力,在数天内从下肢上升至躯干、上肢或累及支配肋间及膈肌的神经,导致呼吸肌麻痹,称为 Landry 上升性麻痹,表现除四肢弛缓性瘫痪外,有呼吸困难、说话声音低、咳嗽无力、缺氧、发绀,严重者可因完全性呼吸肌麻痹,而丧失自主呼吸。

2.脑神经损害

舌咽-迷走神经受损较为常见,表现吞咽困难、饮水呛咳、构音障碍、咽反射减弱或消失等;其次是面神经受损,表现为周围性面瘫;动眼神经也可受累,表现眼球运动受限;三叉神经受累,表现为张口困难及面部感觉减退。总的来说,单发脑神经受损较少,多与脊神经同时受累。

3.感觉障碍

发病后多有肢体感觉异常,如麻木、蚁行感、烧灼感、针刺感及不适感等。客观感觉障碍不明显,或有轻微的手套样、袜套样四肢末端感觉障碍,少数人有位置觉障碍及感觉性共济失调。常有 Lasègue 征阳性及腓肠肌压痛。

4.自主神经障碍

皮肤潮红或苍白,多汗,四肢末梢发凉,血压升高或降低,心动过速或过缓,尿潴留或尿失禁等。

5.其他

少数患者有精神症状,或有头疼、呕吐、视盘水肿,或一过性下肢病理征,或有脑膜刺激征等。

(二)GBS 变异型

1.急性运动轴索型神经病(acute motor axonal neuropathy,AMAN)

免疫损伤主要的靶位是脊髓前根和运动神经纤维的轴索,导致轴索损伤,或免疫复合物结合导致轴索功能阻滞,病变多集中于周围神经近段或末梢,髓鞘相对完整无损,无明显的炎症细胞浸润,多伴有血清抗神经节苷脂 GM1、GM1b、GD1a 或 Ga1Nac-CD1a 抗体滴度增高。

AMAN 的病因及发病机制不清,目前认为与 CJ 感染有关。据报道 GBS 发病前 CJ 感染率美国为 4%、英国为 26%、日本为 41%、中国为 51%或 66%。病变以侵犯神经远端为主,临床表现主要为肢体瘫痪,无感觉障碍症状,病情严重者发病后迅速出现四肢瘫痪,伴有呼吸肌受累。早期出现肌萎缩者,预后相对不好。年轻患者神经功能恢复较好。本型流行病学特点是儿童多见,夏秋季多见,农村多见。

2.急性运动感觉性轴索型神经病

急性运动感觉性轴索型神经病(acute motor and sensory axonal neuropathy,AMSAN)也称暴发轴索型 GBS。免疫损伤主要的靶位在轴索,但同时波及脊髓前根和背根,以及运动和感觉纤维。临床表现病情大多严重,恢复缓慢,预后较差。患者常有血清抗 GM1、GM1b 或 GD1a 抗体滴度增高。此型不常见,占 GBS 的 10%以下。

3.Miller-Fisher 综合征(MFS)

Miller-Fisher 综合征(MFS)简称 Fisher 综合征。此型约占 5%,以急性或亚急性发病。临床表现以眼肌麻痹、共济失调和腱反射消失三联征为特点,无肢体瘫,若伴有肢体肌力减低也极轻微。部分电生理显示受累神经同时存在髓鞘脱失、炎症细胞浸润和轴索传导阻滞,患者常有血清抗 GQ1b 抗体滴度增高。MFS 呈单相性病程,病后2～3 周或数月内大多数患者可自愈。

4.复发型急性炎性脱髓鞘性多发性神经根神经病

复发型急性炎性脱髓鞘性多发性神经根神经病(relapsing type of AIDP)是 AIDP 患者数周致数年后再次复发,5%～9%的 AIDP 患者有 1 次以上的复发。复发后治疗仍有效。但恢复不如第一次完全,有少数复发患者呈慢性波动性进展病程,变成慢性型 GBS。

5.纯感觉型 Guillain-Barré 综合征

表现为四肢对称性感觉障碍和疼痛,感觉性共济失调,伴有肢体无力,电生理检查符合脱髓鞘性周围神经病,病后 5～14 个月肌无力恢复良好。

6.多数脑神经型 Guillain-Barré 综合征

多数脑神经型 Guillain-Barré 综合征是 GBS 伴多数运动性脑神经受累。

7.全自主神经功能不全型 Guillain-Barré 综合征

全自主神经功能不全型 Guillain-Barré 综合征是以急性或亚急性发作的单纯全自主神经系统功能失调综合征,病前有感染史。表现为全身无汗、口干、皮肤干燥、便秘、排尿困难、直立性低血压、勃起功能障碍等,无感觉障碍和瘫痪。病程呈单相性,预后良好。

(三)常与多种疾病伴发

1.心血管功能紊乱

GBS 患者可伴有心律失常,心电图 ST 段改变;血压升高或降低;并发心肌炎、心源性休克等。经追踪观察,随神经功能恢复心电图变化也随之好转。学者们认为是交感神经脱髓鞘或交感神经节的病损所致;还有学者认为是血管活性物质儿茶酚胺和肾上腺素升高所致。因心功能障碍可致心脏骤停,故对重症 GBS 患者要心功能监护。

2.甲状腺功能亢进症

甲状腺功能亢进症与 GBS 两者是伴发还是继发尚不清楚,两者均与自身免疫功能失调有关,故伴发可能性大。

3.流行性出血热

有报道流行性出血热与 GBS 伴发。GBS 是感染后激发免疫反应致周围神经脱髓鞘病;流行性出血热是由汉坦病毒感染的自然疫源性疾病,尚未见 GBS 感染该病毒的报道,有待进一步观察研究。

4.其他

临床报道还有 GBS 与钩端螺旋体病、伤寒、支原体肺炎、流行性腮腺炎、白血病、神经性肌强直、低血钾、多发性肌炎等伴发,都有待临床观察研究。

(四)临床分型

1.轻型

四肢肌力3度以上,可独立行走。

2.中型

四肢肌力3度以下,不能独立行走。

3.重型

第Ⅸ、Ⅹ对脑神经和其他脑神经麻痹。不能吞咽,同时四肢无力到瘫痪,活动时有轻度呼吸困难,但不需要气管切开行人工呼吸。

4.极重型

在数小时至2天,发展到四肢瘫痪,吞咽不能,呼吸机麻痹,必须立即气管切开行人工呼吸,伴有严重心血管功能障碍或暴发型并入此型。

5.再发型

数月(4～6个月)至10多年可有多次再发,轻重如上述症状,应加倍注意,往往比首发重,可由轻型直到极重型症状。

6.慢性型或慢性炎症脱髓鞘多发性神经病

由2个月至数月乃至数年缓慢起病,经久不愈,脑神经受损少,四肢肌肉萎缩明显,脑脊液蛋白含量持续增高。

7.变异型

纯运动型GBS;感觉型GBS;多脑神经型GBS;纯自主神经功能不全型GBS;其他还有Fisher综合征、少数GBS伴一过性锥体束征和伴小脑共济失调等。

三、辅助检查

(一)脑脊液检查

1.蛋白细胞分离

病初期蛋白含量与细胞数均无明显变化,1周后蛋白含量开始增高,病后4～6周达高峰,最高可达10 g/L,一般为1～5 g/L。蛋白含量高低与病情不呈平行关系。在疾病过程中,细胞数多为正常,有少数可轻度增高,表现蛋白-细胞分离现象。

2.免疫球蛋白含量升高

脑脊液中IgG、IgM、IgA含量明显升高,可出现寡克隆IgG带,阳性率在70%以上。

(二)血液检查

1.血常规

白细胞计数多数正常,部分患者中等多核白细胞计数增多,或核左移。

2.外周血

T淋巴细胞亚群异常,急性期患者抑制T细胞(Ts)减少,辅助T细胞(Th)与Ts之比(Th/Ts)升高。

3.血清免疫球蛋白含量升高

血清中IgG、Ig M、IgA等含量均明显升高。

(三)电生理检查

1.肌电图

约有80%的患者神经传导速度减慢,运动神经传导速度减慢更明显,常有神经传导潜伏期延长,F波的传导速度减慢。当临床症状消失后,神经传导速度仍可减慢,可持续几个月或更长时间。此项检查可预测患者的预后情况。

2.心电图

多数患者的心电图正常,部分患者出现ST段降低、T波低平、窦性心动过速,以及心肌劳损、传导阻滞、心房颤动等表现。

四、诊断与鉴别诊断

(一)诊断

根据如下表现,典型患者诊断并不困难:①儿童与青少年多发;②病前多有上呼吸道或胃肠道感染或疫苗接种史;③急性或亚急性起病;④表现双下肢或四肢无力,对称性弛缓性瘫痪,腱反射减弱或消失;⑤可有脑神经受损;⑥多有感觉异常;⑦脑脊液有蛋白-细胞分离现象等。

(1)进行性肢体力弱,基本对称,少数也可不对称,轻则下肢无力,重则四肢瘫,包括躯体瘫痪、延髓性麻痹、面肌至眼外肌麻痹,最严重的是呼吸机麻痹。

(2)腱反射减弱或消失,尤其是远端常消失。

(3)起病迅速,病情呈进行性加重,常在1～2周达高峰,到第4周停止发展,稳定,进入恢复期。

(4)感觉障碍主诉较多,客观检查相对较轻,可呈手套样、袜子样感觉异常或无明显感觉障碍,少数有感觉过敏,神经干压痛。

(5)脑神经受损以舌咽神经、迷走神经、面神经多见,其他脑神经也可受损,但视神经、听神经几乎不受累。

(6)可合并自主神经功能障碍,如心动过速、高血压、低血压、血管运动障碍、出汗多,可有一时性排尿困难等。

(7)病前1～3周约半数有呼吸道、肠道感染,不明原因发热、水痘、带状疱疹、腮腺炎、支原体、疟疾等,或淋雨受凉、疲劳、创伤、手术等。

(8)发病后2～4周进入恢复期,也可迁延至数月才开始恢复。

(9)脑脊液检查,白细胞计数常少于10×10^6/L,1～2周蛋白含量增高,呈蛋白-细胞分离现象,如细胞数超过10×10^6/L,以多核为主,则需排除其他疾病。细胞学分类以淋巴细胞、单核细胞为主,并可出现大量吞噬细胞。

(10)电生理检查,病后可出现神经传导速度明显减慢,F反应近端神经干传导速度减慢。

(二)鉴别诊断

1.多发性周围神经病

(1)缓慢起病。

(2)感觉神经、运动神经、自主神经同时受累,远端重于近端。

(3)无呼吸肌麻痹。

(4)无神经根刺激征。

(5)脑脊液正常。

(6)多能查到病因,如代谢障碍、营养缺乏、药物中毒,或有重金属及化学药品接触史等。

2.低钾型周期麻痹

(1)急性起病,四肢瘫痪,近端重、远端轻,下肢重、上肢轻。

(2)有反复发作史或家族史,病前常有过饱、过劳、饮酒史。

(3)无脑神经损害,无感觉障碍。

(4)脑脊液正常。

(5)发作时可有血清钾低。

(6)心电图出现 Q-T 间期延长,ST 段下移,T 波低平或倒置,可出现宽大的U 波或 T 波、U 波融合等低钾样改变。

(7)补钾后症状迅速改善。

3.全身型重症肌无力

(1)四肢无力,晨轻夕重,活动后加重,休息后症状减轻。

(2)无感觉障碍。

(3)常有眼外肌受累,表现上眼睑下垂、复视等。

(4)新斯的明试验或疲劳试验阳性。

(5)肌电图重复刺激波幅减低。

(6)脑脊液正常。

4.急性脊髓炎

(1)先驱症状发热。

(2)急性起病,数小时或数天达高峰。

(3)脊髓横断性损害,有明显的节段性感觉平面,有传导束性感觉障碍,脊髓休克期后应出上单位瘫。

(4)括约肌症状明显。

(5)脑脊液多正常,或有轻度的细胞数和蛋白含量增多。

5.急性脊髓灰质炎

患者常未服或未正规服用脊髓灰质炎疫苗。

(1)起病时常有发热。

(2)急性肢体弛缓性瘫痪,多为节段性,瘫痪肢体多明显不对称。

(3)无感觉障碍,肌萎缩出现较早。

(4)脑脊液蛋白含量和细胞数均增多。

(5)肌电图呈失神经支配现象,运动神经传导速度可正常,或有波幅减低。

6.多发性肌炎

(1)常有发热、皮疹、全身不适等症状。

(2)全身肌肉广泛受累,以近端多见,表现酸疼无力。

(3)无感觉障碍。

(4)血常规白细胞计数增高、血沉快。

(5)血清肌酸激酶、醛缩酶和谷丙氨酸氨基转移酶明显增高。

(6)肌电图示肌源性改变。

(7)病理活检示肌纤维溶解断裂,炎细胞浸润,毛细血管内皮细胞增厚。

7.血卟啉病

(1)急性发作性弛缓性瘫痪。

(2)急性腹痛伴有恶心、呕吐。

(3)有光感性皮肤损害。

(4)尿呈琥珀色,暴露在日光下呈深黄色。

8.肉毒中毒

(1)有进食物史,如食用家制豆腐乳、豆瓣酱后发病,且与同食者一起发病。

(2)有眼肌麻痹、吞咽困难、呼吸肌麻痹、心动过缓等。

(3)肢体瘫痪轻。

(4)感觉无异常。

(5)脑脊液正常。

9.脊髓肿瘤

(1)起病缓慢。

(2)常有单侧神经根痛,后期可双侧持续痛。

(3)早期一般来说病侧肢体无力,后期双侧受损或出现脊髓横断性损害。

(4)腰椎穿刺椎管梗阻。

(5)脊髓 MRI 检查可显示占位性病变。

五、治疗

(一)一般治疗

由于 GBS 病因及发病机制不清,目前尚无特效治疗,但 GBS 的病程自限,如能精心护理及给予恰当的支持治疗,一般预后良好。急性期患者需要及时住院观察病情变化,GBS 最严重和危险的情况是发生呼吸肌麻痹,因此要严密监控患者的自主呼吸;新入院患者病情尚未得到有效控制,尤其需要观察有无呼吸肌麻痹的早期症状,如通过询问患者呼吸是否费力,有无胸闷、气短,能否吞咽及咳嗽等;观察患者的精神状态、面色改变等可了解其呼吸情况。同时:①加强口腔护理,常拍背,有痰要及时吸痰,或体位引流,清除口腔内分泌物,保持呼吸道畅通,预防呼吸道感染。②对重症患者应进行心肺功能监测,发现病情变化及时处置,如呼吸肌麻痹则及时抢救,尽早使用呼吸器,是减少病死率的关键。③有吞咽困难者应尽早鼻饲,防止食物流入气管内而窒息或引起肺部感染。④瘫痪肢体要保持功能位,适当进行康复训练,防止肌肉萎缩,促进瘫痪肢体的功能恢复。⑤定时翻身,受压部位要经常给予按摩,改善局部的血液循环,预防压疮。

(二)呼吸肌麻痹抢救

呼吸肌麻痹表现如下:①患者说话声音低,咳嗽无力;②呼吸困难或矛盾呼吸(当肋间肌麻痹时吸气时腹部下陷)。

1.呼吸肌麻痹的处理

当患者有轻度呼吸肌麻痹时,首先是口腔护理,及时清除口腔内分泌物,湿化呼吸道,用蒸汽吸入或超声雾化,2～4 次/天。每次 20 分钟,可降低痰液黏稠度,有利痰液的排出。对重症 GBS 患者要床边监护,每 2 小时测量呼吸量,当潮气量＜1 000 mL 时或患者连续读数字不超过 4 时,说明换气功能不好,患者已血氧不足、二氧化碳潴留,需及时插管行人工呼吸。

2.应用人工呼吸机的指标

(1)患者呼吸浅、频率快、烦躁不安等呼吸困难,四肢末梢轻度发绀有缺氧。

(2)检测二氧化碳分压达 8.0 kPa(60 mmHg)。

(3)氧分压低于 6.5 kPa(50 mmHg)或动脉 pH 在 7.3 及以下时,均提示有缺氧和二氧化碳潴留,要尽快使用人工辅助呼吸纠正缺氧。

3.停用人工呼吸机的指征

(1)患者神经系统症状改善,呼吸功能恢复正常。

(2)平静呼吸时矛盾呼吸基本消失。

(3)肺通气功能维持正常生理需要。

(4)肺部炎症基本控制。

(5)血气分析正常。

(6)间断停用呼吸器无缺氧现象。

(7)已达 24 小时的正常自主呼吸。

4.气管切开插管的指征

(1)GBS 患者发生呼吸肌麻痹。

(2)或伴有舌咽神经、迷走神经受累。

(3)或伴有肺部感染,患者咳嗽无力,呼吸道分泌物排出有困难时,应及时行气管切开,保持呼吸道畅通。气管切开后要严格执行气管切开护理规范。

5.拔管指征

(1)患者有正常的咳嗽反射。

(2)口腔内痰液能自行咯出。

(3)深吸气时无矛盾呼吸。

(4)肺部炎症已控制。

(5)吞咽功能已恢复。

(6)血气分析正常。

(三)静脉注射免疫球蛋白(intravenousimmunoglobulin,IVIG)

(1)免疫球蛋白治疗 GBS 的机制有多种解释:①通过 IgG 的 Fc 段封闭靶细胞 Fc 受体,阻断抗原刺激和自身免疫反应。②通过 IgG 的 Fab 段结合抗原,防止产生自身抗体,或与免疫复合物中抗原结合,更易被巨噬细胞清除。③中和循环中的抗体,可影响 T、B 细胞的分化及成熟,抑制白细胞免疫反应及炎症细胞因子的产生等。

(2)临床应用指征:①急性进展期不超过 2 周,且独立行走不足 5 m 的 GBS 患者。②使用其他疗法后,病情仍继续恶化者。③对已用 IVIG 治疗,病情仍继续加重者或 GBS 复发者。④病程超过4 周,可能为慢性炎性脱髓鞘性多发性神经病者。

(3)推荐用量:人免疫球蛋白制剂 400 mg/(kg·d),开始速度要慢,40 mL/h,以后逐渐增加至 100 mL/h,静脉滴注,5 天为 1 个疗程。该治疗见效快,不需要复杂设备,用药安全,故已推荐为重型 GBS 患者的一线用药。

(4)不良反应:有发热、头痛、肌痛、恶心、呕吐、皮疹及短暂性肝功能异常等,经减慢滴速或停药即可消失。偶见如变态反应、溶血、肾衰竭等。不良反应发生率在 1%~15%,通常低于 5%。

(5)禁忌证:免疫球蛋白过敏、高球蛋白血症、先天性 IgA 缺乏患者。

(四)血浆置换(plasma exchange,PE)

血浆置换疗法可清除患者血中的有害物质,特别是髓鞘毒性抗体及致敏的淋巴细胞、抗原-免疫球蛋白的免疫复合物、补体等,从而减轻和避免神经髓鞘的损害,改善和缓解临床症状,并缩短患者从恢复到独立行走的时间,缩短患者使用呼吸机辅助呼吸的时间,能明显降低重症的病死率。每次交换血浆量按40~50mL/kg 体重计算或 1.0~1.5 倍血浆容量计算,血容量恢复主要依靠 5%人血清蛋白。从患者静脉抽血后分离血细胞和血浆,弃掉血浆,将洗涤过的血细胞与5%人血清蛋白重新输回患者体内。轻度、中度和重度患者每周应分别做 2 次、4 次和 6 次。不良反应有血容量减少、心律失常、心肌梗死、血栓、出血、感染及局部血肿等。血浆置换疗法的缺点是价格昂贵及费时等。

严重感染、心律失常、心功能不全和凝血功能异常者禁止使用。

(五)糖皮质激素

目前糖皮质激素对 GBS 的治疗作用及疗效意见尚不一致,有的学者认为急性期应用糖皮质激素治疗无效,不能缩短病程和改善预后,甚至推迟疾病的康复和增加复发率。也有报道称应用甲泼尼龙治疗轻、中型 GBS 效果较好,减轻脱髓鞘程度,改善神经传导功能;重型 GBS 患者肺部感染率较高,还有合并应激性上消化道出血者,不主张应用。临床诊疗指南:规范的临床试验未能证实糖皮质激素治疗 GBS 的疗效,应用甲泼尼龙冲击治疗 GBS 也没有发现优于安慰剂对照组。因此,AIDP 患者不宜首先推荐应用大剂量糖皮质激素治疗。

糖皮质激素不良反应:①大剂量甲泼尼龙冲击治疗能升高血压,平均动脉压增高 1.7~3.6 kPa(12~27 mmHg)。②静脉滴注速度过快可出现心律失常。③有精神症状,如语言增多、欣快等。④其他有上消化道出血、血糖升高、面部潮红、踝部水肿等。

(六)神经营养剂

神经营养药可促进周围损害的神经修复和再生;促进神经功能的恢复。常用有 B 族维生素、辅酶 A、ATP、细胞色素 C、肌苷、胞磷胆碱等。

(七)对症治疗

1.呼吸道感染

重型 GBS 患者易合并呼吸道感染,如有呼吸道感染者,除加强护理及时清除呼吸道分泌物外,还要应用有效足量的抗生素控制呼吸道炎症。

2.心律失常

重型 GBS 患者出现心律失常,多由机械通气、肺炎、酸碱平衡失调、电解质紊乱、自主神经功能障碍等引起。首先明确引起心律失常的病因,再给予相应的处理。

3.尿潴留、便秘

尿潴留可缓慢加压按摩下腹部排尿。预防便秘应鼓励患者多进食新鲜蔬菜、水果,多饮水,每天早晚按摩腹部,促进肠蠕动以防便秘。

4.心理护理

因突然发病,进展又快,四肢瘫,或不能讲话,患者会很紧张、恐惧、焦虑、悲观,心理负担很大,医护人员要鼓励开导患者,树立信心和勇气,消除不良情绪,配合治疗。

(八)康复治疗

GBS 是周围神经脱髓鞘疾病,肌肉出现失神经支配,肌肉萎缩,所以对四肢瘫痪的患者要尽早开始康复治疗,可明显改善神经功能。对肌力在Ⅲ级以上者,鼓励患者要进行主动运动锻炼。

肌力在0～Ⅱ级者，支具固定，保持肢体关节功能位，同时做被动运动训练和按摩，其作用是保持和增加关节活动度，防止关节挛缩变形、肌肉萎缩及足下垂，改善局部血液循环，有利于瘫痪肢体的恢复。另外，还要进行日常生活能力的训练，复合动作训练及作业（即职业）训练等。康复治疗的效果与疾病的严重程度、病程、坚持训练等有关。从患者就诊开始，早期治疗的同时就要注意早期康复治疗。康复治疗不是一朝一夕之事，要鼓励患者持之以恒、循序渐进地坚持功能练习。

（刘海玉）

第四节 POEMS 综合征

POEMS 综合征又称 Crow-ukase 综合征。本病为多系统受累的疾病，临床上以多发性神经炎（Polyneuropathy）、脏器肿大（Organomegaly）、内分泌病（Endocrinopathy）、M 蛋白（M protein）、皮肤损害为主要表现，这五大临床表现的每一个外文字头，组合成缩写词，命名为 POEMS 综合征。因 Crow 于 1956 年首先报道骨髓瘤伴发该综合征的临床表现，Fukase 于 1968 年将其作为一个综合征提出来，故又称为 Crow-Fukase 综合征。

一、病因及病理

不完全清楚，目前多认为与浆细胞瘤、自身免疫有关。浆细胞瘤分泌毒性蛋白，对周围神经及垂体和垂体-下丘脑结构产生免疫损害，从而导致周围神经损害、内分泌和皮肤的改变。自身免疫异常，导致浆细胞产生异常免疫球蛋白，从而损害多系统，形成 POEMS 综合征。

二、临床表现

青壮年男性多见，男女比例为 2∶1，起病或急或缓，从发病到典型临床表现出现的时间不一，数月至数年不等，首发临床表现不一，有时不典型，病程的不同时期表现复杂多变，病情进行性加重，主要临床表现可归纳为以下 7 种。

（一）慢性进行性多发性神经病

见于所有患者，大多为首发症状，表现为从远端开始的肢体对称性逐渐加重的感觉、运动障碍，感觉障碍表现为向心性发展的“手套-袜套”状感觉减退，肌无力下肢较上肢为重，很快出现肌萎缩，腱反射减弱，后期消失，脑神经主要表现为视盘水肿，其支配的肌肉很少瘫痪，自主神经功能障碍主要表现为多汗，个别人在疾病的后期可出现括约肌功能障碍。

（二）脏器肿大

主要表现为肝脾大，一般为轻中度肿大，质地中等硬度，胰腺肿大也十分常见，个别人可出现心脏扩大，一部分患者可出现全身淋巴结肿大。在病后期小部分患者可出现肝硬化，门脉高压，一般不出现脾功能亢进。

（三）皮肤改变

大部分患者在病后 30 天左右即可出现明显的皮肤发黑，暴露部位明显，乳晕呈黑色，皮肤增厚、粗糙、多毛。也可出现红斑、皮疹、硬皮病样改变。皮肤改变有时可作为首发症状就诊。

(四)内分泌紊乱

明显的改变为雄性激素降低，而雌激素减低不明显，有的患者轻微升高，血催乳素升高，从而出现男性乳房发育，勃起功能障碍，男性女性化，女性乳房增大、溢乳、闭经。胰岛素分泌不足，可导致血糖升高，其中合并糖尿病的人数占总人数的 28%。甲状腺功能低下，T_3、T_4 降低，约占全部患者的 24%。

(五)血中 M 蛋白阳性

多为 IgG，其次为 IgA，国外报道可见于一半以上的患者，国内报道不足 50%。

(六)水肿

疾病的早期即可出现水肿，中期明显加重，最初眼睑及双下肢出现水肿，腹水、胸腔积液、心包积液几乎见于全部中期患者，积液量中等，有时是患者首次就诊的原因。有的患者出现腹水的同时可出现腹痛。

(七)其他

本病可引起广泛的血管病变，包括大、中、小动脉血管及微血管、静脉等，主要表现为闭塞性血管病，多发生在脑血管、腹腔的静脉，心血管偶可受累，表现为脑梗死、腹腔的静脉血栓形成及心绞痛等。疾病的中后期可出现低热、盗汗、体重下降、消瘦、杵状指等。

三、辅助检查

(一)血常规

示贫血，血沉增快。

(二)尿液检查

可有本周氏蛋白。

(三)血清学检查

血清蛋白电泳可呈现 M 蛋白，但增高不明显。

(四)脑脊液检查

脑脊液压力增高，蛋白轻、中度升高，细胞数正常，个别人可有轻微增加。

(五)内分泌检查

血 T_3、T_4 降低，血雄性激素降低，血催乳素升高，胰岛素降低等。

(六)骨体检查

可见浆细胞增生，或可出现骨髓瘤表现。

(七)肌电图

显示神经源性损害、周围神经传导速度减慢，神经活检为轴索变性及节段性脱髓鞘，间质可见淋巴细胞和浆细胞浸润。

(八)X 线检查

可见骨硬化、溶骨病灶，骨硬化常见，主要累及盆骨、肋骨、股骨、颅骨等。

四、诊断

本病表现复杂，诊断主要依靠症状，Nakaniski 提出 7 个方面的诊断标准。

(1)慢性进行性多发性神经病。

(2)皮肤改变。

(3)全身水肿。

(4)内分泌紊乱。

(5)脏器肿大。

(6)M 蛋白。

(7)视盘水肿、脑脊液蛋白升高。

其他可有低热、多汗,原因如下:①慢性多发性神经病见于所有患者;②M 蛋白是该病的主要原因。所以这两项为必备条件,具备这两项后,如再加上其他一项临床表现即可确诊。

五、鉴别诊断

(一)吉兰-巴雷综合征

该病以肢体对称性的运动障碍,从下肢开始,脑脊液有蛋白-细胞分离现象,但不具内脏肿大、M 蛋白、皮肤改变等多系统的改变。

(二)肝硬化

肝硬化主要表现为肝脾大、腹水、食管静脉曲张等门脉高压表现,可有脾功能亢进,虽可并发周围神经损害,但无 M 蛋白、骨髓瘤或髓外浆细胞瘤、皮肤等多系统表现。

(三)结缔组织病

结缔组织病表现为多脏器多系统损害,可有低热、血沉快、皮肤改变、肌炎等,但同时出现周围神经病变及脏器肿大、水肿者不常见,也不出现 M 蛋白。

六、治疗

本病无特效治疗方法,治疗的远期效果很不理想,病情反复加重。常用的治疗手段如下。

(一)免疫抑制剂

(1)泼尼松 30～80 mg,每天或隔天 1 次口服,病情缓解后减量,改为维持量维持。

(2)环磷酰胺 100～200 mg,每天 1 次。

(3)硫唑嘌呤 100～200 mg,每天 1 次。

泼尼松效果差时,联合环磷酰胺或硫唑嘌呤,如联合使用效果仍差,可加服或改服他莫昔芬,每次10～20 mg,每天 3 次,可提高疗效。

(二)神经营养药物

针对末梢神经炎可使用 B 族维生素口服,维生素 B_1 30 mg,每天 3 次,维生素 B_{12} 500 μg,每天 3 次,也可使用神经生长因子,适量肌内注射。

(三)对症治疗

血糖升高的,可使用胰岛素,根据血糖水平及反应效果适量皮下注射。甲状腺功能低下患者口服甲状腺素片,根据 T_3、T_4 水平调整用量。水肿患者适量使用利尿剂,胸腔积液及腹水多时,穿刺抽水,改善症状。重危患者可应用血浆置换法,除去 M 蛋白。

(四)化疗

对有浆细胞瘤或骨髓瘤的患者,进行有效的化疗,可迅速缓解症状。

七、预后

本病经免疫抑制剂治疗,多数患者症状可暂时缓解,但停药即复发,即使维持用药,病情也反

复加重。有报告 5 年生存率 60%，个别患者可存活 10 年以上，对药物反应好的生存期长，说明生存期与药物的反应有关。

（韩廷平）

第五节　坐骨神经痛

坐骨神经痛是一种主要表现为沿坐骨神经走行及其分布区，即臀部、大小腿后外侧和足外侧部的阵发性或持续性的疼痛。一般多为单侧。男性多见，尤以成年人为多。坐骨神经痛为周围神经系统常见疾病之一，可由很多原因引起。一般可分为原发性坐骨神经痛和继发性坐骨神经痛。原发性坐骨神经痛即坐骨神经炎，临床较少见。继发性坐骨神经痛多见，可由脊椎病变、椎管内病变、盆腔内病变、骨和关节疾病、糖尿病及臀部药物注射的位置不当等引起。本病常可影响或严重影响工作和学习。

一、病因病理

寒邪入侵腰腿局部是本病的主要病因。寒为阴邪，其性凝滞，气血为寒邪所阻，不通则痛，故腰腿局部疼痛是本病的主要症状。寒主收引，因此经脉拘急，肢体屈伸不利。

寒邪易伤人之阳气。阳虚则可导致气血凝滞。瘀血阻滞脉络，不通则痛，故临床表现为痛痹。

腰为肾之府，膝为筋之府，肝主筋。若素体肝肾亏虚，或久病肝肾失养，轻则易引起腰腿部疼痛，重则导致局部肌肉萎缩。

也有感受湿热之邪，侵入筋膜，或风寒湿痹久郁化热，灼伤筋肉，导致热痹或湿热痹。

二、诊断

（一）症状

1.疼痛

主要为沿臀部、大腿后面向腘窝部、小腿外侧直至踝部、足底部的放射痛。多呈持续性、阵发性加剧。活动时加重，休息时减轻。为了减轻疼痛，患者常采取特殊体位，站立时身体略向健侧倾斜，用健侧下肢持重，病侧下肢在髋、膝关节处微屈，造成脊椎侧凸，凸向健侧。坐位时将全身重量依靠于健侧坐骨粗隆，患肢屈曲。卧位时向健侧卧，并将患肢屈曲。行走时患肢髋关节处轻度外展外旋，膝关节处稍屈曲，足尖足掌着地而足跟不敢着地。变动体位时，往往不能及时自如地活动。

2.麻木

患肢足背外侧和小腿外侧可能有轻微感觉减退。

3.肢体无力

主要表现在大腿的伸髋、小腿的屈曲，以及足的外翻动作。

(二)体征

1.压迫痛

可能在以下5个区域内找到敏感的压痛点:①脊椎旁点——第4、5腰椎棘突旁3 cm处。②臀中点——坐骨结节与股骨大粗隆之间。③腘窝点——腘窝横线上2～3 cm处。④腓肠肌点——位于小腿后面中央。⑤踝点——外踝后方。

2.牵引痛

牵拉坐骨神经可产生疼痛。通常用直腿抬高试验,即在整个下肢伸直状态下向上抬高患肢,若患者抬高不过70°,则为阳性。

3.反射

跟腱反射减低或消失。膝腱反射正常。

(三)病因诊断

根据坐骨神经痛的特有症状及体征,诊断并不困难。但病因诊断则不易。以下为几种较常见的疾病。

1.腰脊神经根炎

其疼痛常波及股神经,或双下肢。可由腰部外伤、病灶感染、结核病、风湿病及病毒感染引起。

2.腰椎间盘突出

起病突然。常有明显外伤史。疼痛剧烈,卧床后可减轻。相应的椎间隙和椎旁可有压痛、腰椎曲度改变、腰肌痉挛、Lasegue征强阳性。X线片可显示椎间隙变窄。

3.硬膜外恶性肿瘤

疼痛剧烈。往往可找到原发病。X线片可能发现骨质破坏。

4.马尾蜘蛛膜炎

疼痛较轻,进展缓慢。可依靠脊髓碘油造影确诊。

5.马尾良性肿瘤

疼痛剧烈,范围广泛。夜间疼痛加剧。脑脊液有改变。部分患者可出现视盘水肿等颅内压增高的表现。

6.盆腔炎

疼痛较轻,有妇科体征;化验血液白细胞计数增多,血沉加速。

7.妊娠时往往可因盆腔充血或胎儿压迫引起坐骨神经痛

疼痛较轻,体征可能缺如,休息后减轻,分娩后疼痛消失。

8.潮湿或受凉引起坐骨神经痛

体征局限,一般无牵引痛。

9.臀部注射引起坐骨神经痛

疼痛出现在注射后不久,症状可轻可重。检查注射部位可发现错误。

(四)不典型的原发性坐骨神经痛和所有继发性坐骨神经痛

对不典型的原发性坐骨神经痛和所有继发性坐骨神经痛,均应做X线检查,包括腰骶椎、骨盆、骶髂关节、髋关节。需要时,也应详细检查腹腔和盆腔,必要时也可做腰椎穿刺和奎肯施泰特试验。如怀疑蛛网膜下腔梗阻,可做椎管碘油造影。

三、鉴别诊断

类风湿关节炎、结核、肿瘤、脊柱畸形等引起的症状性坐骨神经痛可根据病史、血沉、X线检查或腰穿查脑脊液等与坐骨神经痛做鉴别。

髋关节或骶髂关节疾病，此两者跟腱反射正常，无感觉改变，髋关节或骶髂关节活动时疼痛明显，Patrick征阳性。根据病史及检查即可与坐骨神经痛做鉴别。必要时可予X线检查以明确诊断。

四、并发症

本病病程久者，可并发脊柱侧弯、跛行及患肢肌肉萎缩。

五、治疗

(一)病因治疗

(1)腰椎间盘突出是坐骨神经痛最常见的病因。一般可先进行牵引或推拿治疗，若无效或大块椎间盘突出，产生脊髓或神经根较严重压迫者，则应及时行椎间盘摘除术。

(2)马尾圆锥肿瘤、腹后部或盆腔肿瘤等，应及时手术摘除。

(3)妊娠合并坐骨神经痛，休息后疼痛减轻，不必采取特殊治疗。

(4)邻近组织炎症所致者，可根据不同情况采用抗感染或抗结核治疗。

(二)对症治疗

(1)急性发作期应卧床休息，绝对睡硬板床。

(2)止痛药：可选用索米痛片、阿司匹林、保泰松、抗炎松、吲哚美辛等。

(3)维生素 B_1 100 mg，每天1～2次，肌内注射。维生素 B_{12} 100～250 mg，每天1次，肌内注射。

(4)封闭疗法：1%～2%普鲁卡因，或利多卡因行坐骨神经封闭，可获一定疗效。若在上述溶液中加入醋酸可的松25 mg，可增强疗效。

(5)肾上腺皮质激素：可以减轻炎症反应，在炎症急性期、创伤、蛛网膜粘连等情况下可以使用。一般用泼尼松5～10 mg，每天3次；或醋酸可的松25 mg，肌内注射，每天1次。

(6)理疗：短波透热疗法、离子透入法等，有助于止痛。

(三)其他治疗

针灸、电针、针刀、射频消融、推拿，已被证实有较好的疗效。

(刘海玉)

第六节 周围神经肿瘤

周围神经肿瘤的分类目前尚无理想的标准，命名及译名纷乱。本节介绍临床常见的起源于神经外胚叶肿瘤如神经鞘瘤、单发神经纤维瘤、多发神经纤维瘤病、神经源性纤维肉瘤、嗜铬细胞瘤及由多种组织组成的球瘤，非新生性肿瘤损伤性神经瘤及跖神经瘤等。

一、神经鞘瘤

神经鞘瘤又名神经膜瘤、雪旺氏细胞瘤、神经瘤。起源于具施万细胞特征的双基底膜的一种细胞，是发生于周围神经系统，生长缓慢，孤立性生长的良性肿瘤。多见于周围神经及其分支上，以脑神经第Ⅷ对听神经最多见，听神经瘤是颅内肿瘤最多见的一种，约占颅内肿瘤的 90%，其次见于脊神经背根，另可见于三叉神经、面神经、舌咽神经、迷走神经、副神经和舌下神经。

肿瘤多为实质性，包膜完整，将载瘤神经纤维推向一旁，不侵犯神经纤维束，切面比较一致，均匀光滑，色灰红，内含较多胶原间质，可见厚壁供血动脉。囊性者内含黄色黏稠液可自行凝固。镜检可见为薄层纤维包膜包裹的典型神经鞘膜细胞，分为两种：安东尼氏 A 型细胞为梭形细胞，含丰富的嗜伊红细胞浆，界限不清，胞核长形或椭圆形，呈栅栏状排列。安东尼氏 B 型细胞，细胞较小，胞浆稀疏，碱性染色呈蓝色，界限明显，胞核小，呈圆形。

本病多见于成年人，病情缓慢，可经几年到十几年。随病情进展，肿瘤体积增大，压迫神经纤维束，受累神经支配区出现感觉异常，也可出现运动障碍，腱反射改变。当肿瘤位置表浅时，在体表神经径路上，可扪及梭形肿块，随神经横向活动，压迫肿瘤可产生向肢体远端部放射痛。

本病根据症状体征较易诊断。颅内及椎管内者需进一步检查。治疗以手术切除为原则，效果较好。

二、单发神经纤维瘤

单发神经纤维瘤起源于周围神经鞘膜细胞，是一种生长缓慢的良性肿瘤，多位于皮下、皮内。病理可见瘤体质地略硬，无包膜形成，分界清楚，切面可见漩涡状纤维。镜下见肿瘤由增生的神经鞘膜细胞和成纤维细胞组成。神经轴索穿越其中，并扭曲变形，伴网状纤维，胶原纤维、疏松黏液样基质。部分肿瘤，尤其位于关节附近的可恶变。

治疗宜手术切除，对离断的神经纤维，行对端吻合术。

三、多发神经纤维瘤病

多发神经纤维瘤病也称神经纤维瘤病，或神经纤维瘤，在 1882 年由 Von Recklinghausen 正式命名并全面阐述，是一种少见遗传病。临床特点为皮肤大量的牛奶咖啡色斑，以及发生在周围神经的多发性纤维瘤。发病率为4/10万。

约 50%患者有家族史，属常染色体显性遗传，同一家族患同病者可有不同表现度。此外散发患者可由基因突变引起。病损基因位于 17q11.2 带或 22q11-q13.1 带。发病机制可能由于神经嵴分化异常或神经生长因子生成过多、活性增高，致使神经异常增生肿瘤形成。

肿瘤通常为良性，生长缓慢，有 3%～4%发生恶变，瘤体大小不一，形态各异，无明显界限，镜下可见基本由神经鞘膜细胞组成，胞核排列形成栅栏状，也可有来自神经束膜和外膜的中胚层细胞。

发病年龄 10～70 岁，平均年龄 20 岁，男性多于女性。本病可累及多个系统、多个器官。早期可见牛奶咖啡色斑，边缘规则、界限清楚、表面光滑，好发于被衣服遮盖部位，躯干、腋窝多见，形状、大小和数目不一。若有 6 个或 6 个以上直径超过 1.5 cm 的牛奶咖啡色斑可确定本病。另皮肤纤维瘤、纤维软瘤沿神经干分布，如珠样结节，甚至丛状神经纤维瘤伴皮肤、皮下组织过度增生，引起表面皮肤或肢体弥漫性肿大，称神经纤维瘤象皮病。有随年龄增长而进展趋势。有

30%～40%患者出现神经系统病变，如椎管内肿瘤、颅内听神经瘤和脑脊膜膨出约30%骨骼异常，可出现脊柱弯曲，四肢长骨弓状畸形等。此外，可见虹膜上粟粒状棕黄色圆形小结节等。

据家族史及各系统的临床表现，辅助检查可诊断。治疗方面，孤立的、生长速度快的和压迫神经的肿瘤均应手术治疗，恢复神经功能。

四、神经纤维肉瘤

神经纤维肉瘤又称恶性神经膜瘤、恶性雪旺氏鞘瘤和神经源性肉瘤。往往由神经纤维瘤病恶变导致，起源于神经鞘膜。

肿瘤呈白色、灰色或紫红色，质硬，切开可见坏死及黏液样物。镜下示瘤细胞呈梭形、多角形，核深染，排列呈栅状或杂乱，原浆丰富，可见瘤巨细胞。

发病年龄在20～50岁，临床特征是存在多年的肿瘤多迅速增长，引起受累神经分布区的感觉、运动、腱反射异常，好发于膝、腹股沟、臀、股和肩胛等处的大神经干。

因手术治疗后易复发及远处或多发转移，故应及早行根治手术，对放射治疗不敏感。

五、嗜铬细胞瘤

嗜铬细胞瘤起源于肾上腺髓质、颈动脉体、交感神经节和颈静脉球组织内的嗜铬颗粒细胞。最多见于肾上腺髓质，称嗜铬细胞瘤。临床可出现高血压及糖尿。起源于颈动脉体的肿瘤称颈动脉体瘤，位于颈部颈动脉窦及其分岔处，体积增大后可产生压迫症状，如相应神经功能缺损、脑血管供血不足等，动脉造影可见瘤内血供丰富。治疗以手术切除为主。

六、损伤性神经瘤

损伤性神经瘤又称假性神经瘤、截肢神经瘤或神经再生疤痕。多发生于神经被切断或碾伤后，由再生的神经轴索形成缠结，并与增生的神经鞘膜细胞、纤维细胞和致密胶原纤维形成肿块。常呈梭形，与周围组织粘连，有压痛，多见于残肢端，是残肢痛原因。疼痛可采用封闭治疗，如疼痛剧烈，可将该瘤松解后埋入临近组织，减少受压，个别患者可切断相应脊神经后根以止痛。

七、跖神经瘤

跖神经瘤又称足底神经瘤、摩顿氏神经瘤，或局限性跖间神经炎，是跖神经趾间分支局限性退行性变伴周围组织增生的结果。病因可与外伤及遭受机械压迫有关，以致影响局部神经及供应血管。多见于中年以上妇女的第3、4趾之间，非真正肿瘤。

治疗以手术切除为原则，术后神经功能不受影响。

八、球瘤

球瘤又名神经血管肿瘤，起源于皮肤真皮层内的神经血管肌球小体的肿瘤，为良性，全身皮肤都可发生。

球瘤引起剧烈的自发性疼痛，压痛明显，界限清楚。肿瘤多位于手足指(趾)甲下，严重时可将指甲挺起。

治疗采用手术切除，可行甲下切除达骨膜，一般无复发。

(张　鑫)

第八章

运动障碍性疾病

第一节 帕金森病

一、定义

帕金森病(Parkinson's disease,PD)又称震颤麻痹,是一种常见的进展性神经系统变性疾病。主要临床特征为静止性震颤、肌强直、运动迟缓和姿势平衡障碍,伴嗅觉减退、便秘、睡眠行为异常和抑郁等非运动症状。由英国医师詹姆士·帕金森于1817年首先报道及系统描述。

二、概述

PD多见于中老年人,我国65岁人群的患病率为1 700/10万,与欧美国家相似,随年龄增加而升高,男性患者略多于女性患者。病因和发病机制尚未明了,可能存在基因易感性的基础,在环境因素、神经系统老化等因素的共同作用下,氧化应激、线粒体功能紊乱、蛋白酶体功能障碍、炎性/免疫反应、钙稳态失衡、兴奋性毒性、细胞凋亡等机制使黑质多巴胺能神经元大量变性、丢失,多因素的交互作用导致发病。其主要病理改变为在黑质部位的多巴胺能神经元的进行性变性、丢失及残存神经元内路易小体的形成。纹状体区多巴胺递质显著降低、乙酰胆碱系统(Ach)功能相对亢进,造成多巴胺与乙酰胆碱递质失衡的生化改变。递质失衡导致皮质-基底节-丘脑-皮质环路活动紊乱,临床上产生肌张力升高、动作减少等运动症状;中脑-边缘系统和中脑-皮质系统的多巴胺水平显著降低,乙酰胆碱、去甲肾上腺素、5-羟色胺等神经递质紊乱与智能减退、情感障碍等高级神经活动异常相关。多巴胺递质降低的程度与患者的症状严重程度呈正相关。

三、临床表现

发病年龄平均为55岁,多数于60岁以后发病,男性患者略多于女性患者。隐匿起病,缓慢发展。可以先后或同时表现运动症状和非运动症状。

(一)运动症状

运动症状常始于一侧肢体,逐渐波及其他肢体。

1.静止性震颤

该症状常为首发症状，多始于一侧上肢远端，逐渐波及其他肢体及下颌，典型表现是拇指与屈曲的示指间呈“搓丸样”动作，频率为 4～6 Hz。该症状在静止位时出现或明显，随意运动时减轻或停止，紧张或激动时加剧，入睡后消失。令患者一侧肢体运动，如握拳或松拳，可使另一侧肢体震颤更明显，该试验有助于发现早期轻微震颤。少数患者可不出现震颤，尤其是高龄老人，部分患者可合并轻度姿势性震颤，在疾病晚期随意运动无法减轻或停止震颤。

2.肌强直

患者在被动运动时关节的伸肌和屈肌张力同时升高，类似弯曲软铅管的感觉，故称“铅管样强直”；如伴有静止性震颤，感到在均匀的阻力中出现停顿，如同转动齿轮感，称为“齿轮样强直”。四肢、躯干、颈部肌强直可使患者出现特殊的屈曲体姿，表现为头部前倾、躯干俯屈、肘关节屈曲、腕关节伸直、前臂内收、髋关节及膝关节略为弯曲，随着病情的进展，这种屈曲体姿逐渐加重。

3.运动迟缓

患者的随意运动减少，始动困难、动作缓慢、笨拙。早期手指的精细动作缓慢，例如，解或扣纽扣、系鞋带缓慢，逐渐发展成全面性随意运动减少、迟钝，动作变慢、幅度变小，重复动作易疲劳，书写时字越来越小，呈现“小字症”；面容呆板，双眼凝视，瞬目减少，酷似“面具脸”；口肌、咽肌、腭肌运动徐缓时，表现语速变慢，语音低调；做序列性动作困难，不能同时做多个动作，晚期因合并肌张力升高而起立、起床、翻身困难。

4.姿势障碍

在疾病早期，表现为行走时患侧上肢摆臂幅度减小或消失，下肢拖曳。随病情进展，因平衡障碍而出现姿势步态不稳，步伐逐渐变小变慢，启动、转弯困难，遇到障碍物不敢跨越，甚至行走中全身僵住，不能动弹，称为“冻结”现象。有时迈步后，以极小的步伐越走越快，不能及时止步，称为前冲步态或慌张步态。

(二)非运动症状

非运动症状也是常见和重要的临床征象，可先于运动症状前发生，贯穿 PD 的整个病程。

1.感觉障碍

疾病早期，患者于运动症状出现前可出现嗅觉减退。患者在中晚期常有肢体麻木、痉挛、疼痛，多位于颈部、脊柱旁、腓肠肌，有关节痛、全身痛，可以是由疾病本身引起的，见于剂末现象、异动症、痛性肌张力障碍；也可以继发于骨关节病变。

2.睡眠障碍

该症状主要包括入睡困难、维持困难(睡眠片段化)、早醒等失眠症状、快速眼动睡眠行为障碍(rapid eye movement sleep behavior disorder，RBD)、白天过度嗜睡(excessive daytime sleepiness，EDS)。有些患者因伴有不安腿综合征(restless leg syndrome，RLS)而影响睡眠。

3.精神症状

精神症状较常见，近半数患者伴有抑郁、焦虑，有些是 PD 本身的一种伴随表现，少部分可在 PD 运动症状之前出现；神经疾病性症状主要表现为幻觉、错觉、妄想和存在错误观念，其中视幻觉多见，药物使用不当可使其加重，部分患者的精神症状常随运动症状的波动而波动，多见于合用其他抗 PD 药物(如抗胆碱药、金刚烷胺、多巴胺受体激动剂)，减少剂量即可缓解症状，少见于使用左旋多巴时，一般不需停用左旋多巴；15%～30%的患者在疾病晚期发生认知障碍乃至痴呆。

4.自主神经功能障碍

该症状在临床常见。吞咽活动减少可导致流涎。后期也可出现性功能减退、排尿障碍或直立性低血压。

临床上根据 Hoehn-Yahr 分级以评定症状的严重程度，将 Hoehn-Yahr 1.0～2.5 级定义为早期 PD，Hoehn-Yahr 3 级定义为中期 PD，Hoehn-Yahr 4～5 级定义为晚期 PD。

四、诊断

依据中老年发病，缓慢进展性病程，必备运动迟缓及至少具备静止性震颤、肌强直或姿势平衡障碍中的一项，单侧起病，对左旋多巴治疗敏感，无其他神经系统症状和体征，早期有严重的自主神经受累，早期即有严重的痴呆伴有记忆力、言语和执行功能障碍等可做出临床诊断。原发性 PD 的脑 CT、MRI 检查无特征性改变，主要用于排除其他原因引起的帕金森症状；嗅觉测试可发现早期患者的嗅觉减退；以 ^{18}F-多巴作示踪剂行多巴摄取 PET 显像可显示多巴胺递质合成减少；用 ^{125}I-β-CIT、^{99m}Tc-TRODAT-1 作示踪剂行多巴胺转运体（DAT）显像可显示 DAT 显著降低，有助于疾病早期甚至亚临床期的诊断；以 ^{123}I-IBZM 作示踪剂行多巴胺 D_2 受体功能显像可显示其活性在早期呈失神经超敏，后期呈低敏，也有诊断价值。

要区别 PD 与其他原因引起的帕金森综合征。例如，感染、药物、中毒、脑动脉硬化、外伤等引起的继发性帕金森综合征；伴发于其他神经变性疾病的帕金森综合征：不少神经变性疾病具有帕金森综合征表现，常以强直、少动为主，静止性震颤很少见，对左旋多巴治疗不敏感，这些神经变性疾病有不自主运动、垂直性眼球凝视障碍（见于进行性核上性麻痹）、直立性低血压、小脑性共济失调（橄榄脑桥小脑萎缩）、早且严重的痴呆（路易体痴呆）、皮质复合感觉缺失和锥体束征（皮质基底节变性）等。早期 PD 患者的临床症状不典型，需将 PD 与原发性震颤、抑郁症、颈椎病、腰椎病、脑血管病区别。

五、治疗

目前没有根治 PD 的手段，治疗 PD 以有效改善症状、提高工作能力、改善生活质量、延缓疾病进展为目标。治疗方法包括药物治疗、手术治疗、运动疗法、心理疏导及照料护理等。药物治疗是整个治疗过程中的主要手段，作为首选；手术治疗则是药物治疗的一种有效补充手段。对 PD 的运动症状和非运动症状均应采取全面综合治疗。由于无法治愈该病，早期诊断、早期治疗尤为重要，这不仅可以更好地改善症状，还可能延缓疾病的进展。

（一）药物治疗

它包括疾病修饰治疗和症状性治疗。疾病修饰治疗的目的是延缓疾病的进展。原则上，PD 一旦被诊断就应及早予以疾病修饰治疗。目前临床上可能有疾病修饰作用的药物主要包括单胺氧化酶 B 型（MAO-B）抑制剂和多巴胺受体（DR）激动剂。MAO-B 抑制剂中的司来吉兰＋维生素 E 和雷沙吉兰可能具有延缓疾病进展的作用。雷沙吉兰为新一代 MAO-B 抑制剂，其推迟疾病进展的证据可能强于司来吉兰。症状性治疗的药物对原发性 PD 有效，但对帕金森综合征的疗效不佳或完全无效。

1.治疗药物

（1）抗胆碱药：一般认为可部分阻滞中枢（纹状体）的胆碱受体，使黑质纹状体部位的胆碱神经与多巴胺神经的功能获得平衡。其主要适用于震颤明显且年轻的患者，对无震颤或已知有认

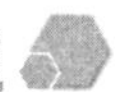

知功能障碍的患者不推荐应用；对60岁以下的患者，要告知长期应用可能会导致认知功能下降，要定期复查认知功能，一旦发现认知功能下降则应停用；对60岁以上的患者最好不用或慎用，闭角型青光眼及前列腺肥大患者禁用。目前国内治疗PD的该类药主要有苯海索，用法为每次1～2 mg，每天2～3次，早期可单独应用，也可和其他抗PD药物联合应用以提高疗效。此外有丙环定(开马君)、苯扎托品、东莨菪碱、环戊丙醇和比哌立登(安克痉)。该类药的主要不良反应有口干、便秘、排尿困难、视物模糊、头晕、恶心、呕吐、失眠、记忆力减退，严重者有幻觉、妄想。

(2)金刚烷胺：作用机制可能是促进多巴胺能神经元释放多巴胺，抑制突触前膜对多巴胺的摄取，从而增强多巴胺的效应，此外尚有抗乙酰胆碱的作用，与左旋多巴合用可提高疗效。金刚烷胺可能是一种谷氨酸拮抗剂，可抑制谷氨酸诱发的神经毒作用，因而可能也有疾病修饰作用。用法为每次50～100 mg，每天2～3次，末次应在下午4时前服用。能改善少动、强直等症状，对缓解震颤作用较弱，对伴异动症患者可能有帮助(C级证据)。早期可单独应用，也可和其他抗PD药物联合应用。不良反应有注意力不能集中、神志模糊、失眠、做噩梦、视力模糊、便秘、皮肤出现紫红色网状斑点或网状青斑等，长期使用可能有踝部水肿。肾功能不全、癫痫、严重胃溃疡患者慎用，哺乳期妇女禁用。

(3)复方左旋多巴：左旋多巴是体内合成多巴胺的前体，可通过血-脑屏障。在脑内，左旋多巴被纹状体部位的多巴胺能神经元摄取，在多巴脱羧酶作用下脱羧生成多巴胺，储存于囊泡中，当神经冲动来时，囊泡中的多巴胺可释放到突触间隙，从而激动突触后膜上的多巴胺受体，产生抗PD作用而改善PD患者的症状。该药至今仍是治疗PD最基本、最有效的药物，对震颤、强直、运动迟缓等均有良好疗效。初始用量为每次62.5～125.0 mg，每天2～3次，根据病情而逐渐增加剂量至疗效满意，维持治疗，维持量应是使疗效满意而不良反应最小的适宜剂量。应在餐前1小时或餐后1.5小时服药。复方左旋多巴有常释剂、控释剂、水溶剂等不同剂型。复方左旋多巴常释剂：有多巴丝肼和卡左双多巴控释片，具有起效快的特点。复方左旋多巴控释剂：有多巴丝肼液体动力平衡系统和卡左双多巴控释片，特点是血药浓度比较稳定，且作用时间较长，有利于控制症状波动，减少每天的服药次数，但生物利用度较低，起效缓慢，故将常释剂转换为控释剂时，需注意每天首剂需提前服用，剂量应相应增加。弥散型多巴丝肼，特点是易在水中溶解，便于口服，吸收和起效快，且作用时间与常释剂相仿，适用于晨僵、餐后有“关闭”状态、吞咽困难的患者。不良反应有周围性和中枢性两类，周围性不良反应为恶心、呕吐、便秘、低血压、偶见的心律失常。恶心、呕吐与初期服药增量过快或过大有关，餐后1.5小时口服或缓慢增量，或加用多潘立酮片可缓解胃肠道反应；治疗初期可出现轻度直立性低血压，随着剂量逐渐缓慢递增和药物耐受性逐渐增加，直立性低血压可逐渐减轻或消失。极少数患者有心悸、心律失常，一般不需抗心律失常治疗，很少需停左旋多巴，必要时可加用β受体阻滞剂。中枢性不良反应为症状波动、异动症和精神症状等，主要调整抗PD药物以控制症状(见本节运动并发症的治疗和非运动症状的治疗)。以往认为早期应用左旋多巴会诱发异动症，主张尽可能推迟应用，现有证据提示早期小剂量(400 mg/d以内)应用并不增加异动症产生的风险。对于有活动性消化道溃疡、严重的心血管疾病、肝及肾功能障碍的患者应慎用，伴有闭角型青光眼、神经疾病患者禁用。

(4)DR激动剂：直接刺激多巴胺受体，绕过受损的黑质纹状体神经元，不需要将左旋多巴转换成多巴胺发挥作用，在纹状体的半衰期比左旋多巴长，这类长半衰期制剂能避免对纹状体突触后膜DR产生“脉冲”样刺激，以预防或减少运动并发症的发生，此外可能也有疾病修饰作用。DR激动剂有麦角类和非麦角类两种类型，麦角类包括溴隐亭、培高利特、α-二氢麦角隐亭、卡麦角林和麦角乙脲;非麦角类包括普拉克索、罗匹尼罗、吡贝地尔、罗替戈汀和阿扑吗啡。麦角类DR激动剂会导致心脏瓣膜病变和肺胸膜纤维化,现已不主张使用,其中培高利特国内已停用。目前大多以非麦角类DR激动剂为首选药物,该类药尤其适用于早发型及轻症患者,在疾病早期单独应用,可改善PD运动症状,以推迟使用复方左旋多巴的时间,如联合复方左旋多巴治疗,可减少复方左旋多巴的治疗剂量。使用DR激动剂均应从小剂量开始,渐增剂量至获得满意疗效而不出现不良反应为止。其不良反应与复方左旋多巴的不良反应相似,不同之处是症状波动和异动症发生率低,而直立性低血压、足踝水肿、冲动控制障碍、幻觉等精神症状发生率较高。①吡贝地尔缓释片:对黑质纹状体多巴胺的 D_1 和 D_2 受体有激动作用,对中脑-皮质和边缘叶通路的 D_3 受体也有激动作用,另外具有降低谷氨酰胺和自由基含量的作用。对震颤作用强,对强直和少动的作用较弱。初始剂量为每次 50 mg,每天 1 次,易产生不良反应的患者可改为每次服 25 mg,每天 2 次,第 2 周增至每次 50 mg,每天 2 次,有效剂量为150 mg/d,分 3 次口服,最大剂量不超过 250 mg/d。②普拉克索:激动 D_2 和 D_3 受体,有常释剂和缓释剂两种剂型。常释剂的用法:初始剂量为每次 0.125 mg,每天 3 次(个别易产生不良反应的患者每天用 1～2 次),每周增加 0.125 mg,每天 3 次,一般有效剂量为每次 0.50～0.75 mg,每天 3 次,最大不超过 4.5 mg/d。缓释剂的用法:每天的剂量与常释剂相同,但为每天服用 1 次。③罗匹尼罗:激动 D_2 和 D_3 受体,初始剂量为每次 0.25 mg,每天 3 次,每周增加 0.75 mg 至每天 3 mg,一般有效剂量为 3～9 mg/d,分 3 次服用,最大剂量为 24 mg/d。④罗替戈汀:初始剂量为每次 2 mg,每天 1 次,每周增加2 mg,一般对早期患者的有效剂量为 6～8 mg/d,中晚期患者为 8～16 mg/d。⑤溴隐亭:具有强 D_2 受体激动作用和弱 D_1 受体拮抗作用,初始剂量为每次 0.625 mg,每天 1 次,每隔 5 天增加每次 0.625 mg,有效剂量为 3.75～15.00 mg/d,分 3 次口服。⑥α-二氢麦角隐亭:主要激动 D_2 受体,部分激动 D_1 受体,初始剂量为每次 2.5 mg,每天 2 次,每隔 5 天增加 2.5 mg,有效剂量为30～50 mg/d,分 3 次口服。不同DR激动剂之间的剂量转换如下:吡贝地尔∶普拉克索∶罗匹尼罗∶溴隐亭∶α-二氢麦角隐亭＝100∶1∶5∶10∶60,因有个体差异,该换算剂量仅作参考。

(5)MAO-B抑制剂:阻止脑内多巴胺降解,增加多巴胺的浓度。与复方左旋多巴合用可增强疗效,改善症状波动,单用有轻度的症状改善作用。目前国内有司来吉兰和雷沙吉兰,司来吉兰有常释剂和口腔黏膜崩解剂。司来吉兰常释剂的用法为 2.5～5.0 mg,每天 2 次,有效治疗剂量为 10 mg/d,应在早上、中午服用,勿在傍晚或晚上应用,以免引起失眠,或与维生素 E 2 000 U 合用(DATATOP方案);其口腔黏膜崩解剂的吸收、作用、安全性均好于常释剂,用法为 1.25～2.50 mg/d。雷沙吉兰的用法为每次 1 mg,每天 1 次,早晨服用。常见不良反应为失眠、多梦,少见的不良反应有头昏、腹痛或胃痛、直立性低血压、心律失常、氨基转移酶升高、记忆障碍(多见于每天剂量超过 10 mg 者)、肌肉痉挛或指趾麻木、口周或喉头有烧灼感、皮肤与眼睛对日光过敏、疲乏、出汗过多等,通过减少剂量或减少合用的左旋多巴用量可获得缓解;司来吉兰过量后可能发生高血压危象,如同时服用含有酪胺的食物或饮料(如干酪、酵母/蛋白提取物、熏肉、家禽、鱼、酸泡菜、太熟的水果、啤酒、红酒、白酒),可引起突然及严重的高血压反应。胃溃疡者慎用,禁与5-羟色胺再摄取抑制剂(SSRI)合用,合用有可能引起 5-羟色胺综合征或其他不良反应,如自主神经功能紊乱、严重焦虑、谵妄、意识障碍、高热、癫痫发作、肌强直、震颤,如需应用三环类抗抑郁剂或SSRIs药物,一般在停用司来吉兰后至少 14 天才可使用。

(6)儿茶酚-O-甲基转移酶(COMT)抑制剂:恩他卡朋和托卡朋通过抑制左旋多巴在外周的代谢,使血浆左旋多巴的浓度保持稳定,并使左旋多巴加速通过血-脑屏障以增加脑内多巴胺含量。托卡朋还能阻止脑内多巴胺降解，使脑内多巴胺浓度增加。COMT抑制剂与复方左旋多巴合用，可提高后者的生物利用度，增强疗效，改善症状波动。恩托卡朋每次100～200 mg，须与复方左旋多巴同服，单用无效，服用次数等于或小于复方左旋多巴的服用次数。Stalevo是由恩他卡朋/左旋多巴/卡比多巴组合成的一种制剂，应用便利，疾病早期首选该制剂治疗可能预防或延迟运动并发症的发生，但存有争议。托卡朋每次100 mg，每天3次，第一剂与复方左旋多巴同服，此后间隔6小时服用，可以单用，每天最大剂量为600 mg。不良反应短暂而轻微，最常见为异动症，其次为恶心、呕吐、眩晕、头痛、疲乏、多汗、口干、食欲减退、上腹部不适等，可通过减少同用的左旋多巴剂量而得到改善，胃肠道反应明显者可加用多潘立酮片治疗，尿色变黄与恩托卡朋及其代谢产物本身呈黄色有关，无须减药或停药，如果转氨酶升高则停用。托卡朋有可能导致肝功能损害，用药期间须严密监测肝功能，尤其在用药前3个月。

2.用药原则

PD的运动症状和非运动症状都会影响患者的工作和日常生活能力，药物治疗应兼顾两大症状，以达到有效改善症状，提高生活质量的目标。应坚持“剂量滴定”以避免产生药物急性不良反应，力求实现以小剂量达到满意临床效果的目的，可避免或降低运动并发症尤其是异动症的发生率。治疗应遵循循证医学证据及指南，又体现个体化原则，对不同患者的用药选择需要综合考虑患者的疾病特点（是以震颤为主，还是以强直少动为主），疾病的严重程度，有无认知障碍，发病年龄，就业状况，有无共病，合并用药情况，可能的药物不良反应，患者的意愿，经济承受能力等因素。尽可能避免、推迟或减少药物的不良反应和运动并发症。治疗期间不能突然停药，尤其是左旋多巴，以免发生撤药恶性综合征。对PD的治疗为长程治疗，因此，药物治疗不仅要立足当前，还需长期管理，以期达到长久获益。

3.选择药物原则

（1）针对早发型患者：若患者不伴智能减退，可有如下选择。①非麦角类DR激动剂；②MAO-B抑制剂，或加用维生素E；③金刚烷胺；④复方左旋多巴；⑤恩他卡朋双多巴片（达灵复，stalevo）。首选药物并非按照以上顺序，需根据不同患者的具体情况，选择不同方案。若顺应美国、欧洲治疗指南应首选①方案，也可首选②方案，或首选⑤方案；若由于经济原因不能承受高价格的药物，则可首选③方案；若因特殊工作之需，力求显著改善运动症状，或出现认知功能减退，则可首选④或⑤方案；也可小剂量应用①、②或③方案时，同时小剂量合用④方案。对于震颤明显而其他抗PD药物疗效欠佳时可选用抗胆碱药，如苯海索。

（2）针对晚发型患者或伴智能减退患者：一般首选复方左旋多巴治疗。随着症状加重、疗效减退，可添加DR激动剂、MAO-B抑制剂或COMT抑制剂。尽可能不用抗胆碱药（如苯海索），尤其是对老年男性患者，因该类药有较多不良反应，除非患者有严重震颤，并明显影响患者的日常生活能力。

（3）早期PD的治疗（Hoehn-Yahr 1.0～2.5级）：现在的观点是一旦早期诊断，即开始早期治疗。早期治疗可以分为非药物治疗（包括让患者认识和了解疾病、补充营养、加强锻炼、坚定战胜疾病的信心，社会和家人对患者的理解、关心与支持）和药物治疗。药物治疗多选用可能具有疾病修饰作用的药物，开始多以单药治疗，但也可采用两种优化的小剂量药物（体现多靶点）的联合应用，力求疗效较好，维持时间更长，而运动并发症发生率最低。

（4）中晚期PD的治疗（Hoehn-Yahr 3～5级）：中晚期PD，尤其是晚期PD的临床表现极其复杂，其中有疾病本身的进展，也有药物不良反应或运动并发症的因素参与。对中晚期PD的治疗，一方面继续力求改善运动症状，另一方面妥善处理一些运动并发症和非运动症状。

4.运动并发症的治疗

运动并发症包括症状波动和异动症(abnormal involuntary movements，AIMs)，是晚期患者在治疗中棘手的不良反应，治疗方案包括调整药物剂量及服药次数，可能改善症状，手术治疗(主要是深部脑刺激术)也有效。

(1)症状波动的治疗：症状波动主要有疗效减退或剂末现象和开-关现象两种形式。

疗效减退或剂末现象：指每次用药的有效作用时间缩短，症状随血液药物浓度发生规律性波动。可通过以下方案调整改善症状。①不增加每天服用复方左旋多巴的总剂量，而适当增加每天服药次数，减少每次服药的剂量(以仍能有效改善运动症状为前提)，或适当增加每天的总剂量(在原先剂量不大的情况下)，每次服药剂量不变，而增加服药次数；②由常释剂换用控释剂以延长左旋多巴的作用时间，更适宜在早期出现剂末恶化时换用，剂量需增加20%～30%；③加用长半衰期的 DR 激动剂，若已用 DR 激动剂而疗效减退可试换用另一种 DR 激动剂；④加用对纹状体产生持续性多巴胺能刺激的 COMT 抑制剂；⑤加用 MAO-B 抑制剂；⑥避免饮食(含蛋白质)对左旋多巴吸收及通过血-脑屏障的影响，宜在餐前 1 小时或餐后 1.5 小时服药；⑦手术治疗主要是丘脑底核脑深部刺激术可获益。

开-关现象指症状在突然缓解(“开期”)与加重(“关期”)之间波动，“开期”常伴异动症。多见于晚期患者，处理较为困难，可应用长效 DR 激动剂，或采用微泵持续输注左旋多巴甲酯、左旋多巴乙酯或 DR 激动剂(如麦角乙脲)。

(2)异动症的治疗：异动症又称为运动障碍，常表现为不自主的舞蹈样、肌张力障碍样动作，可累及头面部、四肢、躯干，包括剂峰异动症、双相异动症和肌张力障碍三种形式。

剂峰异动症常出现在血液药物浓度高峰期(用药 1～2 小时)，与用药过量或多巴胺受体超敏有关。调整方案：①减少每次复方左旋多巴的剂量；②若患者单用复方左旋多巴，可适当减少剂量，同时加用 DR 激动剂，或加用 COMT 抑制剂；③加用金刚烷胺(为 C 级证据)；④加用非典型抗神经疾病药，如氯氮平；⑤若在使用复方左旋多巴控释剂，则应换用常释剂，避免控释剂的累积效应。

双相异动症包括剂初异动症和剂末异动症，机制未详，治疗较困难，处理方法如下：①若在使用复方左旋多巴控释剂，应换用常释剂，最好换用水溶剂，可以有效地缓解剂初异动症；②加用长半衰期的 DR 激动剂或加用延长左旋多巴血浆清除半衰期、增加曲线下面积(area under the curve，AUC)的 COMT 抑制剂，可以缓解剂末异动症，也可能有助于改善剂初异动症。用微泵持续输注 DR 激动剂或左旋多巴甲酯或左旋多巴乙酯可以同时改善异动症和症状波动，现正在试验口服制剂是否能达到同样效果。其他治疗异动症的药物正在进行临床试验。

肌张力障碍表现为足或小腿痛性肌痉挛，多发生于清晨服药之前，可在睡前服用复方左旋多巴控释剂或长效 DR 激动剂，或在起床前服用弥散型多巴丝肼或常释剂；发生于“关”期或“开”期的肌张力障碍可适当增加或减少复方左旋多巴用量。部分或者也可通过 DBS 改善症状。

5.非运动症状的治疗

非运动症状包括感觉障碍、自主神经功能障碍、精神障碍和睡眠障碍等。对这些症状的治疗也应遵循一定的原则。

(1)感觉障碍包括肢体麻木、疼痛、痉挛、嗅觉障碍等。嗅觉减退在 PD 患者中相当常见，且多发生在运动症状出现之前多年，但是目前尚无措施能够改善嗅觉障碍。疼痛、麻木在中晚期

PD 患者中比较常见，例如，疼痛或麻木在“关期”明显，经抗 PD 药物治疗减轻或消失，则提示疼痛或麻木由 PD 所致，抗 PD 药物治疗较单纯地镇痛处理更有效，可以调整治疗以延长“开期”，缓解症状。

(2)自主神经功能障碍中便秘最常见，其次有泌尿障碍和直立性低血压等。①便秘：最常见，减少或停用抗胆碱药，增加运动量，摄入足够的液体和进食高纤维食物(如水果、蔬菜)对大部分轻症患者有效。必要时应用软便剂、缓泻药等助便药，如乳果糖(10～20 g/d)、龙荟丸、大黄片、番泻叶；也可加用胃蠕动药，如多潘立酮、莫沙必利。②泌尿障碍：逼尿肌活性升高，出现尿频、尿急和急迫性尿失禁等，除睡前限制水分摄入外，可采用外周抗胆碱药，如奥昔布宁、溴丙胺太林、托特罗定和莨菪碱；而对逼尿肌活性降低者(如有排尿困难、膀胱排空障碍、漏尿症)则给予 α 受体阻滞剂，如特拉唑嗪，睡前服；若出现尿潴留，应采取间歇性清洁导尿，若尿潴留由前列腺增生肥大引起，对严重者必要时可行手术治疗。③直立性低血压：首选 α 肾上腺素受体激动剂米多君治疗，米多君最有效，起始剂量为 2.5 mg/d；氟氢可的松，起始剂量为 0.1 mg/d，易增加水、钠潴留，用药期间应监测血压，防止出现卧位高血压。也可使用选择性外周多巴胺受体阻滞剂多潘立酮。非药物治疗包括适当增加盐和水的摄入量，睡眠时抬高头位 10°～30°，穿弹力裤，不要快速地从卧位或坐位起立。仅餐后血压降低者应少食多餐。避免饱餐、饮酒、高温等加重因素。

(3)最常见的精神障碍包括抑郁和/或焦虑、幻觉等精神症状、认知障碍等。①精神症状：首先需要甄别精神症状是由抗 PD 药物诱发，还是由疾病本身所致，若是与抗 PD 药物相关，则需根据最易诱发的概率而依次将抗胆碱药、金刚烷胺、MAO-B 抑制剂、DR 激动剂、复方左旋多巴等抗 PD 药物减量或停用；如果药物调整效果不理想，或由疾病本身所致，考虑对症用药，多推荐选用小剂量氯氮平、喹硫平、奥氮平。氯氮平的作用稍强，但可能会有 1%～2%的概率导致粒细胞缺乏症，故须监测血细胞计数。②抑郁和/或焦虑：如情感障碍随运动症状的波动而波动，在“关期”表现为抑郁、焦虑，在“开期”好转，则调整抗 PD 药物。运动症状得到控制后伴随的情绪障碍也可缓解。如果药物调整改善的效果不理想，可应用选择性 5-羟色胺再摄取抑制剂(SSRI)类和 5-羟色胺与去甲肾上腺素再摄取抑制剂(SNRI)类药物，如舍曲林 50～100 mg、帕罗西汀 20～40 mg、西酞普兰 20～40 mg、文拉法辛 75～150 mg，每天早餐后一次服用，建议从小剂量开始渐增，以减少消化道不良反应；也可应用 DR 激动剂，尤其是普拉克索，既可改善运动症状，又可同时改善抑郁。③认知障碍和痴呆：在治疗期间如发现认知功能有下降，应停用苯海索、金刚烷胺，可应用胆碱酯酶抑制剂，如利凡斯的明 1.5～4.5 mg，早、晚服用；多奈哌齐 5～10 mg 一次服用；美金刚 10～20 mg，早、晚服用。

(4)睡眠障碍的治疗：睡眠障碍很常见，主要有失眠，不安腿综合征(restless legs syndrome，RLS)，快速眼动期睡眠行为障碍(REM sleep behavior disorder，RBD)，白天过度嗜睡等。①失眠：失眠中最常见问题是睡眠维持困难。如果与夜间的 PD 症状相关，例如，由于白天服用的多巴胺药物在夜间已耗尽，患者夜间震颤加重，或运动不能而导致翻身困难，或者夜尿增多，则睡前需加用左旋多巴控释剂、DR 激动剂或 COMT 抑制剂；如夜间因异动症状明显而影响睡眠，应减少睡前服用的抗 PD 药物；司来吉兰、金刚烷胺可影响睡眠，如果正在服用，应调整服药时间，在下午 4 点前服用，仍无改善，则需减量甚至停药，或选用短效的镇静安眠药。②RLS：对伴有 RLS 的 PD 患者，在入睡前 2 小时内选用 DR 激动剂(如普拉克索)治疗十分有效，或用复方左旋多巴也可奏效。③EDS：与 PD 的严重程度和认知功能减退有关，可能与 DR 激动剂或左旋多巴的应用有关，也可能与夜间失眠导致白天补偿有关。如果患者在每次服药后出现嗜睡，提示药物过量，药物减量有助于改善 EDS；也可用左旋多巴控释剂代替常释剂，可能有助于避免或减轻服药后嗜睡。如由夜间失眠引起，应停用对睡眠有影响的药物，鼓励患者增加活动，养成良好的睡眠卫生习惯。④RBD：睡前服氯硝西泮，一般 0.5 mg 就能奏效。

（二）姿势平衡障碍的治疗

姿势平衡障碍是 PD 患者跌倒致残的最常见原因，易在变换体位（如开步、转身、起身和弯腰）时发生，目前缺乏有效的治疗措施，调整药物剂量或添加药物偶尔奏效。踏步走、大步走、听口令、听着音乐或拍着拍子行走、跨越物体（真实的或假想的）等可能有益。必要时使用助行器甚至轮椅，做好防护。

（三）手术治疗

早期药物治疗显效，而长期治疗，疗效明显减退。不能耐受药物不良反应，或出现严重的运动波动或异动症者可考虑手术治疗。需强调的是手术仅能改善症状，而不能根治疾病，术后仍需应用药物治疗，但可减少剂量。手术须严格掌握适应证，非原发性 PD 的继发性帕金森综合征和帕金森叠加综合征是手术的禁忌证，对处于早期 PD、药物治疗显效的患者，不推荐手术治疗。手术对肢体震颤和/或肌强直有较好的疗效，但对躯体性中轴症状（如姿势步态障碍）无明显疗效。手术方法主要有神经核毁损术和脑深部刺激疗法（deep brain stimulation，DBS），DBS 因其相对无创、安全和可调控而作为主要选择。手术靶点包括苍白球内侧部（GPi）、丘脑腹中间核（VIM）和丘脑底核（STN），其中 STN-DBS 对震颤、强直、运动迟缓和异动症的疗效最为显著。术前对左旋多巴敏感可作为 STN-DBS 治疗估计预后的指标，年龄和病程可作为 STN-DBS 估计预后的指标，病程短的年轻患者的术后改善可能较年长且病程长的患者的术后改善更为显著，然而尚无足够证据就 GPi 和 VIM DBS 的预后因素作出任何建议。

（四）其他治疗方法的探索

将异体胚胎中脑黑质细胞移植到患者的纹状体，可纠正多巴胺递质缺乏，改善 PD 的运动症状，但此项技术存在供体来源有限及伦理问题，且远期疗效不肯定，可能有免疫排斥反应。正在兴起的干细胞（包括诱导型多能干细胞、胚胎干细胞、神经干细胞、骨髓基质干细胞）移植结合神经营养因子基因治疗等有望克服这一障碍，是正在探索中的一种较有前景的新疗法，但对临床疗效及安全性仍需进一步研究和证实。

（五）康复与运动疗法

康复与运动疗法作为 PD 治疗的辅助手段对 PD 症状的改善乃至对延缓病程的进展可能都有一定的帮助。PD 患者多存在步态障碍、姿势平衡障碍、语言和/或吞咽障碍等，可以根据不同的功能障碍进行相应的康复或运动训练，如做健身操，打太极拳，慢跑，进行语音语调训练、面部肌肉训练、步态训练、姿势平衡训练、各种日常生活训练，若能每天坚持，则有助于提高患者的生活自理能力，改善运动功能，并能延长药物的有效期。

（六）心理疏导

PD 患者除有运动功能障碍外，多存在不同程度的抑郁、焦虑等心理障碍，抑郁、焦虑可以发生在 PD 运动症状出现之前和之后的整个病程中，不仅影响患者的生活质量，增加照料者的负担，还会影响抗 PD 药物治疗的有效性。因此，对 PD 的治疗不但需改善患者的运动症状，而且要重视改善抑郁、焦虑等心理障碍，在进行抗 PD 治疗和抗抑郁药物治疗的同时，辅以有效的心理疏导，以达到更满意的治疗效果。

(七)照料护理

对PD患者除了专业性治疗以外，科学的护理往往对有效控制病情、改善症状，能够起到一定的辅助治疗作用，如在房间和卫生间安置扶手、防滑橡胶桌垫，对日常生活的帮助不仅可改善患者的生活质量，还能够有效地防止误吸或跌倒等意外事件的发生。

(八)总结

PD的治疗没有绝对的固定模式，在临床实际应用时，需注意详细了解患者的病情(疾病严重度、症状类型等)，对治疗的反应(是否有效、起效时间、作用维持时间、"开期"延长和"关期"缩短的时间、有无不良反应或并发症)，患者对治疗的需求等，再结合自己的治疗经验，制定治疗方案，既遵循指南，又体现个体化原则，以期达到更为理想的治疗效果。

六、预后

该病是一种慢性进展性疾病，无法治愈。多数患者的症状在疾病的前几年控制得较好，可继续工作，但数年后疾病加重，影响日常生活，患者逐渐丧失工作能力，至疾病晚期，由于全身僵硬、活动困难，卧床不起。目前认为PD本身不会缩短寿命，但晚期生活质量差，患者最终常死于肺炎、骨折、营养不良、误吸等并发症。

(马晓丽)

第二节　亨廷顿病

亨廷顿病(Huntington disease，HD)又称亨廷顿舞蹈病、慢性进行性舞蹈病、遗传性舞蹈病，于1842年由Waters首先报道，1872年由美国医师George Huntington系统描述而得名，是一种常染色体显性遗传的基底节和大脑皮质变性疾病，临床上以隐匿起病、缓慢进展的舞蹈症、精神异常和痴呆为特征。该病呈完全外显率，受累个体的后代50%发病，可发生于所有人种，在白种人中发病率最高，在我国较少见。

一、病因及发病机制

该病的致病基因IT15位于4p16.3，基因的表达产物为约含3 144个氨基酸的多肽，命名为Huntingtin，在IT15基因5′端编码区内的三核苷酸(CAG)重复序列拷贝数异常增多。拷贝数越多，发病年龄越早，临床症状越重。在Huntingtin内，(CAG)n重复编码一段长的多聚谷氨酰胺功能区，故认为该病可能由获得的一种毒性功能所致。

二、病理及生化改变

(一)病理改变

病理改变主要位于纹状体和大脑皮质，黑质、视丘、视丘下核、齿状核可轻度受累。大脑皮质突出的变化为皮质萎缩，特别是第3、5、6层神经节细胞丧失，合并胶质细胞增生。尾状核、壳核神经元大量变性、丢失。投射至外侧苍白球的纹状体传出神经元(含γ-氨基丁酸与脑啡肽，参与间接通路)较早受累，是引起HD的基础；随疾病进展，投射至内侧苍白球的纹状体传出神经元

(含γ-氨基丁酸与P物质,参与直接通路)也被累及,是导致肌强直及肌张力障碍的原因。

(二)生化改变

纹状体传出神经元中的γ-氨基丁酸、乙酰胆碱及其合成酶明显减少,多巴胺浓度正常或略增加,与γ-氨基丁酸共存的神经调质脑啡肽、P物质也减少,生长抑素和神经肽Y增加。

三、临床表现

该病好发于30～50岁,5%～10%的患者于儿童和青少年期发病,10%于老年发病。患者的连续后代中有发病提前的倾向,即早发现象,父系遗传的早发现象更明显。绝大多数患者有阳性家族史。该病起病隐匿,缓慢进展,无性别差异。

(一)锥体外系症状

以舞蹈样不自主运动最常见、最具特征性,通常为全身性,程度轻重不一,典型表现为手指弹钢琴样动作和面部呈现怪异表情,累及躯干可产生舞蹈样步态,可合并手足徐动及投掷症。随着病情进展,舞蹈样不自主运动可逐渐减轻,而肌张力障碍及动作迟缓、肌强直、姿势不稳等帕金森综合征的症状渐趋明显。

(二)精神障碍及痴呆

精神障碍可表现为情感、性格、人格改变及行为异常,如抑郁、妄想、暴躁、冲动、出现反社会行为。患者常表现出注意力减退、记忆力降低、认知障碍及智能减退,呈进展性加重。

(三)其他

快速眼球运动(扫视)常受损。可伴癫痫发作,舞蹈样不自主运动大量消耗能量,可使体质量明显下降,常见睡眠和/或性功能障碍。晚期出现构音障碍和吞咽困难。

四、辅助检查

(一)基因检测

CAG重复序列拷贝数增加,大于40具有诊断价值。该检测若结合临床特异性高、价值大,几乎所有的患者可通过该方法确诊。

(二)电生理及影像学检查

脑电图呈弥漫性异常,无特异性。CT及MRI扫描显示大脑皮质和尾状核萎缩,脑室扩大。MRI的T_2加权像显示壳核信号增强。MR波谱(MRS)显示大脑皮质及基底节乳酸水平升高。^{18}F-脱氧葡萄糖PET检测显示尾状核、壳核代谢明显降低。

五、诊断及鉴别诊断

(一)诊断

根据发病年龄、慢性进行性舞蹈样动作、精神症状和痴呆,结合家族史可诊断该病,基因检测可确诊,还可发现临床前期患者。

(二)鉴别诊断

应区别该病与小舞蹈病、良性遗传性舞蹈病、发作性舞蹈手足徐动症、老年性舞蹈病、肝豆状核变性、迟发性运动障碍及棘状红细胞增多症并发舞蹈症。

六、治疗

目前尚无有效治疗措施,对舞蹈症状可选用以下药物。①多巴胺受体阻滞剂:氟哌啶醇每次

1～4 mg，每天 3 次；氯丙嗪每次 12.5～50.0 mg，每天 3 次；奋乃静每次 2～4 mg，每天 3 次；硫必利每次 0.1～0.2 g，每天 3 次。均应从小剂量开始，逐渐增加剂量，用药过程中应注意锥体外系不良反应。②中枢多巴胺耗竭剂：丁苯那嗪每次 25 mg，每天 3 次。

七、预后

该病尚无法治愈，病程为 10～20 年，平均为 15 年。

（马晓丽）

第三节　小舞蹈病

一、定义

小舞蹈病又称 Sydenham 舞蹈病、风湿性舞蹈病，1686 年由 Thomas Sydenham 首先描述。该病与 A 族 β 溶血性链球菌感染有关，是风湿热在神经系统的常见表现，以出现不自主舞蹈样动作、自主运动障碍和/或精神症状，肌张力降低，肌力减退为临床特征。该病主要发生于儿童和青少年，多见于女性。

二、概述

该病与风湿病密切相关，神经系统症状见于 1/3 以上的风湿热患者，且随风湿热的治疗而减轻或消失。已证实该病是由 A 族 β 溶血性链球菌感染引起的自身免疫反应所致，可能是患者感染 A 族 β 溶血性链球菌后产生相应抗体，抗体通过受损的血-脑屏障，与尾状核、丘脑底核及其他部位神经元上的抗原结合。部分患儿咽拭子培养 A 族溶血性链球菌呈阳性，血液和脑脊液中可查到抗神经元抗体，血清中的抗神经元抗体滴度随着舞蹈症的好转而降低，随着病情加重而升高。

病理改变主要为黑质、纹状体、丘脑底核、小脑齿状核及大脑皮质等散在的可逆性炎症改变，如充血、水肿、炎性细胞浸润及神经细胞弥漫性变性，有的患者出现散在动脉炎、点状出血，有时脑组织可呈现栓塞性小梗死，软脑膜可有轻度炎性改变，血管周围有少量淋巴细胞浸润。尸解患者中 90％发现有风湿性心脏病。

三、临床表现

该病多见于 5～15 岁，男女之比约为 1∶3，3 岁以前或 18 岁以后起病者少见，无季节、种族差异。病前常有上呼吸道感染、发热、关节痛、扁桃体肿大等 A 族 β 溶血性链球菌感染史。大多数为亚急性起病，少数因精神刺激可急性起病。舞蹈样动作常在发病 2～4 周加重，3～6 个月自行缓解。

（一）舞蹈样动作

该病表现为快速、不规则、无目的的不自主舞蹈样动作，可以是全身性的，也可以是一侧较重，累及面部表现为挤眉弄眼、噘嘴、吐舌、扮鬼脸、摇动下颌；肢体受累以远端为重，上肢各关节交替伸屈、内收,下肢步态颠簸;影响躯干表现为身体扭转和不规则的呼吸动作;软腭和咽肌不自主运动,可致爆发性言语。舞蹈样动作在精神紧张、做技巧活动、讲话时加重,安静时减轻,睡眠时消失。患儿可能会用有意识的主动运动动作去掩盖不自主运动。不自主舞蹈样动作可干扰随意运动,导致举止笨拙、持物脱落、动作不稳。

(二)肌张力低下和肌无力

因肌张力低下,有各关节过伸现象,肌张力降低明显时可有特征性的体征。当患儿举臂过头时,手掌旋前,为旋前肌征;手臂前伸时因张力过低而腕部屈曲,掌指关节过伸,是舞蹈病手姿;检查者请患儿紧握检查者的示指、中指时能感到患儿手的紧握程度不恒定,时紧时松,称挤奶妇手法或盈亏征。有时肌无力可以是该病的突出征象,患儿易疲劳,甚至瘫痪,以致患儿在急性期不得不卧床。

(三)精神症状

患儿常伴某些精神症状,如失眠、心神不宁、焦虑、抑郁、情绪不稳、激惹、注意力缺陷多动障碍、偏执-强迫行为,少数严重者可出现躁狂,甚至谵妄状态。有时精神症状先于舞蹈症出现。

(四)其他

约 1/3 的患儿可伴其他急性风湿热表现,如低热、关节炎、心脏瓣膜病、风湿结节。

四、诊断及鉴别诊断

依据在儿童或青少年期亚急性或急性起病,特征性舞蹈样症状,伴肌张力低下、随意动作不协调、肌无力、旋前肌征、握拳盈亏征及可能伴随的精神症状可考虑该病。患儿病前有风湿热或链球菌感染史、合并其他风湿热表现及自限性病程,可进一步支持诊断。外周血清学检查白细胞增多,红细胞沉降率加快,C 反应蛋白效价升高,抗链球菌溶血素“O”滴度增加,喉拭培养可检见 A 族溶血型链球菌,有助于临床诊断。脑电图为轻度弥漫性慢活动,无特异性。头颅 CT 检查可见尾状核区低密度灶及水肿;MRI 显示尾状核、壳核、苍白球增大,T_2加权像信号增强;单电子发射计算机断层成像术(SPECT)可显示尾状核头部和底节其他部位,尤其是壳核处脑血流灌注下降;正电子计算体层成像(PET)扫描显示纹状体糖代谢升高,这些影像学改变随临床症状好转而恢复正常,这些改变有别于其他舞蹈病。由于该病多发生在链球菌感染后 2～3 个月,甚至 6～8 个月,因此,链球菌检查为阴性的患儿,不能排除该病。

由于该病的临床表现多样化,容易被临床医师忽视与误诊,对无风湿热或链球菌感染史、单独出现的小舞蹈病须与其他原因引起的舞蹈症区别,如少年型亨廷顿病、神经棘红细胞增多症、肝豆状核变性、抽动秽语综合征、扭转痉挛、习惯性痉挛、各种原因引起的症状性舞蹈病。

五、治疗

该病具有自限性,即使不经治疗,3 个月后也可自行缓解,但及时成功的治疗可缩短病程。药物治疗主要以应用抗链球菌病因治疗和控制舞蹈样不自主动作为主,其他症状包括精神症状会随舞蹈症状的缓解而减少。经药物治疗控制症状后,需维持治疗几周再缓慢停药,如有复发,就重新治疗。

(一)一般治疗

患儿在急性期要卧床休息,尽量避免声、光刺激。对舞蹈样动作频繁者,在床边加护栏和软垫以防碰伤和外伤。

(二)对症治疗

一般采用多巴胺受体阻滞剂和多巴胺耗竭剂，症状控制不佳者可适当加用苯二氮䓬类药。

1.多巴胺受体阻滞剂

该类药是第一代抗神经疾病药。可用氯丙嗪每次 12.5～25.0 mg，氟哌啶醇每次 0.5～1.0 mg，或硫必利每次 50～100 mg，每天 3 次，口服。这些药物易诱发锥体外系不良反应，治疗期间需注意观察，一旦发生锥体外系不良反应，减少药物剂量或改用第二代抗神经疾病药，如氯氮平每次6.25～25.00 mg、奥氮平每次 2.5～5.0 mg、利培酮每次 0.5～2.0 mg、喹硫平每次 25～100 mg，一般每天 2 次。初次应用抗神经疾病药物可能会出现消化道反应、头晕、乏力、嗜睡等不良反应，个别患者可出现兴奋，一般减量或停药后可以消失。为减少不良反应，不管选用何类药物，宜从小剂量开始滴定，逐渐增量，尽量避免合用同类药物。肝及肾功能不全、有严重心血管疾病、造血功能不全、粒细胞计数减少、有嗜铬细胞瘤的患者慎用，孕妇、婴儿慎用。

2.中枢多巴胺耗竭剂

该类药通过抑制中枢性囊泡单胺转运蛋白 2 耗竭突触前多巴胺的储存而改善运动障碍。丁苯那嗪是选择性多巴胺清除剂，并能少量清除神经末端的去甲肾上腺素和 5-羟色胺，具有较好的控制舞蹈样症状并改善运动的能力，2008 年经美国食品和药品监督管理局批准用于亨廷顿病相关的舞蹈病治疗，是目前治疗舞蹈病较有效的药物，近年来备受推崇。初次剂量为每天清晨 1 次，每次 12.5 mg，1 周后增至每天 2 次，每次 12.5 mg，治疗剂量为 25 mg，每天 2～3 次，口服。其不良反应比抗神经疾病药的不良反应轻，与剂量相关。

3.苯二氮䓬类药

应用上述药物治疗，症状控制不佳时，可适当加用苯二氮䓬类药物，地西泮每次 2.5～5.0 mg、硝西泮每次 2.5 mg 或氯硝西泮每次 0.5～1.0 mg，每天 2～3 次，口服，可更有效地控制舞蹈样症状。

(三)对因治疗

在确诊该病后，无论病症轻重，均需应用抗链球菌治疗，目的在于最大限度地防止或减少小舞蹈病复发及避免心肌炎、心瓣膜病的发生。一般应用青霉素 80×10^4 U，肌内注射，每天 2 次，10～14 天为 1 个疗程。以后可给予长效青霉素 120×10^4 U，肌内注射，每月 1 次。有学者认为青霉素治疗应维持至少 5 年。对不能使用青霉素者，可改用其他链球菌敏感的抗生素，如头孢类。

(四)免疫疗法

鉴于患儿患病期间体内有抗神经元抗体，故理论上免疫治疗可能有效。可应用糖皮质激素，泼尼松 30～60 mg/d，治疗 10～14 天，也有报道用血浆置换、免疫球蛋白静脉注射治疗该病，可缩短病程及减轻症状。

六、预后

该病的预后良好，患儿多在 2～3 个月完全恢复；即使不经治疗，3～6 个月也可自行缓解；约1/4的患儿常在 2 年内复发，极少在初次发病 10 年后再次出现轻微的舞蹈样动作。少数患者可遗留一些轻微的神经体征，如突发的随意动作、动作不协调。预后主要取决于心脏并发症的转归。

(马晓丽)

第四节　特发性震颤

特发性震颤(essential tremor,ET)也称原发性震颤,是以震颤为唯一表现的常见运动障碍疾病,普通人群的患病率为0.3%～1.7%,大于40岁的人的患病率为5.5%,70～79岁的人的患病率为12.6%。1/3以上患者有阳性家族史,该病呈常染色体显性遗传。

一、诊断要点

(一)核心诊断标准

双手及前臂呈明显且持续的姿势性和/或动作性震颤;不伴有其他神经系统体征(齿轮现象和Froment征除外);可仅有头部震颤,但不伴有肌张力障碍。

(二)支持诊断标准

患者病程超过3年,有阳性家族史,饮酒后震颤减轻。

(三)排除标准

存在引起生理亢进性震颤的因素,正在或近期使用过致震颤药物或处于撤药期,起病前3个月内有神经系统外伤史,有精神性(心理性)震颤的病史或临床证据,突然起病或病情呈阶梯式进展恶化。

二、鉴别诊断

要区别该病与下列疾病:精神性震颤、帕金森病震颤、小脑性震颤、肌张力障碍性震颤、红核性震颤、原发性直立性震颤、肝豆状核变性震颤、内科系统疾病(如肝性脑病)引起的震颤。

三、常用治疗策略

特发性震颤的治疗分为药物(口服药物及A型肉毒毒素)和手术治疗。

(一)药物治疗

1.一线推荐用药

(1)普萘洛尔是非选择性β肾上腺素受体阻滞剂,为经典的一线治疗药物。从小剂量开始(每次10 mg,每天2次),逐渐加量(每次5 mg)至30～60 mg/d即可改善症状,一般不超过90 mg/d;标准片,每天3次;控释片每天1次,早晨服药。不稳定性心功能不全、高度房室传导阻滞、哮喘、胰岛素依赖性糖尿病等禁忌使用。

(2)扑米酮:若特发性患者同时存在慢性阻塞性气道疾病、心功能不全或周围血管病,禁用普萘洛尔,可首选扑米酮治疗。该药是常用的抗癫痫药物。ET患者对该药常很敏感,不可按治疗癫痫用药,自小剂量50 mg/d开始,每2周增加用量50 mg/d,直至有效或出现不良反应。

(3)阿罗洛尔具有α及β受体阻断作用。口服剂量从10 mg,每天1次开始,如疗效不充分,可加量至每天2次,每次10 mg,最高剂量不超过30 mg/d。

2.二线推荐用药

(1)加巴喷丁是γ-氨基丁酸的衍生物,属于新型的抗癫痫及抗神经痛药物。起始剂量为

300 mg/d,有效剂量为 1 200～3 600 mg/d,分 3 次服用。

(2)托吡酯是新型抗癫痫药物,具有阻滞钠通道、增强 γ-氨基丁酸活性的作用。起始剂量为 25 mg/d,分 2 次口服,以每周 25 mg 的递增速度缓慢加量,常规治疗剂量为 100～400 mg/d。

(3)阿普唑仑是短效的苯二氮䓬类制剂。起始剂量为 0.6 mg/d,每天 3 次,有效治疗剂量为 0.6～2.4 mg/d。

(4)阿替洛尔是选择性 β_1 受体阻滞剂。50～150 mg/d 可以缓解症状。该药适用于不能使用 β_2 受体阻滞剂及非选择性受体阻滞剂的哮喘患者。

(5)索他洛尔是非选择性 β 受体阻滞剂。80～240 mg/d 可以缓解症状。

(6)氯硝西泮是苯二氮䓬类制剂。起始剂量为 0.5 mg/d,有效治疗剂量为 1～6 mg/d。

3.三线推荐用药

(1)非选择性 β 受体阻滞剂纳多洛尔(120～240 mg/d)或钙通道阻滞剂尼莫地平(120 mg/d),或非经典抗神经疾病药物氯氮平(25～75 mg/d),对改善肢体震颤可能有效。氯氮平有致粒细胞减少和心律失常的不良反应,仅在其他药物治疗无效的情况下才考虑应用,而且使用期间要监测血常规和心电图。

(2)A 型肉毒毒素:在治疗头部、声音震颤方面更具优势,同样可用于肢体震颤的治疗。通常 1 次注射的疗效持续 3～6 个月,需重复注射以维持疗效。

(二)用药指导

1.视病情用药

(1)轻度震颤无须治疗。

(2)轻度到中度患者由于工作或社交需要,可选择事前半小时服药以间歇性减轻症状。

(3)影响日常生活和工作的中度到重度震颤,需要药物治疗。

(4)药物难治性重症患者可考虑手术治疗。

(5)头部或声音震颤患者可选择 A 型肉毒毒素注射治疗。

2.普萘洛尔(心得安)

该药可通过阻断外周 β_2 受体起作用,能减轻震颤幅度,对震颤频率无影响,需长期服用。在特定情境下震颤明显者可预先临时应用,每天 30～90 mg,分 3 次服;或用阿罗洛尔每次 10 mg,每天 3 次。

3.扑米酮(扑痫酮)

对于幅度大的震颤,扑米酮比普萘洛尔更有效,甚至可以把震颤降至无症状的幅度范围。扑米酮治疗特发性震颤可每次用 125 mg,每周 2 次,最多可每次用 250 mg,每周 3 次。为提高用药顺应性,减少嗜睡不良反应,建议晚上睡前服药。扑米酮治疗中 1/5 的患者即使服用极小的剂量也可能出现急性毒性反应,如头昏、恶心、呕吐。故须从小剂量开始,逐渐缓慢增加药量,直至治疗效果好而又无不良反应。

如果单一用药效果不理想,可以尝试普萘洛尔和扑米酮联合治疗。

4.加巴喷丁

对该药用于特发性震颤治疗仍有争议。虽然数项开放研究提示该药能有效地减轻震颤,但一项双盲对照研究未发现它的疗效比安慰剂的疗效好。

(三)主要药物注意事项

1.普萘洛尔(心得安)

相对禁忌证包括未得到控制的心功能衰竭,二~三度房室传导阻滞,哮喘等支气管痉挛疾病,胰岛素依赖性糖尿病患者(普萘洛尔可阻断其低血糖时正常肾上腺素能反应而掩盖低血糖症状)。少见的不良反应包括疲乏、恶心、腹泻、皮疹、阳痿及抑郁等,多数患者对普萘洛尔能较好地耐受,建议用药期间监测脉搏和血压,脉搏保持每分钟 60 次以上通常是安全的。

2.扑米酮

20%~30%的患者服用扑米酮后出现眩晕、恶心和姿势不稳等急性不良反应,可逐步缓解,不影响继续用药。

(四)手术治疗

手术治疗主要包括立体定向丘脑毁损术和深部丘脑刺激术(DBS),两者都能较好地改善震颤。

(马晓丽)

第五节　不宁腿综合征

不宁腿综合征(restless legs syndrome,RLS)又称为 Ekbom 综合征。患病率为 0.1%~11.5%,在西方人中多发,亚洲人中发病少见,国内尚无相关流行病学资料。RLS 可分为原发性和继发性两种。前者原因不明,部分具有家族遗传性。后者可见于尿毒症、缺铁性贫血、叶酸和维生素 B_{12} 缺乏、妊娠、干燥综合征、帕金森病、小纤维神经病、多灶性神经病、腓骨肌萎缩症、代谢病。

一、诊断要点

不宁腿综合征的诊断必须具备以下 4 种临床特点。

(1)腿部不适引发腿部活动。患者的腿部常有难以描述的不适感,如蚁走感、烧灼感、触电感;感觉异常位于肢体深部,多数以累及下肢为主,单侧或双侧,半数患者也可累及上肢。活动后上述症状可以缓解。

(2)静息后(坐和躺)症状出现或加重。

(3)持续活动可使症状部分或全部缓解。轻症者在床上和椅子上伸展肢体即可缓解症状;重症者需来回踱步、搓揉下肢、伸屈肢体才能减轻症状。重新平躺或坐下后数分钟至 1 小时,上述症状常常再次出现。

(4)夜间症状加重。典型者在 23 点至次日凌晨 4 点最为严重,故经常严重影响患者的睡眠。早晨 6 点至中午 12 点症状最轻。

二、支持诊断证据

(1)65%的患者有家族史,多为常染色体显性遗传。

(2)周期性肢体运动(periodic limb movement,PLM)多发生在快动眼相睡眠期,表现为单侧或双侧腿部刻板、重复地快速屈曲或伸展运动。

(3)多巴胺能药物治疗有效。

三、常用治疗策略

(一)非药物治疗

去除各种继发性 RLS 的病因,停用可诱发 RLS 的药物或食物,培养健康的睡眠作息,睡前洗热水澡及按摩肢体,适度活动。

(二)药物治疗

1.复方左旋多巴制剂(多巴丝肼、卡左双多巴控释片)

复方左旋多巴制剂适用于轻症 RLS 患者。该类药物的优点是出现多巴胺能不良反应(恶心、头昏、头痛、嗜睡等)较少,缺点是长期使用容易出现 RLS 症状恶化,故一般不适用于每天都出现症状的患者。

2.多巴胺能受体激动剂

普拉克索和罗匹尼罗都被美国和欧洲批准用于治疗 RLS,剂量显著低于帕金森病所需要的剂量。加量应尽可能缓慢滴定,一般每几天或 1 周增加 1 次剂量。

3.加巴喷丁

在治疗 RLS 的各个方面显示了很好的疗效,其疗效与罗匹尼罗相当。患者服用加巴喷丁的耐受性通常较好,但在高龄患者中要注意镇静、共济失调等不良反应。

4.镇静安定剂

氯硝西泮尚无循证医学的证据,但在部分患者中显示有良好的疗效。

5.阿片类药物

该类药相对于多巴胺能药物证据较少。但多数专家认为阿片类药物治疗 RLS 有效,且成瘾的风险小。该类药物包括羟考酮(5～20 mg/d),氢可酮(5～20 mg/d),可待因(30～90 mg/d),丙氧酚(每次口服盐酸盐 65 mg 或萘磺酸盐 100 mg,4～6 小时可重复给药)及曲马朵(100～400 mg/d)。

(三)药物选择

1.间歇性 RLS

该类型患者可以在症状预计出现之前临时服用治疗药物。可选用的药物有多巴丝肼或卡左双多巴控释片,轻中度阿片类药物,镇静安定剂,小剂量多巴胺受体激动剂。

2.频发性(每天都出现)RLS

该类型患者需要每天用药。多巴胺受体激动剂是目前治疗这种类型 RLS 的首选,其次为加巴喷丁、轻中度阿片类药物、镇静安眠药。

3.顽固性 RLS

该类型患者可换用另一种多巴胺能受体激动剂(普拉克索)、阿片类药物或加巴喷丁,也可考虑“假日疗法”及使用高效阿片类药物,如美沙酮 5～40 mg/d。

(四)用药指导

(1)首选多巴胺能药物(如复方多巴制剂)或多巴受体激动剂(如普拉克索、罗匹尼罗)。准备乘飞机或开车长途旅行的患者适合使用复方多巴制剂。多巴胺受体激动剂对 70%～90%的患者疗效良好,因此常常是首选药,尤其是对那些发作频率较高的患者。罗替戈汀贴剂具有缓释作用，对白天也有症状的患者或凌晨反跳的患者有一定疗效，尤其是在多巴胺能药物疗效不佳、无效或者不能耐受时可以选用或合用。

(2)对继发性 RLS 患者，首先要治疗原发病。随着病因的消除，患者的症状可能也会随之消失。例如，对尿毒症患者进行肾移植，对缺铁性贫血患者进行铁剂治疗，对叶酸缺乏患者补充叶酸。

(五)主要的用药注意事项

(1)受体激动剂可能会有恶心、嗜睡、头痛、头晕、低血压、外在水肿等不良反应。部分患者可能会有病理性赌博、过度购物、性欲亢进等冲动控制障碍(impulse control disorders，ICD)症状。

(2)对部分严重的难治性患者，可以用阿片类药物，如可卡因、氢可酮、美沙酮、羟考酮、曲马朵，这对多巴受体激动剂无效的患者有较好的疗效。部分患者可能会引起便秘、尿潴留、瞌睡、认知改变。少数情况下可以引起呼吸抑制。大剂量半衰期短的阿片类药物可能导致药物依赖。

(3)患者应少喝咖啡及含咖啡的饮料，戒烟，少饮酒，如缺铁，需要给予补充。应该注意睡眠卫生及规律作息，避免睡前洗热水澡。避免服用加重症状的药物，如抗组胺药物、甲氧氯普胺、氯丙嗪、曲马朵、对乙酰氨基酚、抗神经疾病药物。

(马晓丽)

第六节　图雷特综合征

图雷特综合征旧称抽动秽语综合征，是由 Itard 和 Gilies de la Tourette 首次描述的抽动障碍，是一组由遗传缺陷和不良环境因素导致的儿童期多发的神经精神疾病。

一、诊断要点

(1)有不自主重复、快速、无目的的动作，涉及多组肌肉，抽动在 1 天内发作多次(或间歇性发作)，可受意志控制达数分钟至数小时。

(2)病程中同时或先后出现 2 个或以上运动性抽动，加上 1 个或以上发声性抽动。

(3)数周至数月内症状可有波动，间歇期连续少于 2 个月，总病程超过 1 年。

(4)多数患者 18 岁前起病(2～21 岁)。

(5)临床表现不能用其他直接的生理效应(如服用兴奋剂)或其他疾病(亨廷顿舞蹈病、病毒感染后脑炎等)解释。

二、常用治疗策略

治疗原则：明确治疗目标，选择正确的用药时机，综合治疗。

(一)对抽动症状的控制

1.典型抗神经疾病药

典型抗神经疾病药主要是多巴胺 D_2 受体阻滞剂，如氟哌啶醇、匹莫齐特，是 FDA 批准用于治疗抽动症的药物，也是有效的，两者的疗效相当，但不良反应较多。氟奋乃静也有较好的疗效，不良反应较氟哌啶醇轻。具体用量如下。

(1)氟哌啶醇:有效,起始剂量为 0.25～0.50 mg/d,渐加至 1～4 mg/d,1 次服用或分 2 次服用;儿童从每次 0.25 mg 起,渐加至 0.5～2.0 mg/d,1 次服用或分 2 次服用,加服等量苯海索(后者的不良反应较多)。

(2)匹莫齐特:有效,起始剂量为 0.5～1.0 mg,每天 1 次,渐加至 2～8 mg,每天 1 次;不良反应为可引起心电图改变,尤其是 Q-T 间期延长,使用前后查心电图,锥体外系反应较强。

(3)氟奋乃静:疗效较好,起始剂量为 0.5～1.0 mg/d,渐加至 1.5～10.0 mg/d,分 3～4 次服用;不良反应较多(锥体外系反应、白细胞计数减少),但也较轻。

2.非典型抗神经疾病药

非典型抗神经疾病药即多巴胺 D_2受体和 5-HT_2受体双重抑制剂,包括利培酮、奥氮平、齐拉西酮、喹硫平、氯氮平等。

(1)利培酮:疗效与匹莫齐特、可乐定效果相当(A 类证据),剂量为每次 0.25～0.50 mg,每天 1 次,渐加至1.0～3.0 mg/d(儿童 0.5～2.0 mg/d),1 次服用或分 2 次服用;不良反应包括嗜睡、激动、焦虑、失眠、头痛等,大剂量时常出现锥体外系反应。

(2)齐拉西酮:有较好的效果,剂量为每次 10～20 mg,每天 2 次,渐加至每次 20～80 mg,每天 2 次。目前尚缺乏儿童用量的资料;不良反应为 Q-T 间期延长,禁用于 Q-T 间期延长的患者,禁与其他延长 Q-T 间期的药物合用。

(3)奥氮平:推荐用于抽动症的二线治疗,起始剂量 2.5～5.0 mg/d。1 周后增至每次 5 mg,每天 2 次,目前尚缺乏儿童用量的资料;不良反应为嗜睡、体质量增加。

3.中枢性拟肾上腺素能受体激动剂

中枢性拟肾上腺素能受体激动剂是治疗轻度至中度抽动的一线用药。主要药物有可乐定、可乐定透皮贴剂、胍法辛等,具体用法及药物的不良反应如下。

(1)可乐定:疗效好,推荐为首选药;开始剂量为每次 0.025～0.050 mg,睡前服,每天 1 次,每 3 天增加 0.05 mg,至 0.2～0.3 mg/d,分 2～3 次服用;不良反应为镇静、口干、头痛、失眠,有降压作用并可引起心律失常,用药时监测血压及心电图。

(2)可乐定透皮贴剂、可乐定控释贴:疗效约为口服可乐定的 70%,口服制剂耐受差者可用。剂量:可乐定透皮贴剂每片含可乐定 2 mg,隔 6 天换 1 次;可乐定控释贴每片含可乐定 2.5 mg(小于 6 岁贴片量减半),隔 7 天换 1 次,一般贴在两侧耳后,不良反应与可乐定相同,较轻。

(3)胍法辛:作用与可乐定相似,轻度至中度抽动的一线用药,半衰期较长;剂量为每次 0.5～1.0 mg 口服,每天 1 次,可加至每次 0.5～1.0 mg,每天 3 次;不良反应与可乐定相似,较轻。

4.硫必利

起始量为每次 50 mg,每天 2 次或 3 次,口服,治疗量为 150～500 mg/d,分 2 或 3 次服用。不良反应是头晕、嗜睡、胃肠道不适,均较轻。

5.丁苯那嗪

其疗效与氟哌啶醇的疗效相当,但不引起迟发性运动障碍。用量及用法为每次 25 mg,每天 1 次,可加至 37.5～150.0 mg/d,分 2～3 次口服。主要不良反应是昏睡、有锥体外系反应、抑郁、有自杀观念及行为异常等。

6.作用于 γ-氨基丁酸(γ-aminobutyric acid,GABA)系统的药物

作用于 GABA 系统的药物有氯硝西泮、巴氯芬、托吡酯和左乙拉西坦等。

7.尼古丁贴片

治疗初步结果令人受到鼓舞,目前限于数量较少的开放性研究,其有效性尚不能确定。

(二)对强迫症状的治疗

SSRIs 抗抑郁药:氟西汀、氟伏沙明、舍曲林等对成人及儿童的强迫症状均有效。这些药物的疗效相当(A 类证据),应从小剂量起,缓慢增量。

(三)对注意力缺陷多动障碍的治疗

1.中枢兴奋剂

哌甲酯和苯丙胺为一线用药,但可引起或恶化抽动症状,不推荐单独使用。可乐定和胍法辛的疗效较好,不良反应少,为单独用药时的首选。联合应用哌甲酯和可乐定的效果比单独使用的效果更好。

2.非中枢兴奋药

托莫西汀是选择性去甲肾上腺素再摄取抑制剂,FDA 批准用于治疗注意力缺陷多动障碍(attention deficit hyperactivity disorder,ADHD)的非中枢兴奋药。该药不增加纹状体部位的多巴胺水平,不诱发抽动,适合 ADHD 共患抽动者,国外应用效果较好(A 类证据)。用量为 0.5～1.5 mg/(kg·d),早上服 1 次,或早、晚各 1 次服用。此药较安全,常见的不良反应是食欲减退、嗜睡、疲乏。

(四)心理治疗

心理调节和疏导包括对患儿和家长进行心理咨询,鼓励患儿建立良好的心理状态,消除自卑心理。

(五)手术治疗

经多种药物治疗无效的难治性患者(经上述药物治疗效果不好、病程迁延不愈者),可针对额叶、边缘系统、丘脑和小脑等部位进行手术治疗,但效果多不满意,一般不主张使用。脑深部电刺激具有安全、微创、可调试的特点,逐渐受到重视。

三、用药指导

(一)正确选择用药时机

轻症患者不必用药,只需心理治疗。医师应告诫家长不要过分注意患儿的抽动症状,并多与老师和同学沟通;重症患者需用药物治疗。

(二)根据目标症状选择治疗药物

抽动:选择中枢性 α_2 肾上腺素能受体激动剂和多巴胺 D_2 受体阻滞剂;强迫症(obsessive-compulsive disorder,OCD):选择 5-羟色胺再摄取抑制剂;ADHD:选择 α_2 肾上腺素能受体激动剂、中枢兴奋剂、选择性去甲肾上腺再摄取抑制剂,抽动合并 ADHD 时首选 α_2 肾上腺素能受体激动剂。

(三)主要药物注意事项

1.氟哌啶醇

该药虽然有效,但有不良反应,如强直、体质量增加、视物模糊、嗜睡、反应迟钝及思维迟缓。

2.匹莫齐特

该药可引起心电图改变,尤其是 Q-T 间期延长,使用前后查心电图,锥体外系反应较强。

3.氟奋乃静

该药不良反应(如锥体外系反应、白细胞计数减少)较多,较轻。

4.利培酮

该药可使患者出现嗜睡、激动、焦虑、失眠、头痛等,大剂量时常出现锥体外系反应。

5.齐拉西酮

目前尚缺乏儿童用量的资料,不良反应为主要引起 Q-T 间期延长,禁用于 Q-T 间期延长的患者,禁与其他延长 Q-T 间期的药物合用。

6.奥氮平

对于该药目前尚缺乏儿童用量的资料。该药的不良反应为嗜睡、体质量增加。

7.可乐定

该药为首选药,其不良反应为镇静、口干、头痛、失眠,有降压作用并可引起心律失常,用药时要监测血压及心电图。

8.胍法辛

该药的半衰期较长。其不良反应与可乐定相似,较轻。

9.硫必利

该药也称泰必利。患者服用该药后常见头晕、嗜睡、胃肠道不适,均较轻。

10.丁苯那嗪

该药的疗效与氟哌啶醇相当,但不引起迟发性运动障碍。主要不良反应是昏睡、锥体外系反应、抑郁、出现自杀的想法及行为等。

(马晓丽)

第九章

感染性疾病

第一节 结核性脑膜炎

结核性脑膜炎(tuberculous meningitis,TBM)是由结核分枝杆菌侵入蛛网膜下腔引起的软脑膜、蛛网膜非化脓性慢性炎症病变。在肺外结核中有5%～15%的患者累及神经系统,其中又以结核性脑膜炎最为常见,约占神经系统结核的70%。TBM的临床表现主要有低热、头痛、呕吐、脑膜刺激征。TBM在任何年龄均可发病,多见于青少年。艾滋病患者、营养不良者、接触结核传染源者、神经疾病患者、酒精中毒者是患病的高危人群。自20世纪60年代推广卡介苗接种后,该病的发病率显著降低。近年来,因结核杆菌的基因突变、抗结核药物研制相对滞后等,结核病的发病率及死亡率逐渐升高。

一、病因与发病机制

TBM是由结核分枝杆菌感染所致。结核分枝杆菌可分为四型:人型、牛型、鸟型、鼠型。前两型对人类有致病能力,其他两型致病者甚少。结核菌的90%的原发感染灶发生于肺部。当机体防御功能发生障碍时,或结核菌数量多,毒力大,不能被机体控制其生长繁殖时,则可通过淋巴系统、血流播散进入脑膜、脑实质等部位。

TBM的发病通常有以下两个途径。

(一)原发性扩散

结核菌由肺部、泌尿系统、消化道等原发结核灶随血流播散到脑膜及软脑膜下,形成结核结节。在机体免疫力降低等因素诱发下,病灶破裂,蔓延到软脑膜、蛛网膜及脑室,形成粟粒性结核或结核瘤病灶,最终导致TBM。

(二)继发性扩散

结核菌从颅骨或脊椎骨的结核病灶直接进入颅内或椎管内。

TBM的早期引起脑室管膜炎、脉络丛炎,导致脑脊液分泌增多,可并发交通性脑积水;结核性动脉内膜炎或全动脉炎可发展成类纤维性坏死或完全干酪样化,导致血栓形成,发生脑梗死而偏瘫。

二、临床表现

该病可发生于任何年龄，约 80% 的患者在 40 岁以前发病，儿童约占全部患者的 20%。TBM 的临床表现与年龄有关，年龄越小者早期症状越不典型。儿童可以呈急性发病，发热、头痛、呕吐明显，酷似化脓性脑膜炎；艾滋病患者或特发性 $CD4^+$ 细胞减少者合并 TBM 时无反应或呈低反应的改变，临床症状很不典型；老年 TBM 患者的头痛及呕吐症状、颅内高压征和脑脊液改变不典型，但结核性动脉内膜炎引起脑梗死的较多。一般起病隐匿，症状轻重不一，早期表现多为所谓的"结核中毒症状"，随病情进展，脑膜刺激征及脑实质受损症状明显。

（一）症状与体征

1.结核中毒症状

患者出现低热或高热，头痛，盗汗，食欲缺乏，全身倦怠无力，精神萎靡不振，情绪淡漠或激动不安等。

2.颅内高压征和脑膜刺激征

发热、头痛、呕吐及脑膜刺激征是 TBM 早期常见的临床表现，常持续 1～2 周。早期由于脑膜、脉络丛和室管膜炎症反应，脑脊液生成增多，蛛网膜颗粒吸收下降，形成交通性脑积水，颅内压轻度至中度升高；晚期蛛网膜、脉络丛和室管膜粘连，脑脊液循环不畅，形成完全或不完全梗阻性脑积水，颅内压明显升高，出现头痛、呕吐、视盘水肿，脉搏和呼吸减慢，血压升高。神经系统检查有颈强直，克尼格征呈阳性、布鲁津斯基征呈阳性，但婴儿和老人的脑膜刺激征可不明显；颅内压明显升高者可出现视盘水肿、意识障碍，甚至发生脑疝。

3.脑实质损害症状

该症状常在发病 4～8 周出现，脑实质炎症或血管炎可引起脑梗死；结核瘤、结核结节等可致抽搐、瘫痪、精神障碍及意识障碍等。偏瘫多为结核性动脉炎使动脉管腔狭窄、闭塞而引起的脑梗死所致；四肢瘫可能由基底部浓稠的渗出物广泛地浸润了中脑的动脉，引起缺血、双侧大脑中动脉或双侧颈内动脉梗死所致。不自主运动常由丘脑下部或纹状体血管炎症所致，但较少见。急性期可表现出轻度谵妄状态，定向力减退，甚至出现妄想、幻觉、焦虑、木僵状态，严重者可能深昏迷。晚期可有智力减退、行为异常。部分患者临床好转后，尚可遗留情感不稳、发作性抑郁等。

4.脑神经损害症状

20.0%～31.3%的 TBM 患者因渗出物刺激、挤压、粘连等而有脑神经损害，在单侧或双侧视神经、动眼神经、展神经多见，引起复视、斜视、眼睑下垂、眼外肌麻痹、一侧瞳孔散大、视力障碍等；也可引起面神经瘫痪、吞咽及构音障碍等。

（二）临床分期

1.前驱期

多在发病后 1～2 周。患者开始常有低热、盗汗、头痛、恶心、呕吐、情绪不稳、便秘、体质量下降等。儿童患者常有性格的改变，例如，以往活泼愉快的儿童，变得精神萎靡、易怒、好哭、睡眠不安。

2.脑膜炎期

多在发病后 2～4 周。颅内压增高使头痛加重，呕吐变为喷射状，部分患者有恶寒、高热、严重头痛，意识障碍轻，可见脑神经麻痹，脑膜刺激征与颈项强直明显，深反射活跃。克尼格征与布鲁津斯基征呈阳性，嗜睡与烦躁不安相交替，可有癫痫发作。婴儿可能前囟饱满或膨隆，眼底检查可发现脉络膜上的血管附近有圆形或长圆形灰白色、外围黄色的结核结节及视盘水肿。随病程进展，颅内压增高日渐严重，脑脊液循环、吸收有障碍而发生脑积水。脑血管炎症所致的脑梗死累及大脑动脉，导致偏瘫及失语等。

3.晚期

多在发病后 4 周以上。以上症状加重，脑功能障碍日渐严重，昏迷加重，可有较频繁的去大脑强直或去皮质强直性发作，大小便失禁，常有弛张高热，呼吸不规则或潮式呼吸，血压下降，四肢肌肉松弛，反射消失，严重者可因呼吸中枢及血管运动中枢麻痹而死亡。

(三)临床分型

1.浆液型

该类型即浆液型结核性脑膜炎，是由邻近结核病灶引起的，但未发展成具有明显症状的原发性自限性脑膜反应。主要病变是脑白质水肿。可出现轻度头痛、嗜睡和脑膜刺激征，脑脊液淋巴细胞数轻度升高，蛋白含量正常或稍高，糖含量正常。有时脑脊液完全正常。呈自限性病程，一般 1 个月左右即自然恢复。该型只见于儿童。

2.颅底脑膜炎型

该类型局限于颅底，常有脑神经损害，部分患者呈慢性硬脑膜炎表现。

3.脑膜脑炎型

早期未及时抗结核治疗，患者出现脑实质损害，出现精神症状、意识障碍、颅内压增高、肢体瘫痪等。

三、辅助检查

(一)血液检查

1.血常规

血常规检查大多正常，部分患者在发病初期白细胞轻度至中度增加，中性粒细胞增多，血沉加快。

2.血液电解质

部分患者伴有血管升压素异常分泌综合征，可出现低钠血症和低氯血症。

(二)免疫检查

约半数患者的皮肤结核菌素试验结果为阳性。小儿患者的阳性率可达 93%，但小儿 TBM 晚期、使用激素后则多数呈阴性；晚期患者往往揭示病情严重，机体免疫反应受到抑制，预后不良。该试验呈阴性不能排除结核。为 TBM 患者做卡介苗皮肤试验(皮内注射 0.1 mL 冻干的卡介苗新鲜液)，24～48 小时出现的硬丘疹直径超过 5 mm 为阳性，其阳性率可达 85%。

(三)脑脊液检查

1.常规检查

(1)性状：疾病早期脑脊液不一定有明显改变，当病程进展时脑脊液压力升高，可达 3.92 kPa (400 mmH_2O)，晚期可因炎症粘连、椎管梗阻而压力偏低，甚至出现“干性穿刺”；脑脊液外观为无色、透明，或呈毛玻璃样的浑浊，静置 24 小时后约 65%出现白色网状薄膜。后期有的脑脊液可呈黄变，偶有因渗血或出血而呈橙黄色。

(2)细胞数：脑脊液的白细胞数呈轻度到中度升高[$(50 \sim 500) \times 10^6$/L]，以淋巴细胞为主。

2.生化检查

(1)蛋白质:脑脊液蛋白含量中度升高,通常达 1～5 g/L,晚期患者有椎管阻塞,脑脊液蛋白含量可高达 10～15 g/L,脑脊液呈黄色,一般病情越重,脑脊液蛋白含量越高。

(2)葡萄糖:脑脊液中葡萄糖含量多明显降低,常在 1.65 mmol/L 以下。在抽取脑脊液前 1 小时,采血的同时测定血糖,脑脊液中的葡萄糖含量为血糖含量的 1/2～2/3(脑脊液中葡萄糖含量正常值为 45～60 mmol/dL),如果 TBM 患者经过治疗后脑脊液糖含量仍低于 1.1 mmol/L,提示预后不良。

(3)氯化物:正常脑脊液中的氯化物含量 120～130 mmol/L,较血氯水平高,为血中的 1.2～1.3 倍。脑脊液中的氯化物容易受到血氯含量波动的影响,氯化物含量降低常见于结核性脑膜炎、细菌性脑膜炎等,在 TBM 患者的脑脊液中最为明显。

值得注意的是,TBM 患者的脑脊液的常规和生化改变与机体的免疫反应性有关,对机体无免疫反应或低反应者,往往 TBM 的病理改变明显,而脑脊液的改变并不明显,例如,艾滋病患者伴 TBM 时即可如此。

3.脑脊液涂片检查细菌

常用脑脊液 5 mL 以 3 000 转/分钟离心 30 分钟,沉淀,涂片,找结核杆菌。方法简便、可靠,但敏感性较差,镜检阳性率较低(20%～30%),薄膜涂片反复检查阳性率稍高(57.9%～64.6%)。

4.脑脊液结核菌培养

脑脊液结核菌培养是诊断结核感染的金标准,但耗时长且阳性率低(10%左右)。结核菌涂片加培养阳性率可达 80%,但需 2～5 周;涂片加培养,再加豚鼠接种的阳性率为80%～90%。

5.脑脊液酶联免疫吸附试验

可检测脑脊液中的结核菌可溶性抗原和抗体,敏感性和特异性较强,但病程早期阳性率仅为 16.7%;酶联免疫吸附试验(enzyme linked immunosorbent assay,ELISA)测定中性粒细胞集落因子的阳性率可达 90%左右;如用抗生物素蛋白-生物素复合 ELISA(avidin-biotin complex-ELISA,ABC-ELISA)测定脑脊液的抗结核抗体,阳性率可达 70%～80%。随着病程延长,阳性率增加,也存在假阳性的可能。

6.脑脊液聚合酶链反应(PCR)检查

早期诊断率高达 80%,应用针对结核菌 DNA 的特异性探针可检测出痰和脑脊液中的小量结核菌,用分子探针可在 1 小时查出结核菌。该法操作方便,敏感性高,但特异性不强,假阳性率高。

7.脑脊液腺中苷脱氨酶的检测

TBM 患者脑脊液中的脑脊液腺中苷脱氨酶显著增加,一般超过 10 U/L,提示细胞介导的免疫反应升高,区别于其他性质的感染。

8.脑脊液中的免疫球蛋白测定

TBM 患者脑脊液中的免疫球蛋白含量多升高,一般以 IgG、IgA 含量升高为主,IgM 含量也可升高。病毒性脑膜炎患者的脑脊液中仅 IgG 含量升高,化脓性脑膜炎患者的脑脊液中 IgG 及 IgM 含量升高,故有助于与其他几种脑膜炎区别。

9.脑脊液淋巴细胞转化试验

该方法即^{3}H标记胸腺嘧啶放射自显影法。在结核菌素精制蛋白衍化物的刺激下,淋巴细胞的转化率明显升高，具有特异性，有早期诊断意义。

10.脑脊液乳酸测定

正常人脑脊液乳酸的浓度为10～20 mg/dL，TBM 患者的正常人脑脊液乳酸明显升高，抗结核治疗数周后才降至正常值。此项测定有助于 TBM 的鉴别诊断。

11.脑脊液色氨酸试验

阳性率可达95%～100%。取脑脊液2～3 mL，加5 mL浓盐酸及2滴2%的甲醛溶液，混匀后静置4～5分钟，再慢慢沿管壁加入1 mL 0.06%的亚硝酸钠溶液1 mL，静置2～3分钟，如两液接触面出现紫色环则为阳性。

12.脑脊液溴化试验

该试验即测定血清与脑脊液中溴化物的比值。正常比值为3∶1，患者患有结核性脑膜炎时该比值明显下降，接近1∶1。

13.脑脊液荧光素钠试验

用10%荧光素钠溶液以0.3 mL/kg肌内注射，2小时后采集脑脊液标本，在自然光线下与标准液比色，如含量>0.000 03%为阳性，阳性率较高。

（四）影像学检查

1.X线检查

胸部X线检查如发现肺活动性结核病灶，有助于该病的诊断。头颅X线片可见颅内高压的现象，有时可见蝶鞍附近的基底部和侧裂处有细小的散在性钙化灶。

2.脑血管造影

其特征性改变为脑底部中小动脉狭窄或闭塞。血管狭窄与闭塞的好发部位为颈内动脉虹吸部和大脑前动脉、大脑中动脉的近端，还可出现继发性侧支循环建立。脑血管造影的异常率占半数以上。

3.CT检查

CT检查可发现脑膜钙化、脑膜强化、脑梗死、脑积水、软化灶、脑实质粟粒性结节和结核瘤、脑室扩大、脑池改变及脑脓肿等改变。

4.MRI检查

MRI检查可显示脑膜强化，有结节状强化物，脑室扩大、积水，视交叉池及环池信号异常；脑梗死主要发生在大脑中动脉皮质区与基底节；结核瘤呈大小不等的圆形信号，T_2WI上中心部钙化，呈低信号，中心部为干酪样改变，呈较低信号，其包膜呈低信号，周围水肿呈高信号，T_1WI显示低信号或略低信号。

（五）脑电图检查

TBM患者的脑电图异常率为11%～73%。成人TBM患者早期的脑电图多为轻度慢波化，小儿TMB患者的脑电图可显示高波幅慢波，严重者显示特异性、广泛性的0.5～3.0 c/s的慢波。治疗后症状好转，脑电图也有改善，且脑电图一般先于临床症状改善。

四、诊断与鉴别诊断

（一）诊断

根据结核病史或接触史，呈亚急性或慢性起病，常有发热、头痛、呕吐、颈项强直和脑膜刺激征，脑脊液的淋巴细胞数增多，糖含量降低；颅脑CT或MRI有脑膜强化，就要考虑到TBM的可

能性。脑脊液的抗酸杆菌涂片、结核杆菌培养和 PCR 检测有助于 TBM 的诊断。

(二)鉴别诊断

需要区别 TBM 与下列疾病。

1.新型隐球菌性脑膜炎

该病呈亚急性或慢性起病,脑脊液改变与 TBM 类似。该病患者的颅内高压特别明显,脑神经损害出现比 TBM 晚,脑脊液糖含量降低特别明显。临床表现及脑脊液改变酷似 TBM,但该病起病更缓,病程长,精神症状比结核性脑膜炎重,尤其是视力下降最为常见。该病多无结核中毒症状,脑脊液涂片墨汁染色可找到隐球菌。临床上可与 TBM 并存,应予注意。

2.化脓性脑膜炎

重症 TBM 的临床表现与化脓性脑膜炎相似,脑脊液细胞数>1 000×10^6/L,需要与化脓性脑膜炎区别。脑脊液乳酸含量>300 mg/L,有助于化脓性脑膜炎的诊断;反复腰椎穿刺、细菌培养、治疗试验可进一步明确诊断。

3.病毒性脑膜炎

该病发病急,早期脑膜刺激征明显,高热者可伴意识障碍,1/3 的患者首发症状为精神症状。脑脊液无色透明,无薄膜形成,糖及氯化物含量正常。虽然 TBM 早期或轻型患者脑脊液改变与病毒性脑膜炎相似,但病毒性脑膜炎患者 4 周左右明显好转或痊愈,病程较 TBM 短,可资鉴别。

4.脑膜癌

该病患者的脑脊液可以出现细胞数及蛋白含量升高、糖含量降低,因此该病容易与 TBM 混淆。但多数患者颅内高压的症状明显,以头痛、呕吐、视盘水肿为主要表现,病程进行性加重,脑脊液细胞检查可发现肿瘤细胞,颅脑 CT/MRI 检查或脑膜活检有助于明确诊断。

五、治疗

TBM 的抗结核治疗应遵循早期、适量、联合、全程和规范治疗的原则,并积极处理颅内高压、脑水肿、脑积水等并发症。

(一)一般对症处理

患者应严格卧床休息。对患者要精心护理,加强营养支持疗法,注意水电解质平衡;意识障碍或瘫痪患者注意变换体位,防止肺部感染及压疮的发生。

(二)抗结核治疗

治疗原则是早期、适量、联合、全程和规范用药。遵循治疗原则进行治疗是提高疗效、防止复发和减少后遗症的关键。只要患者的临床症状、体征及辅助检查高度提示 TBM,即使抗酸染色结果为阴性也应立即开始抗结核治疗。选择容易通过血-脑屏障、血-脑脊液屏障的药物及杀菌作用强、毒性低的药物联合应用。在症状、体征消失后,仍应维持用药 1.5～2.0 年。

常用抗结核药物:主要的一线抗结核药物的用量、用药途径及用药时间见表 9-1。

表 9-1　主要的一线抗结核药物的用法

药物	儿童日用量	成人日用量	用药途径	用药时间
异烟肼	10～20 mg/kg	600 mg,1 次	静脉注射或口服	1～2 年
利福平	10～20 mg/kg	450～600 mg,1 次	口服	6～12 个月
吡嗪酰胺	20～30 mg/kg	500 mg,3 次	口服	2～3 个月

续表

药物	儿童日用量	成人日用量	用药途径	用药时间
乙胺丁醇	15～20 mg/kg	750 mg,1 次	口服	2～3 个月
链霉素	20～30 mg/kg	750 mg,1 次	肌内注射	3～6 个月

1.异烟肼

异烟肼可抑制结核杆菌 DNA 合成,破坏菌体内酶活性,干扰分枝菌酸的合成,对细胞内、外的结核杆菌均有杀灭作用,易通过血-脑屏障,为首选药。主要不良反应有周围神经病、肝损害、精神异常和癫痫发作。为了预防发生周围神经病,用药期间加用维生素 B_6。

2.利福平

其杀菌作用与异烟肼相似,较链霉素强。该药主要在肝脏代谢,经胆汁排泄。该药与细菌的 RNA 聚合酶结合,干扰 mRNA 的合成,对细胞内、外的结核菌均有杀灭作用,其不能透过正常的脑膜,只部分通过炎症性脑膜,是治疗结核性脑膜炎的常用药物。该药的药效维持 6～12 个月。该药与异烟肼合用时,对肝脏有较大的毒性作用,故在服药期间要注意肝功能,有损害迹象应减少剂量。利福喷汀是一种长效的利福平衍生物,不良反应较利福平少,成人每次口服 600 mg,每天 1 次。

3.吡嗪酰胺

该药为烟酰胺的衍生物,具有抑菌和杀菌作用,对吞噬细胞内的结核菌杀灭作用较强,作用机制是干扰细菌内的脱氢酶,使细菌利用氧有障碍。酸性环境有利于该药发挥杀菌作用,pH 5.5 时,该药的杀菌作用最强。该药与异烟肼或利福平合用,可防止耐药性的产生,并可增强疗效。该药能够自由通过正常和炎症性脑膜,是治疗 TBM 的重要抗结核药物,与其他抗结核药无交叉耐药性,主要用于对其他抗结核药产生耐药的患者。常见不良反应有肝损害,关节炎(高尿酸所致,表现为肿胀、强直、活动受限),眼和皮肤黄染等。

4.乙胺丁醇

乙胺丁醇是一种有效的口服抗结核药,通过与结核菌内的二价锌离子络合,干扰多胺和金属离子的功能,影响戊糖代谢和脱氧核糖核酸、核苷酸的合成,抑制结核杆菌的生长,经肾脏排泄,杀菌作用较吡嗪酰胺强。该药对生长繁殖状态的结核杆菌有杀灭作用,对静止状态的细菌几乎无影响。其在治疗中的主要作用是防止结核杆菌产生抗药性。该药不宜单独使用,应与其他抗结核药合用。主要不良反应有视神经损害、末梢神经炎、变态反应等。

5.链霉素

链霉素为氨基糖苷类抗生素,仅对吞噬细胞外的结核菌有杀灭作用,为半效杀菌药。该药主要通过干扰氨酰基-tRNA 和核蛋白体 30S 亚单位结合,抑制 70S 复合物的形成,抑制肽链延长、蛋白质合成,致细菌死亡。该药虽不易透过血-脑屏障,但易透过炎症性脑膜,故适用于 TBM 的急性炎症反应时期。用药期间密切观察链霉素的毒性反应(第Ⅷ对脑神经损害如耳聋、眩晕、共济失调,肾脏损害),一旦发现,及时停药。

抗结核治疗选用药物的注意事项包括以下几项:①药物的抗结核作用是杀菌还是抑菌作用;②作用于细胞内还是细胞外;③能否通过血-脑屏障;④对神经系统及肝肾的毒性反应;⑤治疗 TBM 的配伍。

药物配伍常用方案:以往的标准结核化学治疗方案是在 12～18 个月的疗程中每天用药。而目前多主张采用两阶段疗法(强化阶段和巩固阶段)和短程疗法(6～9 个月)。

世界卫生组织建议应至少选择 3 种抗结核药物联合治疗，常用异烟肼、利福平和吡嗪酰胺，对耐药菌株需加用第 4 种药，如链霉素或乙胺丁醇。对利福平不耐药菌株，总疗程 9 个月已足够；对利福平耐药菌株需连续治疗 18～24 个月。目前常选用的方案有 4HRZS/14HRE(即在强化阶段4 个月联用异烟肼、利福平、吡嗪酰胺及链霉素，在巩固阶段 14 个月联用异烟肼、利福平及乙胺丁醇)，病情严重尤其是伴有全身血行结核时可选用 6HRZS/18HRE(即在强化阶段 6 个月联用异烟肼、利福平、吡嗪酰胺及链霉素，在巩固阶段18 个月联用异烟肼、利福平及乙胺丁醇)进行化学治疗。异烟肼快速代谢型的成年患者 1 天剂量可加至 900～1 200 mg，但应注意保肝治疗，防止肝损害，并同时给予维生素 B_6 以预防该药导致的周围神经病。因为乙胺丁醇有对视神经的毒性作用，所以对儿童患者尽量不用乙胺丁醇。因为链霉素对听神经有影响，对孕妇应尽量不选用链霉素。因抗结核药物常有肝、肾功能损害，用药期间应定期复查肝、肾功能。

近年来，国内外关于耐药结核菌的报道逐年增加，贫困、健康水平低下、不合理的抗结核治疗、疾病监测和公共卫生监督力度的削弱是导致结核菌耐药产生的主要原因。目前全世界有2/3 的结核病患者处于发生耐多药结核病的危险之中。如病程提示有原发耐药或通过治疗发生继发耐药时，应及时改用其他抗结核药物。世界卫生组织耐多药结核病治疗指南规定：根据既往用药史及耐药性测定结果，最好选用 4～5 种药物，至少选用 3 种从未用过的药物，如卷曲霉素、氟喹诺酮类药(如左氧氟沙星)、帕司烟肼、利福喷汀、卡那霉素。可在有效的抗结核治疗基础上，加用各种免疫抑制剂(如干扰素、白细胞介素-2)进行治疗，以提高疗效。

(三)辅助治疗

1.糖皮质激素

在有效的抗结核治疗中，肾上腺皮质激素具有抗炎、抗中毒、抗纤维化、抗过敏及减轻脑水肿的作用，与抗结核药物合用可提高对 TBM 的疗效和改善预后。对于脑水肿引起颅内压增高、伴局灶性神经体征和蛛网膜下腔阻塞的重症 TBM 患者，随机双盲临床试验的结果显示，诊断明确的 TBM 患者，在抗结核药物联合应用的治疗过程中宜早期合用肾上腺皮质激素药物，以小剂量、短疗程、递减的方法使用。静脉滴注地塞米松，成人剂量为 10～20 mg/d，情况好转后改为口服泼尼松，30～60 mg/d，临床症状和脑脊液检查明显好转，病情稳定时开始减量，一般每周减量 1 次，每次减量 2.5～5.0 mg，治疗 6～8 周，总疗程不宜超过 3 个月。

2.维生素 B_6

为减轻异烟肼的毒性反应，一般加用维生素 B_6，30～90 mg/d，口服，或 100～200 mg/d，静脉滴注。

3.降低脑水肿和控制抽搐

颅内压增高者应及早应用甘露醇、呋塞米或甘油果糖治疗，以免发生脑疝；抽搐者，可用地西泮、苯妥英钠等抗癫痫药。

4.鞘内注射

重症患者在全身用药时可加用鞘内注射以提高疗效。多采用小剂量的异烟肼与地塞米松联合应用。药物鞘内注射的方法：50～100 mg 异烟肼，5～10 mg 地塞米松，1 次注入，2～3 次/周。待病情好转，脑脊液正常，则逐渐停用。为减少蛛网膜粘连，可用 4 000 U 糜蛋白酶、1 500 U 透明质酸酶鞘内注射。但脑脊液压力较高者慎用。抗结核药物的鞘内注射有加重脑和脊髓的蛛网膜炎的可能性，不宜常规应用，应从严掌握。

(四)后遗症的治疗

蛛网膜粘连可导致脑积水,可行脑脊液分流术。脑神经麻痹、肢体瘫痪者,可针灸、理疗,加强肢体功能锻炼。

(何 虹)

第二节 急性细菌性脑膜炎

急性细菌性脑膜炎引起脑膜、脊髓膜和脑脊液化脓性炎性改变,又称急性化脓性脑膜炎。流感嗜血杆菌、肺炎链球菌、脑膜炎双球菌、脑膜炎奈瑟菌为常见的引起急性细菌性脑膜炎的细菌。

一、临床表现

(一)一般症状和体征

该病呈急性或暴发性发病,病前常有上呼吸道感染、肺炎和中耳炎等其他系统感染。患者的症状、体征可因具体情况表现不同,成人多见发热、剧烈头痛、恶心、呕吐、畏光、颈强直、克尼格征和布鲁津斯基征等,严重时出现不同程度的意识障碍,如嗜睡、精神错乱、昏迷。患者出现脑膜炎症状前,如患有其他较严重的感染性疾病,并已使用抗生素,但所用抗生素剂量不足或对抗生素不敏感,患者可能只以亚急性起病的意识水平下降为脑膜炎的唯一症状。

婴幼儿和老年人患细菌性脑膜炎时脑膜刺激征可表现不明显或完全缺如。婴幼儿临床只表现发热、易激惹、昏睡和喂养不良等非特异性感染症状,老年人可因其他系统疾病掩盖脑膜炎的临床表现,须高度警惕,需腰椎穿刺方可确诊。

脑膜炎双球菌感染可出现暴发型脑膜脑炎,脑部微血管先痉挛后扩张,大量血液积聚,炎性细胞渗出,导致严重的脑水肿和颅内压增高。暴发型脑膜炎的病情进展极为迅速,患者于发病数小时内死亡。华-佛综合征发生于10%～20%的患者,表现为融合成片的皮肤瘀斑、休克及肾上腺皮质出血,多合并弥散性血管内凝血(disseminated intravascular coagulation,DIC)。皮肤瘀斑首先见于手掌和脚掌,可能是免疫复合体沉积的结果。

(二)非脑膜炎体征

紫癜和瘀斑被认为是脑膜炎双球菌感染疾病的典型体征。发现心脏杂音,应考虑心内膜炎的可能,应进一步检查。非脑膜炎体征还有面部感染。

(三)神经系统并发症

细菌性脑膜炎病程中可出现局限性神经系统症状和体征。

1.神经麻痹

炎性渗出物在颅底积聚和药物毒性反应可造成多数颅神经麻痹,造成前庭耳蜗损害,多见于展神经和面神经。

2.脑皮质血管炎性改变和闭塞

该症状表现为轻偏瘫、失语和偏盲,可于病程早期或晚期脑膜炎性病变过程结束时发生。

3.癫痫发作

局限和全身性发作皆可见。局限性脑损伤、发热、低血糖、电解质紊乱、脑水肿和药物的神经毒性,均可能为其原因。癫痫发作在疾病后期脑膜炎已被控制的情况下出现,则意味着患者存有继发性并发症。

4.急性脑水肿

细菌性脑膜炎可出现脑水肿和颅内压增高,严重时可导致脑疝。对颅内压增高必须积极处理,如给予高渗脱水剂、抬高头部、过度换气,必要时脑室外引流。

5.其他

脑血栓形成和颅内静脉窦血栓形成,硬膜下积脓和硬膜下积液,脑脓肿形成甚至破裂。长期的后遗症除神经系统功能异常外,10%~20%的患者还可出现精神和行为障碍及认知功能障碍。少数儿童患者有发育障碍。

二、诊断要点

(一)诊断

根据患者呈急性或暴发性发病,表现出高热、寒战、头痛、呕吐、皮肤出现瘀点或瘀斑等全身性感染中毒症状,颈强直,出现克尼格征,可伴动眼神经、展神经和面神经麻痹,严重患者出现嗜睡、昏迷等不同程度的意识障碍,脑脊液培养发现致病菌方能确诊。

(二)辅助检查

1.外周血常规

白细胞计数增多和核左移,红细胞沉降率升高。

2.血培养

血培养应作为常规检查,常见病原菌感染阳性率可达 75%,若在使用抗生素 2 小时内腰椎穿刺,脑脊液培养不受影响。

3.腰椎穿刺和脑脊液检查

这两项检查可判断严重程度、预后及观察疗效。腰椎穿刺对细菌性脑膜炎几乎无禁忌证,相对禁忌证包括严重颅内压增高、意识障碍等。典型脑脊液为脓性或浑浊外观,细胞数为(1 000~10 000)×10^6/L,早期中性粒细胞占 85%~95%,后期以淋巴细胞及浆细胞为主;蛋白含量升高,可达1~5 g/L,糖含量降低,氯化物也常降低,致病菌培养呈阳性,革兰染色阳性率达60%~90%,有些患者早期脑脊液的离心沉淀物可发现大量细菌,特别是流感杆菌和肺炎链球菌。

4.头颅 CT 或 MRI 等影像学检查

早期可与其他疾病区别,后期可发现脑积水(多为交通性)、静脉窦血栓形成、硬膜下积液或积脓、脑脓肿等。

三、治疗方案及原则

(一)一般处理

一般处理包括降温、控制癫痫发作、维持水及电解质平衡等。低钠可加重脑水肿。出现 DIC 应及时给予肝素化治疗。采取血化验和培养,保留输液通路,头颅 CT 检查排除颅内占位病变,立即行诊断性腰椎穿刺。当脑脊液检查的结果支持化脓性脑膜炎的诊断时，应立即转入感染科或内科，并立即开始适当的抗生素治疗，等待血培养化验结果才开始治疗是不恰当的。

(二)抗生素选择

表 9-2 中的治疗方案可供临床医师选择，具体方案应由感染科医师决定。

表 9-2 细菌性脑膜炎治疗的抗生素选择

人群	常见致病菌	首选方案	备选方案
新生儿(＜1 个月)	B 或 D 组链球菌、肠杆菌科、李斯特菌	氨苄西林＋庆大霉素	氨苄西林＋头孢噻肟或头孢曲松
婴儿(1～3 个月)	肺炎链球菌、脑膜炎球菌、流感杆菌	氨苄西林＋头孢噻肟或头孢曲松＋地塞米松	氯霉素＋庆大霉素
婴儿(＞3 个月)，儿童(＜7 岁)	肺炎链球菌、脑膜炎球菌、流感杆菌	头孢噻肟或头孢曲松＋地塞米松＋万古霉素	氯霉素＋万古霉素或用头孢吡肟替代头孢噻肟
儿童(7～17 岁)和成人	肺炎链球菌、脑膜炎球菌、李斯特菌、肠杆菌科	头孢噻肟或头孢曲松＋氨苄西林＋万古霉素	青霉素过敏者用氯霉素＋复方新诺明
儿童(7～17 岁)和成人	肺炎链球菌(抗药发生率高)	万古霉素＋第三代头孢菌素＋利福平	氯霉素
人类免疫缺陷病毒感染者	梅毒、李斯特菌、隐球菌、结核杆菌	病原不清时进行抗隐球菌治疗	
有外伤或做过神经外科手术者	金黄色葡萄球菌、革兰阴性菌、肺炎链球菌	万古霉素＋头孢他啶(对假单胞菌属细菌＋用鞘内庆大霉素)，甲硝唑	万古霉素＋美罗培南

表 9-3 脑室内应用抗生素的剂量

抗生素	指征	每天剂量
万古霉素	对苯甲异噁唑青霉素抗药	5～20 mg
庆大霉素	革兰阴性菌严重感染	2～8 mg(典型剂量为 8 mg/d)
氨基丁卡霉素	对庆大霉素抗药	5～50 mg(典型剂量为 12 mg/d)

(三)脑室内用药

脑室内使用抗生素的利弊尚未肯定，一般情况下不推荐使用。某些特殊情况下，如脑室外引流或脑积水时，药代动力学及药物分布改变，可考虑脑室内给药。表 9-3 供参考。

(四)类固醇皮质激素的应用

为预防神经系统后遗症，可在应用抗生素前或同时应用类固醇激素治疗。在小儿流感杆菌脑膜炎治疗前可给予地塞米松，0.15 mg/kg，1 次/6 小时，共 4 天，或 0.4 mg/kg，1 次/12 小时，共 2 天。

(何　虹)

第三节　新型隐球菌性脑膜炎

一、概述

新型隐球菌性脑膜炎是由新型隐球菌感染所致，是中枢神经系统最常见的真菌感染。该病的发病率虽很低，但病情重，病死率高，且临床表现与结核性脑膜炎颇为相似，常易误诊。

隐球菌是条件致病菌，接触鸽子排泄物是发生新型隐球菌病的主要原因，但只有当宿主免疫力低下时才会致病。该病常见于全身性免疫缺陷性疾病、慢性衰竭性疾病，如获得性免疫缺陷综合征（AIDS）、淋巴肉瘤、网状细胞肉瘤、白血病、霍奇金淋巴瘤、多发性骨髓瘤、结节病、结核病、糖尿病、肾病及红斑狼疮。

二、临床表现

该病通常起病隐袭，多呈亚急性或慢性起病，急性起病仅占 10%，进展缓慢，多见于 30～60 岁的人，男性患者较多。鸽子饲养者的患病率较一般人群高数倍。5%～10%的 AIDS 患者可发生隐球菌性脑膜炎。几乎所有的该病患者均有肺部感染，但由于症状短暂、轻微，临床易被忽略。

该病典型的表现为间歇性头痛、呕吐及不规则低热，常见脑膜刺激征，如颈强直及克尼格征，可见意识障碍、癫痫发作及精神障碍等。发热仅见于半数患者，头痛可为持续性或进行性加重，大多数患者可出现颅内压增高、视盘水肿和小脑受累的症状及体征。由于脑底部蛛网膜下腔渗出明显，蛛网膜粘连常引起多数颅神经受损，可因脑室系统梗阻而出现脑积水。少数患者以精神症状（如烦躁不安、人格改变、记忆减退及意识模糊）为主，大脑、小脑或脑干的较大肉芽肿偶尔引起偏瘫、失语和共济失调等局灶性神经体征，少见的症状有视力模糊、眼球后疼痛、复视和畏光等。约 15%的患者无脑膜炎症状、体征。

新型隐球菌感染也可引起遍及全脑的隐球菌结节，大至肉眼可见，小至显微镜下方可查见，炎性反应较轻。隐球菌结节聚积于视神经，可引起视神经萎缩，较大的隐球菌结节可出现颅内占位病变症状，隐球菌结节偶见于脑室内、脊髓、脊髓硬膜外或硬膜下等。

该病通常呈进行性加重，平均病程为 6 个月，偶见几年内病情反复缓解和加重者。该病预后不良，无并发症的新型隐球菌性脑膜炎病死率为 40%，未经抗真菌治疗的患者病死率高达 87%，但极个别患者也可自愈。

三、诊断要点

（一）诊断

根据患者隐袭起病，呈慢性病程，具有真菌感染的条件；以间歇性头痛、呕吐及不规则低热等发病，出现脑膜刺激征，颅内压增高，出现精神障碍、意识障碍、癫痫发作、脑神经损害和局灶性神经体征；脑脊液的压力升高，淋巴细胞数升高，蛋白含量升高，糖含量降低，脑脊液墨汁染色检出隐球菌，可确诊。

(二)辅助检查

1.脑脊液检查

脑脊液压力升高[>1.96 kPa(200 mmH_2O)],淋巴细胞升高[(10～500)×10^6/L],蛋白含量升高,糖含量降低。

2.脑脊液隐球菌检查

脑脊液中检出隐球菌是确诊的关键,脑脊液经离心沉淀后,将沉渣涂片,以印度墨汁染色,隐球菌检出率为30%～50%。Sabouraud琼脂培养基培养或动物接种发现隐球菌也具有确诊价值。

3.影像学检查

头颅CT或MRI检查可发现脑膜炎和脑膜脑炎的各种原发和继发的影像学表现,较特征的是见到扩张的Virchow-Robin腔、凝胶状假性囊肿和脉络丛肉芽肿;非特异性表现有弥漫性脑水肿、弥漫性脑膜强化、脑实质低密度灶、交通性或梗阻性脑积水、脑实质或室管膜钙化等多种。偶可见到脑实质内低密度病灶,有增强现象,是隐球菌性肉芽肿的表现。25%～50%的隐球菌性脑膜炎患者的头颅CT无任何变化。

四、治疗方案及原则

(一)抗真菌治疗

1.单独两性霉素B(amphotericin B,AmB)治疗

两性霉素B目前仍是治疗中枢神经系统隐球菌感染最有效的药物。两性霉素B无口服制剂,只能静脉给药,也可经小脑延髓池、侧脑室或椎管内给药或经Ommaya储液囊做侧脑室或鞘内注射。

单独应用时多从小剂量开始,突然给予大剂量或有效剂量可使病情恶化。成人开始用药,一般每天静脉给药0.30～0.75 mg/kg,逐渐增加至每天1.0～1.5 mg/kg,按患者寒战、发热和恶心的反应大小决定增长的量和速度。当达到支持剂量时,因该药的半衰期较长,可改为隔天给药1次。其间应按临床反应和有无毒副作用,特别是肾的毒性反应来调节剂量。血清肌酐升高至221 μmol/L(2.5 mg/dL)时应减量或停药,直至肝功能改善。治疗1个疗程的用药总剂量远比每次用药的单剂量大小重要,前者是治疗成败的决定因素。治疗中枢神经系统感染,成人用药总剂量为2～3 g。两性霉素的毒副作用较多。该药的不良反应多且严重,常见的是肾脏毒性、低血钾和血栓形成性静脉炎,此外还有高热、寒战、头痛、呕吐、血压下降、氮质血症等,偶可出现心律失常、惊厥、血尿素氮水平升高、白细胞或血小板计数减少等。使用阿司匹林、抗组胺药物,输血和暂时降低给药剂量,是控制不良反应的有效手段。

2.合并用药

两性霉素B[从0.3 mg/(kg·d)开始,逐渐增量,总剂量为2～3 g]与口服氟胞嘧啶[100 mg/(kg·d)]合并使用是较理想的治疗方案,比单纯使用一种药物的治疗有效率和改善率高,复发患者也较少,减少不良反应。疗效观察要依赖脑脊液的改变,合并治疗2～4周,当脑脊液转变为正常后,可改为用氟康唑治疗,剂量为400～800 mg/d[10 mg/(kg·d),口服或静脉滴注],疗程为1～3个月。若同时服用苯妥英钠,应检测肝功能。

(二)手术治疗

脑和脊髓肉芽肿压迫脑室系统,导致梗阻性脑积水和颅内压增高,药物治疗常难奏效,可行

骨片减压术，对脑积水者可行侧脑室穿刺引流术或侧脑室分流减压术。

（三）对症及全身支持疗法

对颅内压增高者可用脱水剂（如 20%甘露醇、甘油果糖和呋塞米）降颅内压治疗，预防脑疝，保护视神经。因病程长，病情重，机体慢性消耗很大，故须注意患者的全身营养，防治肺部感染及泌尿系统感染等，应注意水、电解质平衡，进行全面护理。

（何　虹）

第四节　单纯疱疹病毒性脑炎

神经系统病毒感染性疾病的临床分类较多，依据发病及病情进展速度可分为急性和慢性病毒感染，根据病原学中病毒核酸的特点可分为 DNA 病毒感染和 RNA 病毒感染两大类，具有代表性的人类常见的神经系统病毒有单纯疱疹病毒、巨细胞病毒、柯萨奇病毒等。单纯疱疹病毒性脑炎（herpes simplex virus encephalitis，HSE）也称急性出血坏死性脑炎，是由Ⅰ型单纯疱疹病毒（HSV-Ⅰ）感染引起的急性脑部炎症，是最常见的一种非流行性中枢神经系统感染性疾病，是成年人群中散发性、致命性脑炎的最常见病因。病毒通常潜伏于三叉神经半月节内，当机体免疫功能降低时，潜伏的病毒再激活，沿轴突入脑而发生脑炎。病变主要侵犯颞叶内侧面、扣带回、海马回、岛叶和额叶眶面。

一、诊断

（一）临床表现

无明显季节性和地区性，无性别差异。

（1）急性起病，部分患者可有口唇疱疹病史。

（2）前驱症状有卡他症状、咳嗽等上呼吸道感染症状及头痛、高热等，体温可达 40 ℃。

（3）神经系统症状多种多样，常有人格改变、记忆力下降、定向力障碍、幻觉或妄想等精神症状。重症患者可有不同程度的意识障碍，如嗜睡、昏睡、昏迷，且意识障碍多呈进行性加重。

（4）局灶性神经功能受损症状多呈两侧明显不对称，如偏瘫、偏盲、眼肌麻痹。常有不同形式的癫痫发作，严重者呈癫痫持续状态，全身强直阵挛性发作；也可有扭转、手足徐动或舞蹈样多动等多种形式的锥体外系表现。肌张力升高，腱反射亢进，可有轻度的脑膜刺激征，重者还可表现为去脑强直发作或去皮质状态。

（5）出现脑膜刺激征，重症者可见去大脑强直。

（6）颅内压增高，甚至脑疝形成。

（二）辅助检查

（1）血中白细胞和中性粒细胞增多，血沉加快。

（2）脑脊液压力升高、细胞数增加，最多可达 $1\ 000\times10^6$/L，淋巴细胞和单核细胞占优势；蛋白含量轻度至中度升高，一般低于 1.5 g/L；糖和氯化物一般正常。

（3）脑组织活检或脑脊液中检出单纯疱疹病毒颗粒或抗原，或者血清、脑脊液中抗体滴度有 4 倍以上升高，可确诊该病。

(4)脑电图早期即出现异常,有与病灶部位一致的异常波,如呈弥漫性高波幅慢波。最有诊断价值的为左右不对称、以颞叶为中心的周期 2～3 Hz 的同步性放电。

(5)影像学改变:CT 多在起病后 6～7 天显示颞叶、额叶边界不清的低密度区,有占位效应,其中可有不规则的高密度点、片状出血影,增强后可见不规则线状影。MRI 早期在 T_2 加权像上可见颞叶和额叶底面周围边界清楚的高信号区。

(三)诊断依据

(1)急性起病,有发热、脑膜刺激征、脑实质局灶性损害症状。

(2)以意识障碍、精神紊乱等颞叶综合征为主。

(3)脑脊液变化特点有压力升高、细胞数轻度至中度增加,最多可达 $1\,000\times10^6$/L,以淋巴细胞和单核细胞占优势;蛋白含量轻度至中度升高,一般低于 1.5 g/L;糖和氯化物一般正常。脑电图出现以颞叶为中心的、左右不对称、2～3 Hz 周期同步性弥漫性高波幅慢波,最有诊断价值。头颅 CT 扫描可在颞叶、额叶出现边界不清的低密度区,有占位效应,其中可有不规则的高密度点、片状出血影,增强后可见不规则线状影。MRI 扫描早期在 T_2 加权像上可见颞叶和额叶底面周围边界清楚的高信号区。

(4)确诊需做血和脑脊液的病毒学及免疫学检查。

(四)鉴别诊断

1.结核性脑膜炎

该病亚急性起病,中毒症状重,脑膜刺激症状明显。有特异性脑脊液改变:外观无色透明或浑浊呈毛玻璃状,放置数小时后可见白色纤维薄膜形成,直接涂片,可找到结核杆菌。脑脊液压力正常或升高,细胞数增至(11～500)$\times10^6$/L,以淋巴细胞为主,糖和氯化物含量降低,氯化物低于 109.2 mmol/L,葡萄糖低于 2.2 mmol/L,蛋白含量中度升高,抗结核治疗有效。

2.化脓性脑膜炎

该病起病急,感染症状重,多好发于婴幼儿、儿童和老年人。常有颅内压增高、脑膜刺激症状、脑实质受累表现。血常规显示白细胞增多,中性粒细胞增多。脑电图表现为弥漫性慢波。脑脊液白细胞增多,常在(1.0～10)$\times10^9$/L,蛋白含量升高,糖和氯化物含量降低。脑脊液细菌培养和细菌涂片可检出病原菌。

3.新型隐球菌性脑膜炎

该病以头痛剧烈、视力下降为主要临床表现,无低热、盗汗等结核毒血症状。脑脊液墨汁染色呈阳性和真菌培养可资鉴别。

4.其他病毒引起的中枢神经系统感染

例如,巨细胞病毒性脑炎,亚急性或慢性起病,出现意识模糊、记忆力减退、情感障碍、头痛等症状和体征,血清、脑脊液的病毒学和免疫学检查可明确具体的病毒类型。

二、治疗

(一)治疗原则

及早、足量、足程应用抗病毒治疗,抑制炎症,降低颅内压,积极地对症和全身支持治疗,防止并发症等。

(二)治疗方案

(1)抗病毒治疗:应选用广谱、高效、低毒的药物。常选用阿昔洛韦,30 mg/(kg·d),分 3 次

静脉滴注，连用 14～21 天；或选用更昔洛韦，5～10 mg/(kg · d)，静脉滴注，连用 10～14 天。当临床表现提示单纯疱疹病毒性脑炎时，即应给予阿昔洛韦治疗，不必等待病毒学结果而延误治疗。

(2)免疫治疗：能控制炎症反应和减轻水肿，可早期、大量和短程给予糖皮质激素，临床上多用地塞米松 10～20 mg/d，每天 1 次，静脉滴注，连用 10～14 天，而后改为口服泼尼松 30～50 mg，晨起服 1 次，病情稳定后每 3 天减 5～10 mg，直至停止。病情严重时可采用甲泼尼龙冲击疗法，用量为每次 500～1 000 mg，静脉滴注，每天 1 次，连续 3 天，而后改为泼尼松，每次 30～50 mg，口服，每天上午 1 次，以后 3～5 天减 5～10 mg，直至停止。还可选用干扰素或转移因子等。

(3)针对高热、抽搐、精神错乱、躁动不安、颅内压增高等症状可分别给予降温、抗癫痫、镇静和脱水降颅内压等相应处理。

(4)应注意保持营养、水电解质平衡、呼吸道通畅等全身支持治疗，并防治各种并发症。

(5)恢复期可采用理疗、按摩、针灸等促进肢体功能恢复。

(何　虹)

第五节　脑蛛网膜炎

脑蛛网膜炎又称浆液性脑膜炎、局灶性粘连性蛛网膜炎，是脑的蛛网膜发生炎症，慢性者可粘连或形成囊肿，可引起脑组织损害及脑脊液循环障碍。

现代医学认为，该病多数继发于急性或慢性软脑膜感染，以结核最为常见，颅脑外伤、蛛网膜下腔异物刺激、颅外感染也可引起该病。蛛网膜急慢性炎症性损害为其病理基础。

一、病因

(一)特发性蛛网膜炎

部分患者的病因尚不明确。

(二)继发性蛛网膜炎

该类型既可继发于颅内疾病，又可继发于颅外的疾病。颅内见于蛛网膜下腔出血、急性或慢性脑膜感染、颅脑外伤、脑寄生虫病等；颅外分为局灶性和全身性感染，前者如中耳炎、鼻炎、鼻窦炎、乳突炎、龋齿、咽喉部感染；后者如结核、流行性感冒、梅毒、流行性腮腺炎、风湿热、伤寒、百日咳、白喉、败血症、疟疾，其中以结核、流行性感冒常见。

(三)医源性蛛网膜炎

该类型为诊疗操作过程所引起的蛛网膜炎，诊疗操作如脑室或髓鞘内药物注射、脑池造影检查、颅脑手术及介入治疗。

二、病理

蛛网膜呈弥漫性或局限性增厚，常与硬脑膜、软脑膜、脑组织、脑神经发生粘连。有的形成囊肿，其中含脑脊液。脑蛛网膜炎粘连可以影响脑脊液循环及吸收，从而引起脑室扩大，形成脑积水。显微镜下见大量的炎性细胞浸润,网状结构层呈现纤维增殖型变化。脑部病变部位主要侵犯大脑半球凸面、脑底部、小脑半球凸面及脑桥小脑脚。

三、临床表现

任何年龄均可发病,以中年多见。大多数患者以慢性或亚急性起病,小部分急性发病。根据起病的形式和病变部位不同,临床表现可以分为以下五型。

(一)急性弥漫型

该型主要为急性脑膜炎综合征的表现,但程度较轻,局灶性神经系统体征不明显。症状在数天或数周内可改善,或呈波动性发病。

(二)慢性弥漫型

该型慢性起病,除脑膜炎综合征的表现外,常伴有颅内压增高和脑神经损害的症状。

(三)半球凸面型

该型常有局限性癫痫、单瘫、偏瘫、失语、感觉障碍、精神及行为异常,临床表现与脑肿瘤相似。此外,还可伴有颅内压增高的症状。

(四)幕上脑底型

病变主要累及视交叉与第二脑室底部。视交叉损害表现为头痛、视力减退或失明、视野缺损。视神经检查可见一侧或两侧视力下降,单侧或双颞侧偏盲,中心暗点、旁中心暗点或向心性周边视野缩小,眼底可见视盘水肿或视神经萎缩。第三脑室底部损害表现为烦渴、尿崩、肥胖、嗜睡、糖代谢异常等。

(五)颅后窝型

病变堵塞第四脑室出口可造成阻塞性脑积水,常表现为颅内高压症、眼球震颤、共济失调及展神经麻痹。病变累及脑桥小脑脚常出现第Ⅴ、Ⅵ、Ⅶ、Ⅷ对脑神经损害及小脑体征等。

四、辅助检查

(一)实验室检查

压力正常或升高,细胞数及蛋白含量轻度升高,多数患者的脑脊液完全正常。

(二)影像学检查

CT 和 MRI 显示颅底部脑池闭塞及脑室扩大。脑 MRI 在 T_2 加权像上可见脑表面局部脑脊液贮积与囊肿形成。

(三)放射性核素脑显像

放射性核素脑池扫描可见核素在脑池及蛛网膜颗粒内淤积,吸收延迟。

五、诊断

根据发病前有蛛网膜下腔出血、头部外伤、颅内或颅外感染来诊断。根据脑室内介入治疗史、起病的形式、症状缓解与复发的特点,结合脑 CT 或 MRI 影像学改变,可以诊断。从病因方面,在排除继发性和医源性的蛛网膜炎外,应考虑特发性的可能。

六、治疗

(一)病因治疗

对已明确的细菌或结核菌感染者必须应用抗生素或抗结核药物治疗。

(二)抗感染治疗

对弥漫性蛛网膜炎患者可应用肾上腺皮质激素治疗,如地塞米松 5～10 mg/d,静脉滴注,连用7～14 天。

(三)抗粘连治疗

解除粘连可用 5 mg 糜蛋白酶或 5～10 mg 胰蛋白酶,肌内注射,每天 1 次。对严重粘连的患者可髓鞘内注射糜蛋白酶或地塞米松,每周 1 次。药物治疗无效者可根据病情进行蛛网膜粘连松解术。

(四)对颅内高压的处理

对有颅内高压者应给予高渗性脱水剂,如 20%甘露醇、甘油果糖。经药物治疗无效、脑积水进行性加重或颅内压增高而致脑疝形成的早期患者,可施行脑脊液分流术。

(五)手术治疗

对造成明显压迫症状的蛛网膜囊肿,可考虑手术摘除。

(韩廷平)

第六节 流行性脑脊髓膜炎

流行性脑脊髓膜炎简称流行性脑膜炎或"流脑",是由脑膜炎双球菌引起的急性化脓性脑脊髓膜炎,具有发病急、变化多、传播快、流行广、危害大、死亡率高等特点。该病在临床上以突起发热、头痛、呕吐、皮肤黏膜有瘀点、脑膜刺激征阳性及脑脊液呈化脓性改变为主要特征。严重者可出现感染性中毒性休克及脑实质损害,并危及生命。脑膜炎的主要病变部位在软脑膜和蛛网膜,表现为脑膜血管充血、出现炎症、水肿,可引起颅内压增高。暴发型脑膜脑炎病变主要在脑实质,引起脑组织充血、坏死、出血及水肿,颅内压显著升高,严重者发生脑疝而死亡。

流行病学调查表明,该病遍布于世界各国,呈散发或大、小流行,儿童发病率高。世界各大洲年发病率在 1/10 万～10/10 万,全世界年新发流脑患者 30 万～35 万人,病死率为 5%～10%。从流脑的发病趋势看,发展中国家的发病率高于发达国家,非洲撒哈拉以南的地区有"流脑流行带"之称,在流行年度发病率可高达 400/10 万～800/10 万。我国发病率低于 1/10 万,病死率在6%以下,呈周期性流行,一般3～5 年为小流行,7～10 年为大流行。近年来,由于我国流动人口的增加,城镇发病年龄组发生变化,流行年发病人群在向高龄组转移。

根据该病的临床特征和发病季节,该病属中医学"春温""风温""瘟疫""痉证"等范畴。

一、病因与发病机制

(一)病因

脑膜炎双球菌自鼻咽部侵入人体后,其发展过程取决于人体与病菌之间的相互作用。如果人体健康且免疫力正常，则可迅速将病菌消灭或成为带菌者；如果机体缺乏特异性杀菌抗体，或者病菌的毒力强，病菌则从鼻咽部侵入血流形成菌血症或败血症，随血液循环再侵入脑脊髓膜，形成化脓性脑脊髓膜炎。目前认为先天性或获得性 IgM 缺乏或减少，补体 C_3 或 C_3～C_9 缺乏易引起发病，甚至是反复发作或呈暴发型。此外，有人认为特异性 IgA 增多及其与病菌形成的免疫复合物也是引起发病的因素。

脑膜炎双球菌属奈瑟菌属，为革兰染色阴性双球菌。菌体呈肾形或豆形，多成对排列，或 4 个相连。该菌对营养的要求较高，用血液琼脂或巧克力培养基，在 35～37 ℃、含 5%～10% CO_2、pH 7.4～7.6 的环境中易生长，低于 32 ℃或高于 41 ℃不能生长。传代 16～18 小时，该菌生长旺盛，抗原性最强。该菌含自溶酶，如不及时接种易溶解死亡。该菌对外界环境的抵抗力弱，不耐热，温度高于 56 ℃，环境干燥，该菌极易死亡。该菌对寒冷有一定的耐受力，对一般消毒剂敏感。该菌在漂白粉、乳酸中 1 分钟死亡，被紫外线照射 15 分钟死亡。

该菌的荚膜多糖是分群的依据，分为 A、B、C、D、X、Y、Z、29E、W135、H、I、K、L 13 个菌群。此外，尚有部分菌株不能被上述菌群抗血清所凝集，被称为未定群，在带菌者分离的脑膜炎双球菌中占 20%～50%，一般无致病能力。根据细菌壁脂蛋白多糖成分的不同，还可进一步分成不同的血清亚群。其中以 A、B、C 群常见，A、B、C 群占 90%以上。C 群的致病力最强，B 群次之，A 群最弱。国内调查显示，流行期间 A 群带菌率与流脑发病呈平行关系，是主要流行菌株。但近年来流脑流行菌群的变迁研究结果显示，我国流脑患者及健康人群携带的菌株中，C 群流脑菌株的比例呈上升趋势，流脑流行菌群正在发生从 A 群到 C 群的变化，C 群流脑在我国已经逐渐成为流行的优势菌群。

(二)发病机制

脑膜炎双球菌从鼻咽部进入人体后，如人体健康或有免疫力，大多数情况下只在鼻咽部生长繁殖，而无临床症状(带菌状态)。部分人可出现上呼吸道轻度炎症，出现流涕、咽痛、咳嗽等症状，而获得免疫力。如人体免疫力低下、一时性下降或脑膜炎双球菌毒力强，脑膜炎双球菌可经鼻咽部黏膜进入毛细血管和小动脉，侵入血液循环。部分感染者表现为暂时性菌血症，出现皮肤黏膜出血点。仅极少数患者由于缺乏特异性抗体，脑膜炎双球菌通过自身荚膜多糖所具有的抗吞噬屏障作用避免自身被宿主清除，发展为败血症并出现迁徙性病灶。

引起脑膜炎和暴发型脑膜炎的物质主要是细菌释放的内毒素和肽聚糖。内毒素导致血管内皮细胞、巨噬细胞、星形细胞和胶质细胞损伤，使其产生大量的细胞因子、血管脂类和自由基等炎症介质，使血-脑屏障的通透性升高，引起脑膜的炎症反应。同时，这些炎症介质可引起脑血管循环障碍，导致脑血管痉挛、缺血及出血。内毒素还可以引起休克和弥散性血管内凝血。皮肤、内脏广泛出血可造成多器官衰竭。严重脑水肿时，脑组织向小脑幕及枕骨大孔突出，形成脑疝，患者出现昏迷加深、瞳孔变化及呼吸衰竭。

二、临床表现

该病可发生于任何年龄，5 岁以下儿童容易罹患，2 岁左右的婴幼儿患病率比较高，但近年来青年人发病的也不少见，因此，应高度警惕，加强防范。发病季节一般从冬末春初开始，4 月份达到高峰，5 月下旬逐步减少，冬春季节为流行高峰期。该病呈急性或暴发性发病，病前常有上呼吸道感染史，潜伏期多为 2～3 天。临床上病情常复杂多变，轻重不一。

(一)症状与体征

1.症状

有发热、头痛、肌肉酸痛、食欲缺乏、精神萎靡等毒血症症状。幼儿哭啼吵闹、烦躁不安等。重者有剧烈头痛、恶心、喷射样呕吐等高颅内压征,意识障碍表现为谵妄、昏迷等。

2.体征

主要表现有脑膜刺激征,如颈项强直,角弓反张,克尼格征和布鲁津斯基征呈阳性。

(二)临床分型与分期

根据临床表现分为普通型、暴发型、轻型和慢性败血症型。

1.普通型

约占 90%。病程经过分为四期。

(1)前驱期:大多数患者可无任何症状,部分患者有低热、咽喉疼痛、鼻咽黏膜充血、分泌物增多及咳嗽,少数患者常在唇周及其他部位出现单纯疱疹。此期采取鼻咽拭子做培养可以发现脑膜炎双球菌阳性,前驱期可持续 1～2 天。

(2)败血症期:患者常无明显的前驱症状,突然出现寒战、高热,伴头痛、肌肉酸痛、食欲减退及精神萎靡等毒血症症状;幼儿则有哭啼吵闹、烦躁不安、皮肤感觉过敏及惊厥等。半数以上患者的皮肤黏膜可见瘀点或瘀斑,严重者瘀点或瘀斑成片,散在于全身皮肤。危重患者的瘀斑迅速扩大,中央坏死或形成大疱,多数患者于 1～2 天发展到脑膜炎期。

(3)脑膜炎期:症状多与败血症期的症状同时出现,除持续高热和毒血症症状外,以中枢神经系统症状为主;大多数患者于发病后 24 小时左右出现脑膜刺激征,如颈后疼痛、颈项强直、角弓反张、克尼格征和布鲁津斯基征呈阳性,1 天或 2 天后患者进入昏迷状态。在此期患者出现持续高热,头痛剧烈,呕吐频繁,皮肤感觉过敏,还会出现畏光、狂躁、惊厥、昏迷等。

婴幼儿发病常不典型,出现高热、拒乳、烦躁及哭啼不安,脑膜刺激征可缺如,但惊厥、腹泻及咳嗽较成人多见,由于颅内压增高,可有前囟突出,但有时往往因呕吐频繁、高热失水而反见前囟下陷,给临床诊断带来一定困难,应加以鉴别。多数患者通常在 2～5 天进入恢复期。

(4)恢复期:经治疗,体温逐渐降至正常,皮疹开始消退,症状逐渐好转,神经系统检查正常。约 10%的患者出现口唇疱疹,患者一般在 1～3 周痊愈。

2.暴发型

少数患者起病急骤,病情凶险,如没有被及时抢救,常于 24 小时之内死亡。病死率高达 50%,婴幼儿患者的病死率可达 80%。

(1)休克型:该型多见于儿童。患儿突起高热,头痛,呕吐,精神极度萎靡。常在短期内全身出现广泛瘀点、瘀斑,而且迅速融合成大片,皮下出血,或继以大片坏死。面色苍灰,唇周及指端发绀,四肢厥冷,皮肤呈花纹样,脉搏细速,血压明显下降。脑膜刺激征大都缺如,易并发弥散性血管内凝血。脑脊液大多清亮,细胞数正常或轻度增加,血及瘀点培养常为阳性。若不及时抢救患者多在 24 小时内死亡。

(2)脑膜脑炎型:也多见于儿童。除具有严重的中毒症状外,患者频繁惊厥,迅速陷入昏迷;有阳性锥体束征及两侧反射不等;血压持续升高,部分患者出现脑疝,如小脑扁桃体疝入枕骨大孔内,压迫延髓,此时患者昏迷加深,瞳孔先缩小,很快散大;双侧肌张力升高或强直,上肢多内旋,下肢伸展,呈去大脑强直状态;呼吸不规则,快慢深浅不匀,或为抽泣样,或为点头样,或为潮式,此类呼吸常提示呼吸有突然停止的可能。

(3)混合型:是该病最严重的一型,病死率常高达 80%,兼有两种暴发型的临床表现,常同时或先后出现。

3.轻型

多发生于流行性脑脊髓膜炎流行后期,起病较缓,病变轻微,临床表现为低热、轻微头痛及咽痛等上呼吸道症状,皮肤可有少数细小出血点和脑膜刺激征,脑脊液多无明显变化,咽拭子培养可有病原菌。

4.慢性败血症型

该型不多见,多发于成人,病程迁延数周或数月。临床表现为间歇性发热,反复出现寒战、高热,皮肤有瘀点、瘀斑。少数患者脾大。关节疼痛也多见,发热时关节疼痛加重呈游走性。也可发生化脓性脑膜炎、心内膜炎或肾炎,导致病情恶化。

三、辅助检查

(一)血常规

白细胞总数明显升高,一般在 20×10^9/L 左右,高者可达 40×10^9/L 或以上。以中性粒细胞增多为主,有时高达 90%,核左移,有时出现类白血病反应。并发弥散性血管内凝血者血小板减少。

(二)脑脊液检查

脑脊液检查是诊断流脑的重要依据。对颅内压增高的患者,腰椎穿刺时要慎重,穿刺时不宜将针芯全部拔出,而应缓慢放出少量脑脊液做检查。穿刺后患者应平卧 6~8 小时,以防引起脑疝。必要时先给予脱水剂。

脑脊液在病程初期可见压力升高、外观仍清亮,稍后则浑浊似脓样。细胞数、蛋白含量和葡萄糖含量尚无变化。白细胞计数常达 $1\ 000\times10^6$/L,以中性粒细胞为主。在典型的脑膜炎期,脑脊液的压力明显升高,外观呈浑浊米汤样或脓样,白细胞计数常明显升高,绝大多数为中性粒细胞。蛋白含量显著升高,葡萄糖含量明显降低,有时甚或测不出,氯化物含量降低。如临床上表现为脑膜炎而病程早期脑脊液检查正常,则应于 12~24 小时后再复查脑脊液,以免漏诊。

(三)细菌学检查

1.涂片检查

涂片检查包括皮肤瘀点和脑脊液沉淀涂片检查。做皮肤瘀点检查时,用针尖刺破瘀点上的皮肤,挤出少量血液和组织液涂于载玻片上,革兰染色后镜检,阳性率为 60%~80%。此法简便易行,是早期诊断的重要方法之一;脑脊液沉淀涂片染色,有脑膜炎症状的患者阳性率为 50%,无症状患者阳性率<25%。

2.细菌培养

抽取患者的 5 mL 静脉血进行血培养、皮肤瘀点刺出液或脑脊液培养,阳性率约为 30%。应在使用抗菌药物前进行检测,出现阳性结果,可确诊。还可进行分群鉴定,应同时做药物敏感试验。

(四)血清免疫学检查

1.抗原测定

测定细菌抗原的免疫学试验主要有对流免疫电泳、乳胶凝集试验、金黄色葡萄球菌 A 蛋白协同凝集试验、酶联免疫吸附试验或免疫荧光法、反向被动血凝试验等,其用以检测血液、脑脊液或尿液中的荚膜多糖抗原。一般在病程1～3天可出现阳性。此法较细菌培养阳性率高，方法简便、快速、敏感、特异性强，有助于早期诊断。

2.抗体测定

测定抗体的免疫学试验有间接血凝试验、杀菌抗体试验及放射免疫分析法检测，阳性率约为70%。固相放射免疫分析法（SPRIA）可定量检测A群脑膜炎双球菌特异性抗体，阳性率高达90%，明显高于其他方法，但因抗体升高较晚，故不能将该抗体数作为早期诊断指标。

（五）其他实验室检查

1.奈瑟菌属鉴定

用专有酶进行快速鉴定，鉴定奈瑟菌属细菌的时间已由48小时缩短到4小时，这是比较快速的一种鉴定方法。

2.放射免疫分析法（radio immunoassay，RIA）检测脑脊液微球蛋白

此项检测更敏感，早期脑脊液检查结果正常时此项检测结果即可升高，恢复期可正常，故有助于早期诊断、鉴别诊断、病情检测及预后判断。

3.核酸检测

应用PCR检测患者急性期的血清或脑脊液中脑膜炎双球菌的DNA特异片段是更敏感的方法，而且不受早期抗生素治疗的影响。常规PCR的特异性为95%，敏感性为100%，可用于可疑性流脑患者的快速诊断，但仍有许多局限性；而荧光定量PCR更具有常规PCR无法比拟的优点。

（六）影像学检查

1.颅脑CT扫描

早期或轻型脑膜炎的CT检查结果可无异常表现。若持续感染，CT平扫可显示基底池、纵裂池和蛛网膜下腔密度轻度升高，原因是脑膜血管增生，炎症渗出。脑室变小、蛛网膜下腔消失，可能是脑皮质充血和白质水肿引起弥漫性脑肿胀。由于脑膜血管充血和血-脑屏障破坏，脑膜和脑皮质在静脉注射造影剂后可以有异常的带状或脑回样强化。CT检查还有助于发现化脓性脑膜炎的并发症和后遗症。

2.颅脑MRI扫描

颅脑MRI扫描对脑膜炎的早期非常敏感。早期炎症表现为病灶边界不清、范围较大的T_1WI低信号、T_2WI高信号，同时可见斑片状不均匀轻度强化。脑膜炎早期表面的炎症波及脑膜，局部脑膜有强化；后期呈T_1WI稍高信号，T_2WI稍低信号。

（七）脑电图检查

脑电图检查以弥漫性或局限性异常慢波化背景活动为特征。少数患者的脑电图有棘波、棘慢综合波。某些患者的脑电图正常。

四、诊断与鉴别诊断

（一）诊断

（1）该病在冬春季节流行，多见于儿童，大流行时在成人中也不少见。

（2）突起高热、头痛、呕吐，皮肤黏膜有瘀点、瘀斑（在病程中增多并迅速扩大），脑膜刺激征呈阳性。患者迅速出现脑实质损害或感染性休克临床症状提示暴发型，应引起重视。

（3）周围血常规中白细胞计数明显升高，脑脊液检查及细菌学检查呈阳性即可确诊。免疫学

检查阳性率较高,有利于早期诊断。

(二)鉴别诊断

1.流行性乙型脑炎

该病在夏、秋季流行,发病多集中于7月、8月、9月。患者有蚊虫叮咬史,起病后脑实质损害严重,惊厥、昏迷较多见,皮肤一般无瘀点。脑脊液早期清亮,晚期微浑浊,细胞数一般为(100~500)×10^6/L,很少超过1 000×10^6/L,中性多核细胞占多数,后淋巴细胞占多数;蛋白含量稍增加,糖含量正常或略高,氯化物含量正常。确诊有赖于双份血清补体结合试验、血凝抑制试验等及从脑组织中分离病毒。

2.虚性脑膜炎

某些急性严重感染患者(如患有伤寒、大叶性肺炎及其他细菌所致的败血症)有显著毒血症时,可产生神经系统症状及脑膜刺激征,脑脊液除压力升高外,一般无其他变化。

3.病毒性脑膜炎

多种病毒可引起脑膜炎,患者多于2周内恢复。脑脊液的外观正常,白细胞计数一般小于1 000×10^6/L,淋巴细胞为90%~100%。糖及氯化物含量正常,蛋白含量稍增加。涂片及细菌培养检查未发现细菌。外周血白细胞计数不高。

4.中毒性痢疾

该病发病急。患者一开始即有高热,抽搐发生得较早,有些患者有脓血便。如患者无大便,对其可用生理盐水灌肠后,留粪便标本镜检,可发现脓细胞。

5.结核性脑膜炎

患者多有结核史。检查可能发现肺部结核病灶。该病起病缓慢,伴有低热、盗汗、消瘦等症状,无瘀点和疱疹。结核菌素试验呈阳性,脑脊液的细胞数为数十至数百个,以淋巴细胞为主。脑脊液在试管内放置12~24小时有薄膜形成,把薄膜和脑脊液沉淀涂片,抗酸染色,可检出结核杆菌。

6.其他化脓性脑膜炎

患者脑以外的部位可同时存在化脓性病灶或出血点。脑脊液浑浊或为脓性,白细胞计数一般超过2 000×10^6/L,有大量脓细胞,涂片或细菌培养检查可发现致病菌。确切的诊断有赖于脑脊液、血液细菌学和免疫学检查。

7.流行性腮腺炎脑膜脑炎

该病患者多有接触腮腺炎患者的病史。该病多发生在冬、春季节,注意检查腮腺是否肿胀。临床上有先发生脑膜脑炎后出现腮腺肿大者,如腮腺肿胀不明显,可做血和尿淀粉酶测定。

五、治疗

流行性脑脊髓膜炎的西医治疗以用大剂量磺胺嘧啶、青霉素、头孢菌素类、氯霉素等抗菌治疗为主,并注意抗休克、纠正血压、纠正酸中毒、减轻脑水肿、止痉等对症治疗。

(一)一般治疗

必须强调早期诊断,就地住院,隔离治疗。保持病室环境安静,室内空气流通,患者要卧床休息,饮食以热量高、富于营养的流质或半流质为宜。对昏迷不能进食的患者,可适当静脉输入液体,注意纠正水、电解质及酸碱平衡紊乱,使每天尿量保持在1 000 mL以上。对昏迷者应加强口腔和皮肤黏膜的清洁护理,防止压疮、呼吸道感染、泌尿系统感染及角膜溃疡发生。密切观察患者的血压、脉搏、体温、意识、瞳孔、呼吸等的变化。

(二)抗生素

一旦高度怀疑脑膜炎双球菌感染，应在30分钟内给予抗生素治疗，做到早期足量应用抗生素，对病情严重者可联合应用两种以上抗菌药物。

1.青霉素

青霉素在脑脊液中的浓度为血液浓度的10%～30%。大剂量静脉滴注使脑脊液内的青霉素迅速达到有效杀菌浓度。维持时间长达4小时。迄今未发现耐青霉素菌株。青霉素剂量：儿童每天(20～40)$\times10^4$U/kg，成人每天20×10^4U/kg，分次静脉滴注，可用每次(320～400)$\times10^4$U，静脉滴注，每8小时1次；疗程为5～7天。对青霉素不宜行鞘内注射，因可引起发热、肌肉颤搐、惊厥、脑膜刺激征、呼吸困难、循环衰竭等严重不良反应。

2.磺胺药

磺胺嘧啶易透过血-脑屏障，在脑脊液中的浓度较高，是治疗普通型的常用药物。但该药对败血症期患者疗效欠佳，有较大的不良反应，一般用于对青霉素过敏者、轻症患者或流行期间大面积治疗。常用量为成人6～8 g/d，儿童75～100 mg/(kg·d)，分4次口服，首次剂量加倍。由于原药在偏酸性的尿液中易析出结晶，可损伤肾小管，引起结晶尿、血尿、腰痛、少尿、尿闭，甚至尿毒症，故应用时给予等量碳酸氢钠及足量水分(使成人每天尿量保持在1 200 mL以上)。注意血尿、粒细胞减少、药物疹及其他毒性反应的发生。对病情较重或频繁呕吐，不能口服药物的患者，可用20%磺胺嘧啶钠注射液50 mg/kg，稀释后静脉滴注或静脉推注，病情好转后改为口服。疗程为5～7天。也可选用磺胺甲基嘧啶、磺胺二甲基嘧啶或磺胺甲噁唑，疗程为5～7天，对重症患者可适当延长。停药以临床症状消失为指标，不必重复腰椎穿刺。如菌株对磺胺药敏感，患者于用药后1～2天体温下降，神志转为清醒，脑膜刺激征于2～3天减轻而逐渐消失。若用药后一般情况及脑膜刺激征在1～2天无好转或加重，可能为耐磺胺药菌株引起的，改用其他抗生素，必要时重复腰椎穿刺，再次进行脑脊液常规培养，做药物敏感试验。近年来，脑膜炎双球菌耐磺胺药菌株不断增加，故提倡改青霉素为首选药物。

3.氯霉素

氯霉素易透过血-脑屏障，在脑脊液中的浓度为血液浓度的30%～50%，适用于青霉素过敏和不宜用磺胺药的患者，或病情危重需要用两种抗菌药物及原因未明的化脓性脑膜炎患者。脑膜炎双球菌对其非常敏感。剂量为成人2～3 g/d，儿童40～50 mg/(kg·d)，分次口服或肌内注射，疗程为5～7天。重症患者可联合应用青霉素、氯霉素。使用氯霉素应密切注意其不良反应，尤其是对骨髓的抑制。新生儿、老人慎用氯霉素。

4.氨苄西林

氨苄西林对脑膜炎双球菌、流感嗜血杆菌和肺炎链球菌均有较强的抗菌作用，故适用于病原菌尚未明确的5岁以下的流脑患儿。肌内注射，每天按体质量50～100 mg/kg，分4次给药；静脉滴注或静脉注射，每天按体质量100～200 mg/kg，分2～4次给药，疗程为5～7天。该药的不良反应与青霉素相仿，变态反应较常见，大剂量氨苄西林静脉给药可发生抽搐等神经系统毒性症状，应予以注意。

5.第三代头孢菌素

此类药物对脑膜炎双球菌的抗菌活性强，易透过血-脑屏障，不良反应少，适用于病情危重、又不能使用青霉素或氯霉素的患者。①头孢曲松钠(首选)：抗菌活性强，对青霉素过敏或耐药的重症患者可选用。成人和12岁以上儿童2～4 g/d,12岁以下的儿童75～100 mg/(kg·d),分1～2次静脉滴注或静脉注射,疗程为5～7天。②头孢噻肟钠:常用量为成人2～6 g/d,儿童50～100 mg/(kg·d),分2～3次静脉滴注或静脉注射。成人严重感染者每6～8小时用2～3 g,1天最高剂量不超过12 g,疗程为5～7天。

(三)控制脑水肿

给头部降温以防治脑水肿。及时控制、减轻脑水肿的关键是早期发现颅内压增高,及时脱水治疗,防止脑疝。

1.甘露醇

125 mL 20%的甘露醇,静脉滴注,4～6次/天。对于有脑疝先兆者,用250 mL甘露醇快速静脉滴注或静脉推注,可同时交替合用呋塞米,每次20～40 mg,直到颅内高压症状好转。

2.甘油果糖

250 mL 10%的甘油果糖,1～每天2次,静脉滴注。

3.七叶皂苷钠

将20～25 mg七叶皂苷钠加入250 mL 5%的葡萄糖注射液中,静脉滴注,每天1次。七叶皂苷钠有抗感染、抗渗出、增加静脉张力、降低水肿及改善微循环的作用。在用药过程中,应注意循环血容量的补充,可使患者保持轻度脱水状态。为减轻毒血症,降低颅内压,加强脱水疗效,可同时应用糖皮质激素。

4.人血清蛋白

每次5～10 g,1～每天2次,静脉滴注。

(四)呼吸衰竭治疗

给患者吸氧、吸痰,给予洛贝林、尼可刹米、二甲弗林、哌甲酯等呼吸中枢兴奋剂。患者呼吸停止时应立即行气管插管或气管切开术,进行间歇正压呼吸。

(五)抗休克治疗

休克患者的变化十分迅速。抗休克治疗必须抢时间,抓关键,全力以赴地采用各种措施,力求改善微循环功能,恢复正常代谢。如患者面色青灰,皮肤湿冷,有花斑,发绀,眼底动脉痉挛,血压下降,呈休克状态,可应用微循环改善剂。大量反复应用有颜面潮红、躁动不安、心率增快、尿潴留等不良反应。

1.补充血容量

只有及时补足血容量,改善微循环和每搏排出量,才能力争在短时期内改善微循环,逆转休克。静脉快速滴注右旋糖酐-40,每天500～1 000 mL。然后根据休克纠正程度、血压、尿量、中心静脉压等,加用平衡液、葡萄糖氯化钠注射液。可根据先盐后糖、先快后慢原则,见尿补钾,适时补充血浆、清蛋白等胶体溶液。

2.扩容改善微循环

(1)山莨菪碱:每次10～20 mg,静脉注射;儿童每次0.5～1.0 mg/kg,每15～30分钟注射1次。直至血压上升、面色红润、四肢转暖、眼底动脉痉挛缓解后,可延长至0.5～1.0小时注射1次;待血压稳定,病情好转后改为1～4小时注射1次。

(2)东莨菪碱:成人每次用量为1 mg,儿童为每次0.01～0.02 mg/kg,静脉注射,10～30分钟注射1次,减量方法同上。

(3)阿托品:每次0.03～0.05 mg/kg,以0.9%氯化钠注射液稀释静脉注射,每10～30分钟注射 1 次，减量方法同上。

在经上述处理后，如休克仍未纠正，可应用血管活性药物，一般首选多巴胺，剂量为每分钟 2～6 μg/kg，根据血压情况调整速度和浓度。还可用酚妥拉明（每次 5～10 mg）或酚苄明（每次 0.5～1.0 mg/kg），加入液体内，缓慢静脉滴注。

应用上述药物后，若动脉痉挛有所缓解，而血压仍有波动或不稳定，可给予 20～30 mg 间羟胺，静脉滴注或与多巴胺联合应用。

3.抗凝治疗

经积极的抗休克治疗，病情未见好转，临床疑有弥散性血管内凝血，皮肤黏膜出血点即使未见增加，也应考虑有弥散性血管内凝血存在，应做有关凝血及纤溶的检查，并开始肝素治疗；若皮肤瘀点不断增多，且有融合成瘀斑的趋势，不论有无休克，均可应用肝素治疗，剂量每次为 0.5～1 mg/kg，静脉推注或加于 100 mL 5%的葡萄糖注射液内缓慢静脉滴注，以后每 4～6 小时可重复1 次，一般 1～2 次即可。用肝素时应做试管法凝血时间测定，使凝血时间控制在正常时间的 2 倍左右（15～30 分钟）。用肝素后可输新鲜血液以补充被消耗的凝血因子。如果有继发纤溶征象，可把 4～6 g 6-氨基己酸加入 100 mL 10%的葡萄糖注射液内，静脉滴注，或把 0.1～0.2 g 氨甲苯酸加入 10%的葡萄糖注射液内，静脉滴注或静脉注射。若患者出现低凝消耗伴纤溶亢进，则应输新鲜全血、血浆、维生素 K 等，以补充被消耗的凝血因子。

（六）糖皮质激素

糖皮质激素有抗炎、抗过敏、抗休克、减轻脑水肿、降颅内压等作用，对重症流脑患者可大剂量、短疗程、冲击应用。该类药可增强心肌收缩力，解除细菌内毒素造成的血管痉挛，从而减轻外周血管阻力，稳定细胞的溶酶体膜和减轻毒血症，并可抑制血小板凝集，对感染中毒性休克合并弥散性血管内凝血者也有一定作用。常用量：地塞米松，成人 10～20 mg，儿童按 0.2～0.5 mg/（kg·d），分 1～2 次静脉滴注；氢化可的松 100～500 mg/d，静脉滴注。病情控制后迅速减量停药。用药不得超过 3 天。

（七）对症治疗

1.镇静止痛

高热、头痛明显者，可用解热镇痛药，如阿司匹林或吲哚美辛。对癫痫发作者给予地西泮、氯硝西泮、苯妥英钠、卡马西平及丙戊酸钠等。

2.纠正酸中毒

感染中毒性休克往往伴有严重酸中毒，如不及时纠正，可使病情恶化和加重，可用 5%的碳酸氢钠注射液（儿童每次 3 mL/kg；成人轻症 200～500 mL/d，危重者可用 500～800 mL/d）静脉滴注。也可先给总量的 1/3～1/2，以后根据病情及实验室检查结果酌情补充。

3.强心药物

对心功能不全或心力衰竭者应及时给予洋地黄类强心药物，如把 0.2～0.4 mg 毛花苷 C 加入 20 mL 0.9%的氯化钠注射液中，缓慢静脉注射。

（邓传宇）

第十章

脱髓鞘性疾病

第一节 多发性硬化

多发性硬化是以中枢神经系统(CNS)白质脱髓鞘病变为特点,遗传易感个体与环境因素共同作用发生的自身免疫病。多种免疫细胞、细胞因子、抗体和补体参与此过程,引起神经轴突髓磷脂及少突胶质细胞破坏和脱髓鞘反应。MS 发病率较高,呈慢性病程和倾向于年轻人罹患,估计目前世界范围内年轻的 MS 患者约有 100 万人。

CNS 散在分布的多数病灶与病程中的缓解与复发,症状、体征的空间多发性与病程的时间多发性构成了 MS 的主要临床特点。从早期未引起注意的轻微症状进展为特征性症状体征,潜伏期通常为 1～10 年或更长,往往易于贻误诊断。MS 起病时或疾病早期临床症状体征常提示病灶位于 CNS 一个部位,使诊断难以确定,随着疾病复发和病灶沿脑-脊髓轴播散,确诊率可近于 100%。

一、病因及发病机制

MS 的病因及发病机制迄今不明,目前认为与以下因素有关。

(一)病毒感染与自身免疫反应

流行病学资料提示,MS 与儿童期接触的某种环境因素有关,经过若干年潜伏期后发病,推测这种因素可能是病毒感染,已有大量间接证据支持这一观点,如 MS 患者血清和/或脑脊液(CSF)出现多种病毒抗体滴度增高,20 世纪 60 年代发现许多 MS 患者血清麻疹病毒抗体水平增高。麻疹病毒是一种嗜神经病毒,作为慢病毒感染可引起致命的亚急性硬化性全脑炎(SSPE),有人认为 MS 是儿童期常见的麻疹病毒感染引起遗传易感个体免疫异常导致的少见后果,但 MS 的地区性分布及不同种族人群发病率差异,与麻疹病毒世界性分布大相径庭。注射含神经组织的狂犬病疫苗可诱发 MS,在 2～4 周内亚急性进展,可见血管周围融合性脱髓鞘病变,提示与自身免疫反应有关。

在 T 细胞和巨噬细胞分泌的细胞因子中,IFN-γ 通过吸引其他 T 细胞进入 MS 斑块,激活及强化免疫反应,通过激活巨噬细胞加强免疫反应,诱导巨噬细胞表达 HLA-Ⅱ类分子,巨噬细胞呈递髓磷脂抗原激活 T 细胞;IFN-γ 可刺激巨噬细胞产生 IFN-α,加重髓磷脂损害;IFN-γ 也能加强抗体介导的脱髓鞘，应用 IFN-γ 治疗 MS 患者可使病情恶化。MS 患者病毒感染时，机体抗病毒产生的 IFN-γ 也可使 MS 病情恶化。临床应用重组 IFNβ-1b 能抑制复发或缓解型 MS 患者病情恶化。IFN-β 通过下调 IFN-γ 产生、减少 T 细胞释放细胞因子、抵抗 IFN-γ 的 MHC 源蛋白扩增、抑制 T 细胞增殖和提高抑制性 T 细胞功能发挥作用。IFN-γ 和 IFN-β 起相互拮抗作用。

MS 炎症反应直接损害体磷脂和少突胶质细胞，并引起 BBB 损害。70%以上的 MS 患者 CSF-IgG 指数增高，95%的 MS 患者 CSF 电泳出现 IgG 寡克隆带，表明出现抗特异性抗体。CSF 中 MBP、PLP 和 MOG 抗体增高，还可检出少突胶质细胞抗体及半乳糖脑苷脂抗体；MBP、PLP、髓鞘素结合糖蛋白(MAG)及少突胶质细胞糖蛋白(MOG)特异性抗体分泌细胞也增多。

近年来采用酶联免疫斑技术(enzyme linked immunodspot assay，ELISPOT)可从细胞水平检测各类细胞因子分泌细胞，采用原位杂交技术(ISH)从分子水平检测各种细胞因子的 mRNA 表达。辅助性 T 细胞包括 Th_1 及 Th_2 两类亚群，前者产生白细胞介素 2(IL-2)、IFN-γ 和淋巴毒素，后者产生 IL-4、IL-5、IL-6 和 IL-10 等。有证据表明，严重致残患者 IFN-γ 表达细胞数显著增多，Th_1 可使病变加重，显示疾病上调作用；原位杂交研究显示，轻度残疾 TGF-β 表达细胞显著增多，TGF-β 和 IL-10 可使疾病下调，抑制疾病进展，显示细胞因子具有免疫调节效应，影响 MS 的病情进展及预后。

淋巴细胞间、抗体与补体及巨噬细胞间在 MS 发病中有相互协同作用，T 细胞可直接或通过释放细胞因子间接调节多克隆 B 细胞反应，B 细胞通过表达 HLA-Ⅱ类分子和向 T 细胞呈递抗原影响 T 细胞，自身抗体和补体作为调理素可增强巨噬细胞破坏髓鞘和吞噬髓鞘作用，髓鞘的反复破坏与恢复，最终可形成陈旧的脱髓鞘斑块。

分子模拟学说认为，MS 患者感染病毒与 CNS 髓鞘蛋白或少突胶质细胞间可能存在共同抗原，病毒氨基酸序列与髓鞘蛋白组分如 MBP 某段多肽氨基酸序列相同或非常相近，使免疫系统发生错误识别导致对自身抗原的免疫攻击。已发现二者存在较短的同源性多肽，是支持分子模拟学说的重要证据。

总之，MS 的自身免疫病特征如下：①外周血、CSF 和脑组织中出现数种激活的髓磷脂反应性 T 细胞、B 细胞及自身抗体，选择性破坏髓鞘；②EAE 实验动物模型可重复 MS 的临床，免疫病理及免疫化学特征；③具有自身免疫病 HLA-Ⅱ类分子相关性；④遗传易感个体发生 MS 的病因是儿童晚期短暂易感窗内接触特殊外源性因子；⑤MS 女性较男性常见，复发-缓解型是典型自身免疫病的特征。

(二)遗传因素

MS 有明显家族倾向，可发生在同一家庭，两同胞可同时罹患，约 15%的 MS 患者有一患病亲属。McAlpine 等研究认为，MS 患者一级亲属患病危险较一般人群高 12～15 倍，同卵双胎孪生子女的危险性更大。患者血亲中发生 MS 风险最高的是兄弟姐妹，发病率最高可达 5%，其次为双亲。双胞胎的患病一致率在异卵双生者为 5%～15%，同卵双生者可高达 25%～50%，均提示遗传素质在 MS 发病中起重要作用。寻找易感基因始终是研究热点，首先集中于研究影响免疫功能及编码髓鞘蛋白的候选基因，以后进行整个基因组易感基因筛选。

1.人类白细胞抗原(human leucocyte antigen，HLA)基因

也称主要组织相容复合物(major histocompatibility complex，MHC)基因，在自身识别和免疫反应中起重要作用，是唯一公认与 MS 易感性相关基因，位于 6 号染色体短臂上，分为三类，具

有高度多态性。不同人种均与一定的 HLA 表型连锁，MS 患者 HLA 抗原特殊分布说明具有遗传异质性。早在 1972 年 Jersild 等报道 MS 与 HLA-Ⅱ类抗原 A3、B7 有关联，随后报道与 HLA-Ⅱ类抗原 DW2、DR2 有关。因此，很可能存在 MS 易感基因，位于或靠近 DR2 基因，它可能是几个世纪前由某一北欧人基因突变而来。目前公认 MS 与易感基因组成的HLA-DR-DQ 单倍体型有关。该单倍体属细胞分型的 HLA-DW2，血清型为 DR2，DR15，基因型为DRB1 * 1501，DQA1 * 0102，DQB1 * 0602。这种易感基因关联现象在欧洲、北美表现最强，其他种族如美国黑人，南非有色人种、希腊、伊朗人也可观察到，阿拉伯、撒丁岛的 MS 与 DR4 有关联，日本、墨西哥的 MS 与 DR6 相关联。估计 HLA 基因在整个 MS 易感性中所起作用约为 10%。个体携带基因不仅影响 MS 易感性，也可影响疾病性质，如携带 HLA-DR2 的白种人可患严重进展型 MS。中国、日本和菲律宾等东方人 MS 易侵犯视神经和脊髓，大脑常可幸免，表现急性型，病情较重。

2.T 细胞受体(T cell receptor，TCR)基因

T 细胞受体(T cell receptor，TCR)基因是 MS 另一研究最广泛基因。HLA 基因在 MS 形成中有重要意义，作为接受 MHC 提呈抗原的配对物 TCR 基因自然也应是自身免疫易感基因。TCR 基因包括成对的 α、β 链和 γ、δ 链基因。γ、δ 链基因位于 14 号染色体，β、γ 链位于 7 号染色体。Martell 等首先报道了 MS 与 TCR 基因相关联，但许多研究显示 TCR 基因多态性与 MS 形成无关。

3.免疫球蛋白(immunoglobulin，Ig)基因

MS 鞘内异常 Ig 很常见，促使人们研究 Ig 基因在 MS 的作用。Ig 重链基因簇位于 14 号染色体长臂，近期人们应用分子生物学方法对 Ig 重链不同区域进行研究，Walter 发现 MS 与重链可变区多态性相关联，但未发现这一位点的连锁关系，认为 Ig 可变区基因在 MS 中有作用，但非常微弱，以至于不能用连锁方法检测出来；Hillert 关于 Ig 稳定区、连接区的研究则未发现任何连锁关系。

4.髓鞘碱性蛋白(myelin basic protein，MBP)基因

作为实验性自身免疫性脑脊髓炎的主要自身抗原，MBP 基因是 MS 易感基因研究的另一目标。人类 MBP 基因位于 18 号染色体，含 7 个外显子，距 MBP5 起始部位 1 kb 处存在三核苷酸重复多态性。Boylan 等报道 MS 与这一重复序列长度有关，芬兰一研究组也有类似发现。

5.其他候选基因

细胞因子是免疫调节中的多功能蛋白，在 MS 脑部病灶可见 IFN-γ、IL-2 和 TNF-α 等的表达。在编码 IL-2、IL-4、IL-10、IFN-γ、TNF-α、TGF-β_2，IL4-R 等细胞因子基因及受体多态性研究中，多数与 MS 无连锁和关联，其他候选基因如 TAP、TAP_2、LMP_2、LMP_7、MAG、MOG、PLP 等基因多态性也未见阳性结果。

6.基因组筛选

上述研究目标均为候选基因，但选择与免疫系统相关基因研究，可能疏漏 MS 易感基因。应用高度多态性微卫星标志对整个基因组进行易感基因筛选，迄今为止已有英国、加拿大、美国和芬兰的研究小组分别完成 4 篇报道，这些研究比较见表 10-1。遗憾的是四个小组筛选结果仅 HLA 及 5p12-14 区有共同发现，其他结果不完全一致，使人们意识到 MS 异质性。目前研究显示，可能由多数弱作用基因相互作用决定 MS 发病风险。

(三)环境因素

高纬度寒冷地区 MS 发病率高，生活环境、生活方式、食物和毒素等对 MS 发病及复发也起

作用。北欧和加拿大研究表明，乡村居民患 MS 风险高于城市居民；英国调查显示，MS 在社会经济地位高的群体中比地位低的群体更为常见，它与贫穷或社会地位低下并无联系。外科手术、麻醉、接触宠物、牙齿填充物银汞合金中的汞等可能与 MS 有关，但无可靠证据。

表 10-1　基因组筛选研究之比较

项目	英国	加拿大	美国	芬兰
家系数	227	175	75	21
研究人数	769	825	643	191
初选同胞对数	143	100	81	35
基因组标志数	311	257	443	328
统计学方法	连锁分析	连锁分析	连锁分析	连锁分析
值得深入研究的染色体区域	1p/cen、2ce、3p/cen、4q、5cen、6p/q、7p、11p、12p、14q、17p/q、19q、20p、21p、22q、Xcen	1p、2p/q、3p/q、4p/q、5p/q、6q、7p/q、10q、11q、14q、15q、16q、18p/q、9q、Xp/q	2p、3q、4q、5q、6p、6q、7q、9p、9q、10q、11p、12q、13q、16p、18p、19q	2q、3q、4cen、5p、6p、10q、11tel、17q、18tel、19tel

二、流行病学

MS 呈全球性分布，各地发病率不同，估计目前全球 MS 年轻患者约有 100 万人。

(1)MS 发病率与纬度有密切关系，根据 20 个国家 40 多份流行病学报道，MS 患病率随纬度增加，南北半球皆然。离赤道越远，发病率越高。Kurtzke 按发病率将全球划分为高发区、中等发病区和低发区。高发区(患病率 30/10 万或更高)包括美国北部、加拿大、冰岛、英国、北欧，西欧、以色列、俄罗斯东部，澳洲南部及塔斯马尼亚岛和南新西兰，美国北部，加拿大和北欧患病率为(30～80)/10 万，奥克尼岛和苏格兰北部是异常高发区，达 300/10 万，斯堪的纳维亚半岛和瑞士也有这样的高发区，高于该纬度预期患病率2～3 倍；中等发病区[患病率(6～29)/10 万]纬度多低于 40°，包括美国南部、南欧、南非、澳大利亚北部、地中海盆地南部、俄罗斯西伯利亚以西部分、乌克兰、南美洲及部分拉丁美洲；低发区(患病率 5/10 万或更低)包括亚洲和非洲大多数国家及南美洲北部，赤道地区发病率<1/10 万。1988 年 Poser 根据 MS 与 HLA 相关研究及地理分布特点，提出 MS 可能起源于北欧 Viking 人种。

(2)移民流行病学资料表明，15 岁以后从 MS 高发病区移民至低发病区人群发病率仍高，15 岁以前移民发病率降低，说明从 MS 高发区到低发区移民至少部分携带本国的发病风险，尽管发病在移民 20 年之后才变得明显，在南非和以色列都可以见到这种情况。Dean 测定南非本地白种人发病率为(3～11)/10 万，从北欧移民者发病率约为 50/10 万，仅略低于北欧本地居民。Alter 等发现，在以色列出生的欧洲移民后裔发生 MS 风险很低，与本地出生以色列人相似，近期移民者中，每一国家移民群体发病率均接近于出生地发病率。因此，普遍认为移民关键年龄约为 15 岁，15 岁以前从北欧移居南非的移民较成年以后移居者 MS 患病率低，也就是说，15 岁以前移入移民，要承担移入地区的风险，15 岁以后移出流行地区或高危地区移民，仍保持出生地风险。这一结果有力地提示，15 岁以前与一个共同的环境因素接触可能在 MS 发病中起重要作用，然而此阶段并未发病，经较长潜伏期后才显示临床症状。以色列半数以上人口由移民构成，是进行移民流行病学研究的理想国家，它位于北纬32°，应类似美国南部各州MS相对低发病区，来自高危区北欧移民及低危区亚非国家移民几乎各半。尽管北欧移民MS发病风险明显大于亚非移民，但在当地出生子女患病风险却介于父辈高风险与当地低风险之间。有人发现由低危区向高危区移民似乎患MS呈增加趋势，如英国、法国、荷兰在亚洲和非洲殖民地向本土移民属这种情形。

Kurtzke和Hyllested报道位于北大西洋苏格兰北部法罗岛MS发病率流行病学调查结果，1940年前该岛无MS患者，1946年，1957年和1969年出现三次MS发病高峰。调查显示，"二战"期间数千名英国士兵上岛可能是与该事件唯一有关的原因，可能某种感染因子或潜伏病毒战时传人该岛青春期人群，毒力较低使疾病传播较慢。

夫妻罹患MS很少，可能因夫妻早年并未共同暴露于MS风险因素之中。为验证这一假说，Schapira等在有2个以上患者家庭成员中确定共同暴露或共同居住的时间，计算出共同暴露的平均年龄为14岁，潜伏期约21年，与移民研究数据基本相同。

总之，流行病学研究显示，作为患病危险因素，出生地较以后居住地更重要。MS与其说与某地区特殊种族人群有关，不如说是与特殊地区有关，强调环境因素在发病的重要性，也提示MS直接病因可能在环境因素中被发现。

(3)MS发病期为10～60岁，约2/3患者发病于20～40岁，高峰年龄22岁，其余是20岁前起病，少数为成年晚期(60岁前后)发病，但15岁前和55岁后发病较少。尸检结果提示，MS实际发病率可能高于统计数字3倍。女性患MS较男性高2～3倍，女性平均起病年龄<30岁，男性略晚，原因不清。儿童发病率很低，10岁前发病仅占所有患者的0.3%～0.4%，但也有2岁典型MS患者报道。Hausers等分析3例儿童期患者发现，儿童与成人患者表现型并无差异，发病风险随年龄增长，约30岁达到高峰，40岁前居高不下，约50岁降低。有人指出，MS具有单峰型年龄发作曲线，与许多传染性疾病年龄特异性发作曲线相似。

(4)MS与不同种族基因易感性有关，MS主要侵犯白种人和欧洲人定居地方。流行病学资料显示，某些民族如因纽特人，西伯利亚的雅库特人、非洲的班图人及吉卜赛人根本不患MS。生活在北美和南美的日本人、中国人、马耳他人和未混血印度人MS患病率很低，约少于当地白种人群的1/10。生活在夏威夷和美国大陆的第一代日本和中国移民仍表现如他们出生国的低MS发病率，美国黑人与白人混血儿呈现介于二者间的发病率。MS在某些近亲结婚白种人如加拿大胡特瑞特人几乎不存在。

目前，我国尚无完备的MS流行病学资料，1949年前国内无MS患者报道，尽管后来在北京协和医院1926年病案中发现有典型MS临床经过及症状体征描述。20世纪60年代中期前也普遍认为MS在我国罕见，至20世纪70年代后期随着医师对MS认识逐渐提高，患者报道也逐渐增多，MS在我国并非少见疾病，估计我国与日本相似，属低发病区。

三、病理

尸检可见MS脑和脊髓萎缩，脑沟增宽，脑室扩大，脑和脊髓冠状切面可见较分散的脱髓鞘病灶，呈粉灰色轻微凹陷，大小不一，直径1～20 mm，最大可达整个脑叶白质，形态各异。多数斑块发生在脑室旁白质或灰白质交界处，约40%出现于脑室周围白质，中脑、脑桥和延髓等处，小脑齿状核周围、脊髓、视神经和胼胝体也相当常见。小静脉周围常有大量炎症细胞，如T细

胞、浆细胞、大单核细胞和巨噬细胞等浸润，急性期可见软脑膜轻度充血和脑水肿，弥漫性炎症反应也受累及脑脊膜，蛛网膜下腔可见巨噬细胞、淋巴细胞和浆细胞等。长期病程的严重患者可见软脑膜增厚，局限性或广泛性脑萎缩等。急性期脊髓病变可见节段性肿胀、脱髓鞘，长期病程慢性期可见脊髓节段性萎缩变细。视神经、视交叉和视束切面可见局灶性肿胀或萎缩硬化斑，脊髓以颈段病损多见，切面可见灰白质病灶境界不清。

颈髓斑块数是颈体以下斑块数的 2 倍，典型斑块呈扇形，位于脊髓侧索可引起下肢无力，可能是 MS 患者出现疲乏症状的原因。锥体束损害引起痉挛，后索和脊髓丘脑束斑块引起针刺样感觉异常和麻木，Lhermitte 征是颈体斑块脱髓鞘纤维机械变形的结果。我国 MS 病理表现坏死灶较多见，仅少数患者表现如欧美患者的典型硬化斑。同一患者脑组织斑块外观、大小及新旧程度不同。急性期新鲜斑块境界不清，呈暗灰色或粉色、质软，斑块生长方式是自斑块边缘指样延伸生长或相邻损害融合，可见局限性轻度肿胀。长期病程陈旧性斑块境界清楚，呈浅灰色半透明，较坚硬，可见局限性脑萎缩和脑室扩张。

髓磷脂和少突胶质细胞破坏后遗留完整而裸露的轴突，脱髓鞘早期形成髓磷脂间囊泡，使髓磷脂分为层状结构，斑块外围异常薄的髓质称为影斑，为髓鞘再生区，是 MS 特征性表现。影斑含形态一致的薄髓磷脂，Ranvier 结间长度较正常髓鞘短，是髓鞘再生神经纤维的特性。髓鞘再生是早期活动性 MS 病灶的显著标志，可能由于少突胶质细胞不是损害的最初靶子，甚至在高度破坏性损害的急性 MS 仍保存许多可快速诱导髓鞘再生的少突胶质细胞，MS 晚期少突胶质细胞广泛破坏，故影斑少见。任何新出现的少突胶质细胞都来源于干细胞库，是造血干细胞移植治疗 MS 的理论基础。同一区域复发性脱髓鞘和少突胶质细胞破坏最终不仅耗竭了发病前存在的少突胶质细胞，且耗竭了干细胞库，可能是疾病晚期无髓鞘再生的原因。星形胶质细胞充填于脱髓鞘缺损部位，出现胶质增生和硬化。

MS 斑块分为炎症(活动)性或脱髓鞘斑块和休眠(静止)性斑块。前者表现脱髓鞘及少突胶质细胞丧失，静脉周围炎性巨噬细胞和 T 细胞浸润，BBB 破坏加重；后者表现脱髓鞘而无降解产物，不同程度的炎性细胞浸润，轻到中度 BBB 破坏，斑块胶质形成。施万细胞形成周围神经髓鞘，少突胶质细胞形成 CNS 髓鞘，但 MS 脊髓型常含 Schwann 细胞形成的髓鞘再生，导致 CNS 出现周围型髓磷脂形成。

综上所述，早期、晚期和急性(Marburg 型)MS 斑块的病理学区别如下：①早期 MS：广泛脱髓鞘及髓鞘再生(影斑)，轴索大多保留，少突胶质细胞数相对正常，血管周围炎，浆细胞较少；②晚期 MS：脱髓鞘，少突胶质细胞显著减少，髓鞘再生稀疏，轴索密度减低，炎症反应不明显，浆细胞较多，形成神经胶质瘢痕；③急性 MS：斑块呈强炎性反应，广泛髓鞘破坏和轴索丧失，浆细胞较少，少突胶质细胞、星形胶质细胞变性。

MS 可见无症状性斑块，MRI 追踪扫描发现，数月后无症状性斑块体积增加尔后减小，无症状可能由于发生在临床静区，大脑半球斑块常见；神经系统可塑性，当一种神经通道破坏时，另一神经通道表现相同功能；慢性斑块出现有效的冲动传导。

总之，CNS 炎症性脱髓鞘是 MS 临床表现的病理基础。MS 早期髓鞘再生明显，但并不意味功能改善，因新生髓鞘存在生理学异常；尽管如此，髓鞘再生仍是临床症状缓解的一个原因，髓鞘再生不会导致进展型 MS。抑制炎症反应及增加少突胶质细胞的髓鞘再生能力是治疗的基本原则。

四、临床表现

(一)病程

MS多为慢性病程,半数以上的患者病程中有复发-缓解,我国MS患者多为急性或亚急性起病,复发时也可为急性或亚急性,可复发数次或十余次,缓解期可长可短,最长可达20年,每次复发通常都残留部分症状和体征,逐渐积累使病情加重;少数患者呈阶梯式进展,无缓解而逐渐加重。McAlpine等分析219例MS患者的起病方式,约20%的患者在数分钟发病,20%在数小时,30%在一至数天,20%在数周至数月内完全形成疾病,其余10%在数月或数年内症状隐袭出现,呈较长稳定期或间断性进展,多见于40岁以上患者。传统观点认为,MS多在年轻人健康状态极佳时患病,实际上病史中常可追溯到患者在发生神经症状前数周或数月已有疲劳、精力缺乏,体重减轻、肌肉和关节隐痛等。感冒、发热、感染、败血症、外伤、外科手术、拔牙、妊娠、分娩、过劳、精神紧张、药物过敏和寒冷等可诱发或引起复发,但最新研究认为,妊娠期病情通常不恶化,反而减轻,产后3个月病情恶化增加。

(二)神经系统受累

约半数患者以肢体无力、麻木或二者并存为首发症状起病,可表现一侧或双侧下肢拖曳或控制不良,以致痉挛性或共济失调性轻截瘫、腱反射亢进、腹壁反射消失及病理反射阳性。可有不同程度深、浅感觉缺失,肢端针刺感及围绕躯干或肢体的束带感,可能为脊髓后索受累。可出现Lhermitte征,常主诉下背部有令人痛苦的钝痛,与MS病灶的关系不确定;定位不明确的烧灼痛及一个肢体或躯干某部位根性撕裂痛不常见,可能脱髓鞘病侵及神经根所致,可为首发症状或见于任何时期。球后视神经炎及横贯性脊髓炎常为MS典型发作症状,常是确诊患者的特征性表现,但也可见于其他疾病,在一段时间内可为推测性诊断。我国统计MS首发症状多为肢体力弱、单眼或双眼视力减退及失明、感觉异常、肢体疼痛或麻木、复视、共济失调、智能或情绪改变等。国外MS首发症状依次为走路不稳、复视、眩晕和排尿障碍,偏瘫、面瘫、耳聋及三叉神经痛及其他发作性症状仅见于少数患者。缓慢进展的颈脊髓病常见于老年妇女,早期表现下肢无力和共济失调,与颈椎病难以鉴别;MS以眼球震颤和共济失调起病并不少见,可伴肢体无力和强直,提示小脑和皮质脊髓束受累。

(三)症状体征

有一句有意义的"格言":"多发性硬化患者有一条腿的症状,却可能有两条腿的体征"。患者主诉一侧下肢无力、共济失调、麻木和针刺感,但查体可能发现双侧皮质脊髓束病损或Babinski征及双侧后索病损。约半数患者表现视神经、脑干、小脑和脊髓受累,为混合型,30%~40%的患者表现脊髓型,出现不同程度痉挛性共济失调和肢体远端深感觉障碍;混合型加脊髓型至少占80%。不论哪种类型,不对称性痉挛性轻截瘫都是进行性MS最常见表现。病变主要累及小脑或脑桥,延髓仅约5%,黑蒙型发病率与之相似。MS典型症状体征如下。

1.肢体瘫痪

最多见,国外发生率为83%。开始多为下肢无力、疲劳及沉重感,继而变为痉挛性截瘫、四肢瘫,也有偏瘫、单瘫,伴腹壁反射消失、腱反射亢进和病理反射。

2.视力障碍

视力障碍约占46%,多从一侧开始,隔一段时间侵犯另一侧,也可在短时间内两眼先后受累,常伴眼球疼痛。多数患者发生较急,有缓解-复发。早期眼底无改变,后期可见视神经萎缩和球后视神经炎，视神经炎引起视敏度损害和眼球疼痛，可出现双颞侧偏盲、同向性偏盲等。多数患者视力可于数周后开始改善，约 50% 的患者可遗留颞侧视盘苍白，但患者可不觉察有视力障碍。

3.眼球震颤及眼肌麻痹

约半数患者可出现眼球震颤及眼肌麻痹，水平性多见，可有水平加垂直、水平加旋转及垂直加旋转等，病变位于脑桥前庭神经核、小脑及联系纤维。约 1/3 的患者出现眼肌麻痹及复视，多因侵及内侧纵束，导致核间性眼肌麻痹，眼球同向运动联系纤维内侧纵束病损可引起凝视麻痹，特征是侧视时对侧眼球内收不全，同侧眼球外展伴粗大震颤；MS 多表现双侧病损，年轻患者出现双侧核间性眼肌麻痹应高度怀疑 MS。有时可出现一个半综合征，是脑桥被盖部病变引起一侧脑桥旁正中网状结构(PPRF)，即眼球同向运动的皮质下中枢受损造成向病灶侧凝视麻痹，使同侧眼球不能外展，对侧眼球不能内收，若病变同时累及对侧已交叉过来的支配同侧动眼神经核的内侧纵束，则同侧眼球也不能内收，仅对侧眼球可以外展，一个半综合征最常见的病因是脑干脱髓鞘或腔隙性梗死。眼震和核间性眼肌麻痹是高度提示 MS 的两个体征，若二者同时并存可指示脑干病灶，需高度怀疑 MS 的可能。核上性联系中断也可引起凝视麻痹，动眼、外展神经的髓内路径受累可出现个别眼肌麻痹，以外展神经最多，动眼神经次之。

4.其他脑神经受损

面神经瘫多为中枢性，病灶在大脑半球白质或皮质脑干束，少数为周围性，病灶在脑干；脑桥病变可出现耳聋、耳鸣、简单幻听(因迷路联系受累)、眩晕和呕吐(前庭联系受累)，以及咬肌力弱；延髓病变，或小脑病变引起咽部肌肉共济失调可出现构音障碍、吞咽困难；舌肌瘫痪而无舌肌萎缩和纤颤为大脑或皮质脑干束病变所致。严重患者可见上述脑干症状的集合，并伴四肢轻瘫及小脑性共济失调等。

5.感觉障碍

感觉障碍见于半数以上患者，可为疼痛、感觉异常等主观症状，痛温觉减退或缺失、深感觉障碍及 Romberg 征，以及节段性及传导束性感觉障碍，肢体多见而面部少见，是病变累及脊髓、脑干和大脑感觉传导路或脊髓后根纤维的节段性装置所致。

6.共济失调

共济失调出现率约 50%。表现断续性言语、意向性震颤、共济失调步态及躯干节律性不稳等，病变位于小脑及其联系纤维；严重者轻微移动躯干或肢体可引发强烈不能控制的共济失调性震颤，病灶可能位于中脑被盖，并侵及齿状核-红核-丘脑束及邻近结构。Charcot 三主征(眼球震颤，意向震颤、吟诗样或断续样语言)只见于部分 MS 晚期患者。小脑性共济失调可与感觉性共济失调并发，或小脑受累为主，或深感觉障碍为主，后者为累及脊髓后索或脑干内侧丘系。

由于 MS 病灶散在多发，中枢神经系统不同部位病变组合构成其临床症状。某些症状体征在 MS 罕见，如失语症、偏盲、锥体外系运动障碍、严重肌萎缩和肌束颤动等，出现这些症状体征常提示可能不是 MS。

(四)罕见症状

有些患者以罕见症状及非常规方式起病，导致诊断困难。例如以下情况。

(1)年轻患者出现典型三叉神经痛，可为双侧性，其后出现面部感觉缺失或其他体征而确诊 MS。

(2)有些患者出现臂痛、胸痛或腰骶部疼痛，是痛觉传导路病变刺激所致，常使诊断困难，直至发现新病灶才确诊。

(3)起病较急的右侧偏瘫和失语,易误诊为脑卒中,当出现脑和脊髓的其他症状和体征才得以确诊。

(4)有些患者表现缓慢进展的偏瘫,颇似脑胶质瘤。

(5)MS 患者可于复发期发生昏迷,最后常导致死亡。

(6)可在长期病程中仅表现反复非致残性脊髓型发作。

(7)有的患者以精神错乱伴嗜睡为首发症状,其后病情复发,出现小脑和脊髓症状。

(8)可表现缓慢智力减退伴缓慢进展的轻度小脑性共济失调。

(9)可以迅速进展的上行性下肢瘫痪起病,伴尿便障碍和骶部剧痛,反射消失,颇似脊髓病变,CSF-MNC数为数十个$\times 10^6$/L,2 年后症状缓解,可重新行走。

(10)晚发型于 50～60 岁起病,症状和体征完全符合 MS 临床诊断标准,一些患者表现如缓慢进展的颈髓病。

本病临床症状体征多样性取决于不同部位脱髓鞘病灶及病变程度,临床常见下肢轻截瘫、感觉异常、视力障碍、复视、眼震、构音障碍、意向性震颤、共济失调、深感觉障碍、膀胱功能障碍和情感反应异常等。MS 病变的空间多发性(散在分布于 CNS 的多数病灶)及时间多发性(病程中复发-缓解)构成其症状、体征及临床经过的主要特点。

五、MS 变异型

MS 变异型包括急性多发性硬化、MS 合并周围神经病、视神经脊髓炎和 Schilder 弥漫性硬化等。

(一)急性多发性硬化

急性多发性硬化是针对慢性缓解-复发型 MS 而言。Marburg 报道一例急性 MS,故该型也称 Marburg 变异型。以往曾有人认为急性 MS 短暂的病程与急性播散性脑脊髓炎(ADEM)迁延型一致,后者是一种急性单相性疾病,可持续 4～8 周,但目前多认为二者并不完全相同。急性 MS 大体病理可见 MS 典型斑块,组织学显示许多同期斑块,静脉周围脱髓鞘区融合较明显,少数病灶形成空洞,较典型 MS 和 ADEM 的病损严重。

临床表现:①极少数急性 MS 患者表现高度恶化型,突然起病,表现大脑、脑干和脊髓症状,数周内患者呈现昏睡、昏迷及去大脑状态,伴脑神经受损,通常为无任何缓解的单向进行性病程,发病后数月内死亡;国外有学者曾描述急性致死型 MS 患者,可在发病数周至 2 个月死亡,病前未患过麻疹,无预防接种史,通常脑脊液细胞反应明显,有些儿童及青少年急性 MS 患者是非致命的,也有些患者数月后意外痊愈;②有些患者出现复发,其后呈典型 MS 临床过程,但可有急性恶化的相似发作,复发多见于发病第一年和中年患者。诊断根据患者临床表现,脑和脊髓 MRI 显示多发的 T_2WI 高信号,有增强效应,CSF 通常寡克隆带缺如,淋巴细胞中度增多,确诊需病理证实。应与脑血管炎性病变鉴别。多数急性 MS 患者对静脉注射大剂量类固醇皮质激素反应良好,但有些患者反应不良,甚至病情恶化。Kanter 等报道血浆交换可使病情迅速改善,ADEM 也有同样疗效,但多数急性脊髓炎对此治疗无反应。

(二)MS 合并周围神经病

MS 患者可合并多发性神经病或多发性单神经病,可因脊髓及周围神经同时发生自身免疫性脱髓鞘病变所致,后者可表现为慢性炎症性多发性神经病,根性或周围神经运动和感觉症状可

由侵及神经根进入脊髓区或离开腹侧白质纤维脱髓鞘而引起。

六、临床分型

(一)按病程分型

MS可分为以下五型，该分型与MS治疗决策有关(表10-2)。

表10-2 MS与治疗决策有关的临床病程分型

病程分型	临床表现
复发-缓解(R-R)型MS	临床最常见，约占85%，疾病早期出现多次复发和缓解，可急性发病或病情恶化，之后可恢复，两次复发之间病情无进展
继发进展(SP)型MS	R-R型患者经过一段时间可转为此型，患病25年后80%的患者转为此型，病情进行性加重不再缓解，伴或不伴急性复发
原发进展型MS	约占10%，起病年龄偏大(40～60岁)，发病后轻偏瘫或轻截瘫在相当长时间内缓慢进展，发病后神经功能障碍逐渐进展，出现小脑或脑干症状，MRI显示造影剂钆增强病灶较继发进展型少，CSF炎性改变较少
进展复发型MS	临床罕见，在原发进展型病程基础上同时伴急性复发
良性型MS	约占10%，病程呈现自发缓解

(二)按临床表现分型

1.急性型

起病急，发热；组织病理学显示多数同期斑块和小静脉周围脱髓鞘区融合；少数重症患者出现昏睡、昏迷或去大脑状态，伴脑神经和皮质脊髓束受损，常在数周至数月内死亡，部分患者可恢复，转变为缓解-复发型。

2.发作型

最常见共济失调和构音障碍，还可见肢体强直、感觉异常、运动障碍和复视等发作，有时每天可发作数次。

3.肿瘤型

较少见，常见于儿童及年轻人，患者表现头痛、癫痫发作、失语、局灶性运动和感觉障碍及颅内压增高症状和体征。最初MRI表现支持原发性脑瘤，MRI典型表现为单发的中至大的T_2WI高信号脱髓鞘病灶，急性期显示环状增强，通常需立体定向或开颅活检才能确诊。

4.良性型

隐袭起病或短暂发作后永久缓解，无神经系统体征，仅于MRI检查或尸检时发现。

(三)按病变部位分型

1.脊髓型

亚洲及我国多见，急性、慢性或暴发性起病，表现完全或不完全性中枢性截瘫、四肢瘫或脊髓半离断，呈横贯性或节段性感觉障碍、疼痛、麻木及束带感，可有Lhermitte征、痛性强直性痉挛发作、尿便及性功能障碍等。

2.脑干或脑干小脑型

表现周围性或中枢性面瘫，三叉神经痛、眩晕、耳聋及眼球震颤，少数患者出现复视、眼外肌麻痹、核间性眼肌麻痹和吞咽困难等；可有小脑性共济失调，Charcot三主征。

3.大脑半球型

较少见,表现精神症状或智能障碍,如欣快、抑郁、人格改变、精神错乱和强哭强笑等,少数出现癫痫发作,单瘫、偏瘫,失语和皮质盲等。

七、辅助检查

(一)脑脊液检查

尽管近年来神经影像学技术如CT、MRI及诱发电位等取得长足进步,为MS临床诊断提供了有力手段,但CSF检查在MS临床及研究方面的重要性仍是其他方法无法取代的。

1.脑脊液单个核细胞(CSF-MNC)计数

患者CSF-MNC数正常或轻度增高,一般在15×10^6/L以内。约1/3MS患者,尤其急性起病或恶化患者可有轻到中度CSF-MNC增多,通常不超过50×10^6/L,超过此值应考虑其他疾病。脑干严重脱髓鞘时可达到或超过100×10^6/L,暴发型患者多形核白细胞比例较大,CSF细胞增多是衡量疾病活动的唯一指标。

2.检测IgG鞘内合成

(1)CSF-I扣指数:约40%的MS患者CSF总蛋白含量轻度增高,超过1.0 g/L者罕见,可考虑其他疾病。约2/3的MS患者IgG比例增高,超过总蛋白12%;70%以上患者CSF-IgG指数增高。CSF-IgG指数表示为:(CSF-IgG/S-IgG)/(CSF-Alb/S-Alb)[S代表血清,Alb代表清蛋白]。IgG指数,0.7提示CNS内IgG合成。测定这组指标也可计算CNS24小时IgG合成率,其意义与IgG指数相似。IgM测定也有一定意义,但因含量微、检测困难及阳性率低,诊断价值有限。

(2)寡克隆带(oligoclonal bands,OB):已证明MS患者CSF-IgG增高是CNS内合成,在琼脂糖凝胶电泳中表现异常分离的区带寡克隆IgG带,是MS CSF常规诊断方法和重要免疫学指标。通过琼脂糖等电聚焦和免疫印迹技术,双抗体过氧化物酶标记及亲和素-生物素放大系统,可使OB阳性检出率达到95%。

OB检测须CSF与血清并行检查,如CSF和血清同时出现类似区带并不提示鞘内IgG合成,只有CSF存在而血浆缺如才是寡克隆区带。需强调的是CSF寡克隆区带并非MS特异性改变,在Lyme病,神经梅毒、亚急性硬化性全脑炎(SSPE)、人类免疫缺陷病毒(HIV)感染和多种结缔组织病患者的CSF中也可检出,因此,诊断需密切结合临床,对结果解释也须慎重,MS临床上与这疾病不难区别。检出CSF-OB对诊断早期或非典型MS更有帮助,Moulin等认为,MS首次发作即出现CSF-OB可能预示慢性复发性MS。目前,CSF-IgG指数和CSF-OB测定是MS最可靠的实验诊断方法。

3.放射免疫分析(RIA)

放射免疫分析(RIA)证明,许多急性期MS患者CSF含高水平MBP,慢性进行性MS患者MBP水平较低或正常,缓解期也正常。因MBP水平增加也见于脑梗死等髓鞘破坏病变,检测又需特殊设备和试剂,所以它在诊断性试验中应用不广。已经证明MS患者CSF中髓鞘素组分如MBP、PLP、MAC和MOG等抗体生成细胞数明显增多,CSF中MBP、PLP多肽片段的自身应答性T细胞数也增加。MS是一种器官特异性炎症性疾病,CSF又紧邻炎症攻击的CNS靶器官,并易于获得,故检测CSF免疫细胞及免疫分子成为研究MS免疫发病机制的最佳途径。

(二)诱发电位检查

MS 早期或 MS 脊髓型，当临床资料提示 CNS 仅有一个病灶时，视觉诱发电位(VEP)、脑干听觉诱发电位(B 听觉诱发电位)和体感诱发电位(SEP)等检查，以及视觉刺激知觉延迟、眼电图、眨眼反射及视觉图像闪光融合等可确定无症状病灶存在。国外报道，VFP 异常见于约 80% 的临床确诊 MS 患者和约 60%的临床可能或可疑 MS 患者。SEP 的相应数值为 69%和 51%，B 听觉诱发电位(通常为波内潜伏期延长或第 5 波幅降低)分别为 47%和 20%。在 Halliday 和 McDonald 的系列研究中，50%～90%的 MS 患者有一项或多项试验异常。

(三)CT 扫描和 MRI 成像

1.CT 扫描

偶可意外显示脑部病损，双倍剂量造影剂和注药后一小时延迟 CT 扫描可提高 MS 病情恶化时病灶显示率。应注意以下两点：①急性斑块可显示强化的环状病灶，类似脓肿或肿瘤。②类固醇治疗后脑室旁病灶可变得不明显，颇似 CNS 淋巴瘤。

2.磁共振成像

磁共振成像是检出 MS 病变高敏感性的理想方法，可发现小脑、脑干、视神经和脊髓的无症状性 MS 斑块；不仅可进行 MS 定位及定性诊断，连续 MRI 检查还可动态观察病灶进展、消退及转归，还可用于药物疗效评价。MS 的 MRI 表现如下。

(1)侧脑室周围、半卵圆中心、胼胝体、胼胝体与脑室间可见类圆形或融合性斑块，T_1WI 低信号、T_2WI 高信号，大小不一，常见于侧脑室前角和后角周围(图 10-1)，大融合性斑块多累及侧脑室体部，脑干、小脑、脊髓可见不规则斑块。

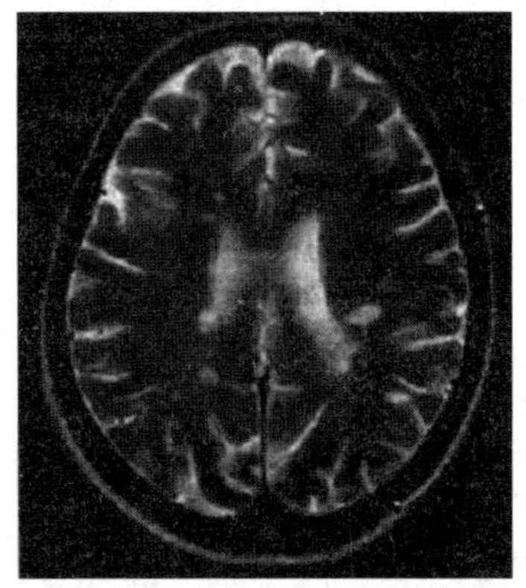

图 10-1　多发性硬化 MRI 示 T_2WI 侧脑室周围白质多发性斑块

(2)病程较长伴脑室系统扩张、脑沟增宽等脑白质萎缩征象。

(3)T_2WI 显示大脑白质 MS 斑块较好，质子密度加权像显示脑干和小脑斑块较清晰，T_1WI 可鉴别 MS 陈旧与新鲜斑块，前者 T_1WI 呈明显低信号，注射 Gd-DTPA 后不强化，后者呈模糊等信号，有显著强化效应。Stewart 等发现 80% 确诊的 MS 患者 MRI 显示多灶病损；在 Ormerod 等的 114 例临床确诊 MS 患者中，除 2 例外均发现脑室旁 T_2WI 异常信号，除 12 例外均发现大脑白质分散病灶。脑室旁 T_2WI 高信号可见于多种病理过程，甚至正常老年人，但后者改变常较轻微，T_2WI 显示数个不对称界限清楚、紧邻脑室表面病灶常提示 MS，与纤维束走行一致的放射性分布脱髓鞘区更有诊断意义，急性期病灶有增强效应。

总之，MS 诊断需要提供时间上和空间上离散性病灶的证据，CSF-MNC 数、IgG 指数和

OB 检测可提供 MS 的免疫学证据，诱发电位、CT 和 MRI 检查可发现 MS 亚临床病灶，但没有任何一项实验室、电生理及神经影像学检查可以单独作为完全可靠的 MS 诊断依据。

八、诊断及鉴别诊断

(一)诊断

缓解-复发的病史及症状体征提示 CNS 有一个以上的分离病灶，是长期以来指导临床医师诊断 MS 的准则。然而，近年来磁共振成像和诱发电位等可以识别临床不明显的病损，使 MS 诊断不再只依靠于临床标准。目前国内尚无 MS 的诊断标准，长期以来沿用国外标准，如 Schumacher、McDonald 和 Poser 等诊断标准。

1.Schumacher 诊断标准

Schumacher(1965 年)临床确诊 MS 诊断标准：①病程中有 2 次或 2 次以上缓解复发，间隔 1 个月；或呈进展型，病程 6 个月。②有 2 个或以上病变体征。③病变主要在神经系统白质。④发病年龄 10～50 岁。⑤排除其他病因。

2.McDonald(1977 年)诊断标准

(1)确诊的 MS：经尸体解剖确定。

(2)临床确诊 MS：①病史中有 2 次或 2 次以上缓解复发；②CNS 有 2 个或 2 个以上分离性病灶的体征；③病变主要在 CNS 白质；④发病年龄 10～50 岁；⑤体征或症状存在的时间超过 1 年；⑥排除其他病因。

(3)早期可能或潜伏期 MS：①提示 MS 的一次发作，CNS 有 2 个或 2 个以上分离性病灶体征；②呈缓解-复发病程，仅 1 个与 MS 有关的病灶体征。

(4)进展性可能 MS：①进行性截瘫病史；②CNS 有 2 个或 2 个以上分离性病灶的体征；③排除其他病因。

(5)进展性可疑 MS：①进行性截瘫病史；②仅有 1 个病灶体征；③排除其他病因。

(6)推测的 MS：提示 MS 的一次发作，无病灶体征或仅有 1 个病灶体征；或者单侧或双侧复发性视神经炎，伴视神经以外的另一次发作，但无视神经以外的病灶体征。

3.Poser(1983 年)诊断标准(表 10-3)

表 10-3　POSER(1983 年)MS 诊断标准

诊断分类	诊断标准(符合其中 1 条)
1.临床确诊 MS(clinical definite MS, CDMS)	①病程中两次发作和两个分离病灶临床证据 ②病程中两次发作，一处病变临床证据和另一部位亚临床证据
2.实验室检查支持确诊 MS (laboralory supprted definite MS, LSDMS)	①病程中两次发作，一个病变临床证据，CSP OB/IgG(+) ②病程中一次发作，两个分离病灶临床证据，CSP OB/IgG(+) ③病程中一次发作，一处病变临床证据和另一病变亚临床证据，CSF OB/lgG
3.临床可能 MS(clinical probable MS, CPMS)	①病程中两次发作，一处病变临床证据 ②病程中一次发作，两个不同部位病变临床证据 ③病程中一次发作，一处病变临床证据和另部位病变亚临床证据
4.实验室检查支持可能 MS(laboratory supported probable MS, LSPMS)	病程中两次发作，CSF OB/IgG，两次发作须累及 CNS 不同部位，须间隔至少一个月，每次发作须持续 24 小时

(1)临床确诊的 MS:①病程中有两次发作和两个分离病灶的临床证据;②病程中有两次发作,有一处病变的临床证据和另一不同部位病变的亚临床证据。

应注意两次发作必须涉及 CNS 不同部位,至少间隔 1 个月,每次发作须至少持续 24 小时。某些病史资料也可作为两处病变之一的临床证据,如 50 岁以下患者出现 Lhermitte 征,放射线检查已排除颈椎病;因严重位置觉、实体觉缺失使手运用不灵;50 岁之前发生的典型视神经炎,视力丧失并伴眼球运动疼痛,或视力未完全丧失,但有视野缺损和辨色力障碍;有复视而无甲状腺疾病及先期眼眶外伤,当物体靠近任何一只眼睛时复视消失;40 岁以前发生的三叉神经痛等。以病史材料作为病变临床诊断证据必须慎重,如医师未亲自观察到上述发作,需有患者亲友加以证实。高温诱导试验、诱发电位、脑部 CT 和 MRI 检查也是获取 CNS 病变的亚临床证据方法,神经心理学鉴定发现 50 岁以下患者有肯定的认知缺陷对诊断本病也有帮助。表现缓解-复发病程的典型患者诊断可能很少有疑义,但应注意其非典型临床经过及症状特点,如急性型、隐匿起病及缓慢进展患者,以及缺乏视神经炎等典型症状的患者。

(2)实验室检查支持确诊 MS(laboratory-supported definite MS,LSPMS):指 CSF-IgG 寡克隆带或 CSF-IgG 合成增加,患者血清无寡克隆带,血清 IgG 水平为正常范围,需排除梅毒、亚急性硬化性全脑炎(SSPE)、类肉瘤病和胶原血管病等。

诊断标准如下:①病程中有两次发作,有一个临床或亚临床病变证据,CSF-OB 阳性或 CNS 内 IgG 合成增加(表示为 CSF-OB/IgG);②病程中有一次发作,两个分离病灶的临床证据,并有 CSF-OB/IgG;③病程中有一次发作,有一处病变的临床证据和另一不同部位病变的亚临床证据,并有 CSF-OB/IgG。

应注意病史资料不能作为临床或亚临床证据。第一次检查时的两处病变必须不同时间存在,至少间隔一个月,这种时间间隔的要求旨在尽量不把急性播散性脑脊髓炎包括在内。进展型患者最初出现轻截瘫时,不应同时存在视神经受累的临床或亚临床证据,若二者同时存在,且病情稳定进展至少 6 个月,应诊断为 MS。

(3)临床可能的 MS(clinical probable MS,CPMS):①病程中有两次发作和一处病变的临床证据,这两次发作必须涉及 CNS 不同部位,病史材料不能作为病灶的临床证据;②病程中有一次发作和两个不同部位病变的临床证据;③病程中有一次发作和一处病变的临床证据和另一不同部位病变的亚临床证据。

(4)实验室检查支持可能的 MS(laboratory-supported probable MS,LSPMS):病程中有两次发作和 CSF-OB/IgG,两次发作须累及 CNS 不同部位,间隔至少一个月,每次发作持续 24 小时。

4.关于我国 MS 临床诊断标准的建议

从上述 Schumacher、McDonald 和 Poser 等三个诊断标准,可一窥 MS 临床诊断的发展沿革,随着检测手段进步,诊断可靠性提高。目前,Poser 诊断标准被国际上广泛采用,实验室指标具有较好的预见性,VEP,B 听觉诱发电位、CSF-IgG 指数和 CSF-OB 可使 90%临床可能 MS 患者上升为实验室检查支持确诊的 MS。然而,无论从临床应用或研究角度,都应尽量减少分类层次,便于临床及实验研究减少分组,尽量多地纳入临床确诊患者;McDonald 和 Poser 标准都显得烦琐。实际上,相对于病理确诊而言,症状体征和实验室、电生理、影像学证据均应属于临床确诊,不能完全满足该标准为临床可能。目前国内外临床确诊 MS 都纳入 CSF-OB/IgG 标准,这几乎成为公认的惯例,并视为临床确诊的必要条件。1982 年华盛顿 MS 诊断专题会议新诊断标准方案,将 CSF-OB 和 CSF-IgG 指数或 24 小时鞘内 IgG 合成率定为实验室指标,将诱发电位、CT 或 MRI 定为亚临床隐匿性病灶证据。鉴于此,建议简化 MS 诊断标准,除病理确诊外,将临床诊断标准划分为两类(表 10-4)。

表 10-4　建议的 MS 分类标准

诊断分类	诊断标准
1.临床确诊 MS (Clinical definite MS,CDMS)	①病程中有两次发作,CNS 有两个分离病灶的临床证据,CSF OB/IgG(+)
2.临床可能 MS (Clinical probable MS,CPMS)	①病程中两次发作(不需是 CNS 不同部位),一处病变临床证据 ②病程中一次发作,两个不同部位病变临床证据 ③病程中一次发作,一处病变临床证据,另一病变亚临床证据,CSF OB/IgG 均为(+)或(-)。符合其中 1 条即可。

注:病变亚临床证据系经 CT、MRI、VEP 和 B 听觉诱发电位证实者。

(1)临床确诊的 MS(Clinical definite MS,CDMS):①病程中有两次或两次以上发作;②CNS 有两个或两个以上分离病灶的临床证据;③CSF 寡克隆带阳性和/或 CSF-IgG 指数增高(CSF-OB/IgG)。

(2)临床可能的 MS(Clinical probable MS,CPMS):①病程中有两次发作和一处病变的临床证据,两次发作并非必须涉及 CNS 的不同部位;②病程中有一次发作和两个不同部位病变的临床证据,或病程中有一次发作和一处病变的临床证据和另一不同部位病变的亚临床证据(经 CT、MRI,VEP 和 B 听觉诱发电位等证实);③有或无 CSF-OB/IgG。

该建议标准体现 MS 作为 CNS 炎症性脱髓鞘性自身免疫疾病的两个临床特点,CNS 多数病灶及病程中缓解-复发,也突出了 MS 的免疫学特点,CSF-IgG 指数增高及 CSF 寡克隆带。该标准可简化地表示为 2-2(+)和 2-1(+&-):①临床确诊 MS(CDMS):2-2(+),即 2 次发作和 2 个病灶,CSF-OB/IgG(+);②临床可能 MS(CPMS):2-1(+&-),即 2 次发作和 1 个病灶,或 2 个病灶和 1 次发作,CSF-OB/IgG(+)或(-)。

多数 MS 患者年轻,生活正面临许多重要抉择,如教育、结婚和子女等,诊断须周密慎重。主要依据临床表现,结合必要的实验室、电生理及 MRI 检查,切忌轻率地把 MS 标签贴在患者身上,可导致医师注意力转移,将以后出现的任何神经事件都用 MS 解释,不考虑其他可能治愈的疾病。

(二)鉴别诊断

(1)急性播散性脑脊髓炎(ADEM):是急性炎症性脱髓鞘性或坏死性病变,ADEM 患者相对年轻,发病快,多有前驱病毒感染或疫苗接种史。表现广泛的 CNS 病变,出现多灶性神经功能障碍,呈自限性和单相性病程。可有发热、脑膜炎、意识障碍或昏迷等,MS 罕见。BBB 明显受损,幕下病变多见。98%的患者 MRI 显示脑室周围白质受累,40%有丘脑病变,可累及胼胝体,MS 很少累及丘脑和胼胝体。

(2)某些 MS 患者首发症状类似急性迷路性眩晕或三叉神经痛,细致神经系统检查可发现脑干受损体征,CSF 检查可能有帮助。亚急性进展患者累及传导束和脑神经可误诊脑干神经胶质瘤,病情缓解或 MRI 追踪可确诊,有些患者脑干症状可显著缓解。

(3)系统性红斑狼疮(SLE)、Sjögren 综合征、硬皮病、混合型结缔组织病和原发性胆管硬化等在 CNS 白质可出现多发病灶,系统性红斑狼疮(SM)可有复发。5%~10%的 MS 患者可检出抗核抗体或抗双链 DNA 抗体，MS 可与 SLE 并发。MRI 狼疮病灶与 MS 斑块类似，视神经和脊髓反复受累，临床连续发作类似 MS，狼疮病理损害为小梗死灶，少数患者可见炎性脱髓鞘。神经白塞病（Behcet 病）表现多灶性脑病症状，临床特征是反复发作虹膜睫状体炎、脑膜炎，口腔及生殖器黏膜溃疡，关节、肾和肺部症状等；单纯以神经症状发病者较难确诊。临床已注意到虹膜睫状体炎与 MS 联系，但有些患者后来证明为脑淋巴瘤。

（4）多发性脑海绵状血管畸形及小的脑干动静脉畸形伴多次出血发作，脑膜血管梅毒、某些少见的脑动脉炎可类似 MS 发作，血管造影可阴性，MRI 见小血管病变周围血液产物可证实诊断。神经系统以外结节性动脉周围炎或血管炎可产生类似 MS 多灶损害，有些少见患者表现复发性神经症状或类固醇反应性脊髓炎，鉴别困难，CSF-MNC 可达 $100\times10^{6}/L$ 或更多。

（5）地中海地区慢性型布鲁杆菌病、遍及北美和欧洲的莱姆病（Lyme Disease，LD）均可导致脊髓病或脑病，影像学可见多发性白质病变。神经 Lyme 病除特征性慢性游走性红斑（ECM）外，30％～50％患者在 ECM 后 2～6 周发生脑膜炎、脑炎、脑神经炎、运动和感觉神经炎等神经症状。急性传染病史和流行病史是重要鉴别点。

（6）MS 脊髓型表现进行性痉挛性截瘫伴不同程度后索损害，易与颈椎病脊髓型混淆，但颈椎病患者常可见到由于脊神经根受累所致的颈部根性痛、颈椎固定和肌萎缩，MS 少见。反之，腹壁反射消失、阳痿，膀胱功能障碍常见于脱髓鞘脊髓病早期，颈椎病不发生或晚期发生。颈椎病 CSF 蛋白明显增高，MS 主要是 IgG 指数增高和出现 CSF 寡克隆带。最终判定 MS 脊髓型或颈椎病所致脊髓压迫需借助 MRI 和 CT 脊髓造影。应注意急性脊髓炎 MRI 可见脊髓局部肿胀，有的患者因此作了毫无意义的椎板切除术。

（7）热带痉挛性截瘫或人类嗜 T 细胞病毒-Ⅰ型（HTLV-Ⅰ）相关脊髓病（HAM），是 HTLV-Ⅰ感染后自身免疫反应。临床及检查颇似 MS，如 35～45 岁发病，女性稍多，CSF 细胞数可增多，淋巴细胞为主，多数患者 CSF 可见寡克隆带，VEP 多表现单侧或双侧 P_{100} 潜伏期延长或伴波幅降低，B 听觉诱发电位表现波间潜伏期轻-中度延长，偶见单个波幅消失或降低，SEP 提示脊髓内传导阻滞。与 MS 鉴别点：①隐袭发病后病情进行性加重；②突出特点是痉挛性截瘫，双下肢疲乏沉重，伴腰骶部疼痛，针刺或烧灼样向足部放射，多双侧受累，可先累及上肢；③部分患者首发症状是尿急、尿频和阳痿，下肢感觉异常，数月或数年后下肢力弱加重，痉挛步态，无明显肌萎缩，感觉异常逐渐减轻，括约肌障碍日趋明显；④肌电图和神经传导速度多正常或轻度神经源性损害；⑤放免或 ELISA 可检出血清和脑脊液 HTLV-Ⅰ抗体。

（8）肌萎缩性侧索硬化（ALS）表现肌萎缩、肌束震颤及四肢锥体束征，无感觉障碍，发病年龄较晚，慢性进行性病程，易于鉴别。

（9）脊髓亚急性联合变性（SCD）特征性表现先出现对称性后束受累，再出现侧束受累，血清维生素 B_{12} 水平降低、胃酸缺乏，巨细胞性贫血，Schilling 试验可确定维生素 B_{12} 吸收障碍。

（10）扁平颅底与颅底凹陷症常合并发生，特点如下：①多在成年后起病，缓慢进行性加重；②患者常有短颈、后发际低，颈部活动稍受限，声音嘶哑、吞咽困难、构音障碍和舌肌萎缩等后组脑神经症状，枕项部疼痛，颈强直，上肢麻木、肌萎缩和腱反射减弱等颈神经根症状，四肢无力、瘫痪及锥体束征、吞咽及呼吸困难等上颈髓及延髓症状，眼球震颤和小脑性共济失调等小脑症状，少数患者有椎-基底动脉供血不足、颅高压症状；③可合并小脑扁桃体下疝畸形，导水管狭窄和脊髓空洞症等；④X 线摄片测量枢椎齿状突位置是确诊本病的重要依据。

九、治疗

多年来MS的许多治疗方法被认为是成功的，但必须注意到该病自然缓解的特性。目前多数治疗方法都基于MS作为器官特异性自身免疫病的假说，由于迄今尚未找到MS特有的免疫异常证据，目前治疗的主旨在于抑制炎症性脱髓鞘病变进程，防止急性期病变进展恶化及缓解期复发，晚期采取对症及支持疗法，减轻神经功能障碍。治疗方法的选择主要依据病程分类，即复发-缓解型和进展型。

(一)复发-缓解型MS治疗

1.促皮质素及类固醇皮质激素

主要治疗MS急性发作及复发，有抗炎、免疫调节、恢复血-脑屏障(BBB)功能、减轻水肿及改善轴索传导等作用，缩短急性期和复发期病程。已证明对临床症状体征和MRI显示病损有作用。主张大剂量短程疗法，近期有效率达74.8%，远期疗效尚不确定。临床常用药物如下。

(1)甲泼尼龙：显效较快，作用持久，不良反应较小，促进急性发作的恢复优于ACTH及其他类固醇皮质激素，近年来有取代后者的趋势。中度至严重复发患者可用1 000 mg/d加于5%葡萄糖500 mL静脉滴注，3～4小时滴完，连用3～5天为1个疗程。继以泼尼松60 mg/d口服，12天后逐渐减量至停药。

(2)促肾上腺皮质激素：20世纪70至80年代很流行，可促进复发的恢复。80 U/d静脉滴注或肌内注射1周；减量为40 U/d，用4天；20 U/d，4天；10 U/d，3天。

(3)泼尼松：80 mg/d口服1周；减量为60 mg/d，用5天；40 mg/d，5天；以后每5天减10 mg，4～6周为1个疗程。

(4)地塞米松：30～40 mg加入生理盐水50 mL静脉缓慢推注，5分钟内注完，短时间使血药浓度达到高水平，迅速有效抑制免疫活性细胞，缓解临床症状，1～2次可望完全控制急性发作。此药不良反应较大，半衰期较长，对水电解质代谢影响较大。为避免复发可在第1、3、5、8和15天注射5次。也可用地塞米松20 mg加甲氨蝶呤10 mg鞘内注射，对急性发作及重症者效果好，可1周后再行第2次注射。

类固醇皮质激素应用大剂量很重要，如大剂量甲泼尼龙冲击疗法对终止或缩短急性或亚急性MS或ON恶化有效，也可口服泼尼松60～80 mg/d，优点是不需住院。临床经验提示，严重发作尤其脊髓炎对大剂量静脉给药反应迅速，但急性恶化MS可无反应，有些患者疗程结束后一个月或更长时间疗效不明显，无明显可影响病程或预防复发的证据，类固醇皮质激素用药时间通常限制在3周内，如症状反复可延长用药时间。短期用药很少产生不良反应，可有失眠，或抑郁、急躁等，超过数周易出现肾上腺皮质功能亢进，如高血压，高血糖、糖尿病失控、骨质疏松、髋臼无菌性坏死、白内障和较少见胃肠道出血和结核病活动。适量补钾是必要的。经验表明，类固醇隔天用药几乎无效，连续口服易耐受，每月1次大剂量类固醇静脉滴注药脉冲疗法可使某些患者免于复发。

2.β-干扰素疗法

三种类型干扰素(interferon，IFN)即IFN-α、-β和-γ均曾用于MS治疗。IFN-α和IFN-β称为Ⅰ型干扰素。分别由白细胞和成纤维细胞产生，有较强的抗病毒作用；IFN-γ为Ⅱ型干扰素，由T细胞产生，有较强免疫调节作用。MS患者非特异性抑制细胞效应明显减低，IFN-α及IFN-β可增强抑制功能；IFN-γ可增强MS病灶中活性小胶质细胞和血管周围浸润细胞表达

MHC-Ⅱ,使病情加重。IFN-β 有免疫调节作用,IFN-β1a 和 IFN-β1b 两类重组制剂已作为治疗 R-R 型 MS 推荐用药在美国和欧洲被批准上市。IFN-β1a 是糖基化重组哺乳动物细胞产物,氨基酸序列与天然 IFN-β 相同,IFN-β1b 是非糖基化重组细菌细胞产物,17 位上丝氨酸为半胱氨酸所取代。

IFN-β1a 治疗首次发作 MS 可用 22 μg 或 44 μg,皮下注射,1～2 次/周;确诊的 R-R MS,22 μg,2～3 次/周。耐受性较好,发生残疾较轻。IFN-β1b 为 250 μg,隔天皮下注射。IFN-β1a 和 IFN-β1b 均需持续用药 2 年以上,通常用药 3 年疗效下降。常见不良反应为流感样症状,持续 24～48 小时,2～3 个月后通常不再发生。IFN-β1a 可引起注射部位红肿及疼痛、肝功能损害及严重变态反应如呼吸困难。IFN-β1b可引起注射部位红肿、触痛,偶引起局部坏死、血清转氨酶轻度增高,白细胞减少或贫血。妊娠时应立即停药。

IFN-β 主要用于 MS 缓解期治疗,剂量应个体化。两类 IFN-β 均可减少 MS 临床复发率和 MRI 显示的疾病活动,耐受性均较好,患者对 IFN-β1a 耐受似乎更好。38%患者用药 3 年后疗效下降,治疗 1 和2 年后分别 14%和 22%的患者血清 IFN-β1a 中和活力降低。IFN-β 疗法理想的治疗时机、持续时间、长期疗效及哪种制剂疗效更好等有待解决,长期用药风险未定,轻症患者慎用,对每例患者应行药物风险及疗效评估。重组 IFN-α2a 治疗 R-R 型 MS 停药 6 个月复发,说明疗程应更长。IFN-β1b 研究提示患者治疗反应可持续 5 年。6 个月内病情持续进展和血清出现 IFN-β 中和抗体为停药指征。

3.醋酸格拉默

也称 Copolymer Ⅰ,用量 20 mg,1 次/天,皮下注射。本药是人工合成的亲和力高于天然 MBP 的无毒类似物,是 *L*-丙氨酸、乙谷氨酸、*L*-赖氨酸和 *L*-酪氨酸以 6.0∶1.9∶4.7∶1.0 mol/L 浓度比偶然合成的多肽混合物,免疫化学特性模拟抗原 MBP,作为“分子诱饵”进行免疫耐受治疗,可作为 IFN-β 治疗R-R型 MS 的替代疗法,国际 MS 协会推荐 Glatiramer acetate 和 IFN-β 作为 MS 复发期的首选治疗。本药耐受性较好,但注射部位可产生红斑,约 15%的患者注射后出现暂时性面红、呼吸困难、胸闷、心悸和焦虑等。

4.硫唑嘌呤

2～3 mg/(kg·d)口服。可抑制细胞和体液免疫,降低 MS 复发率,但不能影响残疾进展。可试用于 IFN-β 和乙酸治疗无效的 R-R 型患者,对 ON 和复发性脊髓炎也可能有效。硫唑嘌呤长期疗法是否增加非霍奇金淋巴瘤或皮肤癌的危险尚未确定。

5.大剂量免疫球蛋白静脉输注(IVIg)

0.4 g/(kg·d),连续 5 天。对降低 R-R 型患者复发率有肯定疗效,但最好在复发早期应用。可根据病情需要每月加强治疗 1 次,用量仍为 0.4 g/(kg·d),连续 3～6 个月。

(二)进展型 MS 治疗

与 R-R 型比较,进展型 MS 患者治疗反应较差,类固醇皮质激素无效,可采用非特异性免疫抑制疗法。临床常用药物有以下几种。

1.甲氨蝶呤(methotrexate,MTX)

抑制二氢叶酸还原酶,可抑制细胞及体液免疫,并有抗炎症作用。65 例非卧床慢性进展型并有中-重度残疾 MS 患者,用 MTX 每周 7.5 mg,治疗 2 年,与安慰剂组比较,病情持续恶化显著减轻。可用于进展性恶化患者,继发进展型疗效尤佳,临床取得中等疗效时毒性很小。

2.环磷酰胺

这是一种强细胞毒及免疫抑制剂，最适宜治疗快速进展型 MS，特别是甲氨蝶呤治疗无效者。大剂量静脉给药单盲对照试验，不论是否追加注射对慢性进展型均有效；每月给予冲击量也可降低 R-R 型恶化率。毒副反应有脱发，恶心、呕吐、出血性膀胱炎、白细胞减少、心肌炎、不孕症和肺间质纤维化等。其他抗肿瘤药如硫唑嘌呤、米托蒽醌可能有助于终止继发进展型 MS 病情进展，但尚无定论。

3.环孢霉素 A(cyclosporine A,CsA)

这是强力 T 细胞激活免疫抑制剂，间接影响抗体生成。用药2年可延迟完全致残时间。剂量应在 2.5 mg/(kg・d)之内，＞5 mg/(kg・d)易发生肾中毒，需监测血清肌酐水平(＜13 mg/L)，为减少毒性可分 2～3 次口服。84%的患者出现肾脏毒性，高血压常见。

最近临床及 MRI 研究提示，IFN-β1b(及可能 IFN-β1a)可降低继发进展型 MS 病情进展速度。确诊的 SPMS 可用 IFN-β1a 44 μg，2～3 次/周，皮下注射。

(三)对症治疗

病变原发性症状、并发症及功能障碍导致精神和躯体症状可使患者陷入极端痛苦，影响正常休息和恢复。处理 MS 这种慢性致残性疾病时，医师对患者的同情心非常重要，要耐心向患者提供有关日常生活、婚姻、妊娠、用药和预防接种等方面建议，解释他们所患疾病性质和症状，应始终强调疾病的乐观方面，患者期望对病情和预后有一个坦诚的评价，许多患者认为预后不确定要比实际上病残还糟糕。

(1)规定足够的卧床休息期和康复期，保证病情最大限度地恢复，防止过度疲劳和感染，使用康复措施如牵拉带、轮椅、坡路行走、升降器，手控电瓶车等来推迟疾病的卧床期。卧床患者可使用压力转换床垫、硅树脂凝胶垫等预防褥疮。

(2)疲劳是 MS 患者常见主诉，常与急性发作有关，盐酸金刚烷胺(早晨和中午各 100 mg)或匹莫林(早晨 25～75 mg)可在一定程度上缓解症状。

(3)膀胱直肠功能障碍是治疗中的严重问题，氯化氨基甲酰甲基胆碱有助于缓解尿潴留。监测残余尿量可预防感染，尿量达 100 mL 通常可被较好耐受。尿急或尿频(痉挛性膀胱)较常见，溴丙胺太林(普鲁本辛)或盐酸奥昔布宁可使逼尿肌松弛，最好间断用药。尿潴留患者宜采取间断插导尿管方法，患者自行插管，并可减少尿路感染危险性。严重便秘可间断灌肠，肠管训练法也可能有效。

(4)严重痉挛性截瘫和大腿痛性屈肌痉挛：巴氯芬鞘内注射可能有效，可安置微型泵及内置导管；痉挛程度较轻患者口服即可有效。背侧脊神经前根切断术、脊髓切开术和闭孔神经碾压术等外科方法可使症状长期缓解。

(5)震颤：由肢体轻微运动引发的严重震颤，单侧性可采用丘脑腹外侧核切开术治疗。Hallett 等报道该型严重姿势性震颤可用异烟肼治疗，300 mg/d 口服，每周增加 300 mg，直至 1 200 mg/d。每天并用吡哆醇 100 mg。少数用卡马西平或氯硝西泮有效。

十、预后

(一)MS 病程特点及影响因素

患者初次发作后可完全缓解，较少数出现一系列恶化，严重时导致四肢瘫和假性延髓性麻痹，每次均完全缓解。McAlpine 和 Compston 计算，MS 复发率为 0.3～0.4 次/年，McAlpine 患

者中，1 年内复发占 30%，2 年内约 20%，5～9 年约 20%，10～30 年约 10%。约 10%患者开始即呈进展性病程，多为表现痉挛性截瘫的脊髓型。妊娠对 MS 无不利影响，但产后数月病情恶化风险可增高 2 倍。

(二)MS 临床类型与病程及预后

MS 临床类型不同，病程差异颇大，预后迥异。绝大多数预后较乐观，病后存活期长达 20～30 年。极少数急性型病情进展迅猛，可于发病后数周内死亡，少数病后数月或数年死亡。明尼苏达州 Rochester 常居人口 60 年评估显示，74%的 MS 患者存活 25 年，25 年时 1/3 存活者仍工作，2/3 未卧床。

(三)预后分型

与病程分类相似，按疾病进展和预后分四型。

1.良性型

急性起病，复发次数少，可完全或基本缓解，病程 10 年以上仍功能正常或轻度残疾，约占 10%。

2.复发-缓解型

急性起病，反复发作，可部分缓解或有数月至数年缓解期，每次发作均使症状加重，占 50%～60%。

3.缓解进展型

发病初期同复发，缓解型，多急性起病、反复发作，其后缓解越来越少，病情进行性加重，占 20%～30%。

4.慢性进展型

慢性隐匿起病，逐渐加重或阶梯进展，无明显缓解，病残发生早且重，占 10%～20%。

预后类型常与发病年龄有关，良性型、复发-缓解型和缓解进展型发病年龄 27～30 岁，急性、亚急性起病进展慢，预后较好。慢性进展型平均发病年龄 43 岁，单一症状较多发症状易缓解，单发症状中，复视、球后视神经炎和眩晕较痉挛性瘫、共济失调等预后好。文献报道 MS 第 1 年最可能复发，前 5 年内复发和严重残疾可能最大。

(四)病变迅速恶化及预后不良指征

(1)发病后呈进展性病程。

(2)出现运动及小脑体征。

(3)前两次复发间隔期短，复发后恢复较差。

(4)发病时 MRI 的 T_2WI 可见多发病灶。

(亓　超)

第二节　弥漫性硬化

弥漫性硬化又称弥漫性轴周性脑炎。1921 年，Schilder 首先以弥漫性轴周脑炎报道，故又称为谢耳德病。该病是一种发生于广泛脑白质的亚急性或慢性脱髓鞘疾病。好发于儿童。脱髓鞘病变虽弥漫，但常不对称。多认为本病是发生于幼年期的多发性硬化变异型。

一、病理

脑白质病变可累及大脑白质的任何部位，但大脑半球两侧病变常不对称，大多以一侧枕叶为主，其次为顶颞叶，病灶之间界限分明。视神经、脑干和脊髓也可发现与MS相似的病灶，早期可见病灶内血管周围淋巴细胞浸润和巨噬细胞反应，晚期胶质细胞增生、囊变，也可见组织坏死和空洞形成，可累及胼胝体，呈明显融合倾向。

二、临床表现

弥漫性硬化多在幼儿或青少年期呈慢性或亚急性起病，男性较女性多见。临床表现为亚急性重型脑病，病程呈进行性发展，停顿或改善极为罕见，无复发缓解的倾向。常以视力障碍为首发症状，早期可出现视野缺损、同向性偏盲及皮质盲等表现。继之出现精神、智能障碍和癫痫发作，晚期可出现四肢瘫、假性延髓性麻痹、共济失调、锥体束征、眼肌麻痹或核间性眼肌麻痹、眼球震颤、面瘫、视盘水肿、失语和大小便障碍等。本病平均病程6.2年，病程1年以内者占40%，死因多为肺部感染。

三、辅助检查

CSF检查细胞数正常或轻度增高，可达50×10^6/L，蛋白正常或轻度增高，50%～60%患者IgG含量增高，一般不出现寡克隆带。

脑电图可见高波幅慢波占优势的非特异性改变。可见枕、颞区慢波、棘波及棘-慢复合波。VEP多有异常，且与患者的视野及主观视敏度缺陷一致，提示视神经受损。

CT可显示脑白质大片状低密度区，以枕、顶和颞区为主，累及一侧或两侧半球，但常不对称，以一侧为主，MRI可见脑白质区域长T_1低信号、长T_2高信号的弥漫性病灶。

四、诊断

诊断应根据病史、病程及特征性临床表现，如：儿童期起病的进行性视力障碍、智能和精神衰退伴锥体束症状，神经影像学上以单侧枕叶为主同时累及大脑半球其他部位的广泛脱髓鞘病变，并结合CSF、脑电图等辅助检查综合判定，应考虑本病。

五、鉴别诊断

应注意与肾上腺脑白质营养不良(ALD)鉴别。ALD为性连锁遗传，仅累及男性，可根据肾上腺萎缩，伴周围神经受累及神经传导速度异常，皮肤黝黑，血中极长链脂肪酸(VLCFA)含量升高，MRI提示病变对称加以区分。亚急性硬化型全脑炎也好发于12岁以下儿童，表现为进行性发展的全脑受损的症状，但病情更凶险，进展更快，血清和CSF中麻疹病毒抗体升高，脑电图上呈周期性4～20秒暴发-抑制性高波幅慢波和尖慢复合波。CT和MRI可见以皮质萎缩为主伴有局灶性白质病灶，凭借这些特点可资鉴别。

六、治疗

本病目前尚无有效的治疗方法，主要采取对症及支持疗法，加强护理。有资料显示应用肾上腺皮质激素和免疫抑制剂如环磷酰胺对病情的改善作用不大。

七、预后

本病预后不良。发病后呈进行性恶化，多数患者在数月至数年内死亡，平均病程 6.2 年，但也有存活十余年的患者。患者多因合并感染死亡。

（亓　超）

第三节　视神经脊髓炎谱系疾病

视神经脊髓炎谱系疾病（neuromyelitis optica spectrum disorders，NMOSD）是一组自身免疫介导的以视神经和脊髓受累为主的中枢神经系统（central nervous system，CNS）炎性脱髓鞘疾病。NMOSD 的发病机制主要与水通道蛋白 4（AQP4）抗体相关，是不同于多发性硬化（multiple sclerosis，MS）的独立疾病实体。NMOSD 好发于青壮年，女性居多，临床上多以严重的视神经炎（optic neuritis，ON）和纵向延伸的长节段横贯性脊髓炎（longitudinally extensive transverse myelitis，LETM）为主要临床特征，复发率及致残率高。

一、流行病学

NMOSD 为全球性分布，以非白种人尤其亚洲人群发病居多。NMOSD 多在中年起病，中位数起病年龄 39 岁，儿童和老年均可发病。女性多见，男女比例 1∶9。病程多为复发病程（80%～90%），单相病程约 10%。家族性罕见，少数患者可有家族聚集现象，约占 NMOSD 患者的 3%。NMOSD 可伴发其他自身免疫疾病，诸如系统性红斑狼疮、干燥综合征、桥本甲状腺炎、重症肌无力等。马提尼克和瓜德罗普的 8 例 Atillean 女性，曾描述复发性 NMOSD 伴内分泌疾病。

研究表明，日本 NMOSD 患者占 CNS 脱髓鞘疾病的 20%～30%，印度 NMOSD 占 10%～23%，在西印度人中占 27%，香港为 36%，新加坡为 48%。迄今，亚洲及全球的 NMOSD 发病率仍不清楚。一项丹麦的白种人 NMOSD 患者回顾性流行病学研究显示，年发病率为 0.4/10.0 万，患病率为 4.4/10.0 万。美国的一项 NMOSD 流行病学多中心分析显示，在3 个医学中心的 187 例 NMOSD 患者，应用统一的诊断标准和临床的、实验室的和神经影像学定义进行描述，NMOSD 患者中 86 例为血清 NMOSD-IgG 阳性，40 例为 NMOSD-IgG 阴性，61 例 NMOSD 患者 NMOSD-IgG 阳性。全部患者中29.4%最初被误诊为 MS。NMOSD 的起病平均年龄为41.1 岁，女性占显著优势。非白种人占此群体的 52.4%。NMOSD 的金标准是复发性纵向扩展的横贯性脊髓炎，但 NMOSD 患者最初更多是以视神经炎发病。我国目前尚无 NMOSD 的流行病学资料。

二、病因及发病机制

NMOSD 的病因及发病机制迄今未明。Lennon 等报道 NMOSD 患者血清特有的免疫荧光自身抗体，在软脑膜及软脑膜下微血管周围及 Virchow-Robin 间隙发生 IgG 沉积，并与层粘连蛋白共定位。这种自身抗体被命名为 NMOSD-IgG，证明与 CNS 占优势的水通道蛋白-4

(AQP4)结合。NMOSD 基因学研究用 TaqMan 探针检测 177 例 NMOSD 散发患者、14 例 NMOSD 家族性患者,以及1 363 例匹配的正常对照 AQP4 基因型,结果不支持 AQP4 基因型变化能改变 NMOSD 易感性。NMOSD 发病与 AQP4 抗体有关的证据如下。

(一)免疫病理学证据

Lucchinetti 等观察到,NMOSD 病变区广泛的脱髓鞘和大量轴索肿胀、损伤、球体结构形成和轴索密度下降,灰白质均受累,巨噬细胞-小胶质细胞、中性粒细胞、嗜酸性粒细胞及 $CD3^+CD8^+$ T 细胞等炎性细胞浸润。NMOSD 患者血管周围密度增加,免疫球蛋白和补体沉积,围绕血管壁呈花环状排列;AQP4 多在血管周围表达,提示 AQP4 抗体可接触并攻击靶抗原。Pittock 等和 Roemer 的研究指出,在一些 AQP4 抗体阳性患者下丘脑可受累,该区有丰富的星形胶质细胞和大量 AQP4 表达。

(二)临床证据

NMOSD 是一种复发性疾病。在 Mayo 医院 96 例 NMOSD 患者的 7 年(中位数)随访中,复发病程为 87%,单相病程为 13%,继发性进展只有 2 例。①Wingerchuk等描述 71 例 NMOSD 患者的疾病谱,临床索引事件如视神经炎和急性脊髓炎的特点,CSF 和血清学,MRI 特征及长期病程评估,指出 NMOSD 的临床病程、CSF 及神经影像学特点均与 MS 不同,复发型 ON 或复发型脊髓炎患者最终可罹患 NMOSD,而不是 MS。②NMOSD 患者普遍存在的自身抗体与结缔组织病有密切相关,复发性脊髓炎偶可伴发红斑狼疮、混合性结缔组织病、抗磷脂抗体综合征等,提示存在 B 细胞自身免疫缺陷。与白种人对 MS 的种族易感性相似,非白种人对 NMOSD 有种族易感性。③血清 AQP4 抗体可预测 NMOSD 转归,WeiN-shenker 等经 1 年随访发现,9 例 AQP4 抗体阳性 NMOSD 患者中 4 例出现脊髓炎,1 例出现 ON 发作,而 14 例 AQP4 抗体阴性患者无 1 例复发。④AQP4 抗体滴度与疾病活动有关,Takahashi 等利用 CBA 法检测血清 AQP4 抗体,发现高滴度 AQP4 抗体的 13 例 NMOSD 患者同时有视力丧失、广泛脊髓受损及颅内病变;Jarius 等用荧光免疫沉淀法测定 AQP4 抗体并进行5 年随访,发现复发期 AQP4 抗体滴度显著高于缓解期。⑤下丘脑和脑室周围脑病变在适当的临床背景下似乎特定地与 NMOSD-IgG/抗 AQP4 血清阳性分别相关,这种病变的特殊分布与脑中 AQP4 表达分布对应,初步研究提示抗 AQP4 自身抗体可能是致病的。⑥针对 B 细胞靶向治疗有效,Jacob 等报道 25 例 NMOSD 患者(其中 2 例未长期服免疫抑制剂,14 例抗体阳性)用利妥昔单抗治疗一或多个疗程,对疾病活动性和致残性有效率达 80%,年复发率由中位数 1.7 降至 0.0。

(三)亚临床证据

(1)病变以 AQP4 显著缺失为特点,Roemer 等研究发现 NMOSD 患者脊髓病灶中 AQP4 大量缺失,病变的血管周围有免疫球蛋白和补体激活;研究还发现在 NMOSD 早期,脊髓病灶 AQP4 大量缺失与神经胶质原纤维酸性蛋白(glial fibrillary acidic protein,GFAP)表达下降成平行关系,与 MS 的 GFAP 表达水平显著增高不同,提示 AQP4 抗体攻击星形胶质细胞并参与其迁移。

(2)Misu 等发现与 MS 相比,NMOSD 急性期 CSF 中星形胶质细胞表达的 GFAP 和 S100B 两种蛋白含量增加,NMOSD 患者 CSF 中 GFAP 浓度是 MS 的10 000 倍。

(四)实验证据

(1)多种实验方法均证实 AQP4 抗体与靶抗原结合,通过 AQP4 内化损害血-脑屏障完整性,促进周围血管炎及星形胶质细胞和髓鞘损伤,促发 CNS 的免疫攻击,还下调细胞膜上 AQP4

表达。

（2）Hinson 等发现，AQP4 抗体导致星形胶质细胞表面 AQP4 蛋白大量丢失，破坏富含 AQP4 区域细胞外谷氨酸平衡，引发组织损伤。

（3）Waters 等和 Vincent 等研究发现，AQP4 抗体有直接细胞毒性，IgG1 及少部分 IgG4 可激活补体，导致靶细胞膜溶解，通过触发 AQP4 抗体引发免疫反应的级联放大效应，进一步导致组织损伤。

（4）Hinson 等研究发现，NMOSD-IgG 是一种结合 AQP4 胞外域的构象抗体，结合 AQP4 不同异构体（M1/M23）的胞外域可产生不同结果，M1 蛋白可被内化，M23 蛋白可抵制内化并聚集形成更大的正交排列阵（orthogonal arrays of particles，OAPs）结构，其激活补体能力远大于 M1 形成的 OAPs。NMOSD-IgG 与 AQP4 的任何一种异构体结合，都会直接引发水转运障碍及 AQP4 抗原表达下调。⑤多项研究证实，被动转移 NMOSD 患者血清 IgG 可诱发实验动物 CNS 的 NMOSD 样病变。

三、病理

NMOSD 的病理改变特点包括脊髓白质与灰质广泛的脱髓鞘及硬化斑，局部坏死和空洞形成，急性轴突损伤，伴血管周围炎性细胞如中性粒细胞及嗜酸性粒细胞浸润，IgG 及 IgM 沉积和补体激活等。视神经病变主要累及视神经和视交叉，脊髓病变多见于胸段和颈段，脑病变见于 AQP4 分布密集区如脑室周围、丘脑和延髓等，初期病变是星形细胞 AQP4 丢失，偶伴继发性脱髓鞘。脊髓和视神经血管增厚和透明样变是重要病理特征。NMOSD 病变几乎从不累及小脑，脊髓炎性坏死可能反映炎症过程严重性而不是疾病本质，受累组织常凹陷形成空洞，使症状和体征更严重和持久。无 MS 特有的神经胶质增生或极轻微，大脑皮质下弓状纤维相对不受累，都是与 MS 的区别。

Romer 等描述了两种 AQP4 缺失的 NMOSD 病变表现，一是 AQP4 缺失伴免疫复合物沉积、脱髓鞘、血管增生及玻璃样变，多见空洞形成，脊髓灰白质均受累；二是 AQP4 耗竭伴 IgG 和 IgM 沉积、补体激活和组织稀疏病灶，髓鞘脱失不明显，这类病变多同时累及脊髓和延髓，并延伸到最后区，该型提示 AQP4 抗原抗体结合可能是 NMOSD 损伤的最初病变。

四、临床表现

NMOSD 有 6 组核心临床表现：视神经炎（ON）、急性脊髓炎、极后区综合征、急性脑干综合征、急性间脑综合征和大脑综合征。

（一）ON

急性起病，迅速达峰。多为双眼同时或相继发病，伴有眼痛，视功能受损；严重者仅留光感甚至失明。

（二）急性脊髓炎

急性起病，多出现明显感觉、运动及尿便障碍。多有根性疼痛，颈髓后索受累可出现 Lhermitte 征。严重者可表现为截瘫或四肢瘫，甚至呼吸肌麻痹。恢复期易残留较长时期痛性或非痛性痉挛、瘙痒、尿便障碍等。

（三）极后区综合征

不能用其他原因解释的顽固性呃逆、恶心、呕吐，也可无临床表现。

(四)急性脑干综合征

头晕、复视、面部感觉障碍、共济失调，也可无临床表现。

(五)急性间脑综合征

嗜睡、发作性睡病、体温调节异常、低钠血症等，也可无临床表现。

(六)大脑综合征

意识水平下降、高级皮层功能减退、头痛等，也可无临床表现。

五、影像学特征

(一)ON

眼眶 MRI 显示病变节段多大于 1/2 视神经长度，视交叉易受累。急性期视神经增粗、强化，可合并视神经周围组织强化。缓解期视神经萎缩、变细，形成双轨征(图 10-2)，也可以为阴性。

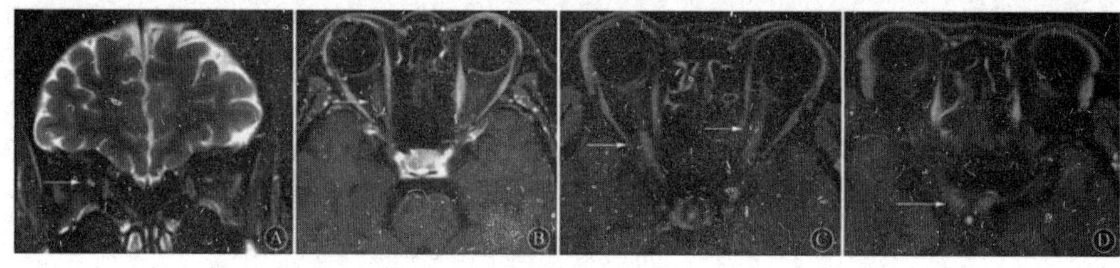

图 10-2　NMOSD 患者视神经病变 MRI 影像特征

A：T_2 像显示单侧 ON(箭头所示)；B：T_1 增强像显示急性期视神经强化(箭头所示)；C：T_1 增强像显示双侧 ON，病变节段＞1/2 视神经(箭头所示)；D：T_1 增强像显示病变累及视交叉(箭头所示)

(二)急性脊髓炎

脊髓病变长度超过 3 个椎体节段，甚至可累及全脊髓。轴位多为横贯性，累及脊髓中央灰质和部分白质，呈圆形或 H 型，脊髓后索易受累。少数病变可小于 2 个椎体节段。急性期病变肿胀明显，可呈亮斑样、斑片样或线样强化，脊膜也可强化。缓解期长节段病变可转变为间断、不连续信号(图 10-3)，部分可有萎缩或空洞形成。

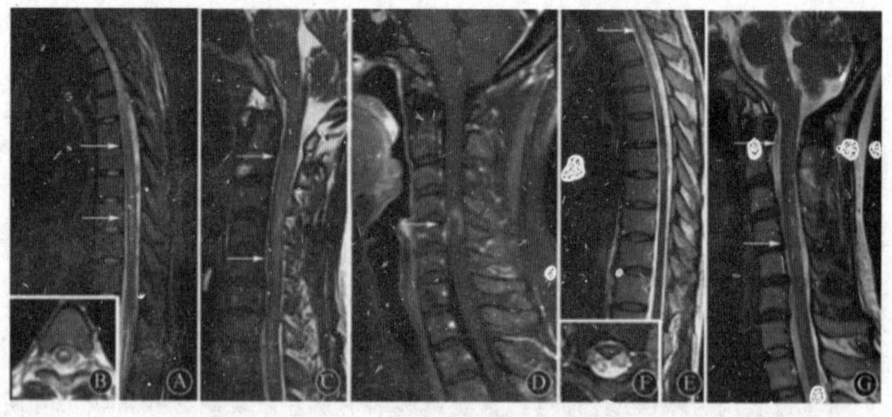

图 10-3　NMOSD 患者脊髓病变 MRI 影像特征

注：A、B：T_2 像显示脊髓长节段损害(箭头所示，A)，轴位像呈中央型损害(B)；C：T_2 增强像显示脊髓长节段横贯性损害，急性期脊髓肿胀(箭头所示)；D：T_1 增强像显示急性期病变明显强化(箭头所示)；E、F：T_2 像显示慢性期脊髓变细、萎缩(箭头所示)；G：T_2 像显示慢性期病变间断、不连续(箭头所示)

(三)极后区综合征

延髓背侧为主，轴位主要累及最后区域，矢状位呈片状或线状长 T_2 信号，可与颈髓病变相连(图 10-4A～图 10-4D)

(四)急性脑干综合征

脑干背盖部、第四脑室周边、脑桥小脑脚；病变呈弥漫性、斑片状，边界不清(图 10-4E、图 10-4F)。

(五)急性间脑综合征

丘脑、下丘脑、第三脑室周边弥漫性病变，边界不清(图 10-4I)。

(六)大脑综合征

不符合经典 MS 影像特征，幕上病变多位于皮层下白质，呈弥漫云雾状。可以出现点状、泼墨状病变。胼胝体病变纵向可大于 1/2 全长，多弥漫，边界模糊。病变可沿锥体束走行，包括基底节、内囊后肢、大脑脚。少部分可为急性播散性脑脊髓炎或肿瘤样脱髓鞘病变表现，有轻度占位效应等(图 10-4G、图 10-4H、图 10-4J)。

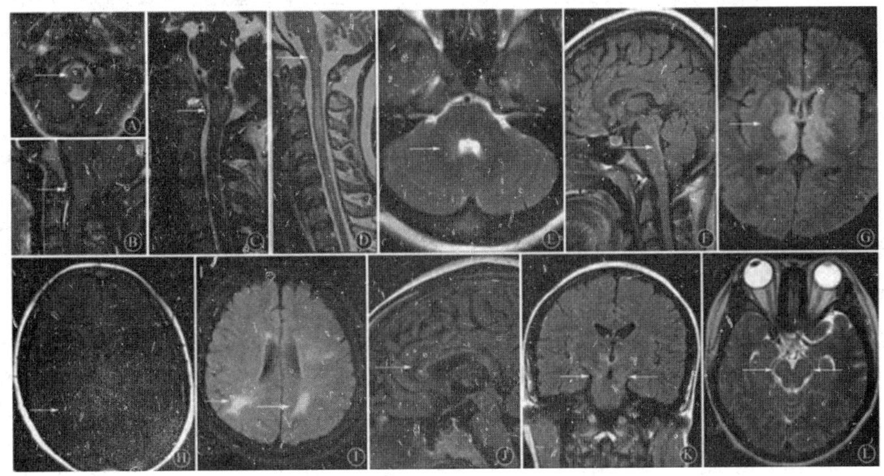

图 10-4 NMOSD 患者颅内病变 MRI 影像特征(箭头所示)

注：A：T_2 像显示延髓病变；B：T_1 增强像显示急性期延髓病变强化；C：T_2 像显示最后区线状病变；D：T_2 像显示最后区片状病变，与颈髓病变相连；E、F：T_2 及 Flair 像显示第四脑室周围病变；G：Flair 像显示丘脑、下丘脑、第三脑室周围病变；H、I：Flair 像显示大脑半球病灶弥漫云雾状；J：Flair像显示胼胝体弥漫病变；K、L：Flair 及 T_2 像显示沿锥体束走行病变，累及大脑脚

六、辅助检查

(一)血清 AQP4 抗体

水通道蛋白 4(AQP4)是聚糖类蛋白复合物的一种成分。血清 AQP4 抗体的发现为 NMOSD 与 MS 鉴别诊断提供了重要的实验室依据。由于检验方法不同，AQP4 抗体(NMOSD-IgG)选择性结合水通道蛋白质-4，对 NMOSD 诊断敏感性为 33%～91%(中位数 63%)，特异性为 85%～100%(中位数为 99%)。在一些非特异性自身免疫病伴颅内病变也可检测到 AQP4 抗体。Matiello 等研究发现，AQP4 抗体血清学反应和滴度可预测临床转归及疾病活动性。需要注意的是，由于实验方法敏感性差异，AQP4 抗体阴性并不能除外 NMOSD，患者可能处于疾病缓解期或使用免疫抑制剂治疗，可能存在其他致病性抗体等。

在儿童期与成人 NMOSD 患者 MNO-IgG 出现频率相似，当血清 NMOSD-IgG 阴性时在

CSF 中可能检出。Jarius 等研究发现，在血清 AQP4 抗体阳性患者脑脊液 AQP4 抗体阳性检出率为 68%，而在血清阴性的 NMOSD 患者脑脊液 AQP4 抗体为阴性，认为进行脑脊液 AQP4 抗体检测并不能提高 NMOSD 的诊断率。在系统性红斑狼疮(SLE)或斯耶格伦综合征患者都可能罹患严重的 ON 和纵向扩展的脊髓炎，也可检出 NMOSD-IgG 抗体，ANA 和可提取的核抗体(extract-able nuclear antibody，ENA)呈不同比率的阳性。

(二)血清免疫学检查

研究发现，NMOSD 患者血清中可能检出其他自身抗体，诸如 ANA、SSA、SSB、ENA、抗心磷脂抗体等，阳性率为 38%～75%；并可能有补体 C3、C4 下降。

(三)脑脊液检查

CSF 细胞数可 $>50\times10^6$/L，可见淋巴细胞和嗜中性粒细胞增多，少数患者可见嗜酸性粒细胞。Wingerchuk 等的临床研究发现，CSF-MNC $>5\times10^6$/L 见于 73%单相病程和 82%复发病程患者，$>50\times10^6$/L 见于 36%单相病程和 34%复发病程患者，迅速进展的 NMOSD 患者 MNC 可 $>100\times10^6$/L。复发型患者 CSF 蛋白含量显著高于单相病程患者。寡克隆带(OB)阳性率为 10%～35%，OB 多随病程缓解逐渐转为阴性。14-3-3 蛋白在 NMOSD 患者中可升高。Takano 等研究发现，NMOSD 患者 CSF 神经胶质原纤维酸性蛋白(GFAP)水平在急性期明显升高，升高水平显著高于 MS 组患者，诊断敏感性为 90.9%，特异性 76.9%，可作为急性期 NMOSD 与 MS 的一项辅助鉴别诊断指标。

(四)光相干性体层摄影(OCT)

Ratchford 等利用 OCT 技术测量了 NMOSD 和 RRMS 患者视网膜神经纤维层(retinal nerve fiber layer，RNFL)厚度及黄斑体积，发现 NMOSD 患者 RNFL 厚度比 MS 患者明显变薄，黄斑体积也明显变小，两者具有显著性差异。研究还发现，患者为单侧 ON 时患眼 RNFL 厚度较健侧减少 $>15\ \mu m$ 时，诊断更倾向于 NMOSD。因此，OCT 可作为以 ON 为首发症状的 NMOSD 与 MS 早期鉴别的一种辅助手段。

七、诊断

NMOSD 的诊断原则：以“病史＋核心临床症候＋影像特征＋生物标志物”为基本依据，以 AQP4-IgG 作为分层，并参考其他亚临床及免疫学证据做出诊断，此外还需排除其他疾病可能。NMOSD 诊断标准见表 10-5。

表 10-5　NMOSD 诊断标准(IPND，2015)

AQP4-IgG 阳性的 NMOSD 诊断标准
(1)至少 1 项核心临床特征
(2)用可靠的方法检测 AQP4-IgG 阳性(推荐 CBA 法)
(3)排除其他诊断
AQP4-IgG 阴性或 AQP4-IgG 未知状态的 NMOSD 诊断标准
(1)在 1 次或多次临床发作中，至少 2 项核心临床特征并满足下列全部条件：①至少 1 项临床核心特征为 ON、急性 LETM 或延髓最后区综合征；②空间多发 T_2 个或以上不同的临床核心特征；③满足 MRI 附加条件
(2)用可靠的方法检测 AQP4-IgG 阴性或未检测
(3)排除其他诊断

续表

核心临床特征
(1)ON
(2)急性脊髓炎
(3)极后区综合征,无其他原因能解释的发作性呃逆、恶心、呕吐
(4)其他脑干综合征
(5)症状性发作性睡病、间脑综合征,脑 MRI 有 NMOSD 特征性间脑病变
(6)大脑综合征伴有 NMOSD 特征性大脑病变
AQP4-IgG 阴性或未知状态下的 NMOSD MRI 附加条件
(1)急性 ON:需脑 MRI 有下列之一表现:①脑 MRI 正常或仅有非特异性白质病变;②视神经长 T_2 信号或 T_1 增强信号≥1/2 视神经长度,或病变累及视交叉
(2)急性脊髓炎:长脊髓病变≥3 个连续椎体节段,或有脊髓炎病史的患者相应脊髓萎缩≥3 个连续椎体节段
(3)最后区综合征:延髓背侧/最后区病变
(4)急性脑干综合征:脑干室管膜周围病变

八、鉴别诊断

NMOSD 的诊断及鉴别诊断至关重要,需要注意疾病的复杂性及检测方法的局限性等因素影响。NMOSD 患者首次发作或病程在某一阶段 AQP4-IgG 检测均可能为阴性。对于早期或临床及影像特征不典型的患者,应该充分完善实验室及其他相关检查,同时与可能疾病相鉴别,并进行动态随访,查找相关支持或排除证据。对合并其他自身抗体阳性患者,如自身免疫性脑炎,需结合临床综合评价哪一个是责任致病抗体,切忌只依据抗体阳性诊断。

(一)NMOSD 需与下列疾病鉴别

1.CNS 炎性脱髓鞘病

MOGAD、MS、ADEM、TDLs 等。

2.系统性疾病

系统性红斑狼疮、白塞病、干燥综合征、结节病、系统性血管炎等。

3.血管性疾病

缺血性视神经病、脑小血管病、脊髓硬脊膜动静脉瘘、脊髓血管畸形、亚急性坏死性脊髓病等。

4.感染性疾病

结核、艾滋病、梅毒、布氏杆菌感染、热带痉挛性截瘫等。

5.代谢中毒性疾病

中毒性视神经病、亚急性联合变性、肝性脊髓病、Wernicke 脑病、缺血缺氧性脑病等。

6.遗传性疾病

Leber 视神经病、遗传性痉挛性截瘫、肾上腺脑白质营养不良等。

7.肿瘤及副肿瘤相关疾病

脊髓胶质瘤、室管膜瘤、淋巴瘤、淋巴瘤样肉芽肿、脊髓副肿瘤综合征等。

8.其他

颅底畸形、脊髓压迫症等。

(二)NMOSD与MS和MOGAD的鉴别诊断

NMOSD与MS和MOGAD的鉴别诊断,具体见表10-6。

表10-6 NMOSD与MS和MOGAD的鉴别诊断

特征	MS	NMOSD(AQP4-IgG阳性)	MOGAD
生物标志物	CSF特异性OCB阳性	血清AQP4-IgG阳性	血清MOG-IgG阳性
女:男	3:1	(8～9):1	(1～2):1
常见发病年龄	30岁	40岁	儿童期较成人常见
病程	复发缓解型或慢性进展型	复发型多见	复发缓解型多见
临床表现	ON、部分性脊髓炎、脑干或小脑症状,认知功能障碍和累及其他MS典型脑区的症状	较严重ON、LETM、极后区综合征、脑干综合征、急性间脑综合征、大脑综合征	复发性ON、ADEM、脑炎或脑膜脑炎、视神经-脊髓炎
脑部MRI	累及皮层/近皮层、脑室旁、幕下;病灶3 mm～2 cm;呈卵圆形、圆形、Dawson指状征;急性期环形或开环强化;煎蛋征	无脑部病变,或不符合经典MS病变;累及极后区、第四脑室、第三脑室、中脑导水管、丘脑、下丘脑、胼胝体;病变弥漫、边界欠清	不符合经典MS病变;ADEM,累及皮层、丘脑、下丘脑、大脑角、脑桥;急性期可伴有脑膜强化
脊髓MRI	短节段病灶;偏侧部分性病变	长节段病变(多长于3个椎体节段);颈段及颈胸段最多受累;轴位呈横贯性;急性期肿胀明显,亮斑样强化;慢性病变可见脊髓萎缩,病变可不连续,空洞	长节段病灶(长于3个椎体节段),部分短节段病灶,累及腰髓和圆锥;轴位呈横贯性
视神经MRI	短节段或未见异常	病变长(长于视神经1/2),视神经后段或视交叉易受累	病变长,视神经前段易受累
CSF细胞增多	轻度(<50%患者)	常见(>70%患者)	常见(>70%患者)
治疗	免疫调节剂	免疫抑制剂	免疫抑制剂
预后	致残率高,与疾病进展相关	致残率高,与高复发率和发作时恢复不良相关	致残率低,发作后恢复较好

九、治疗

由于缺乏针对NMOSD的大样本随机双盲对照临床试验,迄今尚无NMOSD最佳的治疗方案。根据小规模临床研究或专家共识推荐的治疗方案包括静脉滴注糖皮质激素,静脉滴注丙种球蛋白、利妥昔单抗、糖皮质激素与硫唑嘌呤、米托蒽醌、麦考酚酸吗乙酯,淋巴细胞去除术,以及血浆交换等。

(一)急性期治疗

1.大剂量甲泼尼龙冲击治疗

大剂量甲泼尼龙冲击疗法能减轻炎性反应、促进NMOSD病情缓解。从1 g/d开始,静脉滴注3～4小时,共3天,此后改为500 mg/d,250 mg/d。直至减量至60～80 mg时改为口服,酌情逐渐减量,对激素依赖性患者,激素减量过程要慢,每周减5 mg,至维持量(5～20 mg/d)。小计

量激素维持时间应较 MS 长一些。

2.血浆交换

临床试验表明，约半数激素治疗无效的患者经血浆交换可能改善症状，但目前 NMOSD 患者血浆交换的临床研究很少。Watanabe 等报道 6 例 AQP4 抗体阳性且激素不敏感的 NMOSD 患者(3 例ON，3 例脊髓炎)，进行 3～5 次血浆交换，每次 2～3 L，其中 3 例(1 例 ON，2 例脊髓炎)有明显恢复。欧洲神经学会联盟(European Federation of Neurological Societies，EFNS)制订的《中国视神经脊髓炎谱系疾病诊断与治疗指南》，推荐对大剂量激素冲击治疗不敏感的 NMOSD 患者早期应用血浆交换疗法，隔天 1 次，最多可用 7 次，每次置换血浆55 mL/kg。

3.免疫球蛋白静脉滴注

因 NMOSD 是体液免疫为主的疾病，免疫球蛋白静脉滴注可能有效，但目前尚无大宗临床疗效试验评估。

(二)缓解期治疗

1.小剂量糖皮质激素

一项回顾性研究发现，口服小剂量泼尼松可减少复发性 NMOSD 的复发次数，年复发率明显低于未服用激素患者，服用泼尼松＜10 mg 患者的复发次数显著高于服用 10 mg 患者，但需警惕长期服用激素的严重并发症。Mandler 等报道 7 例确诊的 NMOSD 患者服用泼尼松 1 mg/(kg・d)，在随后 2 个月逐渐减量，并合用硫唑嘌呤 2～3 mg/(kg・d)，随访 18 个月，病情稳定而未复发，残疾评分明显改善。

2.吗替麦考酚酯

Jacob 等对 24 例 NMOSD 患者使用吗替麦考酚酯治疗(中位数剂量为 2 000 mg/d)，年平均复发率要显著低于未治疗者，91%的患者(22/24)无进一步残疾加重。

3.米托蒽醌

Weinstock-Guttman 等推荐静脉滴注米托蒽醌，每次用量 12 mg/m^2，每月 1 次，连续 6 个月，之后每 3 个月 1 次，共 3 次，可有效预防 NMOSD 复发。在米托蒽醌治疗的 5 例 NMOSD 患者，2 例在最初治疗 5 个月内复发了 1 次，4 例患者 MRI 可见改善。Kim 等报道 20 例复发频繁的 NMOSD 患者用米托蒽醌治疗后，年复发率中位数减少 75%，50%的患者治疗期间无复发，所有患者残疾均有改善或趋于稳定。完成治疗后平均随访 41 个月，所有患者均未出现明显不良反应。

4.利妥昔单抗

利妥昔单抗为 CD20 单抗，Jacob 等用利妥昔单抗治疗 NMOSD 发现，治疗前年复发率中位数为1.7，治疗后经 19 个月的随访，复发率中位数降为 0，80%的 NMOSD 患者神经功能可有改善或趋于稳定。Kim 等研究发现，30 例 NMOSD 患者用利妥昔单抗治疗 24 个月后，29 例患者复发率减少 88%，70%的患者 2 年以上无复发，97%的患者神经功能改善或趋于稳定，治疗后血清 AQP4 抗体水平显著下降。

(三)对症治疗

1.疼痛

长期以来对 NMOSD 患者疼痛的研究很少，EDSS 评分也仅涉及感觉减退或感觉过敏，未包含疼痛。Kanamori 等采用疼痛调查简表(Brief Pain Inventory，BPI)评估患者疼痛，发现疼痛见于 80%以上的 NMOSD 患者，与 MS 不足 50%相比，有显著性差异，且疼痛程度较 MS 重，推测与髓内灰质受累有关。疼痛严重降低了患者的生活质量，临床应引起重视。治疗可用非甾体抗炎药如对乙酰氨基酚、吲哚美辛、双氯芬酸、布洛芬、尼美舒利、塞来昔布等，抗癫痫药如卡马西平、普瑞巴林等，抗抑郁药如丙米嗪，阿米替林、文拉法辛等，对阵发性痛性痉挛可能有效。

2.支持对症治疗

病变累及高颈段可出现呼吸循环障碍，必要时行辅助通气及循环支持。出现尿潴留需留置尿管。长期卧床的患者需预防血栓栓塞事件和呼吸系统、泌尿系统感染。

(四)康复及心理治疗

患者病情平稳后应尽早进行康复训练，在专业康复医师和护士指导下，制定合理的个体化治疗方案，改善日常生活自理能力。对严重焦虑、抑郁甚至自杀倾向患者应给予心理治疗，必要时应用抗焦虑、抗抑郁药。

十、预后

NMOSD临床表现较严重，多因复发而加剧。80%～90%的NMOSD患者有ON和脊髓炎复发事件，单向病程仅为10%。首次发病后1年复发率约为60%，3年复发率为90%。继发进展型在NMOSD极少见(2.1%)。复发病程可能与女性、发病年龄较晚、临床索引事件间隔期较长、并发系统性自身免疫病等有关。

大多数复发型NMOSD患者约在数周或数月内症状缓慢恢复，但恢复多不完全，NMOSD患者通常在多次严重的复发后遗留残疾，残疾呈累积性增加。在Wingerchuk等16例(33%)复发型患者中发生19次急性颈段脊髓炎所致的呼吸衰竭，单相病程患者仅2例(9%)发生2次，此2例患者均恢复；而复发型15/16例(93%)呼吸衰竭患者死亡，其中3例在第1次呼吸衰竭发作中恢复而在第2次发作中死亡。单相型患者5年生存率为90%，复发型为68%，皆死于呼吸衰竭。单相型患者平均随访期16.9年，复发型7.7年，单相型病损较复发型重，但长期预后如视力、肌力和感觉功能均较复发型好。在起病后5年，约50%的复发型NMOSD患者出现单眼或双眼全盲，独立行走困难。

(亓　超)

第十一章

发作性疾病

第一节　眩　　晕

一、概述

(一)眩晕的病理生理学基础

人体维持平衡主要依赖于由前庭系统、视觉、本体感觉组成的平衡三联，前庭系统是维持平衡、感知机体与周围环境相关的主要器官，其末梢部分的 3 个半规管壶腹嵴及 2 个囊斑，分别感受直线及角加速度刺激，冲动通过前庭一级神经元 Scarpa's 神经节传到二级神经元即位于延髓的前庭神经核，再通过前庭脊髓束、网状脊髓束、内侧纵束、小脑和动眼神经诸核，产生姿势调节反射和眼球震颤。大脑前庭的代表区为颞上回听区的后上半部、颞顶交界岛叶的上部。从末梢感受器到大脑前庭中枢的整个神经通路称为前庭或静动系统，将头部加速度运动驱使内淋巴流动机械力转换成控制体位、姿势或眼球运动的神经冲动，故每个前庭毛细胞等于一个小型换能器。本系统病变或受非生理性刺激不能履行运动能转换时则引起眩晕。

视觉、本体觉是平衡三联的组成部分，不仅本身负有传送平衡信息的作用，而且与前庭系统在解剖和生理上有密切联系，此两系统引起眩晕的程度轻、时间短，常被本系统其他症状所掩盖。3 种定位感觉之一受损，发出异常冲动可引起眩晕，最常见的是前庭功能紊乱，所输入的信息不代表其真实的空间位置，与另两个平衡感受器输入信息矛盾，平衡皮层下中枢一般认为在脑干，当其综合的空间定位信息与原先印入中枢的信息迥异，又无能自动调节便反映到大脑，大脑则感到自身空间定位失误便产生眩晕。自身运动误认为周围物体运动，或周围物体运动误认为自身运动，随着时间的推移及前庭中枢的代偿，尽管两侧前庭功能仍不对称，这种“不成熟”的信息逐渐被接纳，转变为“熟悉”的信息，则眩晕消失，平衡功能恢复，此即前庭习服的生理基础。

(二)眩晕与平衡功能

1.平衡功能

平衡功能指人体维持静息状态和正常空间活动的能力，各种姿势坐、卧、立、跑、跳及旋转等活动，依赖于视觉、本体觉、前庭系统各不相同感受，经网状结构联结、整合，最后统一完成人体在空间的定位觉，当感受到平衡失调时，将“情报”向中枢神经系统传入经过大脑皮质和皮质下中枢的整合，再由运动系统传出适当的动作，纠正偏差，稳定躯体达到新的平衡。这是一连串复杂的反射过程，可归纳为3个重要环节。

(1)接受与传递信息：平衡信息来自“平衡三联”的基本器官，由视觉得知周围物体的方位，自身与外界物体的关系；本体觉使人时刻了解自身姿势、躯体位置；前庭感受辨别肢体运动方向，判别身体所在空间位置。

(2)效应或反应：躯体重心一旦发生位移，平衡状态立即发生变化，平衡三联立即将变化“情报”传入中枢，由运动系统传出适当的动作，使伸肌、屈肌、内收、外展肌的协调弛张及眼肌反位性移动达到新的平衡。

(3)协调与控制：初级中枢在脑干前庭神经核和小脑，高级中枢在颞叶其对末梢反应起调节抑制作用。维持平衡既靠潜意识的协调反射，也靠有意识的协调运动。任何参与平衡末梢感受器病变，中枢与末梢之间的联系破坏，都可造成平衡失调。

2.眩晕与平衡的关系

眩晕是主观症状，平衡失调是客观表现，眩晕可诱发平衡失调，平衡失调又加重眩晕，两者的关系有几种可能性。

(1)眩晕与平衡障碍两者在程度上一致：前庭末梢性病变，如梅尼埃病急性期，眩晕与平衡障碍的程度相符合，随着病情的好转，眩晕与平衡障碍都恢复，两者的进度相一致。

(2)眩晕轻而平衡障碍重：见于中枢性眩晕，脑桥小脑脚的听神经瘤及脑膜瘤，枕骨大孔区畸形如颅底凹陷症、Arnold Chiari畸形平衡功能障碍明显，而眩晕不重。如脊髓小脑变性，走路蹒跚，闭眼无法站立，但眩晕不明显，许多学者总结“病变越接近前庭终器，眩晕越重”。

(3)眩晕重而平衡功能正常：官能症或精神因素为主的疾病往往表现有明显眩晕而平衡功能正常。诊断精神性眩晕应持慎重态度，Brain曾强调，所有眩晕患者，不论其精神因素多大，应检查前庭功能；所有眩晕患者不论其器质因素有多大，勿忘记精神性反应。

(三)眩晕的分类

为了明确诊断和有效治疗，对眩晕症进行分类，实有必要，几种不同分类法各有一定价值。

1.根据眩晕性质分类

Hojt-Thomas分为真性和假性眩晕，真性眩晕是由眼、本体觉和前庭系统疾病引起，有明显的外物或自身旋转感，由于受损部位不同又可分为眼性、本体感觉障碍性和前庭性眩晕。眼性眩晕可以是生理现象，也可以是病理性的，如在高桥上俯视脚下的流水，会感自身反向移动及眩晕；在山区仰视蓝天流云会感觉自身在移动；在列车上可出现眩晕及铁路性眼震，眼震快相与列车前进方向一致，这些都是视觉和视动刺激诱发生理性眩晕，脱离其境症状就消失。眼视动系统疾病，如急性眼肌麻痹因复视而眩晕，遮蔽患眼眩晕可消失。本体感觉障碍引起的眩晕称姿势感觉性眩晕，见于后索病变，如脊髓小脑变性、脊髓痨，有深部感觉障碍和共济失调而引起眩晕。由于视觉和本体觉对位向感受只起辅助作用，故此两系统疾病引起之眩晕都不明显，临床上有视觉和本体觉病变者，其本系统症状远远大于眩晕，即眩晕是第二位乃至第三位的症状，很少以眩晕主诉就医。

假性眩晕多由全身系统性疾病引起，如心、脑血管疾病，贫血，尿毒症，药物中毒，内分泌疾病及神经官能症等；几乎都有轻重不等的头晕症状，患者感“漂漂荡荡”，没有明确转动感，前庭中枢性眩晕也属假性眩晕范畴。

2.根据疾病解剖部位或系统分类

DeWeese 分前庭系统性眩晕和非前庭系统性眩晕；Edward 将眩晕分为颅内和颅外两大类，这两种分类只说明眩晕起始部位，未述及原因对治疗无帮助。

3.眩晕症的定位、定性分类法

既有解剖部位，又有疾病性质的分类，符合神经耳科学诊断原则，有临床实用价值，分为前庭末梢性眩晕，包括从外耳、中耳、内耳到前庭神经核以下的炎症、缺血、肿瘤等病变；前庭中枢性眩晕，包括前庭核（含神经核）以上至小脑、大脑皮质病变所致眩晕症。

（四）眩晕症治疗原则

1.一般治疗

卧床休息，避免声光刺激。

2.心理治疗

应消除眩晕患者恐惧心理，解除顾虑，告知眩晕并非致命疾病，轻者可痊愈，眩晕重者经代偿后可减轻或消除。

3.病因治疗

根据具体情况施治，梅尼埃病因脱水剂、前庭神经炎用抗病毒治疗、迷路脑梗死用血管扩张剂等。

4.对症治疗

应掌握原则的合理选择药物，根据病情轻重、药作用强弱、不良反应大小选药，避免多种同类药物同时应用，如氟桂利嗪和尼莫地平同用，可引起药物作用超量，导致头晕、嗜睡。恢复期或慢性期少用地芬尼多等前庭神经镇静剂，有碍前庭功能的代偿，使眩晕及平衡障碍恢复延迟。老年患者应注意全身系统疾病及药物不良反应。

二、几种常见眩晕症

（一）梅尼埃病

1.病因

病因众说纷纭，目前一致认为内淋巴分泌过多或吸收障碍可形成积水，出现吸收与分泌障碍病因不清，将常讨论的几种学说简述如下。

（1）自主神经功能紊乱及内耳微循环障碍学说：Emlie 早就提出梅尼埃病（Meniere's disease，MD）与血管痉挛有关，Cheathe 认为内耳和眼球循环相似，包含在密闭有一定容量的结构内均为终末动脉，很容易造成区域性微循环障碍，Pansius 观察 MD 与青光眼患者唇和甲床毛细血管功能障碍。正常状态下交感、副交感神经互相协调维持内耳的血管的舒缩功能，若交感神经占优势，小血管痉挛易产生膜迷路积水。Lermoyez 认为用血管痉挛学说解释眩晕频繁发作比用膜迷路破裂和钾离子中毒学说更合理。

（2）免疫性损害学说：Quinke 提出 MD 症状与血管神经性水肿有关，McCabe 提出该病为自身免疫病，Derebery 认为免疫复合体沉淀在内淋巴囊可产生膜迷路积水，循环免疫复合物（CIC）介导的Ⅲ型变态反应可能是该病的原因；Yoo 用Ⅱ型胶原，诱发动物内淋巴积水，称其为自身免疫性耳病，并发现患者抗Ⅱ型胶原抗体明显增高，提出细胞和体液免疫介导的免疫性内淋巴积水约占病因的 10%。Andersen 观察人的内淋巴囊（ES）有不同数量白细胞，其对清洁内耳的外来微生物是很重要的，ES 有引起免疫反应的细胞基础，其免疫活性紊乱，可导致 MD 发作。

Tomoda 认为免疫反应的中间产物,可改变血管通透性引起膜迷路积水。

(3)变态反应:Duke 已认为Ⅰ型变态反应与该病有直接因果关系。由抗原刺激体液免疫系统,产生特异性 IgE 附着于肥大细胞,机体处于致敏状态,再接触抗原即可发病。据称来自食物变应原占多数,呼吸道变应原次之,此类患者有明显季节性,常伴其他过敏性疾病。

(4)解剖因素:Clemis 提出前庭水管(VA)狭窄是 MD 的特征之一。Shea 认为 VA 狭窄及周围骨质气化不良是临床症状出现前就隐匿存在,一旦被病毒感染、外伤、免疫反应等因素触发,即表现出临床症状。Arenberg 病理证明 MD 者内淋巴囊上皮血管成分减少,吸收上皮蜕变,ES 周围组织纤维化,使内淋巴吸收障碍。

(5)精神因素及其他:House 等提出该病与精神因素有关,Fowler 提出身心紊乱可引发该病;但 Grary 认为 MD 本身可以引起情绪不稳定,情绪并不是发病诱因;Power 认为机体代谢障碍可能是内淋巴积水的原因,如甲状腺功能低下可产生积水,补充甲状腺素可使症状缓解;颅脑外伤后内耳出血,血块堵塞内淋巴管可形成膜迷路积水,颞骨横行或微型骨折,最容易堵塞内淋巴管而产生积水。中耳炎、耳硬化症,先天性梅毒的患者,可合并膜迷路积水,产生 MD 症状。

2.发病机制

真正发病机制尚不清楚,目前尚停留在动物试验及理论推测阶段,能被接受学说有以下 3 种。

(1)内淋巴高压学说:Portmann 提出内淋巴高压可引起眩晕及耳聋,后 McCabe 将人工内淋巴液注入蜗管,出现耳蜗微音电位下降,压力去除后微音电位恢复正常,更进一步证明内淋巴高压引起听力下降。Portmann 就根据“高压学说”进行内淋巴囊减压术获得良好效果,此手术沿用至今已有很多类型,Kitahara 在行 ES 手术时,在囊内外放置大量类固醇可提高疗效。

(2)膜迷路破裂学说:内外淋巴离子浓度各异,内淋巴为高钾,对神经组织有毒害作用;外淋巴离子浓度与脑脊液相似,即钾低钠高,给神经细胞提供适宜介质环境,膜迷路是内外淋巴之间存在的离子弥散屏障,互不相通。Lawrence 提出“膜破裂及中毒论”,Schuknecht 对这一理论进行补充认为 MD 发作与膜迷路破裂有关,用膜迷路破裂学说解释发作性眩晕及波动性耳聋。

(3)钙离子超载学说:Meyer、Zum、Gottesberge 等揭示积水动物模型电化学方面的变化,内淋巴积水后,蜗管的 K^+、Na^+、Cl^- 均无变化,但内淋巴电位(EP)下降,Ca^{2+} 浓度增高10 倍以上,提高了蜗管的渗透压,加重内淋巴积水。

3.组织病理学改变

MD 组织病理学方面有 3 个突破性进展:①Meniere 提出内耳病变可诱发眩晕、耳聋、耳鸣;②Hallpike及 Cairn 提出 MD 的病理改变为膜迷路积水,同时发现内淋巴囊周围有纤维性变;③Schuknecht首先观察到扩张的膜迷路破裂,膜迷路有很强的自愈能力,破裂后可愈合,并以此解释症状的缓解与复发,具体的病理学改变为膜迷路膨胀,MD 最显著病理特点为内淋巴系统扩张,主要变化是下迷路(蜗管及球囊)膨胀,球囊可扩大 4~5 倍,术前耳道加压时出现眩晕和眼震,即 Hennebert 征阳性,MD 有此症者约占 35%;膜迷路破裂可能与症状的缓解或加重有关,Lindsay 认为球囊、椭圆囊与 3 个半规管衔接处是膜迷路最薄弱点易于破裂,如果裂孔小很快愈合,破裂范围广泛,在球囊或前庭膜形成永久性瘘管。

4.临床表现

(1)临床症状:MD 临床表现多种多样,对患者威胁最大的是发作性眩晕,其次为耳聋、耳鸣、耳闷。

1)眩晕:2/3 患者以眩晕为首发症状,常在睡梦中发作,起病急,有自身或环境旋转,滚翻、摇摆或颠簸感，剧烈眩晕持续数分或数小时不等，很少超过 2 天。眩晕发作时，常伴有自发眼震及面色苍白、出汗、呕吐等自主神经症状，眩晕发作后多数慢慢恢复，少数患者眩晕瞬间即逝或一觉醒后即痊愈。发作频率无一定之规律，个别患者可间隔 1～5 年，一般规律为首次犯病以后犯病次数逐渐增多，达高潮后逐渐减少发作次数，直到听觉严重损失后眩晕减轻或消失。眩晕的剧烈程度因人而异，同一患者每次犯病的轻重不一，有的患者发作前有耳聋、耳闷、耳鸣加重的先兆，有些与精神、情绪、疲劳有关，有些无任何先兆及诱因。

2)耳鸣：耳鸣是一主观症状，可以是 MD 最早期症状，有时比其他症状早几年，而未引起人们重视。Mawson 报道 80％患者有此症状，病程早期常为嗡嗡声或吹风样属于低频性耳鸣，患者常能耐受，后期蝉鸣属于高频性耳鸣，诉说整天存在，在安静环境耳鸣加重，患者常不能耐受，但尚能入睡，说明大脑皮质抑制时耳鸣减轻或消失，发病前耳鸣加重，眩晕缓解后耳鸣减轻。可根据耳鸣确定病变侧，耳鸣的消长反映病变的转归。

3)耳聋：急性发作时耳聋被眩晕掩盖，早期低频感音神经性耳聋，常呈可逆性的，有明显波动性听力减退者只 1/4，虽然患耳听力下降，但又惧怕强声，此种现象表明有重震，听力损失可在 1～2 年内发病数次后即达 60 dB，也可能多次波动后听力仍正常，也可能某次严重发病后达全聋。

4)内耳闷胀感；以前认为耳聋、耳鸣、眩晕为 MD 典型三征。1946 年后发现 1/3 的患者有患耳胀满感，常出现于眩晕发作之前，反复发作此症不明显或消失，将其归之于 MD 的第四征。

5)自主神经症状：恶心、呕吐、出汗及面色苍白等自主神经症状是 MD 的客观体征，William 认为这是一种诱发症状，是由于前庭神经核与迷走神经核位置较近，前庭神经核受刺激后，兴奋扩散到迷走神经核所致。

(2)体征：MD 发作高潮期不敢活动，患者有恶心、呕吐、平衡障碍、自发性眼震，高潮过后患者也是疲惫不堪，面色苍白，双目紧闭，神情不安。

1)纯音测听：早期即可逆期为低频(0.25～1.00 kHz)听力下降，呈上升型听力曲线，多次检查有 10～30 dB的波动；中期高频(4～8 kHz)下降，2 kHz 听力正常呈“峰”型曲线；后期 2 kHz 也下降或高频进一步下降，呈平坦型或下坡型曲线。

2)重振试验：正常情况下，人耳对声音主观判断的响度随刺激声音强度变化而增减，MD 病变在耳蜗，出现声音强度与响度不成比例变化，强度略有增加而响度增加明显，此种现象称重振。通常双耳响度平衡试验阳性，若双耳阈差超过 35 dB，患耳接受 80 dB 纯音刺激时，可被健耳 45 dB纯音响度所平衡称重震现象。阻抗测听镫肌反射阈降低，正常人阈上 70 dB 才出现镫肌反射，有重振者两者差≤60 dB 就出现反射，可作为 MD 诊断根据。

3)电反应测听：可客观地测出从蜗神经到脑干下丘核的电位，MD 病变在耳蜗，用耳蜗电图(EcochG)可测得总和电位(SP)与蜗神经动作电位(AP)幅度的比值，国内多家报道 SP/AP 比值≥37％作为耳蜗病变的诊断根据。

4)甘油试验：此试验有特异性，利用甘油的高渗作用，改变膜迷路的渗透压，促进内耳水分重新吸收，按 1.2 g/kg 体重计算甘油量加 50％生理盐水稀释后服用，为减少胃肠道刺激可加入橙汁、柠檬调味，空腹服用，服前及服后 1、2、3 小时纯音测听，0.25～1.00 kHz 连续 2 个频率听阈下降 10 dB 者、为甘油试验阳性，该试验阳性具有诊断价值，阴性也不能排除本病，据国内外报道本病阳性率为 50％～60％。

5)前庭功能检查：发作早期少数患者前庭功能处于激惹状态，可见到向患侧水平眼震，称刺激性眼震；几小时后前庭处于抑制状态，可看到向健侧水平或水平旋转型眼震，称麻痹型眼震，若借助 Frenzel 眼镜或眼震仪，可提高自发眼震的检出率，眼震方向对确定病变侧别有重要价值，患侧半规管功能低下，Stahle 报道 95%冷热反应低下，4%正常，1%敏感。前庭脊髓反射检查，眩晕发作后可原地踏步试验，走直线试验，书写、指鼻及跟膝胫试验及 Romberg 试验，患者均向前庭功能损害侧偏斜。现用静态姿势图定量检查 Romberg 试验，可定量测试晃动轨迹的长度和速度，MD 者晃动的轨迹较正常人长，速度大，重心后移。

5.诊断要点

(1)诊断根据：①典型三联征发作史，即发作性旋转性眩晕，伴耳聋、耳鸣，约 1/3 患者有耳堵塞感号称四联征。多数是三联征同时出现，少数是单以耳聋或眩晕为首发症状，若干年后才出现典型三联征，每次发作时间在 20 分钟以上，至少发作 2 次以上方能确诊为 MD。②听功能检查，纯音测听早期低频下降呈上升型曲线，听力波动以低频为主，波动范围为 10～30 dB；中期高频下降，唯 2 kHz 听力较好，呈"峰形"曲线；晚期呈下坡型曲线或听力全丧失。③重振试验，EcochG 负 SP 占优势，阻抗测听镫肌反射阈<60 dB，均提示病变在耳蜗。空腹服甘油后，低频听阈可降低 10～30 dB；SP/AP 较服甘油前比值下降 15%为阳性。

(2)鉴别诊断：除 MD 病外，其他内耳疾病和第Ⅷ对脑神经病变也可出现眩晕、耳聋、耳鸣，应在排除其他疾病基础上诊断本病。应除外之疾病：①突发性耳聋；②脑桥小脑脚肿瘤；③良性阵发性位置性眩晕；④前庭神经病变；⑤后循环缺血常称椎-基底动脉供血不足；⑥氨基糖甙类药物中毒性眩晕；⑦外伤性眩晕；⑧枕骨大孔区畸形。

6.治疗

因机制不清，MD 病因及对症治疗方法繁多，治疗目的是消除眩晕，保存听力。急性发作期主要痛苦为眩晕及恶心、呕吐，间歇期以耳聋、耳鸣为主，故 MD 治疗分急性发作期及间歇期阐述。

(1)急性发作期治疗。

1)一般治疗：绝对卧床休息，嘱其躺在舒适体位，闭目，头固定不动，避免声光刺激，耐心解释病情，说明本病为内耳疾病，并非脑血管意外无生命危险，通过治疗可缓解、消除恐惧及焦虑心里。控制食盐和水分的摄取，水分控制在 1 天 1 000～1 500 mL，食盐控制在 1.5 g/d 左右，MD 最原始的治疗方法就是控制水分及食盐的摄取。

2)前庭神经镇静剂：①安定是 γ-氨基丁酸拮抗剂，主要作用为镇静、安眠，使精神和肌肉松弛，可抑制前庭神经核的活性，减轻外周前庭性眩晕，适用于 MD 患者的恐惧、烦躁心理。镇静作用部位在边缘系统海马区和杏仁核；肌松是由于抑制脊髓中间神经元活动，从而减弱多种肌肉反射。口服 2 小时后血药浓度达峰值，半衰期 20～40 小时，缓慢由尿中排泄。每天 5～30 mg，分 3 次口服；呕吐持续不减者可静脉注射 10～20 mg，每隔 3～4 小时注射 1 次，24 小时总量不超过 100 mg，应缓慢静脉注射，防止呼吸抑制。不良反应轻，有嗜睡、乏力、便秘、心悸等，静脉注射可发生血栓性静脉炎，肌内注射刺激性大。青光眼及重症肌无力患者禁用，眩晕症状缓解后即可停用。同类药物中还有艾司唑仑，为新型镇静类药物，既有高效镇静催眠作用，也有抗焦虑及弱的骨骼肌松弛和抗胆碱作用，作用温和入睡自然而快，作用时间长，醒后无不适感，每次 1～2 mg，抗眩晕可每次 2～4 mg。②利多卡因静脉滴注能阻滞各种神经冲动，作用于脑干前庭神经核及前庭终器。Gerjot 以 1%利多卡因 1～2 mg/kg 加入 5%葡萄糖 100～200 mL 静脉滴注或缓推，很快使眩晕、恶心、呕吐消失，若症状不缓解可继续应用或加大剂量，既可减轻眩晕使患

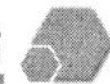

者安静入睡，也可减轻耳鸣。据一般报道，本品对眩晕、呕吐耳鸣控制良好，有效率可达 80%。24 小时最大量不超过 5 mg/kg，对心动过缓或心肌传导障碍者不能应用。

3)抗胆碱能制剂：抗胆碱药能阻滞胆碱能受体，使乙酰胆碱不能与受体结合，抑制腺体分泌，适用于眩晕、胃肠自主神经反应严重，恶心、呕吐胃肠症状明显者。还能解除平滑肌痉挛，使血管扩张，改善内耳微循环。①氢溴东莨菪碱：属副交感神经阻滞剂，0.3～0.5 mg 口服、皮下注射或稀释于 5%葡萄糖溶液 10 mL 静脉注射；②东莨菪碱透皮治疗系统(TTS-S)：东莨菪碱口服或注射半衰期短，需频繁给药，血液药物浓度曲线有“峰谷”现象，很难掌握用量。20 世纪 70 年代后期制成 TTS-S，贴剂疗效快且可持续给药，据观察疗效优于茶苯海明、安慰剂，McCauley 用双盲法比较 TTS-S、茶苯海明、安慰剂，眩晕控制率分别为 84%、68%、41%，TTS-S 明显优于茶苯海明及安慰剂，其对 MD 眩晕控制率达 81.5%。不良反应为口干但较口服及注射本剂轻，TTS-S 对恶心、呕吐严重者尤为实用；③硫酸阿托品：0.5 mg 皮下注射或稀释后静脉滴注，症状消失或缓解后可停药；④山莨菪注射液 10 mg 肌内注射或静脉滴注，症状未完全消失 30～60 分钟后可重复注射 1 次。青光眼患者忌用抗胆碱能药，因该药有扩大瞳孔增高眼压之患。

4)抗组胺药及其各种合成剂：此类药物对前庭神经元有抑制作用，许多镇静和抗抑郁药物都被证明是抗组胺类药，它们是 H_1、H_2受体拮抗剂，H_1受体拮抗型抗组胺药尚有抗胆碱能作用，故有止吐功能。氟桂利嗪、桂利嗪、异丙嗪、苯海拉明、吩噻嗪等经典抗组胺剂，都有前庭镇静和止吐作用。临床常用药有以下 4 种。

异丙嗪(非那根)：眩晕发作时口服，能阻断平滑肌、毛细血管内皮、神经组织上的 H_1受体，与组胺起竞争性拮抗作用，抗组胺作用强，兼有中枢镇静和抗胆碱作用，口服后迅速吸收 30～60 分钟血浓度达高峰，有效浓度维持 3～6 小时，大多在肝内代谢破坏，24 小时内主要肾脏排泄。不良反应有口干、嗜睡，静脉注射可使血压下降，成人每次 25 mg 口服每天 2 次，小儿可 12.5 mg 口服；针剂 25 mg 加入 100 mL 生理盐水中静脉滴注，因有刺激性不做皮下注射。

地芬尼多(眩晕停)：主要作用是缓解血管痉挛，在前庭系二级神经元(前庭神经核)上，阻断来自前庭终器的刺激，有轻度抗胆碱作用，减轻眩晕发作。通过抑制化学感受器，发挥止吐作用，控制眩晕有效率达 80%，眩晕消失后即停药。

茶苯海明(晕海宁)：属乙醇胺类 H_1受体拮抗剂，抗组胺作用强，尚有较强的中枢抑制和抗胆碱能作用。口服后易吸收，2～3 小时血液浓度达峰值，可维持 4～6 小时，代谢产物由尿中排出，半衰期约 8 小时，眩晕发作时口服 50 mg，每天 3 次，不良反应有口干、嗜睡。

晕动片：主要成分为抗胆碱药，每片含东莨菪碱 0.20 mg，巴比妥钠 0.03 mg，阿托品 0.15 mg。抗胆碱药能阻断胆碱能受体，使神经介质乙酰胆碱不能与受体结合而呈现与拟胆碱药相反的作用，可抑制腺体分泌，松弛胃肠道平滑肌，阻断骨骼肌运动终板内 N-胆碱能受体，使其松弛，对大脑皮质有镇静作用，治疗与预防眩晕有一定效果。不良反应有口干、嗜睡、扩瞳。青光眼患者禁用。

5)血管扩张剂：内耳微血管障碍是本病原因，故改善微循环，对控制眩晕、耳聋、耳鸣效果良好。

倍他司汀：其结构与磷酸组胺相似，商品名为倍他定，有毛细血管扩张作用，改善脑及内耳循环，可抑制组胺的负反馈调节，产生抗过敏作用，控制内耳性眩晕效果较好。4～8 mg 口服，每天 3 次，1 个月后可停药观察疗效；静脉用倍他司汀氯化钠液 500 mL，含倍他司汀 20 mg，10～15 天为 1 个疗程。不良反应有口干，胃不适，心悸，但很少发生。

氟桂利嗪:是新型选择性钙通道阻滞剂,世界卫生组织将其归入第四类钙通道阻滞剂,可阻滞缺氧条件下 Ca^{2+} 跨膜进入胞内,造成细胞死亡。保护脑及迷路血管内皮细胞完整性,减少血小板释放的5-羟色胺及前列腺素对细胞破坏。另可抑制血管收缩降低血管阻力,降低血管通透性减轻膜迷路积水,增加耳蜗内辐射小动脉血流量,改善内耳微循环,对中枢及末梢性眩晕均有疗效,该药由肠道吸收,2~4 小时血浓度达峰值,血中 90%药与血浆蛋白结合,主要代谢器官为肝脏,80%经粪便排除。10 mg 口服,每天 1 次,持续服药 1 个月。

碳酸氢钠($NaHCO_3$):动物试验证明,中、小动脉痉挛时,静脉滴注 $NaHCO_3$ 后血管扩张,常用浓度有 4%~7%,7%可按 2 mL/kg 给药;通常用 4%$NaHCO_3$ 200~400 mL 静脉滴注。用药机制为药物吸收后中和病变区的酸性代谢产物,释放 CO_2,局部 CO_2 分压增加,可扩张毛细血管,改善微循环;提高机体碱储备,促进营养过程正常化。

磷酸组胺:该药静脉注射前作皮试,观察无反应方可静脉滴注,皮试方法是 1 mg 磷酸组胺稀释 10 倍,做皮丘试验,红晕不明显方可静脉滴注,1~2 mg 加入 5%葡萄糖溶液 200 mL 中静脉滴注,每分钟 10~20 滴,至患者面部开始潮红为止,每天 1 次,7 次为 1 个疗程。滴注时须定期测心率及血压,皮肤微红、轻度瘙痒为适宜量,若皮肤明显发红、心慌、胸闷,应减量或停药。以后每周用组胺 1 mg 做皮下注射 1 次。

盐酸罂粟碱:对血管平滑肌有松弛作用,使脑血管阻力降低,用于脑血管痉挛及栓塞,能控制 MD 引起之眩晕,每次 30~60 mg 口服每天 3 次;皮下、肌内及静脉注射量每次 30~60 mg,每天不宜超过 300 mg。

5%CO_2 混合氧吸入:CO_2 吸入使内耳微循环改善,还可影响血管纹中碳酸酐酶,将氢离子吸入蜗管,降低内淋巴 pH,可减轻症状,每次吸入 15 分钟每天 3 次。

灯盏花黄酮注射剂:可使内耳微血管扩张,增加血流量降低外周血管阻力,5 mg/mL,用 12~20 mg加到 5%葡萄糖静脉滴注,每天 1 次,14 次为 1 个疗程,休息 7 天作第二个疗程,病情轻可只作 1 个疗程。

6)降低血液黏稠度:①川芎嗪有抗血小板聚集作用,对已聚集血小板有解聚作用,抑制平滑肌痉挛,扩张小血管,改善微循环,能通过血-脑屏障,有抗血栓和溶血栓作用。口服 100 mg,每天 3 次;肌内注射 40~80 mg,每天 1~2 次,可静脉滴注 40~80 mg 加到 5%~10%葡萄糖 250~500 mg中,每天 1 次,7~10 次为1 个疗程;②复方丹参制剂能活血化瘀,具有扩张小血管、抑制凝血,促进组织修复作用,实验证明复方丹参针剂能增强缺氧耐受力,使脑及冠状动脉血流量增加,聚集的红细胞有不同程度解聚,降低血液黏稠度,减少纤维蛋白原含量。口服每次 3 片,每天 3 次;肌内注射 2 mL,每天 2 次;以本品 8~16 mL 加入右旋糖酐-40 或 5%葡萄糖液 100~500 mL静脉滴注,每天 1 次,2 周为 1 个疗程。

7)利尿剂:病理证实 MD 病理改变为膜迷路积水,故可采用利尿剂脱水治疗。依他尼酸、呋塞米对内耳有损害,可引起感音神经性聋,不适用于治疗 MD。常用的利尿剂有以下 3 种。

乙酰唑胺:为常用利尿剂,已有许多医师用其治疗 MD,为碳酸酐酶抑制剂,使肾小球 H^+ 与 Na^+ 交换减慢,水分排泄增快,消除内耳水肿。250 mg 口服,每天 1~2 次,早餐后服药疗效最高,服药后作用可持续 6~8 小时,急性发作疗效较好,长期服用,可同时用氯化钾缓释片 0.5 g 每天 3 次,连服 10 天,也可用 500 mg 乙酰唑胺加入 10%葡萄糖 250 mL 静脉滴注,每天 2 次。动物试验证明静脉注射乙酰唑胺后外淋巴渗透压明显降低,血清渗透压无改变。此药主要用于眩晕发作之急性发作期,不可长期应用。

氢氯噻嗪(双氢克尿塞):直接作用肾髓襻升支和远曲小管,抑制 Na^+ 的再吸收,促进氯化钠和水分排泄,也增加钾的排泄,口服 1 小时出现利尿作用,2 小时达高峰持续 12 小时;每天量 25~75 mg,每天 2~3 次,口服 1 周后停药或减量,长服此药可引起低血钾故应补钾,可同时服氯化钾缓释片 0.5 g,每天 3 次。

50%甘油溶液:口服 50~60 mL 每天 2 次,连续服用 7 天,能增加外淋巴渗透压,以减轻膜迷路积水,为减轻甘油对胃肠刺激可加入少许橙汁或柠檬汁调味。

8)其他辅助治疗:①右旋糖酐-40 能降低血液黏稠度,防止凝血,本品输入血管内,能吸附在损伤的血管内膜、红细胞、血小板表面,改变其表面负电荷,根据"同性相斥"原理,起到防止血小板向血管壁贴附,红细胞相斥不易凝聚,阻止血栓形成,能提高血浆胶体渗透压,其平均分子量约4 万的多糖体,因分子量较小使组织液进入血管,增加血容量,降低血液黏稠度,有血液稀释作用,在体内停留时间较短,易从尿中排出,有渗透性利尿作用,还可改善耳蜗微循环。用于眩晕早期有一定疗效,250~500 mL/d 静脉滴注,10~14 次为 1 个疗程。③三磷腺苷及代谢产物腺苷,可直接使血管平滑肌舒张,降低血压,参与体内脂肪、蛋白、糖核苷酸代谢,并在体内释放能量,供细胞利用。10~20 mg 肌内注射或加入右旋糖酐-40 静脉滴注每天 1 次,1~2 周为 1 个疗程。③类固醇治疗,若拟诊与自身免疫或变态反应因素有关的 MD,可口服或静脉滴注类固醇,如地塞米松片 0.75 mg 口服每天 3 次,1 周后递减;或地塞米松 5~10 mg 静脉滴注,3 天后可递减。Ariyasu 观察 20 例前庭性眩晕患者,10 例服类固醇,10 例服安慰剂,服类固醇组,9 例明显减轻,安慰剂组仅 3 例缓解,7 例改服类固醇后 6 例缓解,证明类固醇有减轻内淋巴积水作用,其疗效明显优于安慰组。

(2)间歇期的治疗:若无症状无须任何治疗,有平衡障碍、耳聋、耳鸣者,可根据症状特点进行相应治疗,目的是防止眩晕发作及听力进一步下降。

防止眩晕急性发作:生活规律,减少精神、情绪刺激,低盐饮食,每天限定盐在 1.5 g 以下,建议患者避免 CATS(咖啡、酒、烟和紧张),可防止眩晕发作。对耳聋、耳鸣等耳蜗症状的治疗常选用神经营养剂及血管扩张剂,改善内耳微循环,当拟诊内淋巴高压者可加服利尿剂可以按上述方法进行。

(3)氨基糖苷类抗生素(AmAn)在 MD 的应用:半个世纪以来 MD 内外科治疗不尽如人意,为了寻找疗效佳操作简单方法,现纷纷利用 AmAn 的不良反应破坏前庭终器,消除顽固眩晕的目的。Fowler 首先肌内注射链霉素治疗双侧 MD;Schuknecht 改用该药鼓室内注射治疗单侧致残性梅尼埃病,Beck 改用庆大霉素鼓室内注射取得良好效果;此种方法简单、安全,创伤小,可在门诊进行,是控制眩晕较好的治疗方法。现统称为"化学性迷路切除术",庆大霉素治疗的另一优点是多数患者感耳鸣减轻。

1)治疗机制:Kimura 认为庆大霉素能同时损害前庭和耳蜗毛细胞,对前庭的损害重于耳蜗,从生物性质看,庆大霉素含氨基和胍基带正电荷,与带负电荷的前庭毛细胞相吸,与带正电的耳蜗毛细胞相斥,即对前庭毛细胞有亲和力易受损害。Hayashida 认为Ⅰ型前庭毛细胞是庆大霉素靶细胞,该细胞受损后不向中枢传递病理性兴奋,达到消除眩晕目的;Pender 认为庆大霉素除破坏毛细胞外,还损害前庭系暗细胞分泌功能,且暗细胞破坏发生在毛细胞之前,鼓室注射庆大霉素经过圆窗膜、前庭窗环韧带、微小血管淋巴管、中耳及内耳间骨缝进入外淋巴液,再渗透到内淋巴及毛细胞,历时 48~72 小时,而内淋巴液及毛细胞向外排泄药物很缓慢,很少剂量就足以破坏前庭功能。

2)治疗方法：AmAn药物中，庆大霉素较链霉素安全系数大，即有较大治疗窗，治疗量与中毒量差别较大，该药1964年问世，以其良好的危险/疗效比而成为主要的AmAn类药，耳聋的出现率低于链霉素，又因本身就是水剂，注射入中耳腔疼痛轻等优点，现多数采用庆大霉素鼓室注射。它是一种酸性药物pH为5，使用前用碳酸氢钠中和，配制方法为4×10^4 U相当于40 mg/mL庆大霉素加入5%碳酸氢钠0.5 mL缓冲至1.5 mL，安瓿庆大霉素终末浓度为30 mg/mL，pH=6.8。患者取仰卧位，头向健侧转15°，在手术显微镜下，表麻鼓膜后下或前下象限，用细腰穿针将配制好的庆大霉素溶液注射入鼓室内0.3～0.5 mL，尽可能保证液平面超过圆窗和前庭窗，保持头位30～60分钟，治疗过程中告诫患者避免吞咽动作。一般分为急性与慢性两种给药模式，急性给药为每天鼓室注射1次，连续3～5次为1个疗程。为保存听力Toth和parnes提出慢性给药法，每周注射1次可减少听力损害，2～4周后若出现振动性幻觉、眩晕、共济失调，眼震、耳聋、耳鸣等症状之一则停药。Guaranta及Lon grid提出小剂量给药法，庆大霉素为20 mg/mL，治疗前及治疗后1～3个月每月进行听及前庭功能检查，治疗结果按1995年制订标准评价。Blakley综合11篇公开发表关于鼓室注射庆大霉素的文章，认为眩晕控制率达90%，高于内淋巴囊手术，听力损失率约30%。

3)化学性迷路切除术的适应证、禁忌证及并发症。

适应证：①MD正规药物治疗及低盐饮食6个月仍频繁发作眩晕，纯音测听言语频率下降>60 dB，对侧为正常耳者；②接受手术治疗包括内淋引流术，前庭神经切断术后仍残留眩晕症状，可用庆大霉素鼓室注射作为补救性治疗；③药物保守治疗未能奏效，因全身情况不能耐受手术者；④MD后期，源于耳石器兴奋，产生Tumarkin耳石危象，发作猝倒者。

禁忌证：①双侧MD以保守治疗为主；②老年患者，Odkivist认为超过70岁者，外周前庭功能损伤后很难代偿，易引起慢性前庭功能低下。若眩晕发作频繁，易倾倒，对患者生命有威胁，也可小剂量，长间隔庆大霉素鼓室注射，故年老属相对禁忌证；③患耳进行客观检查：对冷热无反应者列为相对禁忌证；④外耳道有炎症存在，待治愈后再进行鼓室庆大霉素注射。

并发症：①听力下降是最主要的并发症，Murofushi认为都有不同程度听力下降，一般为轻、中度，很少严重听力损害；②耳膜穿孔，各家报道的鼓膜穿孔不一，若仅鼓膜注射不做切口或置管，可降低穿孔率；③慢性前庭功能低下，有的患者出现共济失调和振动幻觉，靠中枢及健侧代偿，2～4周后症状可消失，长期平衡功能障碍者可行前庭习服治疗；④急性前庭功能低下，在治疗过程中出现眩晕、恶心、呕吐、失衡等症状，一般在末次注射后2～10天发生，停止注射后症状可消失；⑤眩晕症状加重或消失后又复发。化学性迷路切除是近年来采用较多的治疗方法，亟待解决问题是如何保存听力及停药指征。

(二)良性阵发性位置性眩晕

良性阵发性位置性眩晕(benign paroxysmal positional vertigo，BPPV)，是指某一特定头位诱发的短暂性眩晕，Dix和Hallpike首先描述了BPPV的特征，包括典型病史及临界头位试验方法，向患侧卧出现旋转性眼震，直立头位时有反向眼震；多见于中年患者。本病为自限性疾病，大多于数天至数月后渐愈，故称为“良性”，但也有长期不愈，超出3个月者称为顽固性位置性眩晕。本病常为特发性，但也可继发于其他疾病，如头部外伤、病毒性迷路炎、镫骨手术或化脓性中耳炎及内耳供血不足等。Froehling报道BPPV发病率，每年64/100 000，临床很常见，约占眩晕患者的1/3。

1.病因

病因不详,原发或持发占50%~70%,也可继发于其他疾病

(1)外伤:轻度头颅外伤后如挥鞭样损伤可诱发本病,镫骨手术后也可有耳石脱落进入半规管,诱发体位性眩晕。

(2)耳部疾病:中耳乳突感染如病毒性迷路炎、化脓性中耳炎,梅尼埃病缓解期,外淋巴瘘等。

(3)内耳供血不足:因动脉硬化、高血压致内耳供血不足,囊斑的胶质膜变薄,耳石脱落进入半规管;老年迷路发生退行性变时,椭圆囊斑的耳石进入半规管常沉积于后半规管壶腹嵴处,若找不出原因则称特发性BPPV。

2.发病机制

特发性BPPV发病有多种学说,多数倾向Schuknecht提出的嵴顶结石症和Hall提出的管结石症学说,头位改变时重力作用于耳石牵引壶腹嵴而产生眩晕和眼震。

半规管及嵴顶上存在的物质是耳石还是其他物质尚有不同看法,Welling及Parnes在进行后半规管阻塞时,发现管中飘浮颗粒是嗜碱性的,认为是移位的耳石;Mariarty观察566例颞骨切片,22%嵴顶有嗜碱性颗粒沉积,后半规管较外、上半规管多见,认为其除耳石外,可能还有细胞碎片、迷路微小出血发展为碎片,其中白细胞、吞噬细胞聚积于半规管可形成与移位耳石相同作用。

3.临床表现及诊断

(1)后半规管性BPPV:发病突然,通常发生于在床上头部突然向一侧活动或作伸颈动作时出现眩晕和眼震,改变头位后眩晕可减轻或消失。在坐位迅速改变至激发头位时,3~6秒潜伏期后出现旋转性眼震,易疲劳,病程可为数小时或数天,可伴恶心、呕吐,但一般无听力障碍、耳鸣等症状,无中枢神经症状及体征,缓解期可无任何不适。

(2)水平半规管性BPPV:眩晕发作也较短暂,常在床上向患侧翻身时发作眩晕及眼震,垂直运动如抬头或弯腰后不引起眩晕。与后半规管性眼震相比,其潜伏期稍短,2~3秒,持续时间则可能略长。眼震与头转动方向一致,称为向地性变位水平性眼震,而少部分眼震向健侧,即背离地面,称为向天性变位水平性眼震。

4.治疗

虽多数学者认为BPPV是自限性疾病,自愈率很高,但自愈时间可达数月或数年,严重者丧失工作能力,应尽早查出患病原因,对原发病进行病因及对症治疗。

(1)药物治疗。

1)改善内耳微循环常用药:都可喜(甲磺酸阿米三嗪+萝巴新)能增加动脉血氧分压及血氧饱和度,1片,每天2次,服1个月后可停药观察;银杏叶制剂为自由基清除剂,血小板活化因子抑制剂,故可抑制血管壁通透性,抑制血小板聚集,可防止脑组织细胞破坏,增加缺血组织血流量,降低血液黏稠度,银杏叶提取物、金纳多40~80 mg,每天3次,服1个月后停药观察,根据眩晕情况决定是否继续服药,最长不超过2个月;倍他司汀为组胺类药,可抑制前庭神经核的多突触神经元活动,使血管扩张,改善脑及内耳微循环,且可减少膜迷路之内淋巴量,对控制眩晕效果较好,用量为6~12 mg,口服每天3次,一般口服1~2个月为1个疗程。

2)抗眩晕药及抗胆碱能药:可抑制前庭神经减轻眩晕及恶心呕吐等伴发自主神经症状。同梅尼埃病治疗中所述。

(2)耳石症体位治疗:患者闭目坐立,向一侧卧至枕部接触检查床,保持该位置直至眩晕消失后坐起，30 秒后再向另一侧侧卧，两侧交替进行直至眩晕症状消失。此法可由患者自己每3 小时进行 1 次，患者的症状多在 1～2 天内减轻，通常于 7～14 天消失。此法是依据嵴顶结石症学说而提出，体位变换的机械力有助于分散、溶解半规管嵴顶处的微粒，使半规管耳石复位，从而加快恢复。

(3)前庭习服治疗：通过前庭体操增强前庭系对抗眩晕的耐力，常用 Cawthore 前庭训练操，疗效可达 80%。

(三)前庭神经炎或前庭神经元炎

前庭神经炎又称前庭神经元炎。首先由 Ruttin 报道，为突然眩晕发作而无耳蜗及其他神经系统症状的疾病。Nylen 称此病为前庭神经炎。Dix 及 Hallpike 总结本病临床表现后改名为前庭神经元炎。直到 1981 年 Schuknecht 对 4 名患者进行组织病理学研究，发现前庭神经和外周感受器同时受损，又定名为前庭神经炎，目前两种命名均被沿用。

(1)发病机制：前庭神经炎的病因现仍不够明确，可能与病毒感染或病灶感染性疾病有关，80%患者发病时有上感、扁桃体炎、副鼻窦炎史，也有学者认为与血管因素有关，前庭神经小动脉的循环紊乱可能为本病的另一病因，Magnusson 对 24 例符合本病患者的观察结果，发现其中 6 例有小脑动脉梗死，故考虑血管因素也可能为本病的病因。Matsuo 认为身体其他部位病毒感染后，血-脑屏障受损，病毒直接侵犯前庭神经或神经节而使其受损；或病毒感染后的免疫性神经损害。

(2)临床表现：前庭神经炎多发于中年人，无性别差异多见于单侧。表现为突发性眩晕及平衡失调，多为摇摆不稳感，偶有旋转性眩晕，常伴有恶心，呕吐。向健侧自发性眼震，患侧半规管功能低下。通常持续数天后逐渐减轻，3～4 周后转为位置性眩晕，6 个月后症状全消失。诊断本病需除外梅尼埃病及中枢性眩晕。

(3)治疗：发作时可服用或注射前庭神经抑制剂，如地西泮、地芬尼多等；自主神经症状重者服用抗胆碱能制剂东莨菪碱等，同时用血管扩张剂、神经营养剂，用法用量同 MD 治疗所述。拟诊前庭神经炎者，可用抗病毒制剂，吗啉胍(病毒灵)抗病毒谱较广，100 mg 或 200 mg，口服，每天 3 次，至病毒感染症状消除；阿昔洛伟(ACV)对 5 种疱疹病毒有选择性抑制作用，对细胞毒性小，适用于单纯疱疹病毒感染、带状疱疹、EB 病毒感染。口服或静脉滴注均可达抑制病毒的复制，静脉注射后可分布于肾、脑、皮肤、心、肺，大部以原形从肾排泄，静脉滴注 5～20 mg/kg，每天 3 次，5～10 天为 1 个疗程；口服 200～600 mg，每天4～6 次，7 天为 1 个疗程。静脉滴注过快，或量过大可引起肾功能损伤，故对肾功不全、老年人、婴幼儿及孕妇慎用。恢复期可进行前庭功能训练。

(4)预后：以往认为本病预后良好，3～6 个月不治可自愈，但 Takeda 曾对 10 例发病后两年有半规管麻痹患者进行随诊，4 例恢复 6 例持续位置性眩晕。Okinaka 对 60 例患者随访 8 周～18 年，发现起病后 1 个月仍有漂浮感者占 70%，随时间推移百分比下降，1 年后为 51%，3 年后仍有者占 33%，5 年后占 27%，10 年后仍残留有主观症状者 2 人。患者年龄越小，恢复越快、越完全。

(四)颈源性眩晕

本病也称 Barre-Lieou 综合征，Barre、Lieou 首先报告颈椎关节病变可引起眩晕，Gray 报告颈椎病、肌肉韧带损伤可引起眩晕，眩晕患者有颈椎病者，并非皆为颈源性眩晕，其发病率各家报道不一，20%～50%，当头突然转动或处于一定头位可诱发出短暂眩晕，数秒至数十分钟不等，常为旋转性眩晕，可伴或不伴耳聋、耳鸣。

1.发病机制

Biesinger 提出颈源性眩晕的机制如下。

(1)颈交感神经受刺激:颈关节病可刺激交感神经,使内耳动脉痉挛,可引起眩晕、头痛、耳鸣,切断交感神经可消除眩晕。

(2)颈椎骨质损害:如颈椎退行性变,骨质增生横突孔压迫椎动脉,炎症、外伤使颈椎节段出现异常活动,称颈椎节段性不稳,Hensinger 提出寰枢关节不稳随年龄增长而加重,是产生颈源性眩晕的重要因素。颈部软组织病变,如颈肌损伤、风湿性颈肌炎、椎间盘突出,使有关肌群痉挛,压迫血管或导致相应关节段不稳。

(3)椎动脉本身病变:动脉粥样硬化性狭窄、畸形等,症状更易发生。

(4)神经反射机制:颈椎 1～3 节段本体觉功能紊乱,向前庭神经脊髓核发出异常冲动,而诱发眩晕。

2.临床表现及检查

(1)眩晕的形式:可为运动错觉性眩晕,发病年龄多在 40 岁以上,也可为头昏、晃动、站立不稳、沉浮感等多种感觉,也可有两种以上的眩晕感同时存在。眩晕反复发作,其发生与头部突然转动有明显关系。一般发作时间短暂,数秒至数分钟不等,也有持续时间较长者。部分患者有自发性和位置性眼震,为水平型或水平旋转型。出现率高达 90%,多数呈反复发作性且和头颈活动关系密切。有 50%以上伴耳鸣,约 1/3 患者有渐进性耳聋。部分患者有自发及位置性眼震。

(2)头痛:出现率 60%～80%,呈发作性跳痛,多局限于项枕部,重者伴以恶心呕吐、出汗、流涎等自主神经症状,易误诊为偏头痛。

(3)视觉症状:可有视觉先兆,眼前一过性黑蒙或闪光,40%患者可有视力减退、复视、一过性视野缺损及不成形幻视。

(4)颈神经根症:约 30%患者可有颈神经根压迫症状,上肢串行性麻木或感觉异常,无力持物不自主坠落,枕小或耳大神经压痛;部分患者有颈部活动受限,晨起颈项痛。

(5)意识障碍:发作性意识障碍占 25%～30%,常于头颈转动时突发;可伴肢体张力低下,口周麻木、耳鸣、眼前火花、猝倒发作;意识障碍可持续 10～15 分钟,但少数患者可为 2～3 小时。

检查:①颈部触诊可发现棘突、横突、枕外隆凸下方,肩胛上区有压痛、僵硬感。个别患者在按压某一部位时可出现眩晕及眼震或扪诊颈部时眩晕明显减轻。②颈扭曲试验可呈阳性,但应再作位置试验以排除耳石器病变及良性位置性眼震。有严重颈椎病者应慎用或禁用此法。③其他的激发性眼震电图检查可无异常,或出现头位性眼震,少数可有冷热试验增强。④颈椎 X 线检查有助于了解颈椎病变。⑤超声多普勒颈椎血流检查,可有血管受压、血流减少征象。⑥脑血管数字减影或 MRA,可清楚观察颈、椎-基底动脉及其分支的走行及血管粗细改变。

3.诊断

眩晕与颈部运动有关,表现出椎-基底动脉供血不全的症状,前庭功能检查、X 线检查及超声多普勒检查有异常表现,并排除引起眩晕的其他疾病。

4.治疗

(1)病因治疗主要以颈椎的外科治疗为主,包括颈石膏固定,颈牵引,必要时手术治疗。

(2)理疗、普鲁卡因椎旁注射、按摩等。

(3)嘱患者避免诱发眩晕的头位,进行适当的体育锻炼。睡眠时枕头不能过高或过低,且应使肩上部也着枕。

(4)可适当使用抗眩晕药及钙通道阻滞剂或血管扩张剂,维生素类等药物治疗。

(五)血管性眩晕

血管性眩晕是老年人常见疾病,指前庭系统(核或终器)血液灌注不足而引发眩晕,供血情况取决于血管状态、血液成分及血液灌注压三个因素。内耳及前庭神经主要由椎-基底动脉(VBA)供血,常见疾病有:①内听动脉综合征,又称迷路卒中,发病可能有情绪因素,表现为突发严重眩晕、恶心、呕吐,10~20天后表现为位置性眩晕,伴或不伴耳聋或耳鸣,检查有自发性眼震及平衡障碍。②椎-基底动脉短暂缺血性眩晕(VBTIV)是眩晕门诊中最常见疾病,Caplan称为椎-基底动脉供血不足(VBI),Millikam已清楚将VBI定为"无梗死的短暂的脑血液减少所致短暂的不能满足脑代谢所需血运的结果"。1990年Toole才将VBTIA与脑血管疾病分开成单独疾病,其原因可能是单一的也可能是多方面的,微栓子致动脉栓塞,血流动力学改变;当侧支循环健全时能维持脑局部供血,一时性血压下降,心排血量减少、体位改变等血流动力学改变,造成脑灌注不足,体位改变时可突然出现眩晕。

1.临床表现

与受累部位、血流量减少程度、个体耐受能力有关。

(1)眩晕与平衡障碍为常见症状,且可长时间内为唯一症状,孤立症状出现率为10%~62%,作为首发症状约48%,常于2~5分钟内达高峰,持续30分钟至数小时。

(2)视觉障碍:视力模糊、水平或垂直复视、黑蒙、眼前闪光样发作。

(3)肢体麻木、构音困难(口吃)。

(4)经颅多普勒(TCD)可了解脑血流情况,SPECT测定脑局部血流量,敏感度为88%。

(5)脑CT及MRI,常显示有腔隙性梗死。根据临床症状及客观检查在排除其他疾病基础上,诊断本病。

2.治疗

(1)治疗原发病:如高血压、糖尿病、高脂血症、心脑综合征等应积极处理。

(2)钙通道阻滞剂:常用药物尼莫地平,口服20~40 mg,每天3次。可选择性阻断病理状态下细胞膜的钙通道,减少平滑肌痉挛,增加脑血管血流量,服2~3周后停药观察。

(3)抗血小板聚集剂:病理状态下血小板可相互黏着,聚集形成微栓。

1)阿司匹林:对血小板凝聚有强大抑制作用,抑制血小板的前列腺素合成酶,减少血小板凝聚,阻止血栓形成,75 mg,口服,每天1次。以肠溶片为佳,减少胃黏膜刺激症状,在长期应用治疗期间注意观察脑及内脏出血情况。

2)双嘧达莫(潘生丁):可抑制磷酸二酯酶,以阻止环磷酸腺苷(cAMP)的降解,抑制肾上腺素、低浓度凝血酶诱导的血小板凝聚,防止血栓形成。25 mg,口服,每天3次,长期服用,可与阿司匹林合用。

3)阿司匹林和双嘧达莫(潘生丁)缓释剂(阿司潘)的联合应用比单独使用其中一种药物的预防效果更好,且不增加出血等不良反应。常用量为12.5/100.0~25/200 mg,口服,每天2次服用。

4)改善脑组织代谢剂。

甲磺酸阿米三嗪+萝巴新(都可喜)可增加脑组织血氧含量及血氧饱和度,可再建有氧代谢。常用量1片,口服,每天2次。

复方麦角异碱口服溶液(活血素)是二氢麦角隐亭与咖啡因的合剂,可同时阻断肾上腺素 α_1 和 α_2 受体,改善微循环增加脑血流量,促进脑组织对葡萄糖的摄取,防止血小板及红细胞聚集,口服吸收快半小时达第一高峰,血浆半衰期长达 7.56～18.00 小时。2～4 mL,饭前或饭后口服,每天 2 次,据临床观察有效率为 80%～90%,不良反应有消化道不适、头痛等。本药应用方便、安全,对心功能不全慎用静脉滴注者尤为适用。服用 15～30 天后可停药观察。

巴曲酶注射液(东菱迪芙)是单一成分巴曲酶,不含任何可能有药理作用的杂质。其作用有以下几种。①系统调节凝血-纤溶两大系统的失衡:迅速分解纤维蛋白原,降低血纤维蛋白原浓度,抑制血栓形成,迅速诱发组织纤溶酶原激活剂(tPA)的释放,增加纤溶系统活性,促进血栓溶解,对其他凝血因子及血小板数无影响。②显著改善血液流变学诸因素:降低全血黏度,抑制红细胞的聚集,增强红细胞的变形能力,降低灌注状态下的血管压力(如脑、心及耳蜗的),显著改善微循环。③抑制缺血和缺血再灌注导致的系列细胞损伤:保护神经细胞(减少死亡及凋亡)及其他脏器细胞减少死亡及血管内皮细胞(减少梗死后的出血发生率)。实验证实:通过降低缺血及缺血再灌注后自由基、兴奋性氨基酸和神经源性一氧化氮(NO)及内皮素的生成,降低乳酸及减轻水肿,增加成纤维细胞生长因子(bFGF)的生成起到神经细胞的保护及修复作用。还通过封闭白细胞表面的 CD11a/CD18,CD11b/CD18 黏附分子显著增加缺血脑组织的血流量,起到神经保护作用,降低红细胞与血管内皮细胞的黏附。也通过改善红细胞的变形能力,降低红细胞的聚集力,降低血浆纤维蛋白原浓度,使红细胞与内皮细胞黏附所需的连接作用减弱,并且抑制其表面黏附因子而实现其神经保护作用。5 BU 溶于 100～200 mL 的生理盐水,静脉点滴 1 小时以上,隔天 1 次,每次 5 BU,共 10 次为 1 个疗程。用药期间,观察血纤维蛋白原,如有出血倾向立即停药,一般很安全。

(曹丽君)

第二节　癫　　痫

一、概述

(一)定义

1.癫痫

癫痫是一组由不同病因所引起,脑部神经元高度同步化,且常具有自限性的异常放电所导致的综合征,以发作性、短暂性、重复性及通常为刻板性的中枢神经系统功能失常为特征。

2.痫性发作

痫性发作为大脑神经元的一次不正常的过度放电,并包括高度同步的一些行为上的改变。

3.急性发作

急性发作是由于大脑结构出现损害或代谢障碍,或急性全身性的代谢紊乱而引起的痫性发作,如低血糖、乙醇中毒等可能引起易感个体痫性发作。

(二)病因

癫痫的病因复杂,是获得性和遗传性因素等多因素共同作用的结果。目前根据病因分为三类,即症状性、特发性(遗传性)和隐源性。病因与年龄有明显的关系。在新生儿期病因主要为感染、代谢异常(如维生素 B_6 依赖、低血糖、低钙血症)、出生时缺氧、颅内出血、脑部发育异常;婴儿或年龄小的儿童的病因主要为热性惊厥、遗传代谢性或发育异常性疾病、原发性/遗传性综合征、感染、发育异常、退行性变化;儿童和青春期年轻人主要病因为海马硬化、原发性/遗传性综合征、退行性疾病、发育异常、创伤、肿瘤;成年人最常见的病因为创伤、肿瘤、脑血管病、先天性代谢病、乙醇/药物、海马硬化、感染、多发性硬化、退行性疾病;老年人的主要病因为脑血管病、药物/乙醇、肿瘤、创伤、退行性变化(如痴呆病)。

(三)发病机制

发病机制尚不完全清楚,但一些重要的发病环节已为人类所知,发病机制见图 11-1。

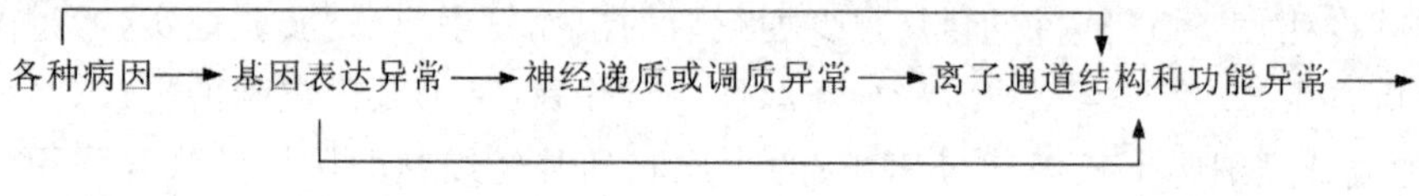

图 11-1　癫痫发病机制

(四)分类

1.癫痫发作的分类

1981 年国际抗癫痫联盟关于癫痫发作的分类参照两个标准:①发作起源于一侧或双侧脑部。②发作时有无意识丧失。其依据是脑电图和临床表现,详见表 11-1。

表 11-1　1981 年癫痫发作的国际分类

Ⅰ.部分性(局灶性,局限性)发作
单纯部分性发作
运动症状发作
躯体感觉或特殊感觉症状性发作
有自主神经症状的发作
有精神症状的发作
复杂部分性发作
单纯部分性发作起病,继而意识丧失
发作开始就有意识丧失
部分性发作进展至继发全身发作
单纯部分性发作继发全身发作
复杂部分性发作继发全身发作
单纯部分性发作进展成复杂部分性发作,然后继发全身发作
Ⅱ.全身(全面)发作
失神发作

续表

典型失神发作
不典型失神发作
肌阵挛发作
阵挛性发作
强直发作
强直阵挛发作
失张力发作
Ⅲ.不能分类的癫痫发作

2.癫痫及癫痫综合征的分类

癫痫及癫痫综合征的分类见表11-2。

表11-2　1989年癫痫和癫痫综合征的国际分类

Ⅰ.与部位有关的癫痫(局部性、局灶性、部分性)
与发病年龄有关的特发性癫痫
具有中央颞区棘波的良性儿童期癫痫
具有枕区发放的良性儿童期癫痫
原发性阅读性癫痫
症状性
儿童慢性进行性局限型癫痫状态
有特殊促发方式的癫痫综合征
颞叶癫痫
额叶癫痫
枕叶癫痫
顶叶癫痫
隐源性:通过发作类型、临床特征、病因学及解剖学定位
Ⅱ.全身型癫痫和癫痫综合征
与年龄有关的特发性全面性癫痫
良性家族性新生儿惊厥
良性新生儿惊厥
良性婴儿肌阵挛性癫痫
儿童失神发作
青少年失神发作
青少年肌阵挛性癫痫
觉醒时全身强直阵挛发作的癫痫
其他全身性特发性癫痫
特殊活动诱导的癫痫
隐源性或症状性癫痫

续表

West 综合征(婴儿痉挛)
Lennox-Gastaut 综合征
肌阵挛-起立不能性癫痫
肌阵挛失神发作性癫痫
症状性全身性癫痫
无特殊病因
早发性肌阵挛性脑病
伴暴发抑制的早发性婴儿癫痫性脑病
其他症状性全身性发作
特殊性综合征
其他疾病状态下的癫痫发作
Ⅲ.不能确定为局灶性或全身性的癫痫或癫痫综合征
有全身性和部分性发作的癫痫
新生儿癫痫
婴儿重症肌阵挛性癫痫
慢波睡眠中伴有连续性棘-慢波的癫痫
Ⅰ.与部位有关的癫痫(局部性、局灶性、部分性)
获得性癫痫性失语
其他不能确定的发作
没有明确的全身或局灶特征的癫痫
Ⅳ.特殊综合征
热性惊厥
孤立单次发作或孤立性单次癫痫状态
由乙醇、药物、子痫、非酮症高血糖等因素引起急性代谢或中毒情况下出现的发作

(五)癫痫发作的临床表现

癫痫发作的共同特征:发作性、短暂性、重复性、刻板性。不同类型癫痫发作的特点分述如下。

1.部分性发作

此类发作起始时的临床表现和脑电图均提示发作起源于大脑皮质的局灶性放电,根据有无意识改变和继发全身性发作又分为以下几类。

(1)单纯部分性发作:起病于任何年龄,发作时患者意识始终存在,异常放电限于局部皮质内,发作时的临床表现取决于异常放电的部位。分为以下 4 类。①部分运动性发作:皮质运动区病灶诱发的局灶性运动性癫痫表现为身体相应部位的强直和阵挛。痫性放电按人体运动区的分布顺序扩展时称 Jackson 发作,多起始于拇指和示指、口角或趾和足。阵挛从起始部位逐渐扩大,可以扩展至一侧肢体或半身,但不扩展至全身。神志始终清楚。发作过后可有一过性发作的肢体瘫痪,称 Todd 瘫痪,可持续数分钟至数天。病灶位于辅助运动区时,发作表现为头或躯体

转向病灶的对侧、一侧上肢外展伴双眼注视外展的上肢。②部分感觉(体觉性发作或特殊感觉)性发作:不同感觉中枢的痫性病灶可诱发相应的临床表现,如针刺感、麻木感、视幻觉、听幻觉、嗅幻觉、眩晕、异味觉等。③自主神经性发作:包括上腹部不适感、呕吐、面色苍白、潮红、竖毛、瞳孔散大、尿失禁等。④精神性发作:表现为情感障碍、错觉、结构性幻觉、识别障碍、记忆障碍等。

(2)复杂部分性发作:起病于任何年龄,但青少年多见。痫性放电通常起源于颞叶内侧或额叶,也可起源于其他部位。发作时有意识障碍,发作期脑电图有单侧或双侧不同步的病灶。常见以下类型:①单纯部分性发作开始,继而意识障碍。②自动症是在癫痫发作过程中或发作后意识朦胧状态下出现的协调的、相适应的不自主动作,事后往往不能回忆。自动症可表现为进食样自动症、模仿样自动症、手势样自动症、词语性自动症、走动性自动症、假自主运动性自动症和性自动症等。③仅有意识障碍。④意识障碍伴有自动症。发作后常有疲惫、头昏、嗜睡,甚至定向力不全等。

(3)部分性发作进展为继发全面性发作:部分性发作进展为继发全面性发作可表现为全身强直、强直或阵挛,发作时脑电图为部分性发作迅速泛化成为两侧半球全面性发放。单纯部分性发作可发展为复杂部分性发作,单纯或复杂部分性发作也可进展为全面性发作。

2.全面性发作

全面性发作的临床表现和脑电图都提示双侧大脑半球同时受累,临床表现多样,多伴有意识障碍并可能是首发症状,分为六类。

(1)全面性强直-阵挛发作(generalized tonic-clonic seizure,GTCS):最常见的发作类型之一,以意识丧失和全身对称性抽搐为特征,伴自主神经功能障碍。大多数发作前无先兆,部分患者可有历时极短含糊不清或难以描述的先兆。其后进入以下几个时期。

(1)强直期:患者突然出现肌肉的强直性收缩,影响到呼吸肌时发生喘鸣、尖叫、面色青紫,可出现舌咬伤、尿失禁,持续 10～30 秒进入阵挛期。

(2)阵挛期:表现为一张一弛的阵挛惊厥性运动,呼吸深而慢,口吐白沫,全身大汗淋漓,持续 30 秒至数分钟。

(3)阵挛后期:阵挛期之末出现深呼吸,所有肌肉松弛。整个发作过程持续 5～10 分钟。部分患者进入深睡状态。清醒后常感到头昏、头痛和疲乏无力。发作间期脑电图半数以上有多棘慢复合波、棘慢复合波或尖慢复合波。发作前瞬间脑电活动表现为波幅下降,呈抑制状态,强直期呈双侧性高波幅棘波爆发,阵挛期为双侧性棘波爆发与慢波交替出现,发作后为低波幅不规则慢波。

(2)强直性发作:多见于弥漫性脑损害的儿童,睡眠中发作较多。表现为全身或部分肌肉的强直性收缩,往往使肢体固定于某种紧张的位置,伴意识丧失、面部青紫、呼吸暂停、瞳孔散大等。发作持续数秒至数十秒。发作间期脑电图可有多棘慢复合波或棘慢复合波,发作时为广泛性快活动或 10～25 Hz棘波,其前后可有尖慢复合波。

(3)阵挛性发作:几乎都发生于婴幼儿,以重复性阵挛性抽动伴意识丧失为特征。持续 1 至数分钟。发作间期脑电图可有多棘慢复合波或棘慢复合波,发作时为 10～15 Hz 棘波或棘慢复合波。

(4)肌阵挛发作:发生于任何年龄。表现为突发短促的震颤样肌收缩,可对称性累及全身,可突然倒地,也可能限于某个肌群,轻者仅表现为头突然前倾。单独或成簇出现,刚入睡或清晨欲醒时发作频繁。发作间期脑电图呈现双侧同步的 3～4 Hz 多棘慢复合波或棘慢复合波,发作时可见广泛性棘波或多棘慢复合波。

(5)失神发作:失神发作分为典型失神和非典型失神发作。①典型失神发作:儿童期起病,预后较好,有明显的自愈倾向。表现为突然发生和突然终止的意识丧失,同时中断正在进行的活动。有时也可伴有自动症或轻微阵挛,一般只有几秒钟。发作后即刻清醒,继续发作前活动。每天可发作数次至数百次。脑电图在发作期和发作间期均可在正常的背景上出现双侧同步对称的3 Hz 棘慢复合波。②非典型失神发作:多见于有弥漫性脑损害的患儿,常合并智力减退,预后较差。发作和终止均较典型者缓慢,肌张力改变明显。发作期和发作间期脑电图表现为不规则、双侧不对称、不同步的棘慢复合波。两者鉴别见表 11-3。

表 11-3　典型失神发作与非典型失神发作的鉴别

项目	典型失神发作	不典型失神发作
持续时间	10～20 秒	较长
意识丧失	完全	不完全
开始	突然	不太突然
终止	突然	不太突然
发作次数	每天多次	较少
过度换气	常可诱发	不常诱发
合并现象	短暂眼睑阵挛	自动症、肌张力变化、自主神经表现
年龄	4～20 岁	任何年龄
病因	原发性	症状性
脑电图	背景正常,双侧对称同步 2～4 Hz 棘慢复合波	背景异常,不对称、不规则 2.5～3.0 Hz 棘(尖)慢复合爆发,阵发性快波
治疗	疗效好	疗效差

(6)失张力发作:多见于发育障碍性疾病和弥漫性脑损害,儿童期发病。其表现为部分或全身肌肉张力突然丧失,出现垂颈、张口、肢体下垂、跌倒发作或猝倒等。持续数秒至 1 分钟。可与强直性、非典型失神发作交替出现。发作间期脑电图为多棘慢复合波,发作时表现为多棘慢复合波、低电压、快活动脑电图。

(六)常见癫痫及癫痫综合征的临床表现

1.与部位有关的癫痫

(1)与发病年龄有关的特发性癫痫。①具有中央-颞区棘波的良性儿童性癫痫:好发于 2～13 岁,有显著的年龄依赖性,多于 15～16 岁前停止发作。男女比例为 1.5∶1.0。发作与睡眠关系密切,大约 75%的患儿只在睡眠时发生。多表现为部分性发作,出现口部、咽部、一侧面部的阵挛性抽搐,偶尔可以涉及同侧上肢,有时会发展为全面强直阵挛发作,特别是在睡眠中。一般体格检查、神经系统检查及智力发育均正常。脑电图显示中央颞区单个或成簇出现的尖波或棘波,可仅局限于中颞或中央区,也可向周围扩散。异常放电与睡眠密切相关,睡眠期异常放电明显增多。②具有枕区放电的良性儿童癫痫:好发年龄 1～14 岁,4～5 岁为发病高峰。发作期主要表现为视觉异常和运动症状。一般首先表现为视觉异常,如一过性视力丧失、视野暗点、偏盲、幻视等。视觉异常之后或同时可出现一系列的运动症状,如半侧阵挛、复杂部分发作伴自动症、全身强直阵挛发作。发作后常常伴有头痛和呕吐,约 30%的患者表现为剧烈的偏侧头痛。17%

还伴有恶心、呕吐。发作频率不等，清醒和睡眠时都有发作。一般体格检查、神经系统检查及智力发育均正常。典型发作间期脑电图表现为背景正常，枕区出现高波幅的双相棘波。棘波位于枕区或后颞，单侧或双侧性。③原发性阅读性癫痫：由阅读引起，没有自发性发作的癫痫综合征。临床表现为阅读时出现下颌痉挛，常伴有手臂的痉挛，如继续阅读则会出现全身强直-阵挛发作。

(2)症状性癫痫。①颞叶癫痫：主要发生在青少年，起病年龄为10～20岁，62%的患者在15岁以前起病。发作类型有多种，主要包括单纯部分性发作、复杂部分性发作及继发全身性发作。发作先兆常见，如上腹部感觉异常、似曾相识、嗅觉异常、幻视、自主神经症状等。复杂部分性发作多表现为愣神，各种自动症如咀嚼、发音、重复动作及复杂的动作等。发作间期脑电图正常或表现为一侧或双侧颞区尖波/棘波、尖慢波/棘慢波、慢波。蝶骨电极或长程监测可以提高脑电图阳性率。②额叶癫痫：发作形式表现为单纯性或复杂性部分性发作，常伴有继发全身性发作。丛集性发作，每次发作时间短暂，刻板性突出，强直或姿势性发作及下肢双侧复杂的运动性自动症明显，易出现癫痫持续状态。发作间期脑电图可显示正常、背景不对称、额区尖波/棘波、尖慢波/棘慢波、慢波。③枕叶癫痫：发作形式主要为伴有视觉异常的单纯性发作，伴有或不伴有继发全身性发作。复杂部分性发作是因为发放扩散到枕叶以外的区域所致。视觉异常表现为发作性盲点、偏盲、黑蒙、闪光、火花、光幻视及复视等，也可出现知觉性错觉，如视物大小的变化或距离变化及视物变形；非视觉性症状表现为眼和头强直性或阵挛性向病灶对侧或同侧转动，有时只有眼球转动，眼睑抽动或强迫性眼睑闭合，可见眼震。发作间期脑电图表现为枕部背景活动异常，如一侧性α波波幅降低、缺如或枕部尖波/棘波。④顶叶癫痫：发作形式为单纯部分性发作，伴有或不伴有继发全身性发作。通常有明显主观感觉异常症状。少数有烧灼样疼痛感。⑤儿童慢性进行性局限型癫痫状态：表现为持续数小时、数天，甚至数年的，仅影响身体某部分的节律性肌阵挛。脑电图表现为中央区局灶性棘慢波，但无特异性。⑥有特殊促发方式的癫痫综合征：指发作前始终存在环境或内在因素所促发的癫痫。有些癫痫发作由特殊感觉或知觉所促发(反射性癫痫)，也可由高级脑功能的整合(如记忆或模式认知)所促发。

2.全身型癫痫和癫痫综合征

(1)与发病年龄有关的特发性癫痫。

1)良性家族性新生儿惊厥：发病年龄通常在出生后2～3天。男女发病率大致相当。惊厥形式以阵挛为主，有时呈强直性发作，也可表现为呼吸暂停，持续时间一般不超过1分钟。起病开始日内发作频繁，以后发作减少，有些患者的散在发作持续数周。发作期脑电图可见快波、棘波。发作间期脑电图检查正常。部分有患者局灶性或多灶性异常。

2)良性新生儿惊厥：发作常在出生后3～4天发生，男孩多于女孩。惊厥形式以阵挛为主，可从一侧开始，然后发展到另一侧，很少为全身四肢同时阵挛，发作持续时间为1～3分钟，发作频繁。1/3患儿出现呼吸暂停。惊厥开始时神经系统检查正常，惊厥持续状态时可出现昏睡状态及肌张力低下。60%患者发作间期脑电图可见交替出现的尖样θ波，部分可显示局灶性异常。发作期脑电图可见有规律的棘波或慢波。

3)良性婴儿肌阵挛癫痫：病前精神运动发育正常。发病年龄为出生后4个月至3岁，男孩多见。部分患者有热性惊厥史或惊厥家族史。发作表现为全身性粗大肌阵挛抽动，可引起上肢屈曲，如累及下肢可出现跌倒。发作短暂，1～3秒。发作主要表现在清醒时。无其他类型的发作。脑电图背景活动正常，发作间期脑电图正常或有短暂的全导棘慢波、多棘慢波爆发，发作期全导棘慢波或多棘慢波爆发。

4)儿童失神发作:发病年龄3～10岁,发病高峰年龄为6～7岁,男女之比约为2∶3。发作形式为典型的失神发作。表现为突然意识丧失,但不跌倒,精神活动中断,正在进行的活动停止,两眼凝视前方,持续数秒钟,绝大多数在30秒以内,很少超过45秒,随之意识恢复。发作频繁,每天数次至数百次。临床表现可分为简单失神和复杂失神两种。简单失神发作仅有上述表现,约占10%。复杂失神发作占大多数,表现为失神发作同时可伴有其他形式的发作,常见为轻微阵挛、失张力、自动症、自主神经的症状。患儿智力发育正常,神经系统检查无明显异常。脑电图表现为正常背景上双侧同步的3 Hz的棘慢波综合。光和过度换气可诱发发作。

5)青少年期失神发作:在青春期或青春期前开始发作,无性别差异。发作形式为典型的失神发作,但其他临床表现与儿童失神癫痫不同。约80%伴有强直-阵挛发作。大部分病侧在醒后不久发生。15%～20%的患者伴有肌阵挛发作。发作频率明显少于儿童失神发作。智力发育正常。脑电图背景正常,发作期和发作间期显示3 Hz弥漫性棘慢波综合。

6)青少年肌阵挛性癫痫:发病年龄主要集中在8～22岁,平均发病年龄为15岁,发病无性别差异。发作形式以肌阵挛为主。约30%的患者发展为强直-阵挛、阵挛-强直-阵挛和失神发作。发作常出现在夜间、凌晨或打盹后。最早的症状往往是醒后不久即出现肌阵挛或起床不久手中所拿的物品突然不自主地掉落。85%的患儿在起病数月或数年后出现全面性强直-阵挛发作,10%～15%的患儿有失神发作。患者神经系统发育及智能均正常,神经影像学检查正常。一般不能自行缓解,也无进行性恶化。发作期脑电图表现为广泛、快速、对称的多棘慢波,随后继发少数慢波。发作间期脑电图可有快速、广泛、不规则的棘慢波放电,睡眠剥夺、闪光刺激等可诱发发作。

7)觉醒时全身强直阵挛发作的癫痫:起病于10～20岁,主要于醒后不久发作,第2个发作高峰为傍晚休息时间,绝大部分以全身强直阵挛发作为唯一发作形式。剥夺睡眠和其他外界因素可激发发作。常有遗传因素。

8)其他全身性特发性癫痫:指其他自发性癫痫,如不属于上述综合征之一,可归于本项内。

9)特殊活动诱导的癫痫:包括反射性癫痫及其他非特异因素(不眠、戒酒、药物戒断、过度换气)诱发的癫痫。

(2)隐源性或症状性癫痫。

1)West综合征(婴儿痉挛):一类病因不同几乎只见于婴儿期的有特异性脑电图表现且抗癫痫药物治疗效果不理想的癫痫综合征。由特异性三联征组成,即婴儿痉挛、精神运动发育迟滞及高度节律失调。85%～90%的患儿在出生后1年内发病,发病高峰为6～8个月。发病性别无显著差异。痉挛可为屈曲性、伸展性和混合性三种形式。

2)Lennox-Gastaut综合征:特发性LGS无明确病因。症状性LGS的病因主要包括围产期脑损伤、颅内感染、脑发育不良、结节性硬化和代谢性疾病等。LGS的主要特点包括起病年龄早,多在4岁前发病,1～2岁最多见;发作形式多样,可表现为强直发作、肌阵挛发作、不典型失神发作、失张力发作和全身强直-阵挛性发作等多种发作类型并存;发作非常频繁;常伴有智力发育障碍。脑电图表现为背景活动异常、慢棘慢波复合(<3 Hz)。

3)肌阵挛-起立不能性癫痫:常有遗传因素。起病年龄为6个月至6岁,发病高峰年龄为3～4岁。发作形式多样,常见轴性肌阵挛发作,以头、躯干为主,表现为突然、快速地用力点头、向前弯腰,同时两臂上举。有时在肌阵挛后出现肌张力丧失,表现为屈膝、跌倒、不能站立,故称为站立不能发作。发病前智力发育正常,发病后有智力减退。脑电图早期有4～7 Hz节律,余正常,以后可有不规则快棘慢综合波或多棘慢波综合波。

4)肌阵挛失神发作性癫痫:起病年龄2.0～12.5岁,发病高峰年龄为7岁,男性略多于女性。发作类型以失神发作和肌阵挛发作为主,表现为失神发作伴双侧节律性肌阵挛性抽动,发作持续时间较失神发作长,为10～60秒。约一半患儿在发病前即有不同程度的智力低下,但无其他神经系统的异常发现。脑电图上可见双侧同步对称、节律性的3 Hz棘慢复合波,类似失神发作。

(3)症状性全身性癫痫及癫痫综合征:症状性全身性癫痫及癫痫综合征包括无特殊病因的早期肌阵挛性癫痫性脑病、伴暴发抑制的早发性婴儿癫痫性脑病、其他症状性全身性癫痫和有特殊病因的癫痫。

1)早发性肌阵挛性脑病:出生后3个月内(多在1个月内)起病,男女发病率大致相当。病前无脑发育异常。初期为非连续性的单发肌阵挛(全身性或部分性),然后为怪异的部分性发作,大量的肌阵挛或强直阵挛。脑电图特征为"暴发-抑制",随年龄增长可逐渐进展为高度节律失调。家族性患者常见,提示与先天代谢异常有关。

2)伴爆发抑制的早发性婴儿癫痫性脑病:又称大田原综合征。新生儿及婴儿早期起病,半数以上发病在1个月以内,男女发病率无明显差异。发作形式以强直痉挛为主。常表现为"角弓反张"姿势,极度低头、肢伸向前、身体绷紧。发作极为频繁。伴有严重的精神运动障碍,常在4～6个月时进展为婴儿痉挛。脑电图呈周期性爆发抑制波形是本病的特点,但并非本病所特有。

3.不能分类的癫痫

(1)新生儿癫痫:由于新生儿的特点,癫痫发作的临床表现常容易被忽略。发作包括眼水平性偏斜、伴或不伴阵挛、眼睑眨动或颤动、吸吮、咂嘴及其他颊-唇-口动作、游泳或踏足动作,偶尔为呼吸暂停发作。新生儿发作还见于肢体的强直性伸展、多灶性阵挛性发作、局灶性阵挛性发作。脑电图表现为爆发抑制性活动。

(2)婴儿重症肌阵挛性癫痫:起病年龄1岁以内,病因不清。发作形式以肌阵挛为主。早期为发热诱发长时间的全身性或一侧性惊厥发作,常被误诊为婴儿惊厥。1～4岁以后渐出现无热惊厥,易发生癫痫持续状态,进行性精神运动发育倒退,特别是语言发育迟缓。60%的患儿有共济失调,20%的患儿有轻度的锥体束征。脑电图表现为广泛性棘慢波、多棘慢波。

(3)慢波睡眠中伴有连续性棘-慢波的癫痫:本型癫痫由各种发作类型联合而成。在睡眠中有部分性或全身性发作,当觉醒时为不典型失神,不出现强直发作。特征脑电图表现为在慢波睡眠相中持续的弥散性棘慢波。

(4)获得性癫痫性失语:获得性癫痫性失语又称Landau-Kleffner综合征(LKS),主要特点为获得性失语和脑电图异常。本病的病因尚未明确,发病年龄在18个月至13岁,约90%在2～8岁起病。男性发病略高于女性。发病前患儿语言功能正常。失语表现为能听到别人说话的声音,但不能理解语言的意义,逐渐发展为不能用语言进行交流,甚至完全不能表达。患儿已有的书写或阅读功能也逐渐丧失。失语的发展过程有3种类型:突发性失语,症状时轻时重,最终可以恢复;失语进行性发展,最终导致不可恢复的失语;临床逐渐出现失语,病情缓慢进展,失语恢复的情况不尽一致。80%的患者合并有癫痫发作。约一半患者以癫痫为首发症状,而另一半以失语为首发症状。癫痫的发作形式包括部分运动性发作、复杂部分性发作、全面性强直-阵挛发作、失张力发作或不典型发作。清醒和睡眠时均有发作,发作的频率不等。70%的患儿有精神行为异常,表现为多动、注意力不集中、抑郁、暴躁、智力减退、易激动和破坏性行为,有些患儿可表现为孤独症样动作。发作间期清醒脑电图背景活动多正常,异常脑电活动可见于单侧或双侧颞区单个或成簇的棘波、尖波或1.5～2.5 Hz的棘慢波综合。睡眠时异常放电明显增多，阳性率几乎 100%。有时异常放电呈弥漫性分布。

4.特殊癫痫综合征

热性惊厥为特殊癫痫综合征，是指初次发作在 1 个月至 6 岁，在上呼吸道感染或其他感染性疾病的初期，当体温在 38 ℃以上时突然出现的惊厥，排除颅内感染或其他导致惊厥的器质性或代谢性异常。其有明显的遗传倾向。发病与年龄有明显的依赖性，首次发作多见于 6 个月至3 岁。

(七)癫痫的诊断思路

1.确定是否为癫痫

(1)病史：癫痫有两个重要特征，即发作性和重复性。发作性是指突然发生，突然停止；重复性是指在一次发作后，间隔一定时间后会有第二次乃至更多次相同的发作。癫痫患者就诊时间多在发作间歇期，体格检查多正常，因此诊断主要根据病史。但患者发作时常有意识丧失，难以自述病情，只能依靠目睹患者发作的亲属及其他在场人员描述，经常不够准确。医师如能目睹患者的发作，对诊断有决定性的作用。

(2)脑电图检查：脑电图的痫性放电是癫痫的一个重要特征，也是诊断癫痫的主要证据之一。某些形式的电活动对癫痫的诊断具有特殊的意义。与任何其他检查一样，脑电图检查也有其局限性，对临床表现为痫性发作的患者，脑电图检查正常不能排除癫痫，脑电图出现癫痫波形，而临床无癫痫发作的患者也不能诊断癫痫，只能说明其存在危险因素。目前脑电图检查主要有常规脑电图检查、携带式脑电图检查及视频脑电图监测。随着视频脑电图监测的临床应用，提高了癫痫诊断的阳性率。

2.明确癫痫发作的类型或癫痫综合征

不同类型的癫痫治疗方法也不同，发作类型诊断错误可能导致药物治疗的失败。

3.确定病因

脑部 MRI、CT 检查可确定脑结构性异常或损害。

二、部分性发作

(一)概述

1.概念

痫性放电源于一侧大脑半球，向周围正常脑区扩散可扩展为全身性发作。成年期痫性发作最常见的类型是部分性发作。

2.分型

根据发作期间是否伴有意识障碍分为三型。

(1)无意识障碍：为单纯部分性发作。

(2)有意识障碍：发作后不能回忆，为复杂部分性发作。

(3)单纯和复杂部分性发作：均可能继发全身性强直-阵挛发作。

(二)病因及发病机制

1.病因

(1)单纯部分性发作：多为症状性癫痫，常见脑器质性损害，以脑外伤、产伤、脑炎、脑瘤和脑血管疾病及其后遗症居多。

(2)复杂部分性发作:多因产伤,或脑炎、脑外伤、肿瘤、脑血管意外、脑动脉硬化、脑血管畸形及脑缺氧等。

2.发病机制

异常神经元突触重建及胶质增生与复杂部分性发作密切相关。颞叶结构的异常放电引起复杂部分性发作,在痫性活动的发生、发展及传播中海马和杏仁核起重要作用。颞叶癫痫与诱发痫性发作的特定结构受损,或海马硬化(AH)相关。

(三)临床表现

1.单纯部分性发作

痫性发作的起始症状提示痫性灶多在对侧脑部,发作时限不超过1分钟,无意识障碍。分为四型。

(1)部分运动性发作。①表现:局部肢体抽动,一侧口角、眼睑、手指或足趾多见,或整个一侧面部或一个肢体远端,有时言语中断。②杰克逊癫痫:发作自一处开始后沿大脑皮质运动区分布顺序缓慢移动,如自一侧拇指沿腕部、肘部、肩部扩展。③Todd瘫痪:病灶在对侧运动区。部分运动性发作后如遗留暂时性(数分钟至数天)局部肢体瘫痪或无力。④部分性癫痫持续状态:癫痫发作持续数小时或数天。

(2)体觉性发作或特殊感觉性发作。

1)体觉性发作:肢体常麻木感和针刺感,多在口角、舌、手指或足趾发生,病灶在中央后回体感觉区,偶有缓慢扩散犹如杰克逊癫痫。

2)特殊感觉性发作:①视觉性,视觉如闪光,病灶在枕叶。②听觉性,幻听为嗡嗡声,病灶在颞叶外侧或岛回。③嗅觉性,焦臭味,病灶在额叶眶部、杏仁核或岛回。④眩晕性,眩晕感、飘浮感、下沉感,病灶在岛间或顶叶。

特殊感觉性发作可是复杂部分性发作或全面强直-阵挛发作的先兆。

(3)自主神经发作。①年龄:以青少年为主。②临床症状:很少单独出现,以胃肠道症状居多,如烦渴、欲排尿感、出汗、面部及全身皮肤发红、呕吐、腹痛等。③病灶:杏仁核、岛回或扣带回。④脑电图:阵发性双侧同步θ节律,频率为4～7次/秒。

(4)精神性发作。①各种类型遗忘症:如似曾相识、似不相识、快速回顾往事、强迫思维等,病灶多在海马部。②情感异常:如无名恐惧、愤怒、忧郁和欣快等,病灶在扣带回。③错觉:如视物变大或变小,听声变强或变弱,以及感觉本人肢体变化等,病灶在海马部或颞枕部。

精神症状可单独发作,常为复杂部分性发作的先兆,或为继发的全面性强直-阵挛发作的先兆。

2.复杂部分性发作

(1)占成人痫性发作50%以上:在发作起始精神症状或特殊感觉症状出现,随后意识障碍、自动症和遗忘症,或发作开始即意识障碍,又称精神运动性发作。病灶多在颞叶,故又称颞叶癫痫,或见于额叶、嗅皮质等部位。先兆或始发症状包括单纯部分性发作的各种症状,特别是错觉、幻觉等精神症状及特殊感觉症状。

(2)在先兆之后发生复杂部分性发作:患者作出似有目的的动作,即自动症。自动症是在痫性发作期或发作后意识障碍和遗忘状态下发生的行为,先瞪视不动,然后无意识动作,如机械地重复动作,或出现吮吸、咀嚼、舔唇、清喉、搓手、拂面、解扣、脱衣、摸索衣裳和挪动桌椅等,甚至游走、奔跑、乘车上船,也可自动言语或叫喊、唱歌等。病灶多在颞叶海马部、扣带回、杏仁核、额叶眶部或边缘回等。在觉醒时脑电图仅30%呈发作放电。脑电图表现为一侧或两侧颞区慢波,杂有棘波或尖波。

3.全面性强直-阵挛发作

全面性强直-阵挛发作多由单纯或复杂部分性发作继发而来:脑电图可见快速发展为全面性异常。大发作之后可回忆起部分性发作时的情景。

(四)诊断及鉴别诊断

1.诊断

(1)首先确认癫痫是否发作。①详细了解首次发作的时间和情况,仔细排除内科或神经科急性疾病。②除单纯部分性发作外,患者并不能记忆和表述发作时的情景,需向目睹者了解整个发作过程,如发作的环境、时间,发作时姿态、面色、声音,有无肢体抽搐及大致顺序,发作后表现,有无怪异行为和精神失常等。③有多次发作的患者需了解发病后情况、发作形式、相关疾病及事件、可能的触发因素,以及发作的频率下最长间隔、间隙期有无异常等。④了解家族史,怀孕期、分娩期和产后生长发育情况,有否热性惊厥、严重颅脑外伤、脑膜炎、脑炎、寄生虫感染史等。

(2)确定发作类型:依靠病史等确定发作类型及可能属于哪种癫痫综合征。

(3)最后确定病因。①首次发作者,排除内科或神经科疾病,如低血糖、高血糖、高渗状态、低钙血症、低钠血症、高钠血症、肝衰竭、肾衰竭、高血压脑病、脑膜炎、脑炎、脑脓肿和脑瘤等。②排除药物或毒物引起的痫性发作,如异烟肼、茶碱、氨茶碱、哌替啶、阿米替林、多塞平、丙米嗪、氯丙嗪、氟哌啶醇、甲氨蝶呤、环孢素、苯丙胺等。③若先后用两种抗痫药治疗效果不佳,就应再次评估,复查脑电图和高分辨率 MRI。

2.鉴别诊断

(1)偏头痛:①应与复杂部分性发作持续状态鉴别。②多有头痛发作史和家族史。③主要症状为剧烈偏头痛,无意识障碍。④脑电图正常或仅少数患者出现局灶性慢波,如有尖波常局限于头痛侧颞区。⑤如幻觉则以闪光、暗点、视物模糊为特征。

(2)短暂性脑缺血发作(TIA):①一过性记忆丧失、幻觉、行为异常和短暂意识丧失等,可与复杂部分性发作混淆。②年龄大、脑动脉硬化及脑电图阴性。

(3)非痫性发作:详细询问病史与屏气发作、遗尿、梦魇、腹痛、低血糖发作等鉴别。

(五)预后

起源于脑结构性病变的部分性癫痫患者,预后与病因是否得到根除有关。这类癫痫对药物治疗有抵抗性,但经3~5年治疗后缓解率为40%~45%。发作形式仅有一种的患者比多种发作形式预后好,缓解率达65%。复杂部分性发作停药后复发率高,应长期服药。

三、全面性发作

全面性发作的神经元痫性放电起源于双侧大脑半球,特征是发作时伴有意识障碍或以意识障碍为首发症状。

(一)病因及发病机制

1.与遗传关系密切

150种以上少见的基因缺陷综合征是以癫痫大发作或肌阵挛发作为临床表现的,其中常染色体显性遗传疾病有25种,如结节性硬化和神经纤维瘤病;常染色体隐性遗传疾病约100种,如家族性黑蒙性痴呆和类球状细胞型脑白质营养不良等，热性惊厥的全身性发作与编码电压门控钠通道β亚单位基因的突变有关。良性少年型肌阵挛性癫痫基因定位于6q21.3。

2.大脑弥漫性损害

弥漫性损害大脑的病因如缺氧性脑病、中毒等。皮层痫性放电病灶的胶质增生、灰质异位、微小胶质细胞瘤或毛细血管瘤改变。电镜下病灶的神经突触间隙电子密度增加，痫灶周围有大量星形细胞，改变了神经元周围的离子浓度，使兴奋易于向周围扩散。

(二)临床表现

1.失神发作

(1)典型失神发作：典型失神发作通常称为小发作。①无先兆和局部症状：突然意识短暂中断，患者停止当时的活动，呼之不应，两眼瞪视不动，状如“愣神”，3～15秒；可伴有简单的自动性动作，如擦鼻、咀嚼、吞咽等，一般不会跌倒，手中持物可能坠落，事后对发作全无记忆，每天可发作数次至数百次。②脑电图：发作时呈双侧对称，3周/秒棘慢波或多棘慢波，发作间期可有同样的或较短的阵发活动，背景波形正常。

(2)不典型失神发作：①意识障碍发生及休止，较典型者缓慢，肌张力改变较明显。②脑电图，较慢而不规则的棘慢波或尖慢波，背景活动异常。

2.肌阵挛发作

(1)多为遗传性疾病。

(2)某一肌肉或肌群呈突然短暂的快速收缩，颜面或肢体肌肉突然短暂跳动，单个出现，或有规律地反复发生。发作时间短，间隔时间长，一般不伴意识障碍，清晨欲觉醒或刚入睡时发作较频繁。

(3)脑电图多为棘慢波或尖慢波。

3.阵挛性发作

(1)年龄：仅见于婴幼儿。

(2)表现：全身重复性阵挛性抽搐。

(3)脑电图：快活动、慢波及不规则棘慢波。

4.强直性发作

(1)年龄：儿童及少年期多见。

(2)表现：睡眠中较多发作，全身肌肉强烈的强直性肌痉挛，使头、眼和肢体固定在特殊位置，伴有颜面青紫、呼吸暂停和瞳孔散大；躯干强直性发作造成角弓反张，伴短暂意识丧失，一般不跌倒，持续30秒至1分钟，发作后立即清醒。

(3)常伴自主神经症状：面色苍白、潮红、瞳孔扩大等。

(4)脑电图：低电位10周/秒波，振幅逐渐增高。

5.全面性强直-阵挛发作(GTCS)

GTCS是最常见的发作类型之一，也称大发作，特征是意识丧失和全身对称性抽搐。发作分为三期。

(1)强直期。①意识和肌肉：突然意识丧失，跌倒在地，全身骨骼肌呈持续性收缩。②五官表现：上睑抬起，眼球上窜，喉部痉挛，发出叫声；口先强张，而后突闭，或咬破舌尖。③抽搐：颈部和躯干先屈曲而后反张，上肢先上举后旋再变为内收前旋，下肢自屈曲转变为强烈伸直。④持续10～20秒后，在肢端出现细微的震颤。

(2)阵挛期。①震颤:幅度增大并延及全身成为间歇性痉挛,即进入阵挛期。②每次痉挛都继有短促的肌张力松弛,阵挛频率由快变慢,松弛期逐渐延长,本期持续 0.5～1.0 分钟。③最后一次强烈阵挛后,抽搐突然终止,所有肌肉松弛。

(3)惊厥后期。①牙和二便:阵挛期以后尚有短暂的强直痉挛,造成牙关紧闭和大小便失禁。②意识:呼吸首先恢复,心率、血压、瞳孔等恢复正常,肌张力松弛,意识逐渐苏醒。③自发作开始至意识恢复历时 5～10 秒。④清醒后,常头昏、头痛、全身酸痛和疲乏无力,对抽搐全无记忆。⑤或发作后进入昏睡,个别在完全清醒前有自动症或暴怒、惊恐等情感反应。

强直期和阵挛期可见自主神经征象,如心率加快,血压升高,汗液、唾液和支气管分泌物增多,瞳孔扩大等。呼吸暂时中断,皮肤自苍白转为发绀,瞳孔散大,对光及深、浅反射消失,病理反射阳性。

强直期逐渐增强的弥漫性 10 周/秒波;阵挛期逐渐变慢的弥漫性慢波,附有间歇发作的成群棘波;惊厥后期呈低平记录。

6.无张力性发作

(1)肌肉张力:①部分或全身肌肉张力突然降低,造成颈垂、张口、肢体下垂或躯干失张力而跌倒,持续 1～3 秒。②短暂意识丧失或不明显的意识障碍,发作后立即清醒和站起。

(2)脑电图:多棘-慢波或低电位快活动。

(三)诊断及鉴别诊断

1.诊断

(1)GTCS 的诊断依据。①发作史及其表现,关键是发作时有无意识丧失性。②间接证据:舌咬伤和尿失禁,或发生跌伤及醒后头痛、肌痛也有参考意义。

(2)失神发作:①特征性脑电表现。②结合相应的临床表现。

2.鉴别诊断

(1)晕厥。①意识瞬时丧失:脑血流灌注短暂性全面降低,缺氧所致。②多有明显诱因:如久站、剧痛、见血、情绪激动和严寒等,胸内压力急剧增高,如咳嗽、抽泣、大笑、用力、憋气、排便、排尿等诱发。③发作先兆:常有恶心、头晕、无力、震颤、腹部沉重感或眼前发黑等,与癫痫发作相比,摔倒时较缓慢。④自主神经症状:面色苍白、出汗,有时脉搏不规则,或伴有抽动、尿失禁。⑤四肢强直阵挛性抽搐:少数发生,多发生于意识丧失 10 秒以后,持续时间短,强度较弱,与痫性发作不同。⑥脑电图和心电图监测:帮助鉴别。

(2)低血糖症。①血糖水平:发作低于 2 mmol/L 时,可产生局部癫痫样抽搐或四肢强直发作,伴有意识丧失。②病因:胰岛 β 细胞瘤或长期服用降糖药的 2 型糖尿病患者。③既往病史:有助于确诊。

(3)发作性睡病。①鉴别:因意识丧失和摔倒,易误诊为癫痫。②突然发作的不可抑制的睡眠、睡眠瘫痪、入睡前幻觉及摔倒症等四联症。

(4)基底型偏头痛。①鉴别:因有意识障碍与失神发作鉴别;但发生缓慢,程度较轻,意识丧失前常有梦样感觉。②偏头痛:双侧,多伴眩晕、共济失调、双眼视物模糊或眼球运动障碍。③脑电图:可有枕区棘波。

(5)假性癫痫发作(表 11-4)。①又称癔症性发作:多在情绪波动后发生,可有运动、感觉、自动症、意识模糊等类癫痫发作症状。②症状有戏剧性:表现双眼上翻、手足抽搐和过度换气,伴有短暂精神和情绪异常,无自伤和尿失禁。③特点:强烈的自我表现,精神刺激后发生,发作中哭

叫、出汗和闭眼等，暗示治疗可终止发作。④脑电监测：有鉴别意义。

表 11-4　癫痫性发作与假癫痫发作的鉴别

鉴别要点	癫痫发作	假癫痫发作
发作场合和特点	任何情况下，突然及刻板式发作	有精神诱因及有人在场时，发作形式多样
眼位	上睑抬起，眼球上蹿或转向一侧	眼睑紧闭，眼球乱动
面色	发绀	苍白或发红
瞳孔	散大，对光反射消失	正常，对光反射存在
摔伤，舌咬伤，尿失禁	可有	无
Babinski 征	常为阳性	阴性
对抗被动运动	无	有
持续时间及终止方式	1～2 分钟，自行停止	可长达数小时，需安慰及暗示治疗

国外报道，假性发作患者中 10%左右可患有癫痫，癫痫伴有假性发作者为 10%～20%。

(四)治疗

癫痫是可治性疾病，大多数预后较好。在最初 5 年内 70%～80%缓解，其中 50%可完全停药。精确定位癫痫源，合理选择手术治疗可望使约 80%难治性癫痫病患者彻底治愈。

1.药物治疗的一般原则

(1)明确癫痫诊断，确定发作类型：①及时服用抗癫痫药物(AEDs)控制发作。②首次发作者在调查病因之前，不宜过早用药，应等到下次发作再决定是否用药。③根据所用 AEDs 的不良反应，确定用药时间和预后。用药前说明治疗癫痫的长期性、药物毒副作用及生活中注意事项。

(2)病因治疗：病因明确者如调整低血糖、低血钙等代谢紊乱，手术治疗颅内占位性病变，术后残余病灶使继续发作者，需药物治疗。

(3)根据发作类型选择 AEDs：根据发作类型选择 AEDs，详见表 11-5。

表 11-5　根据癫痫的发作类型推荐选择的抗癫痫药物

发作类型	一线 AEDs	二线或辅助 AEDs
①单纯及复杂部分性发作、部分性发作继发 CTCS	卡马西平、丙戊酸钠、苯妥英钠、苯巴比妥、扑痫酮	氯巴占、氯硝西泮
②GTCS	卡马西平、苯巴比妥、丙戊酸钠、苯妥英钠、扑痫酮	乙酰唑胺、奥沙西泮、氯硝西泮
特发性大发作合并失神发作	首选丙戊酸钠，其次为苯妥英钠或苯巴比妥	
继发性或性质不明的 GTCS	卡马西平、苯妥英钠或苯巴比妥	
③失神发作	丙戊酸钠、乙琥胺	乙酰唑胺、氯硝西泮、三甲双酮
④强直性发作	卡马西平、苯巴比妥、苯妥英钠	奥沙西泮、氯硝西泮、丙戊酸钠
⑤失张力性和非典型失神发作	奥沙西泮、氯硝西泮、丙戊酸钠	乙酰唑胺、卡马西平、苯妥英钠、苯巴比妥/扑痫酮
⑥肌阵挛性发作	丙戊酸钠、乙琥胺、氯硝西泮	乙酰唑胺、奥沙西泮、硝西泮、苯妥英钠
⑦婴儿痉挛症	促肾上腺皮质激素(ACTH)、泼尼松、氯硝西泮	

续表

发作类型	一线 AEDs	二线或辅助 AEDs
⑧有中央-颞部或枕部棘波的良性儿童期癫痫	卡马西平或丙戊酸钠	
⑨Lennox-Gastaut 综合征	首选丙戊酸钠，次选氯硝西泮	

(4)常用剂量和不良反应：详见表 11-6。①药物监测：药物疗效受药物吸收、分布及代谢的影响，用药应采取个体化原则。儿童需按体重(kg)计算药量，婴幼儿由于代谢较快，用量应比年长儿童相对较大。多数 AEDs 血药浓度与药效相关性明显高于剂量与药效相关性，因此，测定血药浓度，即应进行药物监测(TDM)，检测苯妥英钠、卡马西平、苯巴比妥及乙琥胺血药水平，可提高用药的有效性和安全性。②不良反应：所有 AEDs 都有，最常见剂量相关性不良反应，通常于用药初始或增量时发生，与血药浓度有关；多数为短暂性的，缓慢减量可明显减少。进食时服药可减少恶心反应。③特异反应：与剂量无关，难以预测。严重的特异反应如皮疹、粒细胞缺乏症、血小板缺乏、再生障碍性贫血和肝衰竭等可威胁生命。约 1/4 的癫痫转氨酶轻度增高，但并不发展为肝炎或肝衰竭。

表 11-6　抗痫药的剂量和不良反应

药物	成人剂量/(kg/d)		儿童剂量[mg(kg·d)]	不良反应(剂量有关)	特异反应
	起始	维持			
苯妥英(PHT)	200	300～500	4～12	胃肠道症状，毛发增多，齿龈增生，面容粗糙，小脑征，复视，精神症状	骨髓、肝、心损害，皮疹
卡马西平(CBZ)	200	600～2 000	10～40	胃肠道症状，小脑征，复视，嗜睡，精神症状	骨髓与肝损害，皮疹
苯巴比妥(PB)		60～300	2～6	嗜睡，小脑征，复视，认知与行为异常	甚少见
扑米酮(PMD)	60	750～1 500	10～25	同苯巴比妥	同苯巴比妥
丙戊酸盐(VPA)	500	1 000～3 000	10～70	肥胖，震颤，毛发减少，踝肿胀，嗜睡，肝功能异常	骨髓与肝损害，胰腺炎
乙琥胺(ESM)	500	750～1 500	10～75	胃肠道症状，嗜睡，小脑症状，精神异常	少见，骨髓损害
加巴喷丁	300	1 200～3 600		胃肠道症状，头晕，体重增加，步态不稳，动作增多	
拉莫三嗪(LTG)	25	100～500		头晕，嗜睡，恶心，神经症状(与卡马西平合用时出现)	儿童多见
非尔氨酯	400	1 800～3 600	15	头晕，镇静，体重增加，视野缩小，精神异常(少见)	较多见，骨髓与肝损害
托吡酯	25	200～400		震颤，头痛，头晕，小脑征，肾结石，胃肠道症状，体重减轻，认知或精神症状	

(5)坚持单药治疗原则：提倡小剂量开始的单药治疗，缓慢增量至能最大限度地控制发作而无不良反应或反应很轻的最低有效剂量。单药治疗癫痫约 80%有效，切勿滥用多种药物。

(6)联合治疗。①原则:30%以上患者需联合治疗。一种药物不能控制发作或出现不良反应,则需换用第2种AEDs,如合用乙琥胺和丙戊酸钠治疗失神或肌阵挛发作,或其一加用苯二氮䓬类可有效。②注意:化学结构相同的药物,如苯巴比妥和扑痫酮、氯硝西泮和地西泮等不宜联合使用。合用两种或多种AEDs常使药效降低,易致慢性中毒而使发作加频。传统AEDs都经肝脏代谢,通过竞争可能抑制另一种药的代谢。

(7)长期坚持:AEDs控制发作后,必须坚持长期服用,除非严重不良反应出现,不宜随意减量或停药,以免诱发癫痫持续状态。

(8)增减药物、停药及换药原则。①增减药物:增药可适当地快,但必须逐一增加,减药一定要慢,以利于确切评估疗效和不良反应。②停药:遵循缓慢和逐渐减量原则,完全控制发作4~5年后,根据情况逐渐减量,减量1年左右时间内无发作者方可停药,一般需要半年甚至一年才能完全停用,以免停药所致的发作。③换药:应在第1种药逐渐减量时逐渐增加第2种药的剂量至控制发作,并应监控血药浓度。

2.传统AEDs

药物相互作用复杂,均经肝代谢,多数血浆蛋白结合率高,肝脏或全身疾病时,应注意调整剂量。

(1)苯妥英钠(PHT):PHT对GTCS和部分性发作有效,加重失神和肌阵挛发作。胃肠道吸收慢,半清除期长,达到稳态后成人可日服1次,儿童日服2次。因治疗量与中毒量接近,不适于新生儿和婴儿。不良反应为剂量相关的神经毒性反应,如皮疹、齿龈增厚、毛发增生和面容粗糙,干扰叶酸代谢可发生巨红细胞性贫血,建议同时服用叶酸。

(2)苯巴比妥(PB):适应证同苯妥英钠。小儿癫痫的首选药物,对GTCS疗效好,或用于单纯及复杂部分性发作,对少数失神发作或肌阵挛发作也有效,预防热性惊厥。价格低廉,可致儿童兴奋多动和认知障碍,应尽量少用。

(3)卡马西平(CBZ):适应证同苯妥英钠,是单纯及复杂部分性发作的首选药物,对复杂部分性发作疗效优于其他AEDs。治疗3~4周后半清除期降低一半以上,需增加剂量维持疗效。与其他药物呈复杂而难以预料的交互作用,20%患者白细胞计数减少至4×10^9/L以下,个别可短暂降至2×10^9/L以下。

(4)丙戊酸钠(VPA):广谱抗癫痫药。良好控制失神发作和GTCS,胃肠道吸收快,抑制肝的氧化、结合、环氧化功能,与血浆蛋白结合力高,与其他AEDs有复杂的交互作用。半衰期短,联合治疗时半清除期为8~9小时。因有引起致死性肝病的危险,2岁以下婴儿有内科疾病时禁用此药治疗。也用于单纯部分性发作、复杂部分性发作及部分性发作继发GTCS;GTCS合并失神小发作的首选药物。

(5)扑痫酮(PMD):适应证是GTCS,对单纯及复杂部分性发作有效。经肝代谢成为具抗痫作用的苯巴比妥和苯乙基丙二酰胺。

(6)乙琥胺(ESX):ESX仅用于单纯失神发作和肌阵挛。吸收快,约25%以原型由肾排泄,与其他AEDs很少相互作用,几乎不与血浆蛋白结合。

3.新型AEDs

多经肾排泄,肾功能损害应调整剂量;血浆蛋白结合率低,药物间相互作用少。

(1)加巴喷丁(GBP):GBP不经肝代谢,以原型由肾排泄。治疗部分性发作和GTCS。

(2)拉莫三嗪(LTG):起始剂量应小,经6~8周逐渐增加剂量。对部分性发作、GTCS和

Lennov-Gastaut 综合征有效。胃肠道吸收完全,经肝代谢。

(3)非氨酯(FBM):单药治疗部分性发作和 Lennox-Gastaut 综合征。胃肠道吸收好,90%以原型经肾排泄。可发生再生障碍性贫血和肝毒性,其他 AEDs 无效时才考虑试用。

(4)氨己烯酸(VGB):用于部分性发作、继发 GTCS 和 Tennox-Gastcnlut 综合征,对婴儿痉挛症有效,也可用作单药治疗。经胃肠道吸收,主要经肾脏排泄。不可逆性抑制 GABA 转氨酶,增强 GABA 能神经元作用。有神经疾病史的患者不宜应用。

(5)托吡酯(TPM):TPM 也称妥泰。天然单糖基右旋果糖硫代物,可作为丙戊酸的替代药物。对难治性部分性发作、继发 GTCS、Lennox-Gastaut 综合征和婴儿痉挛症等有效。远期疗效好,无明显耐受性,大剂量也可用作单药治疗。卡马西平和苯妥英钠可降低托吡酯麻药浓度,托吡酯也可降低口服避孕药的疗效及增加苯妥英钠的血药浓度。

4.AEDS 的药代动力学

(1)血药浓度:药物口服吸收后分布于血浆和各种组织内。多数 AEDs 部分地与血浆蛋白相结合,仅游离部分透过血-脑屏障发挥作用。常规所测血药浓度是血浆内总浓度,当血浆蛋白或蛋白结合部位异常增多或减少时,虽药物血浆总浓度不变,其游离部分却异常减少或增多,出现药物作用与血药浓度的预期相矛盾的现象。

(2)药物半清除期:药物半清除期反映药物通过代谢或排泄而清除的速度;稳态是指药物吸收和清除阈达到平衡的状态,只有在达到稳态时测得的血药浓度才可靠,而一种药物达到稳态的时间大致相当于其 5 个半清除期的时间。为了减少 AEDs 血浓度的过大波动,应以短于稳态时的药物半清除期 1/3～1/2 的间隔服用。半清除期为 24 小时或更长时间的 AEDs,每天服用1 次即可维持治疗血药浓度,于睡前服可避免药物达峰浓度时的镇静作用。

5.手术治疗

(1)考虑手术治疗基本条件。①长时间正规单药治疗,或先后用两种 AEDs 达到最大耐受剂量,或经一次正规、联合治疗仍不见效者。②难治性癫痫指复杂部分性发作患者用各种 AEDs 治疗难以控制发作,血药浓度在正常范围之内,并治疗 2 年以上,每月仍有 4 次以上发作者。③难治性部分性发作者最适宜手术治疗。

(2)最理想的适应证:最理想的适应证始自大脑皮质的癫痫放电。手术切除后不会产生严重神经功能缺损。

(3)常用的手术方法。①前颞叶切除术:难治性复杂部分性癫痫的经典手术。②颞叶以外的脑皮质切除术:局灶性癫痫治疗的基本方法。③癫痫病灶切除术。④胼胝体部分切除术。⑤大脑半球切除术。⑥多处软脑膜下横切术:适于致痫灶位于脑重要功能皮质区的部分性发作。如角回及缘上回、中央前后回、优势半球 Broca 区、Wernicke 区等,不能行皮质切除术时选用。

(五)预后

典型失神发作预后最好,药物治疗 2 年儿童期失神通常发作停止,青年期失神癫痫易发展成全身性发作,治疗需更长时间;原发性全身性癫痫控制较好;5～10 岁起病者有自发缓解倾向,易被 AEDs 控制;外伤性癫痫预后较好;无明显脑损伤的大发作预后较好,缓解率 85%～90%;有器质性脑损伤及/或神经系统体征的大发作预后差;发病较早、病程较长、发作频繁及伴有精神症状者预后差;无脑损伤的肌阵挛性癫痫预后尚可,伴有脑部病变者难以控制。

四、癫痫持续状态

(一)概述

1.概念

癫痫持续状态指一次癫痫发作持续 30 分钟以上，或连续多次发作，发作间期意识或神经功能未恢复至通常水平称癫痫状态。

2.特点

一般指全面强直-阵挛发作持续状态。神经科常见急诊，致残率和病死率高。任何类型癫痫均可出现癫痫持续状态。

(二)病因与病理生理

1.常见原因和诱因

(1)常见原因：停药不当和不规范的 AEDs 治疗。

(2)常见诱因：感染、精神因素、过度疲劳、孕产和饮酒等。

(3)年龄不同，病因有异。①婴儿、儿童期：感染、产伤、先天畸形为主。②青壮年：多见于脑外伤、颅内占位。③老年：脑卒中、脑肿瘤和变性疾病等。

2.病理生理

(1)持续或反复惊厥发作引起大脑耗氧和耗糖量急剧增加，使神经元内 ATP 减少，导致离子泵功能障碍，钾离子游离到细胞外，钙离子进入细胞内超载。兴奋性氨基酸及神经毒性产物(如花生四烯酸、前列腺素等)大量增加，导致神经元和轴突水肿死亡。

(2)低血糖、缺氧使脑损害出现不可逆；脑血流自动调节功能失调，脑缺血加重，相继出现代谢性并发症，如高热、代谢性酸中毒、休克、低血糖、高血钾、蛋白尿等，甚至因心、肝、肺、肾多脏器衰竭而死亡。

(三)分类与治疗

1.惊厥性全身性癫痫持续状态

(1)临床表现：①最常见，主要是 GTCS 引起，其次为强直性、阵挛性、肌阵挛性等。②特征，全身性抽搐一次接一次发生，始终意识不清，不及时控制可多脏器损害，危及生命。

(2)对症处理：①保持呼吸道通畅，面罩或鼻导管吸氧，必要时气管切开。②监护心电、血压、呼吸，定时血气、血化学分析。③查找诱发原因并治疗。④防止舌咬伤，牙关紧闭者应放置牙垫。⑤防止坠床，放置床挡。⑥应及时处理常伴有的脑水肿、感染、高热等。防治脑水肿：20%甘露醇快速静脉滴注，或地塞米松 10～20 mg 静脉滴注。预防或控制感染：应用抗生素。物理降温高热。纠正代谢紊乱，如发作引起的低血糖、低血钠、低血钙。纠正酸中毒，维持水及电解质平衡，营养支持治疗。

(3)药物治疗：快速控制发作是治疗的关键，可酌情选用以下几种药物。

1)安定(地西泮)：地西泮静脉推注对成人或儿童各型持续状态均为最有效的首选药物。成人剂量通常为 10～30 mg。单次最大剂量不超过 20 mg，儿童用量为 0.3～0.5 mg/kg，5 岁以上儿童 5～10 mg，5 岁以下每岁 1 mg 可控制发作。以每分钟 3～5 mg 速度静脉注射。15 分钟后如复发可重复给药，或用100～200 mg地西泮溶于 5%葡萄糖或氯化钠溶液中，于 12 小时内缓慢静脉滴注。地西泮偶可抑制呼吸，则需停止注射。

2)苯妥英钠：迅速通过血-脑屏障，脑中很快达到有效浓度，无呼吸抑制，不减低觉醒水平，对

GTCS 持续状态尤为有效。成人剂量 15～18 mg/kg，儿童 18 mg/kg，溶于氯化钠溶液中静脉注射，静脉注射速度不超过 50 mg/min。但起效慢，约 80%患者 20～30 分钟停止发作，作用时间长（半清除期 10～15 小时），可致血压下降及心律失常，需密切监控，有心功能不全、心律失常、冠心病及高龄者宜慎用和不用。

3)异戊巴比妥钠。

4)10%水合氯醛：成人 25～30 mL 加等量植物油保留灌肠。

5)副醛：8～10 mL 肌内注射或 15～30 mL 用植物油稀释保留灌肠。因引起剧咳，有呼吸疾病者勿用。

6)利多卡因：用于地西泮静脉注射无效者。2～4 mg/kg 加入 10%葡萄糖内，以 50 mg/h 速度静脉滴注，有效或复发时均可重复应用。心脏传导阻滞及心动过缓者慎用。

7)氯硝西泮（氯硝安定）：药效是地西泮的 5 倍，半清除期 22～32 小时，成人首次剂量 3 mg 静脉注射，数分钟奏效，对各型癫痫状态疗效俱佳，以后每天 5～10 mg，静脉滴注。注意对呼吸及心脏抑制较强。

8)其他：上述方法均无效者，可用硫喷妥钠静脉注射或乙醚吸入麻醉控制发作。

(4)维持治疗：控制癫痫发作后，立即使用长效 AEDs，苯巴比妥 0.1～0.2 g 转肌内注射，每 8 小时1 次，维持疗效。同时鼻饲卡马西平或苯妥英钠，待口服药达到稳态血浓度后逐渐停用苯巴比妥。

2.非惊厥性全身性癫痫持续状态

(1)临床表现：主要为失神发作持续状态，发作持续可达数小时，表现意识障碍、失语、精神错乱等。

(2)快速控制发作：首选地西泮静脉注射，继之口服丙戊酸钠或乙琥胺，或二者合用。

(3)预后较好：一般不导致死亡，治疗不及时可留智能障碍等后遗症。

3.复杂部分性发作持续状态

(1)临床表现：复杂部分性发作持续状态的恢复时间较失神发作要慢；部分患者出现发作后水肿或记忆减退，记忆缺损可能成为永久性损害。

(2)快速控制发作：用地西泮或苯妥英钠静脉注射控制发作，继之以苯巴比妥肌内注射、口服苯妥英钠维持疗效。

4.单纯部分性发作持续状态（又称 Kojewnikow 癫痫）

(1)临床表现：此型较难控制，由单纯部分性发作持续状态可扩展为继发性全身性发作，发作终止后可遗留发作部位 Todd 麻痹。

(2)快速控制发作：首选苯妥英钠以较大负荷剂量（20 mg/kg）静脉滴注，然后再用常规剂量，可辅以苯巴比妥或卡马西平口服。

（曹丽君）

第十二章

遗传与变性疾病

第一节　神经皮肤综合征

神经皮肤综合征是指源于外胚层组织的器官发育异常而引起的疾病。病变不仅累及神经系统、皮肤和眼，还可累及中胚层、内胚层的器官如心、肺、骨、肾和胃肠等。临床特点为多系统、多器官受损。目前已报道的有四十余种，多为常染色体显性遗传病，常见的有神经纤维瘤病、斯特奇-韦伯综合征和结节性硬化症。

一、神经纤维瘤病

神经纤维瘤病(neurofibromatosis，NF)是由于基因缺陷导致神经嵴细胞发育异常而引起多系统损害的常染色体显性遗传病，临床上以皮肤牛奶咖啡斑和周围神经多发性神经纤维瘤为特征。

(一)临床表现

1.皮肤症状

(1)几乎所有患者出生时就可见到皮肤牛奶咖啡斑，形状及大小不一，边缘不整，不凸出皮肤，好发于躯干不暴露部位；青春期前有6个以上超过5 mm的皮肤牛奶咖啡斑(青春期后超过15 mm)者具有高度的诊断价值，全身和腋窝雀斑也是特征之一。

(2)大而黑的色素沉着常提示簇状神经纤维瘤，如果位于中线提示有脊髓肿瘤。

(3)皮肤纤维瘤和纤维软瘤在儿童期发病，多呈粉红色，主要分布于躯干和面部，也可见于四肢皮肤；数目不定，可达数千；大小不等，多为柑橘到芝麻绿豆般大小，质软；软瘤固定或有蒂，触之柔软而有弹性；浅表皮神经上的神经纤维瘤似可移动的珠样结节，可引起疼痛、压痛、放射痛或感觉异常；丛状神经纤维瘤是神经干及其分支的弥漫性神经纤维瘤，常伴有皮肤和皮下组织的大量增生而引起该区域或肢体弥漫性肥大，称神经纤维瘤性象皮病。

2.神经症状

约50%的患者有神经系统症状，主要由中枢或周围神经肿瘤压迫引起；其次为胶质细胞增生、血管增生、骨骼畸形所致。

(1)颅内肿瘤：一侧或两侧听神经瘤最常见，视神经、三叉神经及后组脑神经均可发生；尚可合并多发性脑膜瘤、神经胶质瘤、脑室管膜瘤、脑膜膨出及脑积水等，少数患者可有智能减退、记忆障碍及癫痫发作。

(2)椎管内肿瘤：脊髓任何平面均可发生单个或多个神经纤维瘤、脊膜瘤等，尚可合并脊柱畸形、脊髓膨出和脊髓空洞症等。

(3)周围神经肿瘤：全身的周围神经均可受累，以马尾好发，肿瘤沿神经干分布，呈串珠状，一般无明显症状，如突然长大或剧烈疼痛可能为恶变。

3.眼部症状

上睑可见纤维软瘤或丛状神经纤维瘤，眼眶可扪及肿块和突眼搏动，裂隙灯可见虹膜有粟粒状橙黄色圆形小结节，为错构瘤，也称 Lisch 结节，可随年龄增大而增多，为 NFⅠ型所特有。眼底可见灰白色肿瘤，视盘前凸；视神经胶质瘤可致突眼和视力丧失。

4.其他症状

常见的先天性骨发育异常为脊柱侧突、前突、后凸、颅骨不对称、缺损及凹陷等。肿瘤直接压迫也可造成骨骼改变，如听神经瘤引起内听道扩大，脊神经瘤引起椎间孔扩大、骨质破坏，长骨、面骨和胸骨过度生长、肢体长骨骨质增生、骨干弯曲和假关节形成也较常见；肾上腺、心、肺、消化道及纵隔等均可发生肿瘤。

NFⅡ型的主要特征是双侧听神经瘤，并常合并脑膜脊膜瘤、星形细胞瘤及脊索后根神经鞘瘤。

5.实验室检查

X 线片可发现各种骨骼畸形；椎管造影、CT 及 MRI 有助于发现中枢神经系统肿瘤；脑干诱发电位对听神经瘤有较大诊断价值。

(二)诊断

1.美国 NIH 制订的 NFⅠ型诊断标准

诊断标准包括以下几种：①6 个或 6 个以上牛奶咖啡斑，在青春期前最大直径＞5 mm，青春期后＞15 mm；②腋窝和腹股沟区雀斑；③2 个或 2 个以上神经纤维瘤或丛状神经纤维瘤；④视神经胶质瘤；⑤一级亲属中有 NFⅠ型患者；⑥2 个或 2 个以上 Lisch 结节；⑦骨损害。

2.NFⅡ型诊断标准

影像学确诊为双侧听神经瘤，一级亲属患 NFⅡ型伴一侧听神经瘤，或伴发下列肿瘤中的两种：神经纤维瘤、脑脊膜瘤、胶质瘤、施万细胞瘤、青少年后囊下晶状体浑浊。

(三)治疗

目前无特异性治疗，主要为手术治疗。神经纤维瘤为良性肿瘤，生长缓慢，具有自限性，无症状者可随诊观察。肿瘤有包膜，手术切除效果较好。切除肿瘤累及的细小神经或少许硬脊膜内的马尾神经，通常不会造成严重的功能障碍。对重要神经的纤维瘤可行神经鞘瘤剥除术。

对于视神经瘤、听神经瘤等颅内及椎管内肿瘤宜手术切除解除压迫。有癫痫发作可用抗癫药治疗。部分患者可用放射治疗。

二、结节性硬化症

结节性硬化症(tuberous sclerosis，TS)是由于抑癌基因缺陷导致外胚层、中胚层和内胚层细胞生长和分化异常而引起多系统损害的常染色体显性遗传病，临床上以面部皮肤血管纤维瘤、癫痫发作和智能减退为特征。

(一)临床表现

典型表现为面部皮肤血管瘤、癫痫发作和智能减退,多在儿童期发病,男性多于女性。

1.皮肤损害

特征性症状是口鼻三角区皮肤血管瘤,对称蝶性分布,呈淡红色或红褐色,为针尖至蚕豆大小的坚硬蜡样丘疹。90%在4岁前出现,随年龄增长丘疹逐渐增大,青春期后融合成片。皮肤血管瘤可发生在前额,很少累及上唇。85%的患者出生后就有3个以上1 mm长树叶形色素脱失斑,沿躯干、四肢分布。约20%的患者10岁以后可见腰骶区的鲨鱼皮斑,呈灰褐色、粗糙,略高于皮肤,为结缔组织增生所致;还可见牛奶咖啡斑、甲床下纤维瘤和神经纤维瘤等。

结节性硬化症最常见的皮肤症状是色素脱失斑,超过90%的患者出现此症状,这些脱失斑常于患者出生时即已存在,可随着患者年龄增长而增大或增多。面部纤维血管瘤是第二常见的皮肤症状,约75%的患者可出现,皮肤活检显示患者纤维血管瘤含有血管及结缔组织。此外,20%~30%的患者腰部出现鲨鱼皮样斑,年长儿或成人较常见。甲周纤维瘤是一种平滑、坚韧的结节,常出现在指甲边,脚趾比手指常见,常出现于成人。此外还有部分患者在颈部或头部出现突出于皮肤表面的质软、肉色带蒂的皮肤软疣。其他皮肤症状还包括前额斑块等。

2.神经系统损害

(1)癫痫:70%~90%的患者有癫痫发作,可自婴儿痉挛症开始,若伴有皮肤色素脱失可诊断为结节性硬化症;以后转化为全面性、简单部分性和复杂部分性发作,频繁发作者多有违拗、固执和呆滞等性格改变。

(2)智能减退:多呈进行性加重,常伴有情绪不稳、行为幼稚、易冲动和思维紊乱等精神症状,智能减退者几乎都有癫痫发作。

(3)少数患者有颅内压增高和神经系统阳性体征,如单瘫、偏瘫或锥体外系症状等。

3.眼部症状

50%的患者有视网膜和视神经胶质瘤。眼底检查在视盘或附近可见多个虫卵样钙化结节,或在视网膜周边有黄白色环状损害,易误诊为视盘水肿或假性视盘炎。

4.骨骼病变

骨质硬化及囊性变,多指(趾)畸形。

5.内脏损害

肾肿瘤和囊肿最常见,其次为心脏横纹肌瘤、肺癌和甲状腺癌等。

(1)肾损害:结节性硬化症肾脏损害也是导致患者死亡的主要原因,超过80%的患者伴有肾损害,如肾血管肌脂肪瘤(AML)、肾囊肿或肾细胞癌等。肾血管肌脂肪瘤活检其病理特征为厚壁血管、不成熟平滑肌细胞、脂肪组织良性肿瘤,常多个出现在患者两侧肾脏内,且肿瘤大小与数目随患者年龄增长而增大。小的肾血管肌脂肪瘤常无临床症状,但直径>4 cm的肿瘤就容易出现危及生命的大出血。尽管肾癌在结节性硬化症患者和普通人的发病率相近,但TSC患者肾癌的平均发病年龄比普通人群早25年。

(2)肺损害:肺淋巴管平滑肌瘤病(LAM)主要出现在育龄期女性患者,症状可进行性发展且临床预后不良。

6.实验室检查

实验室检查包括以下几种:①头颅平片可见脑内结节性钙化和因巨脑回而导致的巨脑回压迹;②头颅CT可发现侧脑室结节和钙化,皮质和小脑的结节,具有确诊意义;③脑电图可见高幅失律及各种癫痫波；④脑脊液检查正常。肾损害时可有蛋白尿和镜下血尿。基因分析可确定突变类型。

(二)诊断

根据典型的皮肤血管瘤、癫痫发作及智能减退，临床诊断不难。如 CT 检查发现颅内钙化灶及室管膜下结节，结合常染色体显性遗传家族史，可以确诊。婴儿痉挛和 3 个以上的色素脱失斑，也可确诊。基因诊断可确定该病的各亚型。若伴有肾脏或其他内脏肿瘤或脑电图检查异常也有助于诊断。

(三)治疗

由于 TSC 发病机制的阐明，近年来 TSC 的治疗取得了重要进展。

1.药物治疗

西罗莫司(又称雷帕霉素)可用于结节性硬化症的肾脏血管肌脂瘤脑室管膜下巨细胞星形细胞瘤的治疗，可使瘤体组织变小，控制肿瘤生长。可口服西罗莫司每次 1 mg，每天 1 次。

2.对症治疗

(1)癫痫发作可用拉莫三嗪、托吡酯。

(2)婴儿痉挛首先 ACTH 或泼尼松龙口服治疗。

3.手术治疗

(1)脑室管膜下巨细胞星形细胞瘤有明显的占位效应或引起梗阻性脑积水，应积极手术切除，减轻压迫症状和脑积水。

(2)药物控制不佳的难治性癫痫，可手术切除含痫性灶的局部脑皮质，或行胼胝体切断术。

(3)面部皮肤血管纤维瘤可整容治疗。

三、斯特奇-韦伯综合征

斯特奇-韦伯综合征是由于基因缺陷导致外胚层和中胚层发育障碍而引起皮肤、眼、神经系统损害的常染色体显性或隐性遗传病，临床上以一侧头面部三叉神经分布区内有不规则血管斑痣、对侧偏瘫、偏身萎缩、青光眼、癫痫发作和智能减退为特征。

(一)临床表现

1.皮肤改变

出生即有的红葡萄酒色扁平血管痣沿三叉神经第一支范围分布，也可波及第二、三支，严重者可蔓延至对侧面部、颈部和躯干，少数可见于口腔黏膜。血管痣边缘清楚，略高出皮肤，压之不褪色。只有当血管痣累及前额和上睑时才会伴发青光眼和神经系统并发症，若只累及三叉神经第二支或第三支，则神经症状少。

2.神经系统症状

在 1 岁左右出现癫痫发作，发作后可有 Todd 瘫痪，且抗癫痫药难于控制，随年龄增长常有智能减退，注意力、记忆力下降，言语障碍和行为改变。脑面血管瘤对侧可有偏瘫和偏身萎缩。

3.眼部症状

30%的患者有青光眼和突眼，突眼是由于产前眼内压过高所致；枕叶受损出现同侧偏盲，还可有虹膜缺损、晶状体浑浊、视力减退、视神经萎缩等先天异常。

4.相关检查

相关检查包括以下几种：①2 岁后头颅 X 线片可显示特征性的与脑回外形一致的双轨状钙化；

②CT可见钙化和单侧脑萎缩;③MRI、PET和SPECT可见软脑膜血管瘤;④数字减影血管造影可发现毛细血管和静脉异常,受累半球表面的毛细血管增生,静脉显著减少,上矢状窦发育不良;⑤脑电图显示受累半球脑电波波幅低,α波减少,这与颅内钙化的程度一致;可见痫性波;⑥视野检查可发现同侧偏盲。

(二)诊断

有典型的面部红葡萄酒色扁平血管瘤,加上一个以上的其他症状,如癫痫、青光眼、突眼、对侧偏瘫、偏身萎缩,即可诊断。头颅X线片特征性的与脑回一致的双轨状钙化及CT和MRI显示的脑萎缩和脑膜血管瘤,均有助于诊断。

(三)治疗

1.药物治疗

(1)癫痫发作:可选用卡马西平或丙戊酸钠。

(2)头痛:可选用加巴喷丁。

(3)认知功能障碍:可选用吡拉西坦(脑复康)。

(4)抑郁状态:可选用5-HT再摄取抑制剂。

2.手术治疗

(1)对难治性癫痫可手术切除局部的痫性病灶。

(2)对青光眼和突眼可手术治疗。

(韩廷平)

第二节　遗传性共济失调

遗传性共济失调指一组以慢性进行性脑性共济失调为特征的遗传变性病。临床症状复杂,交错重叠,具有高度的遗传异质性,分类困难。

三大特征:①世代相接的遗传背景。②共济失调的临床表现。③小脑损害为主的病理改变。

遗传性共济失调主要累及小脑及其传导纤维,并常累及脊髓后柱、锥体束、脑桥核、基底节、脑神经核、脊神经节及自主神经系统。

根据主要受累部位分为脊髓型、脊髓小脑型和小脑型。

Harding提出根据发病年龄、临床特征、遗传方式和生化改变的分类方法已被广泛接受(表12-1)。近年来常染色体显性小脑共济失调(autosomal dominant cerebellar ataxia,ADCA)部分亚型的基因已被克隆和测序,弄清了致病基因三核苷酸(CAG)的拷贝数逐代增加的突变是致病原因。因为ADCA的病理改变以小脑、脊髓和脑干变性为主,故又称为脊髓小脑性共济失调(spinocerebellar ataxia,SCA),根据其临床特点和基因定位可分为SCA1-21种亚型。

一、Friedreich型共济失调

(一)概述

1.概念

Friedreich型共济失调是小脑性共济失调的最常见特发性变性疾病,由Friedreich首先

报道。

表 12-1　遗传性脊髓小脑性共济失调的分类、遗传方式及特点

病名	遗传方式	染色体定位	三核苷酸重复	起病年龄/岁
早发性共济失调(20 岁前发病)				
常染色体隐性遗传				
Friedrech 共济失调	AR	9q	GAA(N<42,*P*>1 700)	13(婴儿～50)
腱反射存在的 Friedrech 共济失调				
Marinese-Sjögnen 综合征				
晚发性共济失调				
常染色体显性小脑性共济失调(ADCA)				
伴有眼肌麻痹或锥体外系特征，但无视网膜色素变性(ADCA Ⅰ)				
SCA1	AD	6q	CAG(N<39,*P*≥40)	30(6～60)
SCA2	AD	12q	CAG(N=14～32,*P*≥35)	30(婴儿～67)
SCA3(MJD)	AD	14q	CAG(N<42,*P*≥61)	30(6～70)
SCA4	AD	16q		
SCA8	AD	13q	CTG(N=16～37,*P*>80)	39(18～65)
伴有眼肌麻痹或锥体外系特征和视网膜色素变性(ADCA Ⅱ)				
SCA7	AD	3q	CAG(N<36,*P*≥37)	30(婴儿～60)
纯 ADCA(ADCA Ⅲ)				
SCA5	AD	11cent		30(10～68)
SCA6	AD	19q	CAG(N<20,*P*=20～29)	48(24～75)
SCA10	AD	22q		35(15～45)
齿状核红核苍白球丘脑底核萎缩	AD	12q	CAG(N<36,*P*≥49)	30(儿童～70)
已知生化异常的共济失调				
维生素 E 缺乏共济失调				
低 β 蛋白血症				
线粒体脑肌病	母系遗传		线粒体 DNA 突变	
氨基酸尿症				
肝豆状核变性	AR	13q14	点突变	18(5～50)
植烷酸累积症(Refsum)				
共济失调毛细血管扩张症	AR	11q		

2.发病特点

此型为常染色体隐性遗传，男女均受累，人群患病率为 2/10 万，近亲结婚发病率高，可达5.6%～28%。

3.临床特征

儿童期发病，肢体进行性共济失调，腱反射消失，Babinski 征阳性，伴有发音困难、锥体束征、深感觉异常、脊柱侧突、弓形足和心脏损害等。

(二)病因及发病机制

Friedreich 共济失调(FRDA)是由位于 9 号染色体长臂(9q13-12.1)frataxin 基因非编码区 GAA 三核苷酸重复序列异常扩增所致。95%以上的患者有该基因第 18 号内含子 GAA 点异常扩增,正常人 GAA 重复 42 次以下,患者异常扩增(66～1 700 次)形成异常螺旋结构可抑制基因转录。Friedreich 共济失调的基因产物 frataxin 蛋白主要位于脊髓、骨骼肌、心脏及肝脏等细胞线粒体的内膜,其缺陷可导致线粒体功能障碍而发病。

(三)病理

肉眼脊髓变细,以胸段为著。镜下脊髓后索、脊髓小脑束和皮质脊髓束变性,后根神经节和 Clark 柱神经细胞丢失;周围神经脱髓鞘,胶质增生;脑干、小脑和大脑受累较轻;心脏因心肌肥厚而扩大。

(四)临床表现

1.发病年龄

通常 4～15 岁起病,偶见婴儿和 50 岁以后起病者。

2.主要症状

(1)进展性步态共济失调,步态不稳、步态蹒跚、左右摇晃、易于跌倒。

(2)2 年内出现双上肢共济失调,表现动作笨拙、取物不准和意向性震颤。

(3)早期阶段膝腱反射和踝反射消失,出现小脑性构音障碍或暴发性语言,双上肢反射及部分患者双膝腱反射可保存。

(4)双下肢关节位置觉和振动觉受损,轻触觉、痛温觉通常不受累。

(5)双下肢无力发生较晚,可为上或下运动神经元损害,或两者兼有。

(6)患者在出现症状前 5 年内通常出现伸性跖反射,足内侧肌无力和萎缩导致弓形足伴爪型趾。

3.体格检查

可见水平眼震,垂直性和旋转性眼震较少,双下肢肌无力,肌张力低,跟膝胫试验和闭目难立征阳性,下肢音叉振动觉和关节位置觉减退是早期体征;后期可有 Babinski 征、肌萎缩,偶有括约肌功能障碍。约 25%患者有视神经萎缩,50%有弓形足,75%有上胸段脊柱畸形,85%有心律失常、心脏杂音,10%～20%伴有糖尿病。

4.辅助检查

(1)骨骼 X 片:骨骼畸形。

(2)CT 或 MRI:脊髓变细,小脑和脑干受累较少。

(3)心电图:常有 T 波倒置、心律失常和传导阻滞。

(4)超声心动图:心室肥大、梗阻。

(5)视觉诱发电位:波幅下降。

(6)DNA 分析:FRDA 基因 18 号内含子 GAA 大于 66 次重复。

(五)诊断及鉴别诊断

1.诊断

(1)儿童或少年期起病,逐渐从下肢向上肢发展的进行性共济失调,深感觉障碍如下肢振动觉、位置觉消失,腱反射消失等。

(2)构音障碍,脊柱侧凸,弓形足,MRI 显示脊髓萎缩,心脏损害及 FRDA 基因 GAA 异常扩增。

2.鉴别诊断

不典型患者需与以下几种疾病鉴别。

(1)腓骨肌萎缩症:遗传性周围神经病,可出现弓形足。

(2)多发性硬化:缓解-复发病史和CNS多数病变的体征。

(3)维生素E缺乏:可引起共济失调,应查血清维生素E水平。

(4)共济失调-毛细血管扩张症:儿童期起病小脑性共济失调,特征性结合膜毛细血管扩张。

(六)治疗

无特效治疗,轻症给予支持疗法和功能锻炼,矫形手术如肌腱切断术可纠正足部畸形。较常见的死因为心肌病变。在出现症状5年内不能独立行走,10～20年卧床不起,平均患病期为25年,平均死亡年龄为35岁。

二、脊髓小脑性共济失调(spinocerebellar ataxia,SCA)

(一)概述

1.概念

脊髓小脑性共济失调是遗传性共济失调的主要类型,包括SCA1-29。

2.特点

成年期发病,常染色体显性遗传和共济失调.并以连续数代中发病年龄提前和病情加重(遗传早现)为表现。

3.分类

Harding根据有无眼肌麻痹、锥体外系症状及视网膜色素变性归纳为3组10个亚型,即ADCA Ⅰ型、ADCA Ⅱ型和ADCA Ⅲ型。这为临床患者及家系的基因诊断提供了线索,SCA的发病与种族有关,SCA1-2在意大利、英国多见,中国、德国和葡萄牙以SCA3最为常见。

(二)病因及发病机制

常染色体显性遗传的脊髓小脑性共济失调具有遗传异质性,最具特征性的基因缺陷是扩增的CAG三核苷酸重复编码多聚谷氨酰胺通道,该通道在功能不明蛋白和神经末梢上发现的P/Q型钙通道á1A亚单位上;其他类型突变包括CTG三核苷酸(SCA8)和ATTCT五核苷酸(SCA10)重复序列扩增,这种扩增片断的大小与疾病严重性有关。

SCA是由相应的基因外显子CAG拷贝数异常扩增产生多聚谷氨酰胺所致(SCA8除外)。每一SCA亚型的基因位于不同的染色体,其基因大小及突变部位均不相同。

SCA有共同的突变机制造成SCA各亚型的临床表现雷同。然而,SCA各亚型的临床表现仍有差异,如有的伴有眼肌麻痹,有的伴有视网膜色素变性,提示除多聚谷氨酰胺毒性作用之外,还有其他因素参与发病。

(三)病理

SCA共同的病理改变是小脑、脑干和脊髓变性和萎缩,但各亚型各有特点,如SCA1主要是小脑、脑干的神经元丢失,脊髓小脑束和后索受损,很少累及黑质、基底节及脊髓前角细胞;SCA2以下橄榄核、脑桥、小脑损害为重;SCA3主要损害脑桥和脊髓小脑束;SCA7的特征是视网膜神经细胞变性。

(四)临床表现

SCA是高度遗传异质性疾病,各亚型的症状相似,交替重叠。SCA典型表现是遗传早现

象,表现为同一家系发病年龄逐代提前,症状逐代加重。

1.共同临床表现

(1)发病年龄:30～40 岁,也有儿童期及 70 岁起病者。

(2)病程:隐袭起病,缓慢进展。

(3)主要症状:首发症状多为下肢共济失调,走路摇晃、突然跌倒;继而双手笨拙及意向性震颤,可见眼震、眼球慢扫视运动阳性、发音困难、痴呆和远端肌萎缩。

(4)体格检查:肌张力障碍、腱反射亢进、病理反射阳性、痉挛步态和震颤感觉、本体感觉丧失。

(5)后期表现:起病后 10～20 年患者不能行走。

2.各亚型表现

除上述共同症状和体征外,各亚型各自的特点构成不同的疾病。

(1)SCA1 的眼肌麻痹,尤其上视不能较突出。

(2)SCA2 的上肢腱反射减弱或消失,眼球慢扫视运动较明显。

(3)SCA3 的肌萎缩、面肌及舌肌纤颤、眼睑退缩形成凸眼。

(4)SCA5 病情进展非常缓慢,症状也较轻。

(5)SCA6 的早期大腿肌肉痉挛、下视震颤、复视和位置性眩晕。

(6)SCA7 的视力减退或丧失,视网膜色素变性,心脏损害较突出。

(7)SCA8 常有发音困难。

(8)SCA10 的纯小脑征和癫痫发作。

(五)辅助检查

(1)CT 或 MRI:小脑和脑干萎缩,尤其是小脑萎缩明显,有时脑干萎缩。

(2)脑干诱发电位可异常,肌电图:周围神经损害。

(3)脑脊液:正常。

(4)确诊及区分亚型可用外周血白细胞进行 PCR 分析,检测相应基因 CAG 扩增情况,证明 SCA 的基因缺陷。

(六)诊断及鉴别诊断

1.诊断

根据典型的共性症状,结合 MRI 检查发现小脑、脑干萎缩,排除其他累及小脑和脑干的变性病即可确诊。虽然各亚型具有特征性症状,但临床上仅根据症状体征确诊为某一亚型仍不准确(SCA7 除外),均应进行基因诊断,用 PCR 方法可准确判断其亚型及 CAG 扩增次数。

2.鉴别诊断

与多发性硬化、CJD 及感染引起的共济失调鉴别。

(七)治疗

尚无特效治疗,对症治疗可缓解症状。

(1)药物治疗:左旋多巴可缓解强直等锥体外系症状;氯苯胺丁酸可减轻痉挛;金刚烷胺改善共济失调;毒扁豆碱或胞磷胆碱促进乙酰胆碱合成,减轻走路摇晃、眼球震颤等;共济失调伴肌阵挛首选氯硝西泮;试用神经营养药如 ATP、辅酶 A、肌苷和 B 族维生素等。

(2)手术治疗:可行视丘毁损术。

(3)物理治疗、康复训练及功能锻炼可能有益。

(亓 超)

第三节　腓骨肌萎缩症

腓骨肌萎缩症(又称 Charcot-Marie-Tooth 病、遗传性运动感觉性周围神经病)是一组由各种不同的基因重复突变或点突变所致的具有明显遗传异质性的遗传病,临床上以儿童或青少年起病、跨阈步态、足部伸肌和外展肌(腓骨肌、胫骨前肌、𧿹长伸肌、𧿹短伸肌及趾短伸肌)进行性萎缩无力、腱反射减弱和弓形足为特征。

一、临床表现

(一)CMT1 型(脱髓鞘型)

(1)儿童晚期或青春期发病,周围神经对称性、进行性变性导致远端肌萎缩。开始是足和下肢,数月至数年可波及到手肌和前臂肌。腓骨长肌、腓骨短肌、胫骨前肌、𧿹长伸肌、𧿹短伸肌及趾短伸肌等伸肌早期受累,屈肌基本正常,患者不能伸足、扬趾及伸足外翻,故产生马蹄内翻足畸形。患者行走时足下垂,为了克服垂足,强迫髋关节、膝关节过度屈曲,当足落地时先足尖下垂,接着用整个足跖着地,呈跨阈步态,故产生爪形趾、锤状趾。患者常伴有弓形足和脊柱侧弯,仅少数患者先出现手肌和前臂肌肌萎缩,而后出现下肢远端肌萎缩。

(2)体检可见小腿肌肉和大腿的下 1/3 肌肉无力和萎缩,形似鹤腿,若大腿下部肌肉受累也称"倒立的香槟酒瓶"状,屈曲能力减弱或丧失,受累肢体腱反射消失。手肌萎缩,并波及前臂肌肉,变成爪形手。萎缩很少波及肘以上部分或大腿的中上 1/3 部分。深浅感觉减退可从远端开始,呈手套、袜套样分布;伴有自主神经功能障碍和营养代谢障碍,足及小腿因血液循环障碍皮肤发凉,但严重的感觉缺失伴穿透性溃疡罕见。部分患者伴有视神经萎缩、视网膜变性、眼震、眼肌麻痹、突眼、瞳孔不对称、神经性耳聋、共济失调和肢体震颤等。

(3)病程进展缓慢,在很长时期内都很稳定,脑神经通常不受累。部分患者虽然存在基因突变,但无肌无力和肌萎缩,仅有弓形足或神经传导速度减慢,有的甚至完全无临床症状。

(4)肌电图和神经传导速度检测:检查神经传导速度(NCV)对分型至关重要。CMT1 型正中神经运动 NCV 从正常的 50 m/s 减慢至 38 m/s 以下,通常为 15 m/s 至 20 m/s,在临床症状出现以前可检测到运动 NCV 减慢。CMT2 型 NCV 接近正常。肌电图示两型均有运动单位电位波幅下降,有纤颤或束颤电位,远端潜伏期延长,呈神经源性损害。多数患者的感觉电位消失。

(5)诱发电位检测:X 连锁显性遗传患者脑干听觉诱发电位和视觉诱发电位异常,躯体感觉诱发电位的中枢和周围传导速度减慢,说明患者中枢和周围神经传导通路受损。

(6)肌肉及神经活检:肌活检显示为神经源性肌萎缩。神经活检 CMT1 型的周围神经改变主要是脱髓鞘和施万细胞增生形成"洋葱头";CMT2 型主要是轴突变性。神经活检还可排除其他遗传性神经病,如 Refsum 病(可见代谢产物沉积在周围神经)、自身免疫性神经病(可见淋巴细胞浸润和血管炎)。

(7)基因分析:临床上不易对 CMT1 型和 CMT2 型进一步分出各亚型,需用基因分析的方法来确定各亚型。如 CMT1A 可用脉冲电场凝胶电泳法检测 PMP22 基因的重复突变,用 DNA 测序法检测其点突变;CMT1B 可用单链构象多态性(SSCP)法或 DNA 测序法检测 *PMP0* 基因的点突变;CMTX 可用 DNA 测序法检测*Cx32* 基因的点突变。

(二)CMT2 型(轴索型)

发病晚,成年开始出现肌萎缩,部位和症状与 1 型相似,但程度较轻,神经传导速度接近正常。

二、诊断

(一)临床诊断依据

临床诊断依据包括以下几方面:①儿童期或青春期出现缓慢进展的对称性双下肢无力;②“鹤腿”,垂足、弓形足,可有脊柱侧弯;③腱反射减弱或消失,常伴有感觉障碍;④常有家族史;⑤周围神经运动传导速度减慢,神经活检显示“洋葱头”样改变(1 型)或轴索变性(2 型)及神经源性肌萎缩;⑥基因检测*CMT1A* 基因重复及相应基因的点突变等。

(二)CMT1 型与 CMT2 型的鉴别

(1)发病年龄:1 型 12 岁左右,2 型 25 岁左右。

(2)神经传导速度:1 型明显减慢,2 型正常或接近正常。

(3)基因诊断:1 型中的 CMT1A 为 17 号染色体短臂(17p11.2)1.5Mb 长片段(其中包含*PMP22* 基因)的重复或*PMP22* 基因的点突变;2 型中的 CMT2E 为*NF-L* 基因的点突变。

三、治疗

目前尚无特殊治疗,主要是对症治疗和支持疗法。

(一)药物治疗

1.肌苷

对萎缩的肌肉有营养作用,可口服肌苷 200 mg,3 次/天。

2.维生素 E

可口服维生素 E 100 mg,3 次/天。

3.维生素 B_1

有神经营养作用,可口服维生素 B_1 100 mg,3 次/天。

4.维生素 B_{12}

有促进神经功能恢复的作用,可肌内注射 250～500 μg,每天 1 次。

5.胞磷胆碱

增加乙酰胆碱作用,可提高血浆和脑的胆碱浓度,促进行体内卵磷脂的合成,增强乙酰胆碱神经元的作用。可口服每次 200 mg,3 次/天;也可肌内注射 500 mg,每天 1 次;或静脉滴注。

(二)对症治疗

(1)穿矫形鞋引起的足部外侧皮肤破损,要及时进行处理,防止感染。

(2)患者跨阈步态行走以足跖着地,为了维持身体平衡,两脚蹦跳式前行。应给以护膝,防止跌倒外伤及骨折。

(三)支持治疗

优质蛋白质食物、高纤维素食物,多饮水。营养应均衡,能量、蛋白质、钙、维生素 D、矿物质及水果等应合理搭配,食用高蛋白食物如牛奶、鸡蛋、瘦肉、鱼类等;多吃蔬菜、水果、适量脂肪和糖类。可用中药黄芪煎水服用,补中益气。

(四)物理治疗

1.运动训练

对患者的姿势、步态采用主动运动训练。主动运动指通过肌肉主动收缩产生的运动,如活动四肢关节、行走等早期可进行步行速度训练,每次 30 分钟,每天以 2～3 次为宜,每次运动以不感到过度疲劳为度。

对关节挛缩可采用被动运动。被动运动是在疾病早期开始对肌肉进行按摩和关节牵伸,这是防止关节挛缩的一项重要措施,并应教会患儿的家长掌握该项技术,并长期坚持进行。对踝关节的被动牵引尤为重要,每次被动牵伸的活动量、次数应逐渐增加。

踝关节(跟腱)挛缩的治疗,其目的是增加踝关节背屈的活动范围。腓骨肌萎缩症患者均有不同程度的踝关节(跟腱)挛缩,这是由于踝跖屈肌肌群肌肉变性、肌纤维减少、脂肪组织和胶原纤维逐步替代肌肉组织而形成挛缩。疾病早期可采用踝关节背屈被动运动法牵伸跟腱。患者仰卧位,下肢伸展,治疗师立于欲牵伸下肢外侧,上方手握住内外踝固定小腿、下方手握住患者足跟,前臂掌侧抵住足底,使距腓关节在中立位,下方手一方面用拇指和其他手指向远端牵拉足跟,背屈踝关节中的距踝关节;另一方面用前臂向近端运动,并轻轻加力于近侧的跖骨,以牵拉腓肠肌,使踝背伸至最大范围。每次持续 15～30 秒,休息 5 秒,反复进行 30～50 次。若在治疗前先进行热疗(热敷或热水浸泡),可增加软组织的伸展性。由于治疗后被牵伸的软组织反弹,可于牵伸之后以器械持续牵伸,巩固疗效。对于晚期的患者,可于热疗后采用踝关节牵拉器或站立床治疗挛缩的踝关节。

马蹄内翻足的治疗,其目的是增加足外翻的活动范围。由于足部内翻和外翻肌肉萎缩程度的不平衡,外翻的肌肉无力更严重,继而形成了马蹄内翻足。对于早期的腓骨肌萎缩症患者,可采用踝关节外翻被动运动法牵伸足内肌群。患者仰卧位、下肢伸直,治疗师站立或坐位于牵伸下肢的外侧,上方手握住内外踝下方的距骨处,固定胫骨远端,下方手握住足背,跖屈、足外翻牵伸胫骨前肌,使足外翻的踝关节达最大活动范围。如果牵伸胫骨后肌,上方手固定胫骨远端,下方手握住足底背部,背屈、足外翻牵伸胫骨后肌,在肌腱拉力的反方向上调整运动和力量,使足外翻达到最大活动范围。也可用踝关节外翻训练器施行治疗。

2.水疗和关节牵伸

有关节挛缩者可进行水疗和关节牵伸。在 40 ℃左右的水温中浸泡 30 分钟,然后进行关节牵伸。有条件者可进行游泳训练或在温水中进行康复训练。水中康复训练对腓骨肌萎缩症的治疗十分重要,主要是因为水(与陆地上康复训练最大的区别)有浮力,当头部以下全部进入水中后,人体的大部分重量被浮力抵消。因此,在陆地上很难站立和行走的患者,在水中可以独立站立和缓慢行走。只要每天保持一定时间的站立和行走,可以延缓病情的进展。陆地上训练最担心的是摔倒骨折,在水中锻炼就不存在摔伤的问题。但需要有人陪同,并穿救生衣。水中阻力能帮助肌肉锻炼,又能避免过激的快速拉伸动作;水中的静水压作用于胸部、肢体、关节,可缓解疼痛,促进行血液循环和静脉回流,减轻水肿,也有利于呼吸肌的训练。但水疗和游泳训练最大的困难是上下水疗池或游泳池很困难,往往需要人帮助,并要人陪同。有条件的康复医院用起重机将患者吊入和吊出水疗池。

3.矫正器具治疗

对有马蹄内翻的患者可用矫正鞋,每天坚持步行(有时需要保护或辅助)30 分钟。纠正垂足可穿高跟鞋、长筒靴。步行支具可有不同的型号,其主要功能是调动残留肌肉的肌力,弥补肌动力学上的不平衡，从而获得有节奏的步行能力。本病常合并有脊柱畸形，随着步行能力的丧失，脊柱畸形也越严重，因此，需要在早期采取措施，通常使用躯干支持器具使患者保持坐位，并维持腰椎处在伸展力。支具的选择、装卸和训练支具选择必须有利于患者的活动和矫正畸形为目的，否则将加重肌力的不平衡和畸形的发展。支具的装卸一般经训练后可自行完成，但躯干附属装置需他人帮助才能装卸。支具训练是一个重要手段，应坚持间歇、渐进、结合病情的原则。间歇多次以避免疲劳，逐渐增加运动量和运动时间，使肌肉负荷恰当。并根据每个患者自身特点定出计划，一般以每天 3 小时为宜。

4.保暖治疗

患者常有双下肢血液循环差，下肢远端、足部发凉，注意保暖很重要。

5.超短波疗法

在高频电场的作用下，可使病变部位的分子和离子振动而产生热效应，以增强患病局部表层和深层组织血管通透性，改善微循环，增进组织机体的新陈代谢。通常是将电极放在腓骨肌萎缩症患者的双足底，有微热感，每次治疗 10～15 分钟，每天 1 次，15～30 次为 1 个疗程。

6.红外线疗法

红外线以其特定的电磁波，穿透皮肤，直接使皮下组织、肌肉、肌腱、韧带等产生热效应，加速照射局部血液循环，使肌肉松弛、可产生按摩的效果。临床主要是利用红外线灯具或频谱理疗等仪器发出的红外线高温来灸烤肢体局部肌肉挛缩处，可起到松挛解痉的作用。具体操作，可选择肢体局部或各肢体轮流进行，每次 20～30 分钟，每天 1 次，15～30 次为 1 个疗程。灸烤时注意稳定支架，根据患者的感受调整灯具或仪器与皮肤的距离，防止温度过高，灸伤皮肤。

7.电刺激疗法

电刺激支配挛缩肌肉的运动神经。电极间的电场可在神经上产生电流，传送到肌肉细胞膜并引起肌肉收缩。我们可以通过改变电压和频率的变化来对刺激强度进行控制。临床以经皮电针，选用短脉冲电流来刺激腓骨肌、胫前肌、趾伸长肌、趾伸短肌、足底肌等维持人体运动功能的肌肉。每块肌肉治疗 5～10 分钟，30 次为 1 个疗程，可以延缓肌肉萎缩。

另外，还可用电针仪干扰电疗法，以电针刺入上述肌肉，使肌肉产生收缩性活动，以延缓肌肉萎缩。用法为每天 1 次，1 次 30 分钟。30 次为 1 个疗程。

8.超声波疗法

超声波是机械振动波，作用于机体可使组织吸收声能而产生热量，被称为“超声透热疗法”，可对易发生挛缩的腓肠肌进行治疗。临床上常用超声剂量为 0.6～1.5 W/cm^2，每次 6～10 分钟，每天 1 次，10～30 次为 1 个疗程。超声波产生的热将有 79%～82%由血液循环带走，18%～21%由邻近组织的热传导散布，因此，当超声波作用于缺少血液循环的组织时应注意过热，宜采用移动法，以免引起过热而造成组织损害。

9.石蜡疗法

石蜡熔点在 50～56 ℃，具有黏稠性高、可塑性强、延展性大等特点，其透热作用可深达皮下组织 0.2～1.0 cm，且热容量大，导热性小，散热慢，保温时间长，可达 2～8 小时。石蜡疗法后，局部小血管扩张，可以改善血液循环、代谢和缓解肌肉痉挛的作用。使用制成蜡板或蜡饼，裹住需要治疗的部位，外用毛毯保温30～60 分钟，然后把石蜡剥下，每天或隔天 1 次，10～20 次为 1 个疗程，可延缓肌肉萎缩。

(五)心理治疗

由于腓骨肌萎缩症迄今无满意的治疗方法，患儿常陷入自暴自弃的心理环境中，情绪不稳定，因此，医护人员应进行心理疏导，使患者从悲观情绪中解脱出来，坚持康复治疗，提高对生活的信心；同时对焦虑、抑郁症状进行相应的治疗。

(六)手术治疗

踝关节挛缩严重者可手术松解或肌腱移植。对足部畸形和严重的脊柱侧弯者可行手术治疗。

(陈洪年)

第四节 多系统萎缩

多系统萎缩(multiple systematrophy，MSA)是一种少见的散发性、进行性的神经系统变性疾病。起病隐匿，症状多样，表现复杂。主要临床表现为锥体外系、小脑、自主神经和锥体系的损害，并可形成多种组合的临床表现。在生前有时难以与帕金森病或单纯性自主神经功能衰竭(pure autonomic failure，PAF)相鉴别。MSA 的概念于 1969 年首先提出，主要涵盖橄榄脑桥小脑萎缩(olivopontocerebellar atrophy，OPCA)，Shy-Drager 综合征(Shy-Drager syndrome，SDS)和纹状体黑质变性(striatonigral degeneration，SND)3 种主要临床病理综合征。1989 年发现少突胶质细胞包涵体(glial cytoplasmic inclusions，GCIs)是 MSA 的共同标志，1998 年发现 GCIs 主要是由 α-突触核蛋白(α-synuclein)构成的，因此认定本病为一种有共同临床病理基础的单一疾病。

一、病因和病理

病因仍不明确。病理上发现中枢神经系统多部位进行性的神经元和少突胶质细胞的丢失。脊髓内中间外侧柱的节前细胞丧失，可引起直立性低血压、尿失禁和尿潴留。小脑皮层、脑桥核、下橄榄核的细胞丧失，可引起共济失调。壳核和苍白球的细胞丧失可致帕金森综合征表现。除细胞丧失外，还有严重的髓鞘变性和脱失。过去认为灰质神经元破坏是导致 MSA 的原因，自从发现了 GCIs 以来，目前认为 MSA 更主要的是累及白质，GCIs 是原发病损还是继发的细胞损害标志仍不清楚。少突胶质细胞中存在大量的 GCIs 是 MSA 的标志之一，可用 Gallyas 银染识别，并且是泛素和 α-突触核蛋白染色阳性，可呈戒指状、火焰状和球形。电镜下，GCIs 由直径 20～30 nm 的纤维丝松散聚集，包绕细胞器。另外，部分神经元中也有泛素和 α-突触核蛋白染色阳性的包涵体。

二、临床表现

MSA 多于中年起病，男性多发，常以自主神经功能障碍首发。据报道，美国、英国和法国的发病率各为(1.9～4.9)/10.0 万、(0.9～8.4)/10.0 万、(0.8～2.7)/10.0 万，国内尚无人群的调查报告。MSA 进展较快，发病后平均存活 6～9 年。根据其临床表现，可归纳如下。

(一)自主神经功能障碍

MSA 患者半数以上以自主神经症状起病,最终 97%患者有此类症状。SDS 为主要表现者,直立性低血压是其主要临床表现,即站立 3 分钟内收缩压至少下降 2.7 kPa(20 mmHg)或舒张压至少下降 1.3 kPa(10 mmHg),而心率不增加。患者主诉头晕、眼花、注意力不集中、疲乏、口齿不清、晕厥,严重者只能长期卧床。进食 10~15 分钟后出现低血压也是表现之一,这是静脉容量改变和压力感受反射障碍所致。60%的 MSA 患者可同时有直立性低血压和平卧位高血压＞25.3/14.7 kPa(190/110 mmHg)。其他自主神经症状还有尿失禁和尿潴留,出汗减少、勃起功能障碍和射精困难,可有大便失禁。此类患者早期还常有声音嘶哑,睡眠鼾声、喘鸣。晚期患者常可出现周期性呼吸暂停。

(二)帕金森综合征

MSA 中 46%以帕金森综合征起病,最终 91%患者均有此类症状。运动迟缓和强直多见,震颤少见,但帕金森病特征性的搓丸样静止性震颤极少见。部分年轻患者早期对左旋多巴有效,多数患者对其无效。

(三)小脑功能障碍

5%患者以此为首发症状,但最终约有半数患者出现共济失调。主要表现为步态不稳、宽基步态、肢体的共济失调,以及共济失调性言语。

(四)其他

还有半数患者有锥体束受损表现,如腱反射亢进,巴宾斯基征阳性。神经源性和阻塞性的睡眠呼吸暂停也可发生。

MSA 患者的临床表现多样,但仍有规律可循,可以按不同综合征进行区分。在临床上,以帕金森症状为主者称为 MSA-P,以共济失调为主者称为 MSA-C,以直立性低血压为主者可称为 Shy-Drager 综合征。不管何种类型,随疾病发展,各个系统均可累及,最终卧床不起,直至死亡。

三、辅助检查

MSA 患者脑脊液检查正常。肌电图检查,特别是肛周和尿道括约肌的检查可见部分失神经支配。头颅 MRI 可见脑干、小脑有不同程度的萎缩,T_2 加权序列可见脑桥出现“+”字征,以帕金森症样表现的 MSA 患者中,部分可见壳核外侧缘屏状核出现条状高信号。

四、诊断与鉴别诊断

根据缓慢起病,晕厥和直立性低血压、行动缓慢、步态不稳等表现,头颅 MRI 显示脑干小脑萎缩和脑桥“+”字征者,可考虑本病。但是应与脊髓小脑性共济失调、帕金森病、进行性核上性麻痹及 PAF 等相鉴别。临床上,本病强直多、震颤少,对多巴反应差等,可与帕金森病相鉴别。MSA 患者眼球运动上下视不受限,早期不摔倒,有明显的自主神经功能障碍等与进行性核上性麻痹相区别。MSA 患者无明确家族史,中年后起病,常伴头昏、喘鸣等,可与脊髓小脑性共济失调相鉴别。MSA 和 PAF 的鉴别主要依靠临床表现,即随病程延长是否出现中枢神经系统表现。PAF 较为少见,不累及中枢神经系统,仅累及周围的交感和副交感神经,病情进展缓慢,预后较好。

五、治疗

MSA 的病因不明确,其治疗只能是对症处理。对帕金森综合征可给予左旋多巴、多巴胺受体激动剂和抗胆碱能药，但效果不如帕金森病好。对于自主神经功能障碍以缓解症状和提高生活质量为目的。

(一)一般治疗

体位改变要慢，切忌突然坐起或站立。避免诱发血压降低，慎用影响血压药物。多采用交叉双腿、蹲位、压迫腹部、前倾等体位可能会预防直立性低血压的发作。穿束腹紧身裤和弹力袜能增加回心血量。在床上头部和躯干较腿部抬高 15°～20°，这种体位可促进肾素释放和刺激压力感受器。增加水和盐分摄入。在进食后低血压者，可少食多餐，饭前喝水或咖啡。

(二)药物治疗

有多种药物可治疗直立性低血压，但没有一种是理想的。

(1)口服类固醇皮质激素氟氢可的松，0.1～0.4 mg/d，可增加水、钠潴留，升高血容量和血压，但应避免过度，防止心力衰竭。对平卧位高血压，要慎用。

(2)米多君(midodrine)是选择性 α 受体激动剂，2.5 毫克/次，2 次/天开始，逐步增加至 10 mg，2～3 次/天。

(3)促红细胞生成素 25～50 U/kg 体重，皮下注射，3 次/周，防治贫血，增加血细胞比容，使收缩压升高。

(4)其他如去氨加压素、麻黄碱、吲哚美辛等效果有限。

(5)对平卧位高血压，应选用短效钙通道阻滞剂、硝酸酯类或可乐定等。应避免平躺时喝水、穿弹力袜，头高位多可避免平卧位高血压。

(6)对排尿功能障碍和性功能障碍，可作相应处理。有睡眠呼吸暂停者，可用夜间正压通气。对吸气性喘鸣可能需行气管切开。

(亓　超)

第五节　阿尔茨海默病

阿尔茨海默病(Alzheimer's disease，AD)是一种以认知功能障碍、日常生活能力下降及精神行为异常为特征的神经系统退行性疾病，是老年期痴呆最常见的原因之一。其特征性病理改变为老年斑、神经原纤维缠结和选择性神经元与突触丢失。临床特征为隐袭起病及进行性认知功能损害。记忆障碍突出，可有视空间技能障碍、失语、失算、失用、失认及人格改变等，并导致社交、生活或职业功能损害。病程通常为 4～12 年。绝大多数阿尔茨海默病为散发性，约 5%有家族史。

一、流行病学

阿尔茨海默病发病率随年龄增长而逐步上升。欧美国家 65 岁以上老人阿尔茨海默病患病率为5%～8%，85 岁以上老人患病率为 47%～50%。我国 60 岁以上人群阿尔茨海默病患病率为3%～5%。目前我国约有 500 万痴呆患者，主要是阿尔茨海默病患者。发达国家未来 50 年内阿尔茨海默病的发病率将增加 2 倍。预计到 2025 年全球将有 2 200 万阿尔茨海默病患者，到 2050 年阿尔茨海默病患者将增加到 4 500 万。发达国家阿尔茨海默病已成为仅次于心血管疾病、肿瘤和卒中而位居第4位的死亡原因。

二、病因学

(一)遗传学因素——基因突变学说

迄今已筛选出3个阿尔茨海默病相关致病基因和1个易感基因,即第21号染色体的淀粉样前体蛋白(β amyloid precursor protein,APP)基因、第14号染色体的早老素1(presenilin1,PS-1)基因、第1号染色体的早老素2(presenilin2,PS-2)基因和第19号染色体的载脂蛋白E(apolipoprotein E,apoE)ε4等位基因。前三者与早发型家族性阿尔茨海默病有关,apoEε4等位基因是晚发性家族性阿尔茨海默病的易感基因。

(二)非遗传因素

脑外伤、感染、铝中毒、吸烟、高热量饮食、叶酸不足、受教育水平低下及一级亲属中有唐氏综合征等都会增加阿尔茨海默病患病风险。

三、发病机制

目前针对阿尔茨海默病的病因及发病机制有多种学说,如淀粉样变级联假说、tau蛋白过度磷酸化学说、神经递质功能障碍学说、自由基损伤学说、钙平衡失调学说等。任何一种学说都不能完全解释阿尔茨海默病所有的临床表现。

(一)淀粉样变级联假说

脑内β淀粉样蛋白(β amyloid,Aβ)产生与清除失衡所致神经毒性Aβ(可溶性Aβ寡聚体)聚集和沉积启动阿尔茨海默病病理级联反应,并最终导致NFT和神经元丢失。Aβ的神经毒性作用包括破坏细胞内Ca^{2+}稳态、促进自由基的生成、降低K^+通道功能、增加炎症性细胞因子引起的炎症反应,并激活补体系统、增加脑内兴奋性氨基酸(主要是谷氨酸)的含量等。

(二)tau蛋白过度磷酸化学说

神经原纤维缠结的核心成分为异常磷酸化的tau蛋白。阿尔茨海默病脑内细胞信号转导通路失控,引起微管相关蛋白——tau蛋白过度磷酸化、异常糖基化及泛素蛋白化,使其失去微管结合能力,自身聚集形成神经原纤维缠结。

(三)神经递质功能障碍

脑内神经递质活性下降是重要的病理特征。可累及乙酰胆碱系统(ACh)、兴奋性氨基酸、5-羟色胺、多巴胺和神经肽类等,尤其是基底前脑胆碱能神经元减少,海马突触间隙ACh合成、储存和释放减少,谷氨酸的毒性作用增加。

(四)自由基损伤学说

阿尔茨海默病脑内超氧化物歧化酶活性增强,脑葡萄糖-6-磷酸脱氢酶增多,脂质过氧化,造成自由基堆积。后者损伤生物膜,造成细胞内环境紊乱,最终导致细胞凋亡;损伤线粒体造成氧化磷酸化障碍,加剧氧化应激;改变淀粉样蛋白代谢过程。

(五)钙稳态失调学说

阿尔茨海默病患者神经元内质网钙稳态失衡,使神经元对凋亡和神经毒性作用的敏感性增强;改变APP剪切过程;导致钙依赖性生理生化反应超常运转,耗竭ATP,产生自由基,造成氧化损伤。

(六)内分泌失调学说

流行病学研究结果表明,雌激素替代疗法能降低绝经妇女患阿尔茨海默病的危险性,提示雌激素缺乏可能增加阿尔茨海默病发病率。

(七)炎症反应

神经毒性 Aβ 通过与特异性受体如糖基化蛋白终产物受体、清除剂受体和丝氨酸蛋白酶抑制剂酶复合物受体结合,活化胶质细胞。后者分泌补体、细胞因子及氧自由基,启动炎症反应,形成由 Aβ、胶质细胞及补体或细胞因子表达上调等共同构成的一个复杂的炎性损伤网络,促使神经元变性。

四、病理特征

本病的病理特征大体上呈弥散性皮质萎缩,尤以颞叶、顶叶、前额区及海马萎缩明显。脑回变窄,脑沟增宽,脑室扩大。镜下改变包括老年斑(senile plaque,SP)、神经原纤维缠结(neural fibrillar ytangles,NFT)、神经元与突触丢失、反应性星形胶质细胞增生、小胶质细胞活化及血管淀粉样变。老年斑主要存在于新皮质、海马、视丘、杏仁核、尾状核、豆状核、Meynert 基底核与中脑。镜下表现为退变的神经轴突围绕淀粉样物质组成细胞外沉积物,形成直径 50～200 μm 的球形结构。主要成分为 Aβ、早老素 1、早老素 2、α_1 抗糜蛋白酶、apoE 和泛素等。神经原纤维缠结主要成分为神经元胞质中过度磷酸化的 tau 蛋白和泛素的沉积物,以海马和内嗅区皮质最为常见。其他病理特征包括海马锥体细胞颗粒空泡变性,轴索、突触异常断裂和皮质动脉及小动脉淀粉样变等。

五、临床表现

本病通常发生于老年或老年前期,隐匿起病,缓慢进展。以近记忆力减退为首发症状,逐渐累及其他认知领域,并影响日常生活与工作能力。早期对生活丧失主动性,对工作及日常生活缺乏热情。病程中可出现精神行为异常,如幻觉、妄想、焦虑、抑郁、攻击、收藏、偏执、易激惹性、人格改变等。最常见的是偏执性质的妄想,如被窃妄想、认为配偶不忠有意抛弃其的妄想。随痴呆进展,精神症状逐渐消失,而行为学异常进一步加剧,如大小便失禁、不知饥饱等,最终出现运动功能障碍,如肢体僵硬、卧床不起。1996 年国际老年神经疾病学会制定了一个新的疾病现象术语,即"痴呆的行为和精神症状"(the behavioral and psychological symptoms of dementia, BPSD),来描述痴呆过程中经常出现的知觉、思维内容、心境或行为紊乱综合征。这是精神生物学、心理学和社会因素综合作用的结果。

六、辅助检查

(一)神经影像学检查

头颅 MRI:早期表现为内嗅区和海马萎缩。质子磁共振频谱(^{1}H-megnetic resonance spectroscoper,^{1}H-MRS):对阿尔茨海默病早期诊断具有重要意义,表现为扣带回后部皮质肌醇(myo-inositol,mI)升高。额颞顶叶和扣带回后部出现 N-乙酰门冬氨酸(N-acetylaspartate, NAA)水平下降。SPECT 及 PET:SPECT 显像发现额颞叶烟碱型 AChR 缺失及额叶、扣带回、顶叶及枕叶皮质 5-HT 受体密度下降。PET 显像提示此区葡萄糖利用下降。功能性磁共振成像(functional MRI,fMRI):早期阿尔茨海默病患者在接受认知功能检查时相应脑区激活强度下降或激活区范围缩小和远处部位的代偿反应。

(二)脑脊液蛋白质组学

脑脊液存在一些异常蛋白的表达,如 apoE、tau 蛋白、APP 及 AChE 等。

(三)神经心理学特点

通常表现为多种认知领域功能障碍和精神行为异常,以记忆障碍为突出表现,并且日常生活活动能力受损。临床常用的痴呆筛查量表有简明智能精神状态检查量表(mini-mental state examination,MMSE)、画钟测验和日常生活能力量表等。痴呆诊断常用量表有记忆测查(逻辑记忆量表或听觉词语记忆测验)、注意力测查(数字广度测验)、言语流畅性测验、执行功能测查(stroop 色词-干扰测验或威斯康星卡片分类测验)和神经精神科问卷。痴呆严重程度评定量表有临床痴呆评定量表(clinical dementia rating,CDR)和总体衰退量表(global deterioration scale,GDS)。总体功能评估常用临床医师访谈时对病情变化的印象补充量表(CIBIC-Plus)。额叶执行功能检查内容包括启动(词语流畅性测验)、抽象(谚语解释、相似性测验)、反应-抑制和状态转换(交替次序、执行-不执行、运动排序测验、连线测验和威斯康星卡片分类测验)。痴呆鉴别常用量表有 Hachinski 缺血量表评分(HIS)及汉密尔顿焦虑、抑郁量表。

1.记忆障碍

记忆障碍是阿尔茨海默病典型的首发症状,早期以近记忆力减退为主。随病情进展累及远记忆力。情景记忆障碍是筛选早期阿尔茨海默病的敏感指标。

2.其他认知领域功能障碍

其他认知领域功能障碍表现为定向力、判断与思维、计划与组织能力、熟练运用及社交能力下降。

3.失用

失用包括结构性失用(画立方体)、观念-运动性失用(对姿势的模仿)和失认、视觉性失认(对复杂图形的辨认)、自体部位辨认不能(手指失认)。

4.语言障碍

阿尔茨海默病早期即存在不同程度的语言障碍。核心症状是语义记忆包括语义启动障碍、语义记忆的属性概念和语义/词类范畴特异性损害。阿尔茨海默病患者对特定的词类(功能词、内容词、名词、动词等)表现出认知失常,即词类范畴特异性受损。可表现为找词困难、命名障碍和错语等。

5.精神行为异常

阿尔茨海默病病程中常常出现精神行为异常,如幻觉、妄想、焦虑、易激惹及攻击等。疾病早期往往有较严重的抑郁倾向,随后出现人格障碍、幻觉和妄想,虚构不明显。

6.日常生活活动能力受累

阿尔茨海默病患者由于失语、失用、失认、计算不能,通常不能继续原来的工作,不能继续理财。疾病晚期出现锥体系和锥体外系病变,如肌张力增高、运动迟缓及姿势异常。最终患者可呈强直性或屈曲性四肢瘫痪。

(四)脑电图检查

早期 α 节律丧失及电位降低,常见弥散性慢波,且脑电节律减慢的程度与痴呆严重程度相关。

七、诊断标准

(一)美国《精神障碍诊断与统计手册》第4版制定的痴呆诊断标准

(1)多个认知领域功能障碍。①记忆障碍:学习新知识或回忆以前学到的知识的能力受损。②以下认知领域至少有1项受损:失语;失用;失认;执行功能损害。

(2)认知功能障碍导致社交或职业功能显著损害,或者较原有水平显著减退。

(3)隐匿起病,认知功能障碍逐渐进展。

(4)同时排除意识障碍、神经症、严重失语及脑变性疾病(额颞叶痴呆、路易体痴呆和帕金森痴呆等)或全身性疾病所引起的痴呆。

(二)阿尔茨海默病临床常用的诊断标准

阿尔茨海默病临床常用的诊断标准有DSM-Ⅳ-R、ICD-10和1984年Mckhann等制定的美国国立神经病学或语言障碍和卒中-老年性痴呆及相关疾病协会研究用诊断标准(NINCDS-ADRDA),将阿尔茨海默病分为肯定、很可能、可能等不同等级。

1.临床很可能阿尔茨海默病

(1)痴呆:老年或老年前期起病,主要表现为记忆障碍和一个以上其他认知领域功能障碍(失语、失用和执行功能损害),造成明显的社会或职业功能障碍。认知功能或非认知功能障碍进行性加重。认知功能损害不是发生在谵妄状态,也不是由于其他引起进行性认知功能障碍的神经系统或全身性疾病所致。

(2)支持诊断:单一认知领域功能如言语(失语症)、运动技能(失用症)、知觉(失认症)的进行性损害;日常生活能力损害或精神行为学异常;家族史,尤其是有神经病理学或实验室证据者;非特异性脑电图改变如慢波活动增多;头颅CT示有脑萎缩。

(3)排除性特征:突然起病或卒中后起病。病程早期出现局灶性神经功能缺损体征如偏瘫、感觉缺失、视野缺损、共济失调。起病时或疾病早期出现抽搐发作或步态障碍。

2.临床可能阿尔茨海默病

临床可能阿尔茨海默病有痴呆症状,但没有发现足以引起痴呆的神经、精神或躯体疾病;在起病或病程中出现变异;继发于足以导致痴呆的躯体或脑部疾病,但这些疾病并不是痴呆的病因;在缺乏可识别病因的情况下出现单一的、进行性加重的认知功能障碍。

3.肯定阿尔茨海默病

符合临床很可能痴呆诊断标准,并且有病理结果支持。

根据临床痴呆评定量表、韦氏成人智力量表(全智商)可把痴呆分为轻度、中度和重度痴呆三级。具体标准有以下几点。

(1)轻度痴呆:虽然患者的工作和社会活动有明显障碍,但仍有保持独立生活能力,并且个人卫生情况良好,判断能力几乎完好无损。全智商55~70。

(2)中度痴呆:独立生活能力受到影响(独立生活有潜在危险),对社会和社会交往的判断力有损害,不能独立进行室外活动,需要他人的某些扶持。全智商40~54。

(3)重度痴呆:日常生活严重受影响,随时需要他人照料,即不能维持最低的个人卫生,患者已变得语无伦次或缄默不语,不能做判断或不能解决问题。全智商40以下。

八、鉴别诊断

（一）血管性痴呆

血管性痴呆可突然起病或逐渐发病，病程呈波动性进展或阶梯样恶化。可有多次卒中史，既往有高血压、动脉粥样硬化、糖尿病、心脏疾病、吸烟等血管性危险因素。通常有神经功能缺损症状和体征，影像学上可见多发脑缺血软化灶。每次脑卒中都会加重认知功能障碍。早期记忆功能多正常或仅受轻微影响，但常伴有严重的执行功能障碍，表现为思考、启动、计划和组织功能障碍，抽象思维和情感也受影响；步态异常常见，如步态不稳、拖曳步态或碎步。

（二）Pick 病

与 Pick 病鉴别具有鉴别价值的是临床症状出现的时间顺序。Pick 病早期出现人格改变、言语障碍和精神行为学异常，遗忘出现较晚。影像学上以额颞叶萎缩为特征。约 1/4 的患者脑内存在 Pick 小体。阿尔茨海默病患者早期出现记忆力、定向力、计算力、视空间技能和执行功能障碍。人格与行为早期相对正常。影像学上表现为广泛性皮质萎缩。

（三）路易体痴呆

路易体痴呆主要表现为波动性持续（1～2 天）认知功能障碍、鲜明的视幻觉和帕金森综合征。视空间技能、近事记忆及注意力受损程度较阿尔茨海默病患者严重。以颞叶、海马、扣带回、新皮质、黑质及皮质下区域广泛的路易体为特征性病理改变。病程 3～8 年。一般对镇静剂异常敏感。

（四）增龄性记忆减退

50 岁以上的社区人群约 50%存在记忆障碍。此类老年人可有记忆减退的主诉，主要影响记忆的速度与灵活性，但自知力保存，对过去的知识和经验仍保持良好。很少出现计算、命名、判断、思维、语言与视空间技能障碍，且不影响日常生活活动能力。神经心理学测查证实其记忆力正常，无精神行为学异常。

（五）抑郁性神经症

抑郁性神经症是老年期常见的情感障碍性疾病，鉴别如表 12-2。

表 12-2　真性痴呆与假性痴呆鉴别

鉴别要点	假性痴呆	真性痴呆
起病	较快	较缓慢
认知障碍主诉	详细、具体	不明确
痛苦感	强烈	无
近事记忆与远事记忆	丧失同样严重	近事记忆损害比远事记忆严重
界限性遗忘	有	无
注意力	保存	受损
典型回答	不知道	近似性错误
对能力的丧失	加以夸张	隐瞒
简单任务	没有竭力完成	竭力完成
对认知障碍的补偿	不设法补偿	依靠日记、日历设法补偿
同样困难的任务	完成有明显的障碍	普遍完成差

续表

鉴别要点	假性痴呆	真性痴呆
情感	受累	不稳定,浮浅
社会技能	丧失较早,且突出	早期常能保存
定向力检查	常答"不知道"	定向障碍不常见
行为与认知障碍严重程度	不相称	相称
认知障碍夜间加重	不常见	常见
睡眠障碍	有	不常有
既往精神疾病史	常有	不常有

抑郁性神经症诊断标准(《中国精神疾病分类方案与诊断标准》,第2版,CCMD-Ⅱ-R)有以下几点。

1.症状

心境低落每天出现,晨重夜轻,持续2周以上,至少有下述症状中的4项。①对日常活动丧失兴趣,无愉快感;精力明显减退,无原因的持续疲乏感。②精神运动性迟滞或激越。伴发精神症状如焦虑、易激惹、淡漠、疑病症、强迫症状或情感解体(有情感却泪流满面地说我对家人无感情)。③自我评价过低、自责、内疚感,可达妄想程度。④思维能力下降、意志行为减退、联想困难。⑤反复想死的念头或自杀行为。⑥失眠、早醒、睡眠过多。⑦食欲缺乏,体重明显减轻或性欲下降。⑧性欲减退。

2.严重程度

社会功能受损;给本人造成痛苦和不良后果。

3.排除标准

不符合脑器质性精神障碍、躯体疾病与精神活性物质和非依赖性物质所致精神障碍;可存在某些分裂性症状,但不符合精神分裂症诊断标准。

(六)轻度认知功能损害(mild cognitive impairment,MCI)

过去多认为MCI是介于正常老化与痴呆的一种过渡阶段,目前认为MCI是一种独立的疾病,患者可有记忆障碍或其他认知领域损害,但不影响日常生活。

(七)帕金森痴呆疾病

帕金森痴呆疾病早期主要表现为帕金森病典型表现,多巴类药物治疗有效。疾病晚期出现痴呆及精神行为学异常(错觉、幻觉、妄想及抑郁等)。帕金森痴呆属于皮质下痴呆,多属于轻中度痴呆。

(八)正常颅内压性脑积水

正常颅内压性脑积水常见于中老年患者,隐匿性起病。临床上表现为痴呆、步态不稳及尿失禁三联征。无头痛、呕吐及视盘水肿等症。腰穿脑脊液压力不高。神经影像学检查有脑室扩大的证据。

(九)亚急性海绵状脑病

亚急性海绵状脑病急性或亚急性起病,迅速出现智能损害,伴肌阵挛,脑电图在慢波背景上出现特征性三相波。

九、治疗

由于本病病因未明，至今尚无有效的治疗方法。目前仍以对症治疗为主。

(一)神经递质治疗药物

1.拟胆碱能药物

拟胆碱能药物主要通过抑制 AChE 活性，阻止 ACh 降解，提高胆碱能神经元功能。有 3 种途径加强胆碱能效应：ACh 前体药物、胆碱酯酶抑制剂(acetylcholinesterase inhibitor，AChEI)及胆碱能受体激动剂。

(1)补充 ACh 前体：包括胆碱及卵磷脂。动物实验表明，胆碱和卵磷脂能增加脑内 ACh 生成，但在阿尔茨海默病患者身上未得到证实。

(2)胆碱酯酶抑制剂(AChEI)为最常用和最有效的药物。通过抑制乙酰胆碱酯酶而抑制乙酰胆碱降解，增加突触间隙乙酰胆碱浓度。第一代 AChEI 他克林，由于肝脏毒性和胃肠道反应而导致临床应用受限。第二代 AChEI 有盐酸多奈哌齐、重酒石酸卡巴拉丁、石杉碱甲、毒扁豆碱、加兰他敏、美曲磷脂等，具有选择性好、作用时间长等优点，是目前治疗阿尔茨海默病的首选药物。

1)盐酸多奈哌齐：商品名为安理申、思博海，是治疗轻中度阿尔茨海默病的首选药物。开始服用剂量为 5 mg/d，睡前服用。如无不良反应，4～6 周后剂量增加到 10 mg/d。不良反应主要与胆碱能作用有关，包括恶心、呕吐、腹泻、肌肉痉挛、胃肠不适、头晕等，大多在起始剂量时出现，症状较轻，无肝毒性。

2)重酒石酸卡巴拉丁：商品名为艾斯能。用于治疗轻中度阿尔茨海默病。选择性抑制皮质和海马 AChE 优势亚型-G1。同时抑制丁酰胆碱酯酶，外周胆碱能不良反应少。开始剂量 1.5 mg，每天 2 次或 3 次服用。如能耐受，2 周后增至 6 mg/d。逐渐加量，最大剂量12 mg/d。不良反应包括恶心、呕吐、消化不良和食欲缺乏等，随着治疗的延续，不良反应的发生率降低。

3)石杉碱甲：商品名为双益平。这是我国学者从石杉科石杉属植物蛇足石杉(千层塔)提取出来的新生物碱，不良反应小，无肝毒性。适用于良性记忆障碍、阿尔茨海默病和脑器质性疾病引起的记忆障碍。0.2～0.4 mg/d，分 2 次口服。

4)加兰他敏：由石蒜科植物沃氏雪莲花和水仙属植物中提取的生物碱，用于治疗轻中度阿尔茨海默病。推荐剂量为 15～30 mg/d，1 个疗程为 8～10 周。不良反应有恶心、呕吐及腹泻等。缓慢加大剂量可增强加兰他敏的耐受性。1 个疗程为 8～10 周。无肝毒性。

5)美曲磷脂：属于长效 AChEI，不可逆性抑制中枢神经系统乙酰胆碱酯酶。胆碱能不良反应小，主要是胃肠道反应。

6)庚基毒扁豆碱：毒扁豆碱亲脂性衍生物，属长效 AChEI。毒性仅为毒扁豆碱的 1/50，胆碱能不良反应小。推荐剂量40～60 mg/d。

(3)胆碱能受体(烟碱受体或毒蕈碱受体)激动剂：以往研究过的非选择性胆碱能受体激动剂包括毛果芸香碱及槟榔碱等因缺乏疗效或兴奋外周 M 受体而产生不良反应，现已弃用。选择性作用于 M_1 受体的新药正处于临床试验中。

2.N-甲基-D-天冬氨酸(NMDA)受体拮抗剂

此型代表药物有盐酸美金刚，用于中重度阿尔茨海默病治疗。

（二）以 Aβ 为治疗靶标

未来治疗将以 Aβ 为靶点减少脑内 Aβ 聚集和沉积作为药物干预的目标，包括减少 Aβ 产生、加快清除、阻止其聚集，或对抗 Aβ 的毒性和抑制它所引起的免疫炎症反应与凋亡的方法都成为合理的阿尔茨海默病治疗策略。

此类药物目前尚处于研究阶段。α 分泌酶激动剂不是首选的分泌酶靶点。APPβ 位点 APP 内切酶（beta site amyloid precursor protein cleavage enzyme，BACE）1 和高度选择性 γ 分泌酶抑制剂可能是较好的靶途径。

(1)Aβ 免疫治疗：1999 年动物实验发现，Aβ42 主动免疫阿尔茨海默病小鼠模型能清除脑内斑块，并改善认知功能。Aβ 免疫治疗的可能机制是抗体 FC 段受体介导小胶质细胞吞噬 Aβ 斑块、抗体介导的淀粉样蛋白纤维解聚和外周 Aβ 沉积学说。2001 年轻中度阿尔茨海默病患者 Aβ42 主动免疫 Ⅰ 期临床试验显示人体较好的耐受性。Ⅱ 期临床试验结果提示，Aβ42 主动免疫后患者血清和脑脊液中出现抗 Aβ 抗体。Ⅱ A 期临床试验部分受试者出现血-脑屏障损伤及中枢神经系统非细菌性炎症。炎症的出现可能与脑血管淀粉样变有关。为了减少不良反应，可采取其他措施将潜在的危险性降到最低，如降低免疫剂量、诱发较为温和的免疫反应、降低免疫原的可能毒性、表位疫苗诱发特异性体液免疫反应，或是使用特异性被动免疫而不激发细胞免疫反应。通过设计由免疫原诱导的 T 细胞免疫反应，就不会直接对 Aβ 发生反应，因此不可能引起传统的 T 细胞介导的自身免疫反应。这种方法比单纯注射完整的 Aβ 片段会产生更多结构一致的 Aβ 抗体，并增强抗体反应。这一假设已经得到 APP 转基因鼠和其他种的动物实验的证实。将 Aβ 的第 16～33 位氨基酸进行部分突变后，也可以提高疫苗的安全性。通过选择性地激活针对 β 淀粉样蛋白的特异性体液免疫反应、改进免疫原等方法，避免免疫过程中所涉及的细胞免疫反应，可能是成功研制阿尔茨海默病疫苗的新方法。另外，人源化 Aβ 抗体的被动免疫治疗可以完全避免针对 Aβ 细胞反应。如有不良反应出现，可以停止给药，治疗药物会迅速从身体内被清除。虽然主动免疫能够改善阿尔茨海默病动物的精神症状，但那毕竟只是仅由淀粉样蛋白沉积引起行为学损伤的模型。Aβ42 免疫不能对神经元纤维缠结有任何影响。神经元纤维缠结与认知功能损伤密切相关。

(2)金属螯合剂的治疗：Aβ 积聚在一定程度上依赖于 Cu^{2+}/Zn^{2+} 的参与。活体内螯合这些金属离子可以阻止 Aβ 聚集和沉积。抗生素氯碘羟喹具有 Cu^{2+}/Zn^{2+} 螯合剂的功能，治疗 APP 转基因小鼠数月后 Aβ 沉积大大减少。相关药物已进入 Ⅱ 期临床试验。

（三）神经干细胞（nerve stem cell，NSC）移植

神经干细胞移植临床应用最关键的问题是如何在损伤部位定向诱导分化为胆碱能神经元。目前，体内外 NSC 的定向诱导分化尚未得到很好的解决，尚处于实验阶段。

（四）Tau 蛋白与阿尔茨海默病治疗

以 Tau 蛋白为位点的药物研究和开发也成为国内、外学者关注的焦点。

（五）非胆碱能药物

长期大剂量脑复康（吡拉西坦）、茴拉西坦或奥拉西坦能促进神经元 ATP 合成，延缓阿尔茨海默病病程进展，改善命名和记忆功能。银杏叶制剂可改善神经元代谢，减缓阿尔茨海默病进展。双氢麦角碱（喜德镇）为 3 种麦角碱双氢衍生物的等量混合物，有较强的 α 受体阻断作用，能改善神经元对葡萄糖的利用。可与多种生物胺受体结合，改善神经递质传递功能。1～2 mg，每天 3 次口服。长期使用非甾体抗炎药物能降低阿尔茨海默病的发病风险。选择性COX-2抑制剂

提倡用于阿尔茨海默病治疗。辅酶 Q 和单胺氧化酶抑制剂司来吉林能减轻神经元细胞膜脂质过氧化导致的线粒体 DNA 损伤。他汀类药物能够降低阿尔茨海默病的危险性。钙通道阻滞剂尼莫地平可通过调节阿尔茨海默病脑内钙稳态失调而改善学习和记忆功能。神经生长因子和脑源性神经营养因子能够改善学习、记忆功能和促进海马突触重建,减慢残存胆碱能神经元变性,现已成为阿尔茨海默病治疗候选药物之一。

(六)精神行为异常的治疗

一般选择安全系数高、不良反应少的新型抗神经疾病药物,剂量通常为成人的 1/4 左右。小剂量开始,缓慢加量。常用的抗神经疾病药物有奥氮平(5 mg)、维斯通(1 mg)或思瑞康(50～100 mg),每晚一次服用,视病情而增减剂量。阿尔茨海默病患者伴发抑郁时首先应加强心理治疗,必要时可考虑给予小剂量抗抑郁药。

十、预后

目前的治疗方法都不能有效遏制阿尔茨海默病进展。即使治疗病情仍会逐渐进展,通常病程为4～12 年。患者多死于并发症,如肺部感染、压疮和深静脉血栓形成。加强护理对阿尔茨海默病患者的治疗尤为重要。

(韩廷平)

第六节　额颞叶痴呆

额颞叶痴呆(frontotemporal dementia,FTD)是始于中年的进行性痴呆,特点是缓慢发展的性格改变及社会性衰退(包括社会品行极度改变、释抑制行为)。随后出现智能、记忆和言语功能的损害,(偶然)伴有淡漠、欣快和锥体外系症状。神经病理学表现是选择性额叶或颞叶萎缩,而神经炎斑及神经纤维缠结的数量未超出正常的老龄化进程,社交及行为异常的表现出现在明显的记忆损害之前。目前已认为 FTD 是仅次于阿尔茨海默病和路易小体痴呆的另一种常见中枢神经系统退行性疾病,约占老年期痴呆人群 20%。由于对本病的认识不足,诊断上多将其划归在阿尔茨海默病或其他痴呆症群,加上流行病调查资料有限,因此其诊断率可能远低于实际发病率。综合各国痴呆的尸检提示 FTD 的患病率为 1%～12%。

FTD 的发病年龄低于阿尔茨海默病,好发于老年前期,以 45～65 岁为多发年龄段。文献报道中有30 岁以前和 80 岁发病的患者,甚至有 1 例于 21 岁发病的 FTD。Neary 等调查了英国和荷兰的资料显示,45～64 岁的患病率为 1.5%,50～59 岁的患病率为 3.6%,60～69 岁的患病率为 9.4%,70～79 岁下降至 3.8%。40%～50%的患者有家族史,男女比例为 50∶50。平均存活期限 6～8 年,最短 2 年,最长 20 年。部分合并运动神经元障碍(MND)的 FTD 患者病死率高,平均生存年限为 3 年,主要与吞咽困难及吸入性肺炎有关。

有关 FTD 的描述要早于阿尔茨海默病。1892 年 Arnold Pick 最早报道进行性精神衰退和语言功能障碍患者,依据脑的尸检资料,描述了与局灶性额颞叶萎缩有关的痴呆症群,他注意到在正常和萎缩的脑组织之间有明显的分界。Aloies Alzheimer 后来报道了该类患者脑内神经元的空泡性变化和细胞内包涵体(后称为 Pick 小体)。20 世纪 20 年代以后许多学者依据本痴呆症群出现 Pick 小体和细胞空泡化的特点，将本病命名为 Pick 病，以有别于阿尔茨海默病。

1982 年，Mesulam 报道 6 例进行性失语，并在数年内逐渐加重，表现出痴呆征象，但非全面性痴呆，称为原发性进行性失语（primary progres sive aphasia，PPA）。随后又有报道单独右侧额或颞区变性患者，表现为不能认识家人、不能记住地形间联系等。Neary 等及 Snowden 等总结多数患者后提出额叶性行为异常概念，即失抑制、冲动、惰性、社交意识丧失、忽视个人卫生、精神僵化、刻板行为及“利用行为”（即捡起和使用环境中任何物体），还包括语言功能异常如说话减少、缄默、模仿语言及重复语言等。

最近几年，发现部分患者在出现与额颞叶萎缩有关的痴呆症群的同时，伴有进行性的运动神经元病，或伴有帕金森病综合征。1987 年，Gustafson 首先提出额颞叶痴呆这一概念，包括 Pick 病、额颞叶变性（FTLD）、进行性失语、语义性痴呆（semantic dementia，SD）。

FTD 可合并运动神经元病（motor neural disease，MND）或帕金森综合征。尽管与额颞叶变性有关的综合征很多，而且组织病理改变也不尽相同。但近年来，已倾向采用 FTD 这一诊断来概括这一临床综合征。

随着临床研究的进展，研究者在 1994 年就提出了额颞叶退行性病变（frontotemporal lobar degeneration，FTLD）这一概念，包括额颞叶痴呆（FTD）、语义性痴呆（SD）和进行性非流畅性失语（progressive nonfluent aphasia，PNFA）。

一、病因和发病机制

FTD 的病因及发病机制尚不清楚。研究显示额颞叶痴呆与 Pick 病患者额叶及颞叶皮质 5-HT能递质减少，推测额颞叶功能减退可能与 5-HT 系统改变有关。脑组织及脑脊液中 DA 释放也有下降，而未发现胆碱能系统异常。但近年 Odawara 发现在不具有 Pick 小体的 FTD 患者的颞叶中，毒蕈碱样乙酰胆碱受体的数量明显减少，尤其是 M1 型受体。与突触前胆碱能神经元受损不同，这种胆碱受体神经元损害更为严重，并且胆碱酯酶抑制剂治疗无效。40％～50％患者有阳性家族史。在具有常染色体显性遗传家族的患者中，发现与 17 号染色体长臂 17q6-22 有关。

(一)病因和发病机制

在 Pick 型和微空泡化型中观察到有 tau 基因突变，提示这两种病理类型有共同的基因基础。在临床表现为单纯额颞叶痴呆的患者中，观察到与 3 号染色体的突变有关，而额颞叶痴呆伴发运动神经元病的患者与 9 号染色体突变有关。其他的危险因素有电抽搐治疗和酒精中毒。

正常成年人脑表达有 6 种 tau 的异构体，这 6 种异构体是由单一基因编码，通过对外显子 2、3 和10 的可变剪接而产生的。外显子 10 的编码决定了 tau 蛋白是含有3 个还是 4 个微管结合重复片段（three or four microtubule binding repeats，3R-tau 或 4R-tau）。4R-tau 比 3R-tau 具有更强的刺激微管组装的能力，但也更容易被磷酸化而聚集形成双螺旋纤维细丝。在正常人脑中，3R-tau 和4R-tau的表达比例大约是 1，但在某些 17 号染色体连锁性额颞叶痴呆合并帕金森综合征（frontotemporal dementia with Parkinsonismlinked to chromosome17，FTDP-17）的患者，至少发现有 15 种发生在 tau 基因上的突变引起 tau 外显子10 的可变剪接失调，导致患者脑中 3R-tau 和 4R-tau的比例失衡。此外，3R-tau/4R-tau 比例失调不仅见于 FTD（3R-tau＞4R-tau），还见于进行性核上性麻痹（progressive supranuclear palsy，PSP）（3R-tau＜4R-tau）、基底节退行性病（corticobasal degeneration，3R-tau＜4R-tau）及 Down 综合征（Down′s syndrome，3R-tau ＞4R-tau）。

常染色体显性遗传家族史的 FTD 患者中有 25%～40% 可检测到微管相关蛋白 tau (MAPT)基因突变,包括第 9、10、11、12、13 外显子等位点突变。这种 tau 蛋白异常所致疾病,现又被命名为 tau 蛋白病(tauopa thies),它包括 FTD 和 PSP。但仍有 60%有阳性家族史的 FTD 患者不能发现 MAPT 基因存在突变。

Morris 对 22 个常染色体显性遗传的 FTD 的家族进行了 tau 突变基因分析,结果表明有半数的家族存在着位于 17q6-22 的 tau 基因突变,目前已发现三十余个突变位点。病理上发现在神经元或胶质细胞有 tau 蛋白沉积的患者中,全部观察到 tau 基因突变。另两个病理上分别表现为泛素沉积和细胞丢失伴空泡化的家族均未观察到 tau 基因突变。但由于来源于不同研究小组的报告提示 FTD 的基因突变的多相性,目前在 FTD 的基因突变类型、病理类型和临床类型之间还找不出一致性。

有关 FTD 精神症状神经生物学基质的研究甚少,影像学研究发现,有语言障碍的 FTD 患者左额-颞叶萎缩显著,而那些有行为综合征的 FTD 患者表现为双侧或右侧左额-颞叶病理改变。还有证据表明,攻击行为与 FTD 患者左侧眶额部皮质灌流减少有关。

(二)病理

FTD 脑部大体病理表现为双侧额叶,颞叶前端的局限性萎缩。有时可见纹状体、基底节、桥核、脑神经核和黑质改变,杏仁核与海马的 CA1 区有明显萎缩,而 Meynert 基底核相对完好。光镜下可见萎缩脑叶皮质神经元缺失、微空泡形成、胶质增生和海绵样变,这种改变以皮质Ⅱ层明显。神经元和胶质可见 tau 的沉积,部分神经元胞质内含有均匀的界限清楚的嗜银 Pick 小体,约 15%病理出现 Pick 小体。此外还有其他病理改变,如老年斑、神经原纤维缠结或 Lewy 小体。FID 的组织学观察分为 3 种主要类型。

1.组织微空泡变类型

该型最常见,占全部患者的 60%,主要以皮层神经元的丢失和海绵样变性或表层神经毡的微空泡化为特征,胶质增生轻微,无肿胀的神经元,残留细胞内无 Pick 小体。边缘系统和纹状体可受累但轻微。

2.Pick 型

约占 25%,表现为皮层神经元丢失,伴广泛和明显的胶质细胞增生,细胞微空泡化,残留细胞内可出现 Pick 小体,大多数患者中 tau 蛋白及泛素免疫组化染色阳性,边缘系统和纹状体受累可能比较严重。

3.混合型

约占 15%,患者临床表现为 FTD 伴运动神经元病变,病理上多表现为微空泡化型,极少情况下为 Pick 型,同时伴有运动神经元病的组织病理改变。许多免疫组织化学方法有助于 FTD 的诊断和排除诊断,tau 蛋白抗体免疫组化染色是诊断 FTD 的最基本方法,泛素免疫组化染色也作为常规检查的重要手段,因部分 tau 染色阴性的组织可能会呈现泛素阳性。有些患者泛素染色可显示 Lewy 小体,此时采用 α-共核蛋白免疫组化染色可排除路易体痴呆。

由于目前对 FTD 的退行性病变发生及进展的机制并不清楚,对 FTD 的病理诊断有一定的局限性。而且 FTD 众多的临床症群中并不全部具有相应的病理改变。采用病理诊断的手段主要是用于确定病理改变的部位,累及的范围及程度,排除我们已知的某些疾病,并试图确立与某些症群相关的病理基础,如 FTD 的去抑制症状与眶额和颞叶前端受累有关。情感淡漠提示病变累及额极及后外侧额叶皮层,刻板性动作的出现与纹状体及颞叶的累及有关,颞叶新皮层尤其颞叶中下回的损害与语义性痴呆有关。另外有些研究表明半球病变的非对称性受累可影响其行为学表现,右半球病变与患者社会性行为异常改变相关。

最近研究发现,FTD 特别是 17-染色体关联的 FTD[即连锁于 17 号染色体伴帕金森综合征的额颞叶痴呆(hereditary frontotemporal dementia with Parkinsonismlinked to chromosome,简称 FTDP-17)],呈常染色体显性遗传,在第 17 号染色体上已发现 Tau 基因编码区和内含子的多个错义和缺失突变,导致 tau 蛋白功能改变、过度磷酸化,形成 FTDP-17 病理性 tau 蛋白,引起了额颞叶痴呆和帕金森综合征表现)。FTDP-17 病理性 tau 蛋白等位基因的发现强烈表明病理性 tau 蛋白是神经退行性变的一个主要原因,或者至少与一些病理心理学表现形式有关。

二、临床表现

(一)症状

行为改变可能是由于前额皮层和皮层下边缘系统密集连接变化所致,这些区域是产生和调节人类行为特别是情绪和人格特质的脑部重要结构。行为改变是 FTD 的主要症状,称为行为型 FTD 综合征,包括行为脱抑制、冲动和粗鲁的社会行为。在行为型 FTD 综合征中,还有各种不同的症状。①脱抑制综合征:脱抑制、随境转移和无目的的活动过多,这些症状与扣带前回额叶和颞极萎缩有关联。②淡漠综合征:情感淡漠、缺乏活力和意志丧失,发生于额叶广泛萎缩并延续到额颞叶皮质。

由于 FTD 隐袭性起病,渐进性发展,且早期记忆力和空间定向力保留,故早期难以辨认。FTD 最早最常见的症状是人格和行为的变化。至中晚期,主要临床特征为有明显的性格和行为异常、明显的语言障碍。

1.FTD 早期的临床表现

(1)社会人际交往能力下降:表现为不遵循社会行为道德规范,脱抑制,有放纵自身行为。

(2)个人行为障碍:表现为明显偏离日常行为表现,出现消极,懒惰,或者有时表现为活动过度,如徘徊等。

(3)表达能力下降:表现为不能描述个人的症状,在遇上困难时不能表达自己的要求;而记忆和空间定向力早期相对保留。

2.FTD 中晚期的临床表现

(1)情感障碍:情感迟钝,表现为丧失表达感情的能力,如不能表达个人的喜怒哀乐,社会情感障碍表现为局促不安,缺乏同情心。

(2)言语障碍:较为明显,表现为表达困难,而模仿能力相对保留。刻板性使用单句、词甚至是某个音节,最后患者多出现缄默状态。

(3)行为障碍:可有刻板性的动作,如不自主搓手、踮脚等。使用物品的行为异常表现为"利用行为",即患者仅去抓拿、使用出现在他们视野中的物品,而不管该物品是否合适,如患者可能去端眼前的空杯子喝酒。

(4)饮食紊乱:饮食习惯常改变,表现为食欲增加,爱吃甜食。

(5)控制能力削弱:思维僵化,固执,注意力涣散和冲动行为。

(6)Kluve-Buay 综合征:表现为额叶损害症状,常见摸索行为、抓握反射、口探索症,强迫探索周围物体(抓、摸眼前物体)。

(7)幻觉:与其他痴呆相比,FTD 的幻觉比较少见。

(8)人格改变:表现为不修边幅,不讲卫生。

由于FTD患者的认知状态相对正常,空间和时间准确定位可维持很长时间,经常惹是生非,家属因难以忍受他们这种异常行为而前来就诊者较多。这类患者在晚期可出现运动障碍,加之以前与家属成员积怨较多,缺乏照料,往往生活质量十分低劣。

(二)分型

目前的临床分型主要根据早期临床表现,也有根据影像学资料和病理变化分型。

1.行为型FTD(behavioral FTD)

行为型FTD占FTD的40%～60%。该型以进行性人格特征和行为改变为标记,空间技能和记忆相对保留。患者内省力缺失,不能意识到自己疾病的发展,对自身的人格改变不关心、不苦恼。临床表现为性兴趣明显增加或减退,失抑制性如愚蠢样、无目的活动过度、使用物品的行为异常、不恰当的诙谐,以及个人卫生和修饰能力下降。不过,偶尔有患者能够获得或利用艺术或音乐技能,特别是FTD的“颞叶变异者”。部分患者表现为刻板、仪式样行为。40%～65%有冲动行为,情感淡漠、不关心、冷淡、兴趣减退、人际疏远及缺乏同情心也较常见,而抑郁症状相对少见。

失抑制性的FTD病理改变主要限于额眶中和颞前区;而淡漠性的病理改变多半在右侧额叶,也遍及额叶并向额皮质背外侧延伸;刻板性行为的FTD病理改变主要为纹状体变化及皮质(以颞叶为主而非额叶)受累。

2.语义性痴呆(semantic dementia,SD)

有关SD的患病比例报道颇不一致,为6%～40%。SD以言语障碍为特征,即言语缺乏流畅性、词义丧失、找词时的停顿或语义性言语错乱,知觉障碍主要表现为家庭成员脸面再认或物体命名损害。而知觉对比、模仿画图、单词的重复应用、根据音标调整单词的听写能力均保持。SD总伴有颞叶萎缩,但颞叶萎缩并不是SD的唯一病理解释。SD病理表现可各种各样,有时可合并阿尔茨海默病。

3.原发性进行性失语(primary progressive aphasia,PPA)

PPA在FTD中的比例为2%～20%,其主要临床症状为慢性、进行性语言功能衰退,找词困难,说话流利性降低(非流利性失语)或踌躇不定,以及语言理解困难和构音障碍,痴呆发展比较晚。这种发病形式提示为左侧半球语言皮质存在局灶性病损(即左侧额颞叶),但影像学通常并不能发现脑萎缩。这种仅出现语言功能障碍而无明显认知功能衰退证据的病程可长达10～12年。PPA患者的痴呆发生率可能在数年后达到50%。

需要说明的是,在疾病后期,额颞叶变性、原发性进行性失语、语义性痴呆等,症状多重叠,不易分型。例如,约有16%的FTD是SD与PPA的混合型。

三、检查

(一)临床检查

神经系统查体一般无局灶性阳性体征,或仅存有病理反射。可出现原始反射,如吸吮反射与强握反射,大小便失禁,低血压及血压不稳等躯体征。部分患者合并有帕金森病,可有肌强直及运动减少。部分患者合并有肌萎缩性侧索硬化症,可有该疾病的典型表现。

(二)神经心理学

FTD的神经心理学特征是执行功能受损、持续言语、排序功能障碍、反馈使用不当和额叶测试功能缺陷。表现为额叶相关的功能如抽象、计划和自我调控行为的严重异常,不能良好完成顺序动作。与阿尔茨海默病相比,FTD患者早期即出现判断力、解决问题能力、社会、家庭事务处理能力及自理能力等方面明显降低,建构和计算能力优于阿尔茨海默病患者,概念、空间和运用能力保留完好。所以日常生活能力量表评定(ADL)较阿尔茨海默病患者差,而记忆和计算能力优于阿尔茨海默病。在散发型、有家族史无tau基因突变和有tau基因突变的3类FTD中,淡漠在散发型与tau阴性组多见,tau阴性组执行运用障碍更为多见,而抑郁、偏执、妄想等精神症状只见于散发型。

尽管FTD与阿尔茨海默病在症状学上有差异,但对于绝大多数常见的痴呆或其他痴呆性疾病来说,要把他们区别开来可能是困难的。那种生前被诊断为阿尔茨海默病,死后在病理学上诊断为FTD的情况并不少见。其中原因是那些符合FTD诊断的患者也可能符合NI NCDS-ADRDA中阿尔茨海默病的诊断。认知变化指明额叶功能受损,患者表现为注意缺陷,抽象思维贫乏,精神活动转移困难,这些现象可反映在额叶功能损害的神经心理测验中,如威斯康星卡片分类测试(WCST)、伦敦塔测试或Hanoi塔测试、线索标记测试和Stroop测试。

FTD各类亚型的认知损害也有差异,颞叶萎缩严重的FTD患者显示严重的语义记忆损害,而额叶萎缩明显的FTD患者表现为注意和执行功能的缺陷。虽然FTD的记忆障碍发生率较高,但患者通常能保留定向,甚至到了疾病晚期还能够良好的追踪最近某人所发生的事情,他们在顺行性记忆的测定上损害没有阿尔茨海默病明显。不过,顺行性记忆测试的具体操作有较多的变数,与认知功能测试不同,患者常不能根据"自由回忆"完成测试。在疾病晚期,伴随远期记忆的严重丧失,可发生明显的遗忘。因此,虽然严重遗忘是阿尔茨海默病最初的特征,但是由于FTD的疾病早期阶段就很有可能累及海马和内嗅区,遗忘也存在于许多FTD患者。FTD在音素流畅性任务(给予一个特殊的字,然后让受试者在有限的时间内尽可能说出更多单词的能力。如给予一个"公"字,可以有公正、公证、公信、公平等)和分类流畅性任务(在有限的时间内,说出归属于某种语义分类的词汇的能力,如让患者说出动物的名称,狮、虎、豹等)的执行能力较差,甚至差于阿尔茨海默病患者,但他们又能够较好地进行图片命名、词-图匹配和其他一些语言测验。FTD与阿尔茨海默病最显著的差异是神经心理学结果显示FTD通常保持视觉空间能力。不过,神经心理学测试的操作可能会受到注意缺损、无效的补救策略、不良的组织能力、自我监督的缺乏和兴趣缺乏等因素干扰。

FTD常常会受到优势半球不对称的影响,左脑受损的FTD显示词汇测定的操作能力较差,右侧FTD显示IQ测试和非词汇评定(如设计流畅性、图片排列)的操作能力较差,以及WCST的持续反应数增加和概括力水平数下降。

对于FTD,简易精神状态检查(MMSE)不是有用的筛检工具,因为严重受损的FTD患者(甚至在需要护理的时候)会显示正常的26～30的MMSE分值。有的研究发现FTD与阿尔茨海默病之间仅有词汇性顺行性记忆方面的差异。多数研究发现,在应用MMSE评定痴呆的严重性时,阿尔茨海默病患者仅存在非语言性测验如视觉结构、非词汇性记忆和计算等方面的操作缺陷。总体上,FTD在执行功能和语言功能上的损害比记忆操作更严重,而阿尔茨海默病则相反。FTD具有较好的编码功能,可以通过提示回忆,其记忆下降的速度要慢于阿尔茨海默病。FTD可以根据WAIS-R的词汇、积木图案亚测试配对联系学习评定与阿尔茨海默病鉴别,其精确率达84%。

(三)神经影像学

Lund 和 Manchester 标准的效度一直以神经影像学为金标准来评定，其中与“口部活动过度、社交意识丧失、持续和刻板行为、进行性言语减少及空间定向和行为能力保持”等有关的标准能够成功地区别 FTD 和阿尔茨海默病，但诸如“抑郁/焦虑、疑病、心理僵化、模仿言语、隐袭起病及晚期缄默症”等标准则对 FTD 和阿尔茨海默病的鉴别诊断无帮助。

1.CT/常规 MRI

CT 发现 FTD 有对称或不对称性额颞叶萎缩，而半球后部相对正常，侧脑室可扩大，尾状核头部可见萎缩。根据病程不同，受累区域显示不同程度的萎缩，最终显示“刀片”样改变。不同亚型显示不同的区域萎缩：行为改变者显示右侧额叶萎缩，进行性失语显示优势半球外侧裂周围区域的萎缩。

MRI 在测定脑体积方面比 CT 优越，MRI 对局部脑萎缩的研究具有较好的空间解决能力、几乎没有颅骨伪影及在 FTD 受累的眶额区和颞区更能提供证据，并可用于与阿尔茨海默病的鉴别。MRI 可发现 FTD 额颞叶的显著萎缩，当然也有例外，如顶叶萎缩。受累皮质下白质 T_2WI 呈现显著增强的信号。FTD 和阿尔茨海默病两者虽都有多部位的萎缩，但 FTD 在额中部和颞前区的萎缩较阿尔茨海默病明显。

虽然颞中叶萎缩与阿尔茨海默病有关，但 FTD 也能出现颞叶改变。行为型 FTD 在 MRI 的特征是右侧额叶萎缩，或者说 FTD 的行为表现可能与右侧额叶萎缩相关。阿尔茨海默病则显示两侧额叶萎缩。

PPA 最常见的结构特征是在 CT 或 MRI 上被描述为左外侧裂周围区域萎缩，更典型的表现是在前外侧裂周围区域。SD 的脑萎缩与之相反，更多地表现在后外侧裂周围区域。或者是颞中叶、颞内侧和颞的两极萎缩，萎缩在颞前叶最明显，颞后叶较轻。左侧颞叶萎缩比右侧颞叶或两侧颞叶更多见。

FTD 海马萎缩的类型和阿尔茨海默病不同，阿尔茨海默病表现为海马均匀性萎缩，而 FTD 表现为前端萎缩。

2.磁共振波谱法

与阿尔茨海默病相鉴别的另一有效手段是磁共振波谱法(MRS)，MRS 为研究活体人脑内大量精神药物及代谢物提供了有用的方法，使用^{7}Li MRS 和^{19}F MRS 已经获取精神药物对于靶器官(如大脑)的药代动力学和药效动力学特点资料。质子和^{31}P MRS 可测量几种重要脑代谢物的脑内浓度，明显提高了人们对大量精神障碍病理生理学的认识。

MRS 对鉴别诊断可提供有价值的资料，MRS 显示 FTD 患者额叶乙酰天冬氨酸、谷氨酸和谷氨酰胺浓度下降比阿尔茨海默病显著，而肌醇浓度上升明显高于阿尔茨海默病患者，提示神经元丧失和胶质增生。MRS 对 FTD 与阿尔茨海默病的鉴别诊断准确率高达 92%。FTD 与阿尔茨海默病相比，FTD 患者额叶乙酰天冬氨酸浓度下降 28%，谷氨酸和谷氨酰胺下降 16%，肌醇上升 19%。

3.PET/SPECT

功能性影像学显示左侧 Sylvian 区低灌流是 PPA 或 SD 的特征，而行为型 FTD 则表现为右侧或双侧额叶低灌流。PET 检测发现，FTD 患者脑部代谢降低主要见于额前皮质的背外侧和腹侧、额极、扣带回前部区域，也可见于双侧额叶前部、右侧顶叶下部和双侧纹状体。

SPECT 扫描可发现双侧对称性额颞叶的局限性异常。采用突触后多巴胺 D_2 受体的配体

^{123}I-苯甲酰胺(^{123}I-benzamide,^{123}I-BZ M)SPECT 检查 FTD 和阿尔茨海默病,并与 ^{99m}Tc-H MPAO SPECT 结果比较,^{99m}Tc-H M PAO SPECT 提示阿尔茨海默病和 FTD 均呈额叶低灌注,而^{123}I-BZ M SPECT 提示 FTD 额叶上部区域配体吸收率明显低于阿尔茨海默病,表明在 FTD 患者额叶皮质 DA 系统受损比阿尔茨海默病明显严重。

显示灌流特性的 HMPAO-SPECT 和显示代谢特征的 FDG-PET 研究典型的显示额颞叶区功能下降,这些缺陷在 FTD 的早期就能看到,相反在阿尔茨海默病患者中,要到较晚时期才能看到(颞顶叶缺陷)。

(四)实验室检查

1.CSF

文献报道中有关 CSF 中 tau 蛋白浓度的结果大相径庭,或明显高于正常人群,明显低于健康对照者。而 Aβ-42 水平虽显著低于对照者,但又显著高于阿尔茨海默病患者。加上 CSF 中 tau 蛋白浓度与 MMSE 评分无关。因此,CSF 中 tau 蛋白和 Aβ-42 水平与 FTD 病情无相关性。CSF 星形细胞中的 S2100β,是一种钙结合蛋白,其浓度的升高可能反映 FTD 有明显的星形胶质细胞增生。但 S2100β 水平与 FTD 发病年龄、病情及病程等均无关。因此也不作为 FTD 的常规检查。

2.组织病理学

FTD 的萎缩皮质处,神经元数量明显减少,残存神经元呈现不同程度的变性、萎缩,其中胞体呈梨形膨大的变性细胞称为 Pick 细胞,而其胞质内存在与细胞核大小相似、嗜银性球形的包涵体称为 Pick 小体。检测 Pick 小体的最佳标志为 tau 染色抗体,泛素也存在于 Pick 小体内,但泛素标志与 tau 并不一致。电镜研究 Pick 小体主要由大量 tau 原纤维杂乱排列形成,对泛素、α-共核蛋白和 ApoE 等抗体也可着色。这些 tau 免疫反应、分散的微丝样物,呈狭窄、不规则卷曲的带状,宽度约 15 nm,交叉空间>150 nm,且周围并无包膜。部分神经胶质细胞内也可发现有 Pick 小体样包涵物。

(五)电生理

疾病早期脑电图检查常表现为正常,在中晚期可见单侧或双侧额区或颞区出现局灶性电活动减慢,但无特异性诊断价值。P300 和 N400 均显示有认知功能缺损现象。

四、诊断和鉴别诊断

(一)诊断

由于本病临床、病理改变和基因类型之间缺乏一致性,在诊断上有难度。青壮年发病者有时可误诊为精神分裂症或心境障碍,而中老年发病者又容易与其他的变性疾病和系统疾病相混淆。其在症状学上最突出的特点为隐袭起病、进展性发展的行为异常和语言障碍。需除外中枢神经系统导致认知和行为异常的其他进行性疾病,如脑血管病性痴呆、帕金森病、进行性舞蹈病等。导致痴呆的系统疾病如甲状腺功能低下、人类免疫缺陷病毒感染等也需除外。

既往诊断经典型 Pick 病必须在脑组织的神经元内观察到 Pick 小体,但大多数 FTD 并无 Pick 小体出现,而且 Pick 小体也可见于其他神经变性病如皮质基底节变性(CBD)及进行性核上性瘫痪(PSP)等。所以是否存在 Pick 小体对于 FTD 的诊断并无肯定价值。

有关 FTD 诊断标准尚不统一,DSM-Ⅳ 没有单独的额颞叶痴呆诊断。ICD-10 和我国的 CCMD-3虽然没有额颞叶痴呆诊断名称,但标出的匹克病性痴呆实际性质与额颞叶痴呆相似,可供参考。

1.ICD-10 的匹克病性痴呆诊断标准

(1)进行性痴呆。

(2)突出的额叶症状,伴欣快、情感迟钝、粗鲁的社交行为、脱抑制及淡漠或不能静止。

(3)异常的行为表现常在明显的记忆损害之前出现。

2.CCMD-3 的匹克病所致精神障碍诊断标准

起始于中年(常在 50～60 岁)的脑变性病导致的精神障碍,先是缓慢发展的行为异常、性格改变,或社会功能衰退,随后出现智能、记忆及言语功能损害,偶可伴有淡漠、欣快及锥体外系症状。神经病理学改变为选择性额叶或颞叶萎缩,而老年斑及神经原纤维缠结的数量未超出正常老龄化进程。

(1)符合脑变性病所致精神障碍的诊断标准,在疾病早期记忆和顶叶功能相对完整。

(2)以额叶受损为主,至少有下列 3 项中的 2 项:①情感迟钝或欣快;②社交行为粗鲁、不能安静,或自控能力差;③失语。

(3)缓慢起病,逐步衰退。

(4)排除阿尔茨海默病、脑血管病所致精神障碍或继发于其他脑部疾病的智能损害。

3.Chow 标准

(1)50～60 岁时发病(平均 56 岁)。

(2)以失抑制或犯罪行为起病。

(3)社交意识丧失。

(4)强迫行为。

(5)精神错乱或冲动(此症也可见于阿尔茨海默病,但以 FTD 多见)。

(6)心境异常(常为忧郁,有时欣快)。

(7)刻板重复语言。

4.Lund 和 Manchester 标准

(1)核心诊断:①隐袭起病,进行性发展;②早期的社会人际行为下降或社交意识丧失;③早期的人际协调行为损害;④早期的情感平淡;⑤早期的内省力丧失。

(2)支持诊断:①行为障碍,个人卫生及修饰能力下降,心理僵化和缺乏灵活性,注意分散并不能持久,口部活动过度和进食改变,持续和刻板行为,利用行为(使用出现在他们视野中的物品);②言语障碍,言语表达改变(非自发地、节约地讲话),刻板言语,模仿言语,持续言语,晚期缄默症;③生理体征,原始反射,失禁,运动不能、僵直和木僵,血压下降或不稳定;④检查,神经心理学检查提示在没有严重遗忘、失语或空间知觉障碍的情况下额叶测验明显损害,脑电图检查提示尽管有痴呆证据但常规脑电图正常,结构性或功能性脑影像学检查提示优势半球的前额和颞前回异常。

(3)排除诊断:①突发事件后急性起病;②起病与颅脑外伤有关;③早期出现严重的健忘;④空间定向障碍;⑤讲话呈痉挛性、慌张、缺乏逻辑;⑥肌阵挛;⑦皮层脊髓衰弱;⑧小脑性共济失调症;⑨手足徐动症。

(4)相对排除诊断:①典型慢性酗酒史;②持续高血压;③血管性疾病史(如心绞痛、间歇性跛行);④全身性疾病(如甲状腺功能减退)或物质诱导性疾病等。

此标准可 100%鉴别 FTD 与阿尔茨海默病。早期以个人和社交意识丧失、口部活动过度,以及刻板、重复行为对鉴别两种疾病的敏感度为63%～73%，特异度为97%～100%。

5.Work Group 标准

(1)出现行为或认知缺陷，表现为早期进行性人格改变，以行为调整困难为特征，常导致不合适的反应或活动；表现为早期进行性语言功能改变，以对语言理解异常或严重命名困难及词义异常为特征。

(2)社交或职业功能明显异常，或以往功能水平的明显降低。

(3)病程以渐进性发病、持续性进展为特征。

(4)第1条症状排除由其他神经系统疾病(如脑血管病)、全身性疾病(如甲状腺功能减退)或物质诱导性疾病等引起。

(5)这些缺陷症状在谵妄状态时不发生。

(6)这些异常不能以精神疾病诊断解释(如忧郁)。

6.Mckhann 标准

(1)行为和认知功能的异常表现：①早期进行性人格改变，突出表现为难以调整行为规范，导致经常不适当的反应或行为。②早期进行性语言功能改变，其特点是语言表达困难、赘述或者严重的命名困难及词义理解困难。

(2)标准(1)中①或②列举的异常可以导致社会或者职业功能的严重损害。

(3)逐渐起病，功能持续性下降。

(4)标准(1)中①或②列举的功能障碍不是由于其他神经系统疾病(如脑血管病)、系统性原因(如甲状腺功能减退)或者某种物质诱发引起。

(5)此类功能障碍不是由于谵妄或精神疾病引起，如躁狂症、抑郁症。

(二)鉴别诊断

FTD早期有各种行为异常，易被误诊为阿尔茨海默病、血管性痴呆、精神分裂症、麻痹性神经梅毒、正常压力脑积水、心境障碍及路易体痴呆等。

1.阿尔茨海默病

FTD在症状上须和阿尔茨海默病进行鉴别。尽管FTD和阿尔茨海默病均可在老年前期发病，但阿尔茨海默病往往随年龄的增加发病率升高，而FTD很少在75岁以上发病。FTD常在疾病的早期出现行为异常，而阿尔茨海默病则很少出现。与FTD不同，阿尔茨海默病早期可保留正常的社会行为，尽管存在记忆障碍，但患者还能通过主观努力克服其记忆缺陷，并保留其在社会的体面。

FTD行为改变的特点是刻板和饮食行为，以及社会意识丧失，这些症状只发生在FTD，而不发生在阿尔茨海默病患者。FTD患者比阿尔茨海默病表现为更多的情感淡漠、脱抑制、欣快和异常的动作行为。

随着阿尔茨海默病病情的发展，可出现对某些情况的判断缺陷，比如借了钱不还，但这常因与他们的记忆障碍有关，而不像FTD带有某种主动性。阿尔茨海默病的情感淡漠多发生在个别情况下，而不像FTD，其情感淡漠是贯穿性的，表现出对他人和社会的漠不关心。另外阿尔茨海默病早期可出现明显的学习和记忆障碍，随着病情的发展，远近记忆都会丧失。但大多数FTD患者早期记忆损害轻微，比如存在记忆损害的FTD患者可回忆近期的某些事件，但当进行记忆测试的时候却不一定得到好的成绩，因为FTD虽然在早期记忆和空间定向力相对保留，但因患者注意力高度涣散，常缺乏主动性，可影响到该项检查的结果。另外，FTD比阿尔茨海默病更有可能出现运动神经元病。

神经影像学方面，SPECT提示阿尔茨海默病和FTD均呈额叶低灌注，而采用突触后多巴胺D_2受体的配体SPECT检查提示FTD额叶上部区域配体吸收率明显低于阿尔茨海默病，表明在FTD患者额叶皮质DA系统受损比阿尔茨海默病明显严重。这无疑是这两种痴呆鉴别的有效手段。与阿尔茨海默病相鉴别的另一有效手段是MRS，其对FTD与阿尔茨海默病的鉴别诊断准确率高达92%。FTD患者额叶乙酰天冬氨酸、谷氨酸和谷氨酰胺浓度下降比阿尔茨海默病显著，而肌醇浓度上升明显高于阿尔茨海默病患者。

神经心理学方面，可应用MMSE、CDR测试，FTD患者CDR分值明显低于阿尔茨海默病，早期即出现判断力、解决问题能力，社会、家庭事务处理能力及自理能力等方面明显降低，而阿尔茨海默病患者记忆损害最重。

2.血管性痴呆

血管性痴呆病程呈阶梯样进展或波动，生活和工作能力下降，但在个人卫生、修饰和人际交往等人格方面保持完整。认知损害分布不均匀，如记忆损害明显，而判断、推理及信息处理损害轻微，自知力可保持较好。而FTD隐袭性起病，渐进性发展，且早期记忆力和空间定向力保留。社会人际交往能力下降，表达能力下降，情感迟钝，可有刻板性的动作。

3.精神分裂症

FTD的情感迟钝，刻板性的动作，刻板性使用单句，甚至缄默状态，以及不修边幅，不讲卫生，思维僵化，固执，注意力涣散等表现，可能会与精神分裂症相似。但中老年期出现的精神分裂症多以听幻觉、被害或嫉妒妄想症状突出，且生活自理能力基本正常，更无运动神经功能障碍。随着病程的进展，FTD的智力下降更能作为鉴别要点。

4.抑郁症

中老年期抑郁症患者多思维困难，反应迟缓，音调低沉，动作笨拙，易与FTD早期伴有忧郁者相混。但抑郁症仅表现为词语学习和逻辑记忆的自由回忆及语义流畅的损害。而FTD表现为刻板性使用单句、词甚至是某个音节。抑郁症患者可通过鼓励，在短时间内表现出良好的记忆力、注意力和计算力，一般无智能障碍和自我放纵的人格改变。

5.路易体痴呆

研究发现FTD与路易小体痴呆在17号染色体存在基因连锁关系，甚至有人称为17号染色体连锁的额颞叶痴呆和帕金森病(frontotemporal dementia and parkinsonismlinked to chromosome17，FTDP-17)。FTD至中晚期与路易体痴呆表现相似，有运动功能障碍，加之应用金刚烷胺和左旋多巴/卡比多巴治疗均有一定效果，故有学者认为两组可能系同一组疾病。路易体痴呆患者的Pick小体中α-共核蛋白呈阳性，FTD的Pick小体中α-共核蛋白呈阴性，两者可以区别。海马的齿状颗粒细胞，额、颞叶皮层的中小细胞存在嗜银球形小体，这种嗜银小体同时表达tau和泛素。这不仅有利于Pick小体与Lewy小体的鉴别，也有利于与运动神经元型额颞叶痴呆的泛素阳性、tau阴性的神经细胞包涵物区别。

6.麻痹性神经梅毒

麻痹性神经梅毒(paretic neurosyphilis，PN)又名麻痹性痴呆，是由梅毒螺旋体侵犯大脑引起的一种晚期梅毒的临床表现，5%～10%的梅毒患者可发展成为麻痹性痴呆。该病隐袭起病，发展缓慢。以神经麻痹、进行性痴呆及人格障碍为特点。随后出现进行性痴呆，常有欣快、夸大、抑郁或偏执等神经疾病色彩。不洁性交史，梅毒螺旋体感染可疑史，阿-罗瞳孔都可考虑麻痹性痴呆。麻痹性神经梅毒血清康华反应强阳性、螺旋体荧光抗体吸附(fluorescent treponema antibody absorption,FTA-ABS)试验几乎所有神经梅毒患者都呈阳性,可与FTD鉴别。

7.正常压力脑积水

正常压力脑积水是脑膜或蛛网膜增厚和粘连,阻碍了脑脊液正常循环,特别是在脑基底池或大脑凸面处阻止脑脊液正常流向上矢状窦所引起。表现为步态共济失调、皮质下痴呆和排尿中断临床三联症。正常压力脑积水虽然有意志缺失、记忆力减退和情感淡漠症状,但早期没有社会人际行为下降或人际协调行为损害。此外健忘、注意力下降、思维缓慢伴有记忆力缺陷的皮质下痴呆特征及脑室扩张、腰穿CSF压力正常而无视盘水肿等均是正常压力脑积水的特征。

五、预防和治疗

本病目前尚缺乏特异性治疗,由于此类疾病并不出现阿尔茨海默病的胆碱能递质改变的神经生化学异常,所以用于治疗阿尔茨海默病的胆碱酯酶抑制剂并不能改善FTD症状。尸解和PET的神经生物化学研究表明该病有5-HT代谢异常,因此,使用某些选择性5-羟色胺再摄取抑制剂(SSRIs)对FTD的症状可能有效,如氟伏沙明、舍曲林、氟西汀、帕罗西汀可改善患者的脱抑制、抑郁、强迫动作、摄食过量等症状。

DA受体激动剂应用尚有争议,因为有诱发精神症状的危险。溴隐亭可能改善部分额叶症状,如执行能力和双重任务操作能力。溴隐亭的使用剂量开始为1.25～2.50 mg,每天2次,以后在2～4周内每隔3～5天增加2.5～5.0 mg,找到最佳疗效的最小剂量。

对于攻击性行为,推荐使用5-HT_2/D_2受体比值较高的第二代抗神经疾病药物,如奥氮平与利培酮。

卡马西平对于Klver-Bucy综合征有效。如出现明显的反应性神经胶质增生,可用抗感染剂治疗。有运动功能障碍者,应用金刚烷胺和左旋多巴/卡比多巴治疗均有一定效果。

神经生长因子可能促进受累神经元的生长、存活和分化,神经肽的作用尚未确定。基因治疗可能有一定前景,干细胞的效果尚需进一步探讨。

FTD患者的管理主要是通过社会、神经疾病专家和志愿者构建支持网络,向患者提供日间的、临时休息及最基本的居民护理的设施,以减轻患者家庭的负担。最好是由为老年患者提供服务的神经疾病机构来收治这类患者,即使有些早期发作的痴呆或行为损害者还未达到老年期也应如此。

(马晓丽)

第七节　路易体痴呆

路易体痴呆(dementia with Lewy Bodies,DLB)是一种神经系统变性疾病,临床主要表现为波动性认知障碍、帕金森综合征和以视幻觉为突出代表的精神症状。20世纪80年代前,路易体痴呆的患者报道并不多,直至后来细胞免疫组化方法的诞生使之诊出率大幅度提高。目前在老年人神经变性性痴呆中,它的发病率仅次于Alzheimer病。

一、流行病学

一项系统性综述显示,65 岁以上老年人中 DLB 的患病率为 3.6%～7.1%,仅次于 Alzheimer 病和血管性痴呆,男性较女性略多,发病年龄在 60～80 岁。来自欧洲和日本的研究资料也有相似结果。我国尚无完整流行病学资料。

二、病因与发病机制

路易体痴呆的病因和危险因素尚未明确。本病多为散发,虽然偶有家族性发病,但是并没有明确的遗传倾向。

路易体痴呆的发病机制不明确。病理提示 Lewy 体中的物质为 α-突触核蛋白和泛素等,异常蛋白的沉积可能导致神经元功能紊乱和凋亡。但是,α-突触核蛋白和泛素的沉积机制仍有疑问。其可能发病机制有以下两种假设。

(一)α-突触核蛋白基因突变

α-突触核蛋白是一种由 140 个氨基酸组成的前突触蛋白,以新皮质、海马、嗅球、纹状体和丘脑含量较高,基因在第 4 号染色体上。正常情况下 α-突触核蛋白二级结构为 α 螺旋。研究证明,α-突触核蛋白基因突变可导致蛋白折叠错误和排列混乱。纤维状呈凝团状态的 α-突触核蛋白积聚物,与其他蛋白质一起形成了某种包涵物,即通常所说的 Lewy 体。α-突触核蛋白基因有 4 个外显子,如 209 位的鸟嘌呤变成了腺嘌呤,即导致氨基酸序列 53 位的丙氨酸被苏氨酸替代,破坏了蛋白的 α 螺旋,而易于形成 β 片层结构,后者参与了蛋白质的自身聚集并形成淀粉样结构。Feany 等采用转基因方法在果蝇身上表达野生型和突变型 α-突触核蛋白,可观察到发育至成年后,表达突变型基因的果蝇表现出运动功能障碍,脑干多巴胺能神经元丢失,神经元内出现 Lewy 体等。

(二)*Parkin* 基因突变

泛素-蛋白水解酶系统存在于真核细胞的内质网和细胞质内,主要包括泛素和蛋白水解酶两种物质,它们能高效、高选择性地降解细胞内受损伤的蛋白,避免异常蛋白的沉积,因此发挥重要的蛋白质质量控制作用。在此过程中,受损蛋白必须要和泛素结合才能被蛋白水解酶识别,该过程称为泛素化。泛素化需要多种酶的参与,其中有一种酶称为底物识别蛋白(*parkin* 蛋白或 E3 酶),该酶由 *Parkin* 基因编码。如果 *Parkin* 基因突变导致底物识别蛋白功能损害或丧失,则上述变异的 α-突触核蛋白不能被泛素化降解而在细胞内聚集,最终引起细胞死亡。

三、病理

1912 年,德国病理学家 Lewy 首先发现路易体。这是一种见于神经元内圆形嗜酸性(HE 染色)的包涵体,它们弥漫分布于大脑皮质,并深入边缘系统(海马和杏仁核等)、黑质或脑干其他核团。20 世纪80 年代通过细胞免疫染色方法发现 Lewy 体内含有泛素蛋白,以后又用抗 α-突触核蛋白抗体进行免疫标记,使诊断率进一步提高。

Lewy 体并不为路易体痴呆所特有,帕金森病等神经退行性疾病均可出现;另外路易体痴呆神经元中可能还有以下非特异性变化:神经炎性斑、神经原纤维缠结、局部神经元丢失、微空泡变、突触消失、神经递质枯竭等,这些变化在帕金森病和 Alzheimer 病也可见到,但分布和严重程度不一,因此可以鉴别。

四、临床表现

路易体痴呆兼具 Alzheimer 病的认知功能障碍和帕金森病的运动功能障碍，但又有其特点。路易体痴呆的临床表现可归结为 3 个核心症状（波动性认知障碍、帕金森综合征、视幻觉）。

（一）波动性认知障碍

认知功能损害常表现为执行功能和视空间功能障碍，而近事记忆功能早期受损较轻。视空间功能障碍常表现得比较突出，患者很可能在一个熟悉的环境中迷路，比如在吃饭的间隙去洗手间，出来后可能无法找到回自己餐桌的路。

相对于 Alzheimer 病渐进性恶化的病程，路易体痴呆的临床表现具有波动性。患者常出现突发而又短暂的认知障碍，可持续几分钟、几小时或几天，之后又戏剧般地恢复。比如一个患者在和别人正常对话，突然就沉默不语，两眼发直，几小时后突然好转。患者本人对此可有特征性的主观描述"忽然什么都不知道了，如同坠入云里雾里"，在此期间患者认知功能、定向能力、语言能力、视空间能力、注意力和判断能力都有下降。

（二）视幻觉

50%～80%的患者在疾病早期就有视幻觉。视幻觉的内容活灵活现，但不一定是痛苦恐怖的印象，有时甚至是愉快的幻觉，直至患者乐意接受。早期患者可以分辨出幻觉和实物，比较常见的描述包括在屋子内走动的侏儒和宠物等。视幻觉常在夜间出现。听幻觉、嗅幻觉也可存在，出现听幻觉时患者可能拿着未连线的电话筒畅聊，或者拿着亲友的照片窃窃私语。后期患者无法辨别幻觉，对于旁人否定会表现得很激惹。

（三）帕金森综合征

帕金森综合征主要包括运动迟缓、肌张力增高和静止性震颤。与经典的帕金森病相比，路易体痴呆的静止性震颤常常不太明显。

（四）其他症状

有睡眠障碍、自主神经功能紊乱和性格改变等。快速动眼期睡眠行为障碍被认为是路易体痴呆最早出现的症状。患者在快速动眼期睡眠会出现肢体运动和梦呓。自主神经功能紊乱常见的有直立性低血压、性功能障碍、便秘、尿潴留、多汗、少汗、晕厥、眼干、口干等。自主神经紊乱可能由于脊髓侧角细胞损伤所致。性格改变常见的有攻击性增强、抑郁等。

五、辅助检查

（一）实验室检查

路易体痴呆没有特异性的实验室检查方法，因此检查的目的是鉴别诊断。需要进行的检查有血常规、甲状腺功能、维生素 B_{12} 浓度、梅毒抗体、莱姆病抗体、HIV 抗体检查等。

（二）影像学检查

影像学检查可分为结构影像和功能影像。前者包括 MRI 和 CT，后者包括 SPECT 和 PET。

路易体痴呆在 MRI 和 CT 上没有典型的表现，检查的目的是鉴别其他疾病。MRI 和 CT 可明确皮层萎缩的部位，对于额颞叶痴呆的诊断有一定意义，Alzheimer 病内侧颞叶皮层萎缩的情况较路易体痴呆常见。MRI 和 CT 尚能反映脑白质情况，出现脑白质病变时应注意鉴别血管性痴呆。

SPECT 和 PET 检查手段可分为多巴胺能示踪显像（^{123}I-FP-CIT，^{18}F-dopa）、脑血流灌注显像（^{99m}Tc-HMPAO/^{99m}Tc-ECD/^{123}I-IMP）和脑代谢显像（^{18}F-FDG PET）等，但这些检查尚在研究中，不能临床推广应用。有研究表明，路易体痴呆患者纹状体的多巴胺能活性降低，而 Alzheimer 病没有变化，故有助于鉴别。还有研究表明，路易体痴呆患者枕叶皮层的代谢率比较低，Alzheimer 病正常，故有一定意义。

（三）神经心理学检查

认知功能障碍主要表现在视空间功能障碍。比如，让患者画钟面，虽然钟面上的数字、时针、分针和秒针一应俱全，但是相互间关系完全是混乱的，数字可能集中在一侧钟面，而时针分针长短不成比例；又比如画一幢立体的小屋，虽然各个部件齐全，但是空间关系错误，患者完全不顾及透视关系（图 12-1）。

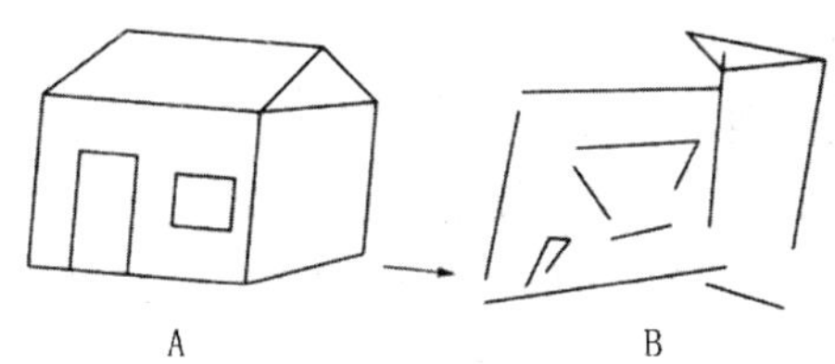

图 12-1　路易体痴呆患者临摹的小屋

A.正确的小屋图形；B.路易体痴呆（DLB）患者临摹的图形

六、诊断

路易体痴呆的诊断比较困难，主要依靠病史，没有特异性的辅助检查手段。而且部分患者兼有 Alzheimer 病或帕金森病，因此很难鉴别。

2005 年，McKeith 等报道了一个国际研究小组根据既往标准修改的诊断标准，该标准的主要内容如下。

（一）很可能 DLB 和可能的 DLB 必须具备的症状

（1）进行性认知功能下降，以致明显影响社会或职业功能。

（2）认知功能以注意、执行功能和视空间功能损害最明显。

（3）疾病早期可以没有记忆损害，但随着病程发展，记忆障碍越来越明显。

（二）3 个核心症状

如果同时具备以下 3 个特点之二则诊断为很可能的 DLB，如只具备一个，则诊断为可能的 DLB。

（1）波动性认知功能障碍，患者的注意和警觉性变化明显。

（2）反复发作的详细成形的视幻觉。

（3）自发的帕金森综合征症状。

（三）提示性症状

具备一个或一个以上的以下症状，并且具有一个或一个以上的核心症状，则诊断为很可能的 DLB；无核心症状，但具备一个或一个以上的以下症状可诊断为可能的 DLB；只有以下提示性症状不能诊断很可能的 DLB。

（1）REM 期睡眠障碍。

（2）对抗神经疾病类药物过度敏感。

(3)SPECT 或 PET 提示基底节多巴胺能活性降低。

(四)支持证据(DLB 患者经常出现,但是不具有诊断特异性的症状)

(1)反复跌倒、晕厥或短暂意识丧失。

(2)自主神经功能紊乱(如直立性低血压、尿失禁)。

(3)其他感官的幻觉、错觉。

(4)系统性妄想。

(5)抑郁。

(6)CT 或 MRI 扫描提示颞叶结构完好。

(7)SPECT/PET 提示枕叶皮质的代谢率降低。

(8)心肌造影提示间碘苄胍(MIBG)摄取降低。

(9)脑电图提示慢波,颞叶出现短阵尖波。

(五)不支持 DLB 诊断的条件

(1)脑卒中的局灶性神经系统体征或神经影像学证据。

(2)检查提示其他可导致类似临床症状的躯体疾病或脑部疾病。

(3)痴呆严重时才出现帕金森综合征的症状。

(六)对症状发生顺序的要求

对于路易体痴呆,痴呆症状一般早于或与帕金森综合征同时出现。对于明确的帕金森病患者合并的痴呆,应诊断为帕金森病痴呆(PDD)。如果需要区别 PDD 和 DLB,则应参照“1 年原则”,即帕金森症候出现后 1 年内发生痴呆,可考虑 DLB,而 1 年后出现的痴呆应诊断为 PDD。

该标准的敏感度为 75%,特异度为 79%,因此,路易体痴呆的临床诊断的准确性还不是很高。

七、治疗

路易体痴呆尚无治疗方法,目前的用药主要是对症治疗。路易体痴呆精神行为症状和锥体外系症状比较突出,针对这两类症状的治疗药物,在药理机制上常有矛盾,有时会给治疗带来一定困难。

对于改善认知,目前疗效比较肯定的是胆碱酯酶抑制剂,可作为首选药物,多奈哌齐对改善视幻觉有一定作用,利斯的明对改善淡漠、焦虑、幻觉和错觉有效。当胆碱酯酶抑制剂无效时,可选用新型非典型抗神经疾病药物如阿立哌唑、氯氮平、喹硫平、舍吲哚,这些药物比较安全。选择性 5-HT 受体再摄取抑制剂对改善情绪有一定作用。

经典抗神经疾病药物如氟哌利多醇和硫利达嗪可用于 Alzheimer 病,但禁忌用于路易体痴呆。这类药物会加重运动障碍,导致全身肌张力增高,重者可出现抗精神药物恶性综合征而危及生命。左旋多巴可加重视幻觉,并且对帕金森症状改善不明显,故应当慎用。

八、预后

本病预后不佳。寿命预期为 5～7 年,较 Alzheimer 病短。患者最终死因常为营养不良、肺炎、摔伤、压疮等。

(亓　超)

第八节　血管性痴呆

血管性痴呆(vascular dementia，VD)是指由脑血管病变引起的认知功能障碍综合征。血管性痴呆是老年期痴呆最常见的类型之一，仅次于阿尔茨海默病。临床上通常表现为波动性病程及阶梯式进展，早期认知功能缺损呈“斑块”状分布。

一、流行病学

65岁以上人群痴呆患病率约为5%，血管性痴呆患病率为2%～3%。随年龄增长，血管性痴呆的发病率呈指数增长。脑梗死后痴呆患病率为12%～31%。欧美老年期痴呆中血管性痴呆占20%～30%。目前认为，血管性痴呆是我国老年期痴呆的主要组成部分。

二、危险因素

血管性痴呆的危险因素包括年龄、吸烟、酗酒、文化程度低、高血压病、动脉粥样硬化、糖尿病、心肌梗死、心房颤动、白质损害、脂代谢紊乱、高同型半胱氨酸血症等。负性生活事件、脑卒中家族史、高脂饮食等是血管性痴呆发病相关因素。apoEε4会增加血管性痴呆的危险性。

高血压病是血管性痴呆最重要的危险因素。有效控制高血压，尤其是收缩压，可明显降低血管性痴呆的发生。年龄是比较明确的危险因素。吸烟及酗酒能增加脑卒中和痴呆的危险性。文化程度与血管性痴呆的发病率成负相关。文化程度越高，血管性痴呆发病率越低。

三、病因

病因包括全身性疾病如动脉粥样硬化、高血压病、低血压、心脏疾病(瓣膜病、心律失常、附壁血栓、黏液瘤等)、血液系统疾病(镰状细胞贫血、血黏度增高、血小板计数增多)及炎性血管病，也可以由颅内病变如腔隙性脑梗死、Binswanger病、白质疏松、皮质下层状梗死、多发性梗死、出血(外伤性、自发性、蛛网膜淀粉样血管病)、颅内动脉病、炎症性(肉芽肿性动脉炎、巨细胞性动脉炎)、非炎症性(淀粉样血管病、烟雾病)所致。

四、发病机制

(一)分子机制

本病神经递质功能异常。

1.胆碱能通路受损

胆碱能神经元对缺血不耐受。基底前脑胆碱能神经元接受穿通动脉供血，而后者易受高血压影响而发生动脉硬化。缺血性卒中容易损伤胆碱能纤维投射，导致脑内胆碱不足。

2.兴奋性氨基酸的神经毒性作用

细胞内过量谷氨酸受体激活，继发钙超载，导致大量氧自由基产生，造成线粒体与DNA损伤。

3.局部脑血流改变

慢性脑内低灌注引起海马 CAI 区锥体细胞凋亡及神经元丧失，导致记忆功能障碍。血管性痴呆与脑缺血关系密切：缺血半暗带细胞内钙超载、兴奋性氨基酸、自由基及缺血后的基因表达、细胞凋亡、迟发性神经元坏死等。

(二)遗传机制

伴皮质下梗死和白质脑病的常染色体显性遗传性脑动脉病缺陷基因 Notch3 基因定位于 19q12。apoE 基因多态性与血管性痴呆关系密切。apoEε4 等位基因增加了血管性痴呆的患病危险。

五、病理

血管性痴呆主要病理改变为脑微血管病变，包括脑卒中后严重的筛状变及白质病变。主要累及皮质、海马、丘脑、下丘脑、纹状体、脑白质等，导致纹状体-苍白球-丘脑-皮质通路破坏。

六、临床表现

临床表现与卒中发生的部位、大小及次数有关。

(一)认知功能损害

突然起病，病情呈阶梯性进展。早期表现为斑片状认知功能损害，最后出现全面性认知功能障碍。病变部位不同，引起的认知功能障碍领域不同，可表现为皮质、皮质下或两者兼而有之，或仅表现为某一重要部位的功能缺失。左侧大脑半球(优势半球)病变可能出现失语、失用、失读、失写及失算等症状；右侧大脑半球皮质病变可能有视空间障碍。皮质下神经核团及其传导束病变可能出现强哭强笑等症。有时还可出现幻觉、自言自语、木僵、缄默、淡漠等精神行为学异常。通常首先累及言语回忆和与视空间技能损害有关的执行功能，记忆障碍较轻。因此，血管性痴呆筛查量表不应以记忆障碍作为筛查和评估的主要标准，应改为存在两种以上认知领域损害，可以包括或不包括记忆损害。

(二)精神行为学异常

病程不同阶段出现精神行为学异常，如表情呆滞、强哭、强笑、抑郁、焦虑、情绪不稳和人格改变等。典型的抑郁发作更为常见。

(三)局灶性神经功能缺损症状和体征

多数患者有卒中史或短暂脑缺血发作史，有局灶性神经功能缺损的症状、体征及相应的神经影像学异常。优势半球病变可出现失语、失用、失读、失算等症；大脑右半球皮质病变可出现视空间技能障碍；皮质下神经核团及传导束病变可出现运动、感觉及锥体外系症状，也可出现强哭、强笑等假性延髓性麻痹症状。影像学检查可见多发腔隙性软化灶或大面积脑软化灶，可伴有脑萎缩、脑室扩大及白质脱髓鞘改变。

(四)辅助检查

血液流变学异常、颅内多普勒超声检查可见颅内外动脉狭窄或闭塞。事件相关电位(P300)可辅助判断某些器质性或功能性认知功能障碍。脑电图可见脑血栓形成区域局限性异常。头颅 CT 或 MRI 可见新旧不等的脑室旁、半卵圆中心、底节区低密度病灶并存的特点。

七、临床类型

(一)多发梗死性痴呆

多发梗死性痴呆为最常见的类型，常有一次或多次卒中史，病变可累及皮质、皮质下白质及基底节区。当梗死脑组织容量累积为 80～150 mL 时即可出现痴呆。常有高血压、动脉硬化和反复发作的脑梗死史。典型病程为突然发作、阶梯式进展和波动性认知功能障碍。每次发作遗留不同程度的认知功能损害和精神行为学异常，最终发展为全面性认知功能减退。临床上主要表现为局灶性神经功能缺损症状和体征（如偏瘫、失语、偏盲、假性延髓性麻痹）和突发的认知功能损害。神经影像学可见脑内多发低密度影和脑萎缩。

(二)大面积脑梗死性痴呆

大面积脑梗死性痴呆为单次脑动脉主干闭塞引起的痴呆。大面积脑梗死患者常死于急性期，少数存活者遗留不同程度的认知功能障碍。

(三)关键部位梗死性痴呆

关键部位梗死性痴呆是指与脑高级皮质功能相关的特殊部位梗死所致的痴呆，包括皮质（海马与角回）或皮质下（丘脑、尾状核、壳核及苍白球）。

(四)皮质下血管性痴呆

皮质下血管性痴呆包括多发腔隙性梗死性痴呆、腔隙状态、Binswanger 病、伴皮质下梗死和白质脑病的常染色体显性遗传性脑动脉病、脑淀粉样血管病导致的痴呆，与小血管病变有关。主要表现为皮质下痴呆综合征，即执行功能障碍为主，记忆损害较轻，早期出现精神行为学异常。

(五)分水岭区梗死性痴呆或低灌注性痴呆

分水岭区梗死性痴呆或低灌注性痴呆急性脑血流动力学改变（如心搏骤停、脱水、低血压）后分水岭梗死所致痴呆。

(六)出血性痴呆

出血性痴呆指脑出血及慢性硬膜下血肿造成的痴呆。蛛网膜下腔出血及正常颅内压脑积水导致的痴呆是否包括在内尚有争议。

(七)其他病因引起的痴呆

其他病因引起的痴呆包括原因不明和罕见的脑血管病引起的痴呆，如烟雾病和先天性血管异常等合并的痴呆。

八、诊断标准

美国国立神经系统疾病与卒中研究所和瑞士国际神经科学研究协会（National Institute of Neurological Disorders and Stroke and the Association International epour la Researcheetl Enseigmenten Neurosciences，NINDS-AIREN）诊断标准如下。

(一)临床很可能(probable)血管性痴呆

(1)痴呆符合美国《精神障碍诊断与统计手册》第 4 版（diagnostic and staristical manual of disorders，fourth edition，DSM-Ⅳ)-R 诊断标准：临床主要表现为认知功能明显下降，尤其是自身前后对比。神经心理学检查证实有两个以上认知领域的功能障碍（如记忆、定向、注意、计算、言语、视空间技能及执行功能），其严重程度已干扰日常生活，并经神经心理学测验证实。同时排除意识障碍、神经症、严重失语及脑变性疾病(额颞叶痴呆、路易体痴呆及帕金森痴呆等)或全身性疾病所引起的痴呆。

(2)脑血管疾病的诊断:符合1995年全国第四届脑血管病专题会议制定的相关标准。临床表现有脑血管疾病引起的局灶性神经功能缺损症状和体征,如偏瘫、中枢性面舌瘫、感觉障碍、偏盲及言语障碍等,符合头颅CT或MRI上相应病灶,可有或无卒中史。Hachinski缺血评分≥7分。影像学检查(头颅CT或MRI)有相应的脑血管病证据,如多发脑梗死、多个腔隙性脑梗死、大血管梗死、重要部位单个梗死(如丘脑、基底前脑)或广泛的脑室周围白质病变。

(3)痴呆与脑血管疾病密切相关:卒中前无认知功能障碍。痴呆发生在脑卒中后的3个月内,并持续3个月以上。或认知功能障碍突然加重、波动或呈阶梯样逐渐进展。支持血管性痴呆诊断:早期认知功能损害不均匀(斑块状分布);人格相对完整;病程波动,多次脑卒中史;可呈现步态障碍、假性延髓性麻痹等体征;存在脑血管病的危险因素;Hachinski缺血量表≥7分。

(二)可能为(possible)血管性痴呆

(1)符合痴呆诊断。

(2)有脑血管病和局灶性神经系统体征。

(3)痴呆和脑血管病可能有关,但在时间或影像学方面证据不足。

(三)确诊血管性痴呆

(1)临床诊断为很可能或可能的血管性痴呆。

(2)尸检或活检证实不含超过年龄相关的神经元纤维缠结(NFTS)和老年斑(SP)数及其他变性疾病组织学特征。

当血管性痴呆合并其他原因所致的痴呆时,建议用并列诊断,而不用“混合性痴呆”的诊断。

九、鉴别诊断

(一)阿尔茨海默病

阿尔茨海默病患者的认知功能障碍以记忆障碍为主,呈进行性下降。血管性痴呆患者早期表现为斑片状认知功能损害,主要表现为执行功能受损。病程呈波动性进展或阶梯样加重。脑血管病史、神经影像学改变及Hachinski缺血量表有助于鉴别血管性痴呆与阿尔茨海默病。评分≥7分者为血管性痴呆;5~6分者为混合性痴呆;≤4分者为阿尔茨海默病。

(二)谵妄

谵妄是以意识障碍为特征的急性脑功能障碍综合征。除意识障碍外,还有丰富的视幻觉及听幻觉,症状在短时间(数小时或数天)内出现,并且1天中有波动趋势(表12-3)。

表12-3 谵妄与痴呆的鉴别诊断

症状	谵妄	痴呆
发病形式	急	不恒定
进展情况	快	缓慢
自诉能力减退	不经常	经常
注意力	佳	差
定向力	完全丧失	选择性失定向

续表

症状	谵妄	痴呆
记忆力	完全性记忆障碍	远期比近期好
语言	持续而不连贯	单调或失语
睡眠障碍	有	不定

(三)正常颅内压性脑积水

当血管性痴呆患者出现脑萎缩或脑室扩大时，需要与本病鉴别。后者主要表现为进行性认知功能损害、共济失调步态和尿失禁三大主征。隐匿起病，无明确的脑卒中史，影像学无脑梗死的证据。

(四)某些精神症状

卒中累及额颞叶可能出现某些精神症状，如淡漠、欣快、易激惹，甚至出现幻觉。优势半球顶叶损害可出现 Gerstmann 综合征(失写、失算、左右分辨障碍及手指失认)及体象障碍等，容易误诊为痴呆。但上述症状与脑血管病同时发生，随病情加重而加重，随病情好转而好转，甚至消失。症状单一，持续时间短暂，不能认为是痴呆。

(五)去皮质状态

去皮质状态多由于严重或多次卒中所致双侧大脑半球广泛的损害。患者无思维能力，但保留脑干的生理功能，视、听反射正常。肢体可出现无意识动作。可以进食，但不能理解语言，不能执行简单的命令。而痴呆患者能听懂别人的叙述，执行简单的命令，保留一定的劳动与生活能力。

(六)各型失语

患者不能言语或者不能理解他人的言语，但患者一般能有条不紊地处理自己的日常生活和工作。行为合理，情绪正常。也可以借助某种表情或动作与他人进行简单的信息交流。痴呆患者早期一般无明显言语障碍。有自发言语，也能听懂别人的语言。

(七)麻痹性痴呆

麻痹性痴呆属于三期脑实质性梅毒。主要表现为进行性认知功能损害，常合并有某些神经系统体征如瞳孔异常、腱反射减低及共济失调步态等，有特异性血清学及脑脊液免疫学阳性结果。

(八)皮质-纹状体-脊髓变性

皮质-纹状体-脊髓变性通常表现为迅速进展的痴呆，伴小脑性共济失调、肌阵挛。

十、血管性痴呆与血管性认知功能障碍

血管性痴呆传统的诊断标准要求患者有记忆力下降和其他认知领域功能损害，其严重程度达到痴呆标准，该诊断标准具有明显的局限性。首先，血管性痴呆诊断标准是建立在阿尔茨海默病的概念上，但记忆障碍并非是血管性痴呆的典型症状。其次，血管性痴呆的诊断需要认知功能损害程度达到痴呆诊断标准，客观上阻止了识别早期血管性痴呆患者，使其失去有效治疗和防止认知功能损害持续进展的最佳时机。为此，一些学者建议用血管性认知功能障碍(vascular cognitive impairment，VCI)取代血管性痴呆。

血管性认知功能障碍是指由脑血管病引起或与脑血管病及其危险因素密切相关的各种程度

的认知功能损害,包括非痴呆血管性认知功能障碍、血管性痴呆和伴有血管因素的阿尔茨海默病即混合性痴呆。血管性认知功能障碍比血管性痴呆所包括的范围更为广泛,包括血管因素引起的所有认知功能障碍。血管危险因素或脑卒中史是诊断血管性认知功能障碍所必需,局灶性神经功能缺损体征,突发性、阶梯样进展的病程特点不是血管性认知功能障碍诊断所必需。Hachinski 缺血量表对血管性认知功能障碍诊断非常有用。血管性认知功能障碍概念的提出为血管病所致认知功能损害的早期预防和干预提供了理论依据。

十一、混合性痴呆

混合性痴呆是指既具有阿尔茨海默病典型的临床表现,同时又具备血管性危险因素的痴呆患者。脑血管性损害和原发退行性变同时存在。至少 1/3 的阿尔茨海默病患者存在血管性损害,而 1/3 的血管性痴呆患者存在阿尔茨海默病样病理学改变。阿尔茨海默病患者的血管性损害促进临床症状的发展,存在 1 次或 2 次腔隙性卒中时,表现出临床症状的风险增加 20 倍。最常见的混合性痴呆类型是具有典型阿尔茨海默病临床特征的患者在卒中后症状突然恶化。这种混合性痴呆类型称为"脑梗死前痴呆"。另一个常见的现象是有"单纯性"阿尔茨海默病症状的痴呆患者存在血管损害,这种"无症状"血管损害只有在神经影像学检查或组织活检时才能发现。目前很可能低估了在临床诊断为阿尔茨海默病的患者中血管损害对痴呆的促成作用。高龄个体中,单纯性阿尔茨海默病并不能在所有患者中出现临床痴呆症状。腔隙性卒中促成了许多阿尔茨海默病患者痴呆的临床表现。血管损害很可能在晚发性阿尔茨海默病患者中起非常重要的作用。为了描述痴呆的不同类型,Kalaria 和 Ballard 提出了一种连续统一体,其中一端是单纯性阿尔茨海默病,另一端是单纯性血管性痴呆,在两者之间出现了不同的组合。单纯性血管性痴呆和单纯性阿尔茨海默病的诊断通常采用各自的标准(NINDS-AIREN 和 NINCDS-ADRDA),而阿尔茨海默病伴 CVD 或混合性痴呆的诊断则有困难。通过询问照料者以确定先前是否存在 MCI 症状有助于识别卒中导致症状加重的早期阿尔茨海默病患者。在某些患者中,缺血评分也可能提供倾向于血管性病因的证据。

十二、治疗

血管性痴呆的治疗分为预防性治疗和对症治疗。预防性治疗着眼于血管性危险因素的控制,即卒中的一级和二级预防。对症治疗即三级预防,主要包括痴呆的治疗。

(一)一级预防

一级预防主要是控制血管性痴呆危险因素如高血压病、糖尿病、脂代谢紊乱、肥胖、高盐高脂饮食、高凝状态、脑卒中复发、心脏病、吸烟、睡眠呼吸暂停综合征及高同型半胱氨酸血症等。积极治疗卒中急性期的心律失常、充血性心力衰竭、癫痫及肺部感染有助于血管性痴呆预防。颅内外血管狭窄者进行介入治疗、球囊扩张术、颈动脉支架成形术改善脑血供。有高血压病、脑动脉硬化及卒中史者,定期进行认知功能测查。一旦发现认知功能减退,应积极给予治疗。重点预防卒中复发。低灌注引起者应增加脑灌注,禁用降压治疗。

(二)二级预防

二级预防主要是指脑血管病的处理,包括脑卒中急性期与康复期治疗及脑卒中复发的防治。积极改善脑循环、脑细胞供氧,预防新血栓与再梗死等。脑卒中急性期积极治疗脑卒中,防治各种并发症,改善脑功能,避免缺血脑细胞受到进一步损害。

(三)支持治疗

维持良好的心肺功能,保持水、电解质和酸碱平衡;警惕心律失常、心肌梗死和心力衰竭的发生;保证营养摄入,必要时可采取鼻饲或静脉营养。

(四)血压的管理

合理缓慢降压对防治脑卒中极为重要。卒中急性期除非血压过高,一般不主张降压治疗,以免血压过低导致脑灌注锐减而使梗死加重。治疗收缩型高血压[收缩压高于 21.3 kPa(160 mmHg),舒张压低于12.7 kPa(95 mmHg)]比收缩-舒张型高血压[收缩压高于 21.3 kPa(160 mmHg),舒张压高于12.7 kPa(95 mmHg)]更为重要。可口服卡托普利,或静脉注射拉贝洛尔;对血压降低后血容量不足者可给予多巴胺等升压药物。

(五)溶栓及抗凝药物的使用

溶栓及抗凝药物的使用早期识别急性脑血管病,防止缺血半暗区进一步扩大并促使其恢复;预防脑卒中复发;消除或控制卒中后痴呆的危险因素;积极治疗并发症均可预防血管性痴呆的发生与发展。

(六)高压氧治疗

高压氧可增加血氧含量、提高血氧分压、加大血氧弥散距离、改善脑组织病变部位血液供应,保护缺血半影区,促进神经组织的恢复与再生,减轻缺血再灌流脑损伤,减少自由基损伤,以改善血管性痴呆患者的认知功能及精神行为学异常。

(七)三级预防

三级预防主要指对认知功能障碍的处理,主要包括胆碱酯酶抑制药、神经营养和神经保护药、N-甲基-D-天冬氨酸(N-methyl-D-aspartate,NMDA)受体拮抗剂、抗氧化药、改善微循环药、益智药、激素替代治疗和抗生素治疗等。目前,血管性痴呆的治疗分为作用于胆碱能及非胆碱能系统两大类。

1.作用于胆碱能的药物

胆碱酯酶抑制剂,如乙酰胆碱酯酶抑制剂(acetylcholinesterase inhibitor,AchEI)已开始用于轻中度血管性痴呆治疗。代表药物有盐酸多奈哌齐、重酒石酸卡巴拉汀和加兰他敏等。

(1)多奈哌齐(安理申):每天 5～10 mg 口服能改善轻中度血管性痴呆和混合性痴呆患者的认知功能。不良反应有恶心、呕吐、腹泻、疲劳和肌肉痉挛;但在继续治疗中会消失。无肝毒性。

(2)重酒石酸卡巴拉汀(艾斯能):为丁酰胆碱酯酶和乙酰胆碱酯酶双重抑制剂。口服吸收好,易通过血-脑屏障,对中枢神经系统的胆碱酯酶具有高度选择性,改善皮质下血管性痴呆患者的注意力、执行功能、日常生活能力和精神行为学异常。

(3)加兰他敏:具有抑制胆碱酯酶和调节烟碱型胆碱受体(nAChR)而增加胆碱能神经传导的双重调节作用。能明显改善血管性痴呆及轻中度阿尔茨海默病伴 CVD 患者的认知功能、整体功能、日常生活活动能力和精神行为学异常。

(4)石杉碱甲:是我国科技人员从植物药千层塔中分离得到的一种选择性、可逆性 AChEI,可选择性降解中枢神经系统的乙酰胆碱,增加神经细胞突触间隙乙酰胆碱浓度,适用于轻中度血管性痴呆患者。

2.非胆碱能药物

(1)脑代谢活化剂:代表药物有吡拉西坦(脑复康)、奥拉西坦、胞磷胆碱、双氢麦角碱、都可喜、脑活素、双氢麦角碱等。吡拉西坦诱导钙内流,改善再记忆过程,还可提高脑葡萄糖利用率和能量储备,促进磷脂吸收及 RNA 与蛋白质合成,具有激活、保护和修复神经细胞的作用。都可喜为阿米三嗪和萝巴新的复方制剂,可加强肺泡气体交换,增加动脉血氧分压和血氧饱和度,有抗缺氧及改善脑代谢和微循环的作用,尚可通过其本身的神经递质作用促进脑组织新陈代谢。双氢麦角碱能改善脑循环,促进脑代谢,直接作用于中枢神经系统多巴胺和 5-羟色胺受体,有增强突触前神经末梢释放递质与刺激突触后受体的作用;改善神经传递功能;抑制 ATP 酶、腺苷酸环化酶的活性,减少 ATP 分解,从而改善细胞能量平衡,使神经元电活动增加。甲氯芬酯(氯酯醒)可抑制体内某些氧化酶,促进神经元氧化还原作用,增加葡萄糖的利用,兴奋中枢神经系统,改善学习和记忆。另外,胞磷胆碱、脑活素、细胞色素 C、ATP、辅酶 A 等也可增强脑代谢。

(2)脑循环促进剂:减少脑血管阻力,增加脑血流量或改善血液黏滞度,提高氧利用度,但不影响正常血压。常用的有麦角衍生物,代表药物双氢麦角碱和尼麦角林,能阻断 α 受体,扩张脑血管,改善脑细胞代谢。

(3)脑血管扩张药:代表药物钙通道阻滞剂尼莫地平,属于二氢吡啶类钙通道阻滞剂,作用于 L 型钙通道,具有良好的扩张血管平滑肌的作用,增加容量依赖性脑血流量,减轻缺血半暗带钙超载。每天口服 90 mg,连续 12 周,可改善卒中后皮质下血管性痴呆的认知功能障碍。对小血管病特别有效,对皮质下血管性痴呆有一定益处。

(4)自由基清除剂:如维生素 E、维生素 C 及银杏叶制剂。早期给予银杏叶制剂可以改善脑血液循环、清除自由基,保护脑细胞,起到改善痴呆症状及延缓痴呆进展的作用。

(5)丙戊茶碱:抑制神经元腺苷重摄取、CAMP 分解酶,还可通过抑制过度活跃的小胶质细胞和降低氧自由基水平而具有神经保护作用,能改善血管性痴呆患者的认知功能和整体功能。

(6)N-甲基-D-天冬氨酸(NMDA)受体阻断剂:代表药物有美金刚,被认为是治疗血管性痴呆最有前途的神经保护剂,能与 AChEI 联合应用。

(7)精神行为学异常的治疗:抗精神障碍药物用量应较成年人低。抑郁状态宜采用毒性较小的药物,如选择性 5-羟色胺再摄取抑制剂和 NE 再摄取抑制剂。还可配合应用情绪稳定剂如丙戊酸钠等。

(亓　超)

第十三章

神经-肌肉接头和肌肉疾病

第一节　重症肌无力

一、概述

重症肌无力(myasthenia gravis,MG)是一种由乙酰胆碱受体(AChR)抗体介导、细胞免疫依赖、补体参与,累及神经肌肉接头突触后膜,引起神经肌肉接头传递障碍,出现骨骼肌收缩无力的获得性自身免疫病。极少部分 MG 患者由抗-MuSK 抗体、抗 LRP4 抗体介导。MG 主要临床表现为骨骼肌无力、易疲劳,活动后加重,休息和应用胆碱酯酶抑制剂后症状明显缓解、减轻。年平均发病率为 8.0/10.0 万～20.0/10.0 万。MG 在各个年龄阶段均可发病。在 40 岁之前,女性发病率高于男性;在 40～50 岁男女发病率相当;在 50 岁之后,男性发病率略高于女性。

二、临床表现

(一)症状

肌无力、无肌萎缩,全身骨骼肌均可受累。但在发病早期可单独出现眼外肌、咽喉肌或肢体肌肉无力;脑神经支配的肌肉较脊神经支配的肌肉更易受累。经常从一组肌群无力开始,逐渐累及其他肌群,直到全身肌无力。部分患者短期内出现全身肌肉收缩无力,甚至发生肌无力危象。

(二)体征

骨骼肌无力表现为波动性和易疲劳性,晨轻暮重,活动后加重、休息后可减轻。

三、辅助检查

(一)甲基硫酸新斯的明试验

成人肌内注射 1.0～1.5 mg;儿童可按 0.02～0.03 mg/kg,最大用药剂量不超过 1.0 mg。注射前可参照 MG 临床绝对评分标准。选取肌无力症状最明显的肌群,记录一次肌力,注射后每 10 分钟记录一次,持续记录 60 分钟。如检测结果为阴性,不能排除 MG 的诊断。

(二)肌电图检查

低频重复神经电刺激(RNS):指采用低频(2～5 Hz)超强重复电刺激神经干,波幅衰竭 10%

以上为阳性，称为波幅递减。服用胆碱酯酶抑制剂的 MG 患者需停药 12～24 小时后做此项检查，但需要充分考虑病情。

(三)相关血清抗体的检测

1.骨骼肌乙酰胆碱受体(AChR)抗体

骨骼肌 AChR 抗体为诊断 MG 的特异性抗体，50%～60%的单纯眼肌型 MG 患者血中可检测到 AChR 抗体；85%～90%的全身型 MG 患者血中可检测到 AChR 抗体，结合肌无力病史，如抗体检测结果阳性则可以确立 MG 诊断。如检测结果为阴性，不能排除 MG 诊断。

2.抗骨骼肌特异性受体酪氨酸激酶(抗-MuSK)抗体

在部分 AChR 抗体阴性的全身型 MG 患者血中可检测到抗-MuSK 抗体，其余患者可能存在抗 LRP-4 抗体，以及某些神经肌肉接头未知抗原的其他抗体或因抗体水平和/或亲和力过低而无法被现有技术手段检测到。抗-MuSK 抗体阳性率，欧美国家患者较亚洲国家患者高。

3.抗横纹肌抗体

抗横纹肌抗体包括抗 titin 抗体、抗 RyR 抗体等。此类抗体在伴有胸腺瘤、病情较重的晚发型 MG 或对常规治疗不敏感的 MG 患者中阳性率较高，但对 MG 诊断无直接帮助，可以作为提示和筛查胸腺瘤的标志物。抗横纹肌抗体阳性则可能提示 MG 患者伴有胸腺肿瘤。

(四)影像学检查

纵隔 CT 显示 20%～25%的 MG 患者伴有胸腺肿瘤，80%左右的 MG 患者伴有胸腺异常；20%～25%胸腺肿瘤患者可出现 MG 症状。纵隔 CT，胸腺肿瘤检出率可达 94%，部分 MG 患者的胸腺肿瘤需行增强 CT 扫描或磁共振检查才能被发现。

四、诊断依据

(一)临床表现

某些特定的横纹肌群肌无力呈斑片状分布，表现出波动性和易疲劳性；肌无力症状晨轻暮重，持续活动后加重，休息后缓解、好转。通常以眼外肌受累最常见。

(二)药理学表现

新斯的明试验阳性。

(三)RNS 检查

低频刺激波幅递减 10%以上。

(四)抗体

多数全身型 MG 患者血中可检测到 AChR 抗体，或在极少部分 MG 患者中可检测到抗-MuSK 抗体、抗 LRP-4 抗体。

在具有 MG 典型临床特征的基础上，具备药理学特征和/或神经电生理学特征，临床上则可诊断为 MG。有条件的单位可检测患者血清抗 AChR 抗体等，有助于进一步明确诊断。需除外其他疾病。

五、治疗

(一)药物治疗

1.胆碱酯酶抑制剂

主要是改善症状，目前国内主要是用溴吡斯的明，成人每次口服 60～120 mg，每天 3～4 次。

可在进餐前 30 分钟服用。作用时间为 6～8 小时。

2.肾上腺皮质激素

可抑制自身免疫反应，适用于各种类型的重症肌无力。它通过抑制 AchR 抗体的生成，增加突触前膜 AChR 的释放量及促使运动终板再生和修复。

(1)糖皮质激素冲击疗法：适用于住院患者，尤其是已经气管插管或用呼吸机者。甲泼尼龙 1 000 mg，静脉滴注，每天 1 次，连用 3～5 天，随后每天减半量即 500 mg、250 mg、125 mg、最后改口服泼尼松 50 mg；之后酌情逐渐减量。也可应用地塞米松 10～20 mg，静脉滴注，每天1 次，连用 7～10 天，之后服泼尼松 50 mg，并酌情渐渐减量。也可直接口服泼尼松 80～100 mg，症状减轻后，酌情逐渐减量。上述激素应用后，症状明显减轻或消失，依个体差异酌情减量，直至停止。维持量一般在 5～20 mg；应用时间依患者病情不同而异，一般至少在一年，个别可长达十余年。

(2)小剂量递增法：从小剂量开始，隔天每晨顿服泼尼松 20 mg，每周递增 10 mg，直至隔天每晨顿服 60～80 mg，可使症状明显改善；明显疗效常在用药后 5 个月出现，然后逐渐减量，每月减 5 mg，至隔天 15～30 mg 维持数年。病情无变化再逐渐减量至完全停药。此法可避免用药初期病情加重。

注意事项：①许多患者在应用大剂量激素后的短期内可出现病情加重，甚至出现肌无力危象，因此，凡用激素冲击疗法者须住院，且做好抢救准备；②应用口服泼尼松均在早晨顿服；③大量和长期应用激素可诱发糖尿病、股骨头坏死、胃溃疡出血、严重的继发感染、库欣综合征等；④上述情况应让患者及其家属知情。

3.免疫抑制剂

免疫抑制剂适用于不能应用肾上腺糖皮质激素，或不耐受肾上腺皮质激素，或对肾上腺糖皮质激素疗效不佳者。

(1)硫唑嘌呤：口服 50～100 mg，每天 1 次。

(2)环磷酰胺：口服 50 mg，每天 2～3 次；或 200 mg，每周 2～3 次静脉注射，总量 10～20 g；或静脉滴注 1 000 mg，每 5 天 1 次，连用 10～20 次。

(3)环孢素 A：口服 6 mg/(kg·d)，12 个月为 1 个疗程。

4.禁用和慎用药物

禁用奎宁、吗啡、氨基糖苷类抗生素、新霉素、多粘菌素、巴龙霉素；慎用苯二氮䓬类药、苯巴比妥等镇静剂。

(二)胸腺治疗

胸腺治疗用于伴有胸腺肿瘤、胸腺增生、药物治疗困难者。70%的患者胸腺治疗后症状缓解或治愈，常用胸腺切除和胸腺放射治疗。

(三)血浆置换

通过正常人血浆或血浆代用品置换患者血浆，能清除血浆中 AchR 抗体及免疫复合物。起效快，近期疗效好，但不持久。疗效维持 1 周～2 个月，之后随抗体水平逐渐增高而症状复现。交换量平均每次 2 L，每周 1～2 次，连用 3～8 次，适用于肌无力危象和难治性重症肌无力。

(四)大剂量静脉注射免疫球蛋白(IvIg)

外源性 IgG 可使 AchR 抗体的结合功能紊乱而干扰免疫反应，达到治疗效果。IvIg 现广泛用于本病治疗，甚至可作为首选。每次静脉滴注 IgG，0.4 g/(kg·d)，3～5 天为 1 个疗程，可每个月重复1次。

(五)危象的处理

一旦发生呼吸肌瘫痪,应立即进行气管插管或切开,应用人工呼吸器辅助呼吸,并依不同类型的危象采用不同处理办法,如肌无力危象者加大新斯的明用量;胆碱能危象和反拗危象者暂停抗胆碱酯酶药物的应用,观察一段时间后再恢复应用抗胆碱酯酶药物,同时进行对症治疗。危象是重症肌无力最危急状态,可危及生命。不管何种危象,除了上述特殊处理外,仍继续进行以下基本处理:①保持呼吸道通畅,加强排痰,防止发生窒息;②积极控制肺部感染;③类固醇皮质激素治疗;④血浆置换(酌情选用);⑤静脉注射免疫球蛋白(酌情选用)。

六、预后

一般预后良好,有的需长期口服药物治疗。

(邓传宇)

第二节 多发性肌炎

多发性肌炎是一组多种病因引起的弥漫性骨骼肌炎症性疾病,临床上以急性或亚急性起病、对称性四肢近端和颈肌及咽肌无力、肌肉压痛、血清酶增高为特征。

一、病因及发病机制

常见的病因是病毒感染,如流感病毒、柯萨奇病毒感染;有的为寄生虫感染,或有恶性肿瘤。发病机制与免疫失调有关,包括细胞免疫和体液免疫的异常。可能是病原体感染改变了患者内皮细胞或肌纤维表面的抗原性,从而引发针对内皮细胞或肌细胞的免疫反应而攻击自身的肌细胞。

二、病理

肌纤维呈角形、圆形或不规则形,可见片状或散在肌纤维坏死及吞噬现象,大量炎细胞浸润,肌纤维水肿。

三、临床表现

(1)急性或亚急性起病,中青年女性多见,病前可有低热或感冒史。

(2)首发症状通常为四肢近端无力,下肢重于上肢,上楼、起蹲困难;梳头、抬头困难;吞咽困难。肌肉压痛,晚期出现明显的肌肉萎缩。

(3)患者常合并其他自身免疫病,如系统性红斑狼疮、干燥综合征、恶性肿瘤(乳腺肿瘤、肺癌、卵巢癌和胃癌)等。

四、辅助检查

(1)急性期周围血白细胞增高,血沉增快,血清CK明显增高,可达正常的10倍以上。

(2)肌电图为肌源性损害,神经传导速度正常。

(3)肌活检有确诊及鉴别诊断价值。

五、诊断及鉴别诊断

(一)诊断

根据典型的四肢近端肌无力伴压痛、无感觉障碍、血清酶活性增高、肌电图呈肌源性损害、肌活检为炎性改变则可确诊。

(二)鉴别诊断

1.脂质沉积性肌病

因有四肢近端肌无力,进展较快需与多发性肌炎鉴别,但本病无肌压痛,血沉正常,可资鉴别。必要时可做肌肉活检。

2.肢带型肌营养不良症

因有四肢近端和骨盆、肩胛带无力和萎缩,肌酶增高而需与多发性肌炎鉴别。但本病常有家族史、无肌痛、肌活检无明显炎性细胞浸润,可资鉴别。

3.重症肌无力

主要鉴别要点是多发性肌炎患者没有"晨轻暮重"现象,新斯的明试验阴性。

六、治疗

急性期患者应卧床休息,适当体疗以保持肌肉功能和避免挛缩,注意防止肺炎等并发症。

(一)类固醇皮质激素

类固醇皮质激素为首选药物,且应该进行首次或早期冲击治疗。依患者不同情况选择不同激素。甲泼尼龙 1 000 mg,静脉滴注,每天 1 次,连用 3～5 天,随后每天减半量,如 500 mg、250 mg、125 mg、最后改口服泼尼松 60 mg;之后酌情逐渐减量;或地塞米松 20 mg,静脉滴注,每天 1 次,连用 1 周,之后改服泼尼松并酌情逐渐减量至维持量。泼尼松的维持量因人而异,一般为 5～20 mg,可应用 1～3 年。长期类固醇皮质激素治疗应注意预防不良反应,给予低糖、低盐和高蛋白饮食,用抗酸剂保护胃黏膜,注意补充钾和维生素 D,对结核病患者应进行相应的治疗。

(二)大剂量丙种免疫球蛋白治疗

有条件可为首选。丙种免疫球蛋白,0.4 g/(kg·d),静脉滴注,每月连续 3～5 天,每个月可重复一次,连续 3～5 个月。

(三)免疫抑制剂

当激素治疗不满意时加用。首选甲氨蝶呤,其次为硫唑嘌呤、环磷酰胺、环孢菌素 A,用药期间注意白细胞计数减少和定期进行肝肾功能的检查。

(四)血浆置换

泼尼松和免疫抑制剂治疗无效并伴有明显吞咽困难、构音障碍者可用血浆置换治疗,以去除血液中的淋巴因子和循环抗体,可改善肌无力的症状。

(五)其他

给予高蛋白和高维生素饮食,进行适当体育锻炼和理疗。重症者应预防关节挛缩及失用性肌萎缩。

七、预后

多数患者在激素冲击治疗后一周左右症状开始减轻,6 周左右症状明显改善。伴发恶性肿瘤者,如果肿瘤治疗效果好,则预后好,否则预后差。

(邓传宇)

第三节　肌营养不良

一、定义

肌营养不良是一组以肌纤维变性、坏死及再生为主要病理特征,临床上表现为进行性肌肉无力、萎缩的遗传性疾病。

二、概述

目前肌营养不良主要包括进行性假肥大性肌营养不良、贝克肌营养不良、先天性肌营养不良、强直性肌营养不良、埃默里-德赖弗斯肌营养不良、面肩肱型肌营养不良、眼咽型肌营养不良及肢带型肌营养不良等。各类肌营养不良症的疾病严重程度、起病年龄、遗传方式、受累肌群及其他受累器官情况差异均较大。

临床主要症状包括肌肉无力和萎缩、关节僵硬及活动度减小、反复肺部感染、呼吸肌无力,心肌受累时可出现气短及踝关节肿胀,心脏传导系统受累时,可出现晕厥甚至猝死。部分肌营养不良类型也可伴有面肌无力、肌肉疼痛及吞咽困难等。

自 1986 年进行性假肥大性肌营养不良的致病基因*Dystrophin* 基因被克隆以来,超过 50 种基因已被确定与各种肌营养不良相关,分子诊断的快速进步同时也给临床诊断带来一定的困惑。同一致病基因可以导致不同的疾病类型,如 Dysferlin 编码基因突变可导致 LGMD2B 及 Miyoshi 远端型肌病,而同一种临床类型疾病也可以存在多种不同致病基因,如埃默里-德赖弗斯肌营养不良可以有*STA* 、*LMNA* 、*SYNE1*、*FHL1* 等多种致病基因。近年来研究还发现先天性肌病与肌营养不良也存在着一定的致病基因重叠,如 MEGF10 肌病可表现为肌营养不良及先天性肌病改变。总体而言,明确肌营养不良的致病基因对于研究发病机制、寻找治疗方案有着重要的价值和意义。

肌营养不良临床诊断需要完整的病史、肌肉力弱的累及肌群、发病年龄、家族史、疾病的特殊特征。体检需要记录肌肉无力和萎缩的分布区域(面、远端、近端或特定的肌肉群),是否存在关节挛缩、肌强直等。随着基因诊断技术发展,尤其目前二代测序技术的广泛应用,加快了肌营养不良的基因诊断。但基因诊断必须结合临床特征、血清肌酸激酶、肌电图、肌肉病理等,以便于正确能解读测序结果。

虽然肌营养不良的治疗研究进展迅猛,外显子跳跃治疗、通读治疗及细胞治疗等,但均未进入临床应用。目前治疗仍以改善症状、延缓进展、预防并发症的发生为主要目的。

三、临床表现

(一)进行性假肥大性肌营养不良

进行性假肥大性肌营养不良(Duchenne muscular dystrophy,DMD)是X染色体隐性遗传性疾病,X染色体短臂(Xp21)上的抗肌萎缩蛋白基因突变导致肌细胞膜下抗肌萎缩蛋白缺失,引起肌细胞膜脆弱。理论上仅发病于男性,女性基因携带者也可有不同程度的临床表现,称为症状性基因携带者或女性DMD。在各类肌营养不良疾病中,DMD的发病率最高,每3 000～4 000名出生存活的男童中有1人,每10万人口中有2～3名患者。

患者胎儿期和新生儿期一般不出现临床症状,哺乳期和学步期的运动发育无明显异常,或仅表现为轻度发育延迟,大约50%的患者独立步行开始时间或略延迟到1岁6个月左右。幼儿期容易被发现小腿肌肉肥大。3～5岁时,大多出现易跌倒,不能跑跳,部分患儿仅仅表现为动作笨拙或运动能力较差。患者逐渐出现近端肌无力,进而出现Gowers征,步行时呈见鸭步。一般5～6岁到达运动功能的高峰,随后肌力逐渐下降,上下楼梯和蹲起动作无法完成。如果未给予任何治疗,10～13岁时失去独立行走能力。

出现脊柱侧弯、呼吸肌和心肌损害的时间存在个体差异。以往患者的平均寿命在20岁左右,随着呼吸管理、心脏药物的使用,现在DMD患者的平均寿命可超过40岁。研究发现DMD患者的智能有个体差异,韦氏智能量表评分平均智能(IQ)水平在80～90分,1/3左右患者的IQ<70分。此外值得关注的是DMD患儿也合并多种认知及精神心理疾病,如注意缺陷多动障碍(11%～20%)、自闭症(3%～4%)、强迫症(5%～60%)。

血清CK值显著升高,但疾病后期随着病情进展,运动量和肌容积减少而CK值逐渐降低。肌电图呈肌源性损害。肌肉病理提示肌纤维变性、增生及坏死等肌营养不良改变。免疫组织化学染色提示Dystrophin蛋白缺失。骨骼肌CT和MRI可以观察到肌肉损伤部位、肌肉组织水肿及脂肪化的程度。哺乳期和幼儿期一般不会有影像学改变。小腿肌肉受损一般从腓肠肌开始,继而发展到比目鱼肌,大腿肌肉一般从大收肌开始。小腿的胫骨前肌和大腿的股薄肌、缝匠肌和半膜肌的功能一般得到保留,其他肌肉会出现脂肪化改变。

(二)贝克肌营养不良

贝克肌营养不良(Becker muscular dystrophy,BMD)同样因抗肌萎缩蛋白基因的突变所致,但患者肌肉中仍有不同程度的抗肌萎缩蛋白表达,临床症状比较轻,一般到15岁以后仍能保留步行能力。

BMD的临床表现呈多样性,重症患者类似于DMD,轻症患者可运动功能良好,仅有CK值升高。但大多BMD患者出现小腿肥大,运动后肌肉疼痛和肌阵挛,青年时期即出现进展性心肌损害,心律不齐和心功能不全是BMD患者的主要死因。所以需要从小儿期开始关注心功能变化。

(三)埃默里-德赖弗斯肌营养不良

埃默里-德赖弗斯肌营养不良由*STA*、*LMNA*、*SYNE1*、*FHL1*等多种致病基因突变所致。以骨骼肌、关节和心脏损害为临床特点。幼儿期以后发病,缓慢进展的肌肉无力和肌萎缩,多关节挛缩。青春期后出现伴有心脏传导阻滞的心肌损害症状,容易诱发猝死。

(四)肢带型肌营养不良

肢带型肌营养不良是指一组主要侵害骨盆带肌和肩胛带肌的骨骼肌疾病。目前为止已经发现近30个分型，大致分为常染色体显性遗传的LGMD1和常染色体隐性遗传的LGMD2，但仍有半数为散发患者。肢带型肌营养不良首发症状一般是骨盆带及肩胛带肌肉萎缩，腰椎前凸，上楼困难，鸭步步态，下肢近端无力，继而出现抬臂困难，翼状肩胛，头面颈部肌肉一般不受累，有时可伴腓肠肌假性肥大。病情进展缓慢，一般在发病后20年左右丧失步行能力，肌电图和肌活检均显示肌源性损害，CK、LDH等血清肌酶常显著增高，但通常低于DMD型的水平。

（五）先天性肌营养不良

先天性肌营养不良主要分为四大类型：福山型先天性肌营养不良、非福山型先天性肌营养不良、Ullrich型肌营养不良、糖链修饰异常的先天性肌营养不良。临床主要表现为新生儿期或幼儿期起病，肌无力和肌张力低下为主要症状，可伴有不同程度中枢神经系统受累。

（六）远端型肌病

远端型肌病是以四肢远端肌肉无力和萎缩为临床特点一组肌肉疾病。其遗传形式、临床症状和肌肉病理改变显著不同。主要的远端型肌病的类型主要包括Welander型、Laing型、Miyoshi型等。

（七）面肩肱型肌营养不良

面肩肱型肌营养不良为常染色体显性遗传疾病，多为4q35基因片段缺失引起，但有1/3左右的患者为散发患者。面肩肱型肌营养不良多累及面部肌肉、前锯肌、腹直肌、椎旁肌，而三角肌和肩胛提肌相对回避，特殊的并发症有兔眼和视网膜血管异常导致的眼底出血。

（八）强直性肌营养不良

强直性肌营养不良为一组以肌无力、肌萎缩和肌强直为特点的多系统受累的常染色体显性遗传疾病，依据不同的基因突变类型分为两型。致病基因分别位于19q13.3强直性肌营养不良蛋白激酶*DMPK*基因和3q21.3锌指蛋白*9ZNF9*基因。即强直性肌营养不良1型（myotonic dystrophytype 1，DM1）和强直性肌营养不良2型（myotonic dystrophy type 2，DM2）。强直型肌营养不良患者两型之间临床症状和体征极其相似，受累组织均为骨骼肌、平滑肌和心肌，临床表现以肌强直、肌无力及肌萎缩为主，同时累及眼部、皮肤、神经、心脏、消化道、呼吸道、性腺及内分泌系统多器官多系统损害。如白内障、秃发、心律失常、胰岛素敏感性降低和糖尿病、低免疫球蛋白血症及睾丸功能障碍等。DM1型肌无力及肌萎缩见于咀嚼肌、面肌、胸锁乳突肌及肢体远端肌肉，认知功能损害较重，斧状脸，早年脱发明显。而DM2以近端肌肉及肢带肌受累为主，发作性或波动性肌肉疼痛，肌无力较晚出现，萎缩程度轻，发生率低，且面肌、呼吸肌及肢体远端肌肉受累少见，心脏传导阻滞、白内障及胰岛素敏感性降低常见，DM2一般不累及智能损害。

四、诊断

肌营养不良临床诊断需要结合完整的病史，详细的临床查体及必要的辅助检查（肌酸激酶、肌电图、肌肉病理、肌肉影像学及基因检测）。目前随着分子生物学技术的广泛发展，使得基因检测在疾病诊断中具有重要的价值，甚至在疾病早期，肌肉病理等检查之前即可完成基因诊断。但是不能忽视，特殊情况下肌电图，肌肉病理及肌肉影像学等对于解读基因检测结果有着极其重要的指导作用，应根据具体情况完善必要检查。此外，对于不同疾病，基因突变类型不同，选择基因检测方法不同，如DMD多为大片段缺失和重复突变，首选多重连接探针扩增技术检测方法，检查未能发现突变者可接受肌肉活检，免疫组织化学方法确定是否有抗肌萎缩蛋白染色异常。如发现异常，可进一步选择一代或二代测序；对于强直性肌营养不良、眼咽型肌营养不良等动态突变疾病,根据具体情况可选用高压液相层析、一代测序检测;而面肩肱肌营养不良多选用 Southern 杂交方法。

五、治疗

肌营养不良患者的管理需要神经内科、呼吸科、康复科、心血管科、整形外科、营养科、护理等多学科合作管理。多学科管理需要贯穿患者生长发育和病情发展的各个阶段。目前的药物治疗主要集中于 DMD 患者。这些药物治疗并不一定适用于其他肌营养不良,但对于各系统并发症处理及康复治疗基本一致。

(一)DMD 患者的激素治疗

既往多个随机对照临床试验表明,长期使用激素可以延长 6 个月到 2 年的步行能力,维持呼吸功能,预防脊柱侧弯,减少心脏并发症。

目前治疗起始时间,大多专家建议 5～6 岁开始,此时运动功能达到顶峰或不建议 2 岁以下的处于生长发育期的幼儿口服激素。激素治疗前应该完成预防接种,尤其是水痘疫苗和麻疹疫苗。

泼尼松龙的剂量目前还没有统一的共识。临床试验发现少于 0.3 mg/(kg · d)的激素不能改善运动功能。美国神经科学会的临床指南建议激素量为 0.75 mg/(kg · d),但存在一定的肥胖等不良反应发生的风险。另外还有口服 10 天、休息 20 天的治疗方法,部分患者在停药间隔出现肌力低下,有些专家认为不可取。荷兰的临床指南建议连续口服 10 天后休息 10 天。有研究认为0.75 mg/(kg · d)标准疗法及周末连续两天口服 10 mg/kg(总量)疗法收益相当,耐受性一致。建议每天早晨顿服,尽量避免晚饭后口服,防止出现失眠。

激素治疗开始后,需要定期评价生活质量、运动功能、心功能和呼吸功能。定期监测身高、体重、血钙、磷、碱性磷酸酶、骨代谢标志物、双羟维生素 D 浓度、尿肌酐、尿钙、尿糖、骨密度、眼科检查等指标,监测可能出现的激素不良反应。

完全失去步行能力后是否还需要长期使用激素,暂时没有随机对照试验。但若干非随机对照试验已经证明激素可以维持呼吸功能,显著延迟无创正压辅助通气使用,维持心功能,抑制脊柱侧弯的进展。有专家推荐此时期使用泼尼松龙 0.3～0.6 mg/(kg · d),连续使用。

(二)强直性肌营养不良的肌强直治疗

临床上用于治疗强直的药物有很多种类,但大多为患者报道或小样本研究,需要更多的临床研究来确定这些药物的有效性、安全性及患者的耐受性。

1.抗心律失常药

最近,对于肌强直的强直治疗,美西律已获得广泛认可。一项随机双盲对照研究显示,美西律每次 150～200 mg,每天 3 次,可显著减少 DM1 型患者强直发作,而并未导致 Q-T 间期、P-R 间期及 QRS 时限延长。所有用于治疗肌强直的药物,美西律是证据最强的药物。其最常见的不良反应为震颤、复视及胃肠道功能紊乱,血小板计数减少及肝功能损害少见,与食物同时服用可减少这些不良反应。

妥卡尼、氟卡尼治疗肌强直目前循证证据不足。少量的数据支持氟卡尼可改善*SCN4A* 突变的痛性先天性肌强直症状。

2.抗癫痫药

与安慰剂相比,苯妥英钠可显著减少用力握手后的松弛时间和主观的强直症状。研究发现其治疗强直的有效血药浓度为 20 μg/mL。主要的不良反应包括共济失调、牙龈肥大、肝炎和骨髓抑制等。

(三)康复管理

1.关节伸展训练

可以步行的早期阶段就开始接受关节伸展训练,以防止肌肉、关节和胸廓的挛缩变形。关节活动度伸展训练至少每天 1～2 次,每周 4～6 次为宜,需要长期坚持。训练内容包括日常生活中保持良好姿势、夜间戴下肢支具、戴下肢支具的站立训练和徒手关节康复疗法等。

步行能力丧失后患者需要轮椅生活。为了避免肘关节等部位的关节活动度的减少,指导患者进行上肢的关节可动空间训练。使用短下肢支具可以延缓踝关节挛缩。

2.运动疗法、支具、辅助具和环境改造

运动疗法实际操作时应该把握"运动过程中和运动后第二天不出现肌肉疼痛和疲劳"的原则。目前普遍的做法是在不强迫运动的前提下,不刻意控制日常生活的运动量。丧失步行能力之后,只要没有心肺功能低下,不需要限制自主运动。

站立训练和步行训练时穿戴长下肢支具。短下肢支具可以防止踝关节背屈能力受限的进展。长距离步行困难时,应考虑使用轮椅。轮椅座位保持装置可以保证患者得到良好的坐姿。轮椅的前臂支撑装置可以让患者更方便地使用双手。同时需要改造桌子高度、配备便于电脑输入和电动轮椅的操作装置。减少家庭内部地面落差,改造厕所和浴室、装配转移用吊车等措施都可以显著提高患者生活质量。学校和工作单位的无障碍措施和信息技术的支持可以让患者更好地适应社会环境。

(四)呼吸管理

早期没有呼吸管理,急性和慢性呼吸功能不全几乎占了死亡原因的全部。随着有效的呼吸管理方法普及使用,DMD 患者的生命预后和生活质量得到了明显的改善。

1.呼吸康复训练

DMD 患者的肺活量在 9～14 岁达到最高峰,而后逐渐下降。因为患者无法有效深呼吸,导致肺或胸廓活动度减弱。同时因无法用力咳嗽而排痰困难,导致呼吸道阻塞,引起窒息,所以通过呼吸康复保持肺和胸廓的活动度是非常关键的。患者应该通过反复训练舌咽呼吸,尽量维持最大用力吸气量,应通过呼吸肌肌力训练、徒手咳嗽辅助和机械咳嗽辅助等方法来保持呼吸道清洁、维持通气效率和有效咳痰。

2.无创正压及气管切开辅助呼吸

早期换气不足多表现为早晨很难叫醒或晨起后头痛等,当出现这些换气不足的症状时,应该评价肺活量。综合评价监测睡眠时和觉醒时的氧饱和度和二氧化碳分压,必要时给予人工呼吸机辅助呼吸。

辅助呼吸的首选是无创正压辅助通气。即使患者没有慢性换气不足的自觉症状,如果有反复呼吸道感染、体重显著减轻、睡眠时和觉醒时氧饱和度下降,二氧化碳分压升高等情况说明存在通气不足,应该考虑接受长期无创正压辅助通气。无创正压辅助通气可以预防和治疗上呼吸道感染引起的急性呼吸功能不全。

给予无创正压辅助通气之后呼吸功能仍不能改善,应该考虑气管插管或气管切开。气管切开后最严重的并发症是气管动脉瘘。

(五)心脏并发症的处理

目前 DMD 患者死因的 60%为心功能不全,对心脏并发症的防治影响患者的预后。定期检查非常关键。DMD 患者不管有没有症状,都要定期接受心功能评价。确诊时和 6 岁前接受首次心电图和心脏超声检查。而后在没有心功能异常情况下,建议 10 岁之前至少每 2 年 1 次、10 岁之后每年 1 次接受心功能评价。

1.血管紧张素转化酶抑制剂

心脏超声检查发现左心室搏出率<55%或局部左心室壁运动异常时,就应该开始血管紧张素转化酶抑制剂口服治疗,在没有特殊不良反应的情况下坚持疾病中全程使用。因咳嗽等不良反应无法继续口服血管紧张素转化酶抑制剂时改为血管紧张素Ⅱ受体阻滞剂(ARB)。血管紧张素转化酶抑制剂或 ARB 起始用量一般从常用量的 1/8～1/2 开始,在注意自觉症状和血压的情况下逐渐增加药量。

2.β 受体阻滞剂

β 受体阻滞剂可以改善心功能,降低猝死的发生率。因不良反应而无法使用血管紧张素转化酶抑制剂或 ARB 的患者也可以单独使用 β 受体阻滞剂。β 受体阻滞剂的使用应该从低剂量开始。卡维地洛1.250 mg以下,每天 2 次或比索洛尔 0.625 mg 以下,每天 1 次的剂量开始,根据患者的耐受性,每隔几天或 2 周左右阶段性增加剂量。在综合评价疗效和耐受性的基础上确定每例患者的维持剂量。服药期间需要注意心功能的变化、脉搏及血压的波动和是否诱发支气管哮喘。

3.强心、利尿剂

强心、利尿剂适用于心力衰竭加重患者,不建议轻症患者使用。当患者有体液潴留(水肿)和肺部淤血时应给予利尿剂。使用襻利尿剂和噻嗪类利尿剂时要注意低钾、低镁血症。定期检查电解质,需要时给予补充。抗醛固酮药物已经证实具有保护心肌和降低死亡率的作用。

左心室收缩功能障碍的心功能不全可以使用地高辛,虽然地高辛可以改善心力衰竭症状并提高生活质量,但长期使用会导致心力衰竭,预后不好。地高辛对窦性心律的慢性心功能不全患者可以减轻心力衰竭症状,但不会改善预后,地高辛的血药浓度越高,死亡率增加越明显,建议血药浓度维持在 0.5～0.8 ng/mL 的较低水平。因地高辛通过肾脏排泄,肾功能低下患者慎用。骨骼肌损害严重的 DMD 患者因肌容积较少,无法使用肌酐来评价肾功能,应选择胱抑素 C 会更准确。

4.抗心律不齐药物

DMD 患者的心律不齐不需要特殊治疗,尤其 15 岁以下儿童慎用抗心律失常药物。抗心律失常药物可以抑制心功能,而且容易出现不良反应。只有在症状明显、出现严重的血流动力学问题,可能会引起生命危险的情况下才考虑使用。左心室搏出率<40%的中重度心功能不全患者建议使用美西律和胺碘酮。其他抗心律失常药物因为具有负性肌力作用,不建议心功能不全患者使用。目前还没有证据证明,抗心律失常药物可以改善长期预后。对于严重心功能不全的治疗方法还有左心室成形术、人工心脏和心脏移植等方法。

(六)整形外科治疗

1.脊柱矫正固定手术

脊柱侧弯是呼吸功能低下的原因之一,并影响患者的生活质量和日常生活活动能力。脊柱矫正固定手术可以矫正脊柱侧弯,防止侧弯的进展,同时可以改善坐位和上肢功能,减轻腰背部疼痛，使护理更加容易，提高患者的生活质量。脊柱矫正固定术的围术期和术后的并发症非常多。最常见的并发症为呼吸功能不全，侧弯程度严重的患者更容易出现并发症。应该在术前充分向患者和家人说明手术的风险。

9～10 岁或失去步行能力之后，应该每隔半年到 1 年接受全脊柱 X 线检查。如果半年之内侧弯进展 10°以上，应在侧弯没有达到 30°～40°之前接受手术。另外，丧失步行能力之后，应该在用力肺活量和肺活量＜30％之前接受手术，以免呼吸功能严重低下而失去手术机会。

2.骨质疏松的处理

维生素 D 和钙片合用或维生素 D 和维生素 K 合用可以明显提高骨密度。正在口服激素的患者使用二碳磷酸盐化合物后可以维持或提高 1～2 年的骨密度，未发现有明显的不良反应。

(七)控制体重

肥胖在 DMD 患者中具有一定的发生率，其产生的原因多半是因为活动量减少、基础代谢低下、激素治疗、能量摄取过多等多种因素引起。应该评价患者摄取的热量，纠正不良饮食习惯，改善膳食的营养平衡，尤其需要从幼儿期培养良好的饮食习惯。

部分 DMD 患儿表现为过瘦，产生原因多半是呼吸功能低下导致的代谢亢进、热量摄取减少和吞咽障碍等。改善口感和食物形态，增加辅食、增加进食次数等方法提高热量和蛋白质摄取量。

无法正常进食引起体重明显减轻或重度吞咽障碍的患者应该考虑经鼻胃管或胃部造瘘术。胃部造瘘术和经鼻胃管相比，虽然误吸的可能性没有明显差异，但患者有更好的舒适感和满意度，而且不影响无创正压辅助通气的使用。为了减少并发症的发生，胃部造瘘应该在严重心肺功能较好和骨骼严重变形之前完成。

(八)心理指导

确诊之后，应尽早向患者及家人提供咨询，内容包括基因遗传及在疾病各发展阶段需要注意的问题。肌营养不良家庭中的父母，尤其是母亲容易感到负罪感，可能会向患儿倾注过分的保护，影响患儿的智商和情商的发育，产生家庭内部的不公平。另外，父母过度的悲观会影响子女对未来的向往，减少学习的欲望。因此，确诊之后医护人员要提供充分的心理支持，尽量减轻父母的负罪感，要让父母了解到通过适当治疗可以延长寿命，教会如何使用辅助器具，确定阶段性目标。

向患儿告知病情的时间和方式需要认真考虑。很多父母不想让患儿知道诊断名称，但气管切开及脊柱侧弯矫正手术等问题都需要患儿本人的理解和同意，告知还是必要的。告知时间一般选择在小学高年级和中学时期，兼顾患者个人的心理特质。教育部门对少见病的了解比较少，即使患儿有充分的活动能力，但也有可能会被学校拒绝，需要医护人员向学校提供相关的疾病信息。患儿在学校中应该得到和其他正常儿童相同的对待，但需要在活动区域中设置扶手，尽量减少班级间的移动。兼顾康复锻炼方案的基础上，结合患儿的爱好安排适当的体育运动。对 DMD 患者来说游泳是比较合适的运动方式。医院和学校的信息互通可以解决很多就学遇到的问题。特别是到了青春期，患儿可能会有自身特殊的烦恼，需要教师的心理辅导。

(九)基因治疗

1.外显子跳跃

外显子跳跃作为一种基因治疗手段，已经显示出广阔的应用前景，理论上适用于 90％的 DMD 患者。通过使用人工 RNA-反义寡核苷酸跳跃缺失基因附近的外显子，可以将 DMD 患者的移码突变修改为 BMD 型的非移码突变。

2016 年 9 月 19 日美国 FDA 特殊渠道批准 51 号外显子跳跃药物 Eteplirsen 上市，给遗传性肌肉疾病的治疗带了一片曙光，具有里程碑性的意义。临床试验表明：Eteplirsen 治疗可以使 DMD 患者骨骼肌表达抗肌萎缩蛋白，3 年治疗，与外部对照组相比延长 6 分钟步行距离 165 m，治疗组 83％患者仍保持行走能力，而外部对照组仅 53％保持行走能力，治疗组未发现严重的不良反应。

CRISPR-Cas9 基因编辑技术的火爆，给肌营养不良基因治疗注入更大热情与活力。CRISPRCas9通过非同源性末端连接及同源重组修复途径来编辑基因。非同源性末端连接高效，可以用任意基因位置上的剪切，同源重组修复，效率较低，但是可以完成基因定点精确的修复。已经有许多报道应用 CRISPR-Cas9 技术，可以在实验室完成 DMD 外显子跳跃治疗，还可以完成动态突变的编辑，治疗强直性肌营养不良 1 型及 C9orf72 所致的肌萎缩侧索硬化或额颞叶痴呆等。全世界都对 CRISPR-Cas9 技术应用临床充满期待。

2.通读疗法

DMD 患者中大约 10％是因为抗肌萎缩蛋白基因外显子的无义突变所致。氨基糖苷类药物庆大霉素可以在翻译过程中翻译终止密码子，完成翻译过程，合成不完全的抗肌萎缩蛋白，称为通读疗法。硫酸阿贝卡星、泰乐霉素和负霉素也被证明具有通读活性。但在实际的临床试验中，庆大霉素因肾毒性和耳毒性的问题无法增加剂量，疗效不满意。后期通过 6 个月的长期用药结果发现，庆大霉素可以使治疗组 15％的患者表达抗肌萎缩蛋白。目前供口服治疗的通读药物 PTC124 的Ⅱ期临床试验正在进行。

（十）总结

虽然目前除了激素治疗有效以外，其他治疗仅仅处于对症和支持阶段，随着医学的进步和多学科沟通合作和社会保险的支持，DMD 患者的寿命实际上已经比以前延长了 10 岁以上。对 DMD 患者的治疗不仅包括药物治疗，还应该注意如何提高生活质量，并帮助患者走入社会，以统筹生命的眼光去规划治疗目的和治疗措施。随着外显子跳跃等针对基因突变的根本性治疗的研发，在可预测的未来，这些患者能够得到更有效的治疗和社会-生活-医疗支持。

（邓传宇）

参考文献

[1] 田锦勇.神经内科系统疾病基础与进展[M].昆明:云南科技出版社,2020.
[2] 魏佳军,曾非.神经内科疑难危重病临床诊疗策略[M].武汉:华中科学技术大学出版社,2021.
[3] 王玉洁,王健.神经内科常见症状病例分析[M].沈阳:辽宁科学技术出版社,2019.
[4] 张红梅.神经内科常见病诊治新进展[M].北京:科学技术文献出版社,2019.
[5] 陈亮.神经内科疾病的检查技术与治疗[M].天津:天津科学技术出版社,2020.
[6] 关雪莲.神经内科疾病诊断与治疗[M].长春:吉林科学技术出版社,2019.
[7] 牛奔.新编神经内科诊疗精要[M].天津:天津科学技术出版社,2020.
[8] 金琦.内科临床诊断与治疗要点[M].北京:中国纺织出版社,2021.
[9] 于春华.神经内科常见病诊疗[M].上海:上海交通大学出版社,2020.
[10] 王文浩.神经内科医师处方手册[M].郑州:河南科学技术出版社,2020.
[11] 刘增玲.神经内科常见疾病诊断指南[M].长春:吉林科学技术出版社,2020.
[12] 徐敏.神经内科临床诊疗实践[M].天津:天津科学技术出版社,2019.
[13] 李杰.神经内科疾病诊断与防治[M].青岛:中国海洋大学出版社,2019.
[14] 苗丽霞.神经内科疾病诊治思维[M].长春:吉林科学技术出版社,2019.
[15] 张世生.临床神经内科诊断学[M].沈阳:沈阳出版社,2020.
[16] 樊书领.神经内科疾病诊疗与康复[M].开封:河南大学出版社,2021.
[17] 郑世文.临床神经系统疾病诊疗[M].北京:中国纺织出版社,2020.
[18] 陈哲.常见神经系统疾病诊治[M].天津:天津科学技术出版社,2020.
[19] 曾湘良.神经内科疾病诊疗指南[M].天津:天津科学技术出版社,2020.
[20] 孙洁.神经内科疾病诊疗与康复[M].长春:吉林科学技术出版社,2019.
[21] 闫换.现代神经内科诊疗思维与实践[M].长春:吉林科学技术出版社,2019.
[22] 范楷.神经内科常见疾病临床诊疗实践[M].长春:吉林科学技术出版社,2019.
[23] 张雪芳.神经内科临床诊疗方法[M].北京:科学技术文献出版社,2020.
[24] 刘丽霞.新编神经内科治疗方案[M].沈阳:沈阳出版社,2020.
[25] 李艳丽,张亚娟,郭森.神经内科疾病诊断与治疗[M].北京:中国纺织出版社,2020.
[26] 王璇.神经内科诊断与治疗学[M].西安:西安交通大学出版社,2018.

[27] 黄景贺.现代神经内科疾病新诊疗[M].天津:天津科学技术出版社,2020.
[28] 吴海科.神经内科诊断与治疗[M].西安:西安交通大学出版社,2019.
[29] 杨浩,陈焱彬,黄少波.神经内科与骨科临床[M].长春:吉林科学技术出版社,2019.
[30] 廖祖宁.神经内科临床诊断与治疗[M].北京:科学技术文献出版社,2019.
[31] 韦颖辉.神经内科疾病诊断与治疗[M].天津:天津科学技术出版社,2019.
[32] 宋丽娟.神经内科疾病诊治方案[M].沈阳:沈阳出版社,2020.
[33] 席富强.神经内科疾病诊治与介入应用[M].北京:科学技术文献出版社,2020.
[34] 张云书.神经内科疾病诊疗与重症监护[M].天津:天津科学技术出版社,2020.
[35] 宋立华.神经内科疾病临床诊疗学[M].长春:吉林科学技术出版社,2019.
[36] 王洋.神经内科中风险管理的应用研究[J].中国继续医学教育,2021,13(3):195-198.
[37] 周军.神经内科对三叉神经疼痛治疗方法的探讨[J].世界最新医学信息文摘,2021,21(64):187-188.
[38] 李海霞,袁恒杰.临床药师在神经内科药物治疗中的体会[J].罕少疾病杂志,2021,28(1):111-112.
[39] 黄达.探究神经内科患者昏迷的临床诊断与治疗方法[J].当代医学,2021,27(1):154-155.
[40] 赵立娟,潘宝军,魏象东,等.丙戊酸钠治疗神经内科癫痫的临床疗效分析[J].系统医学,2021,6(1):80-82.